国家卫生健康委员会"十四五"规划教材

全国高等学校教材

供卫生管理及相关专业用

健康管理学

Health Management

第2版

主　编　郭　清

副主编　王培玉　闻德亮　王耀刚

编　委　（以姓氏笔画为序）

王丽丹　安徽医科大学

王培玉　北京大学

王婷婷　上海健康医学院

王耀刚　天津中医药大学

尹　慧　哈尔滨医科大学

邓　玮　重庆医科大学

李　贞　广西医科大学

何　丽　中国疾病预防控制中心营养与健康所

宋震亚　浙江大学医学院附属第二医院

陈少凡　南京医科大学

孟凡莉　海南医学院

荣　超　浙江中医药大学

闻德亮　中国医科大学

郭　清　浙江中医药大学

唐尚锋　华中科技大学

章　娟　山西医科大学

景汇泉　首都医科大学

编写秘书

荣　超（兼）

人民卫生出版社

·北　京·

图书在版编目(CIP)数据

健康管理学 / 郭清主编. —2版. —北京：人民卫生出版社，2023.11（2025. 2重印）
全国高等学校卫生管理专业第三轮规划教材
ISBN 978-7-117-35593-3

Ⅰ. ①健… Ⅱ. ①郭… Ⅲ. ①健康－卫生管理学－高等学校－教材 Ⅳ. ①R19

中国国家版本馆 CIP 数据核字（2023）第 215143 号

健康管理学
Jiankang Guanlixue
第 2 版

主　　编：郭　清
出版发行：人民卫生出版社（中继线 010-59780011）
地　　址：北京市朝阳区潘家园南里 19 号
邮　　编：100021
E - mail：pmph @ pmph.com
购书热线：010-59787592　010-59787584　010-65264830
印　　刷：人卫印务（北京）有限公司
经　　销：新华书店
开　　本：850 × 1168　1/16　　印张：24
字　　数：677 千字
版　　次：2015 年 11 月第 1 版　　2023 年 11 月第 2 版
印　　次：2025 年 2 月第 3 次印刷
标准书号：ISBN 978-7-117-35593-3
定　　价：89.00 元

全国高等学校卫生管理专业第三轮规划教材修订说明

我国卫生管理专业创办于1985年，第一本卫生管理专业教材出版于1987年，时至今日已有36年的时间。随着卫生管理事业的快速发展，卫生管理专业人才队伍逐步壮大，在教育部、国家卫生健康委员会的领导和支持下，教材从无到有、从少到多、从有到精。2002年，人民卫生出版社成立了第一届卫生管理专业教材专家委员会。2005年出版了第一轮卫生管理专业规划教材，其中单独编写教材10种，与其他专业共用教材5种。2011年，人民卫生出版社成立了第二届卫生管理专业教材评审委员会。2015年出版了第二轮卫生管理专业规划教材，共30种，其中管理基础课程教材7种，专业课程教材17种，选择性课程教材6种。这套教材出版以来，为我国卫生管理人才的培养，以及医疗卫生管理事业教育教学的科学化、规范化管理作出了重要贡献，受到广大师生和卫生专业人员的广泛认可。

为了推动我国卫生管理专业的发展和学科建设，更好地适应和满足我国卫生管理高素质复合型人才培养，以及贯彻2020年国务院办公厅发布《关于加快医学教育创新发展的指导意见》对加快高水平公共卫生人才培养体系建设，提高公共卫生教育在高等教育体系中的定位要求，认真贯彻执行《高等学校教材管理办法》，从2016年7月开始，人民卫生出版社决定组织全国高等学校卫生管理专业规划教材第三轮修订编写工作，成立了第三届卫生管理专业教材评审委员会，并进行了修订调研。2021年7月，第三轮教材评审委员会和人民卫生出版社共同组织召开了全国高等学校卫生管理专业第三轮规划教材修订论证会和评审委员会，拟定了本轮规划教材品种23本的名称。2021年10月，在武汉市召开了第三轮规划教材主编人会议，正式开启了整套教材的编写工作。

本套教材的编写，遵循“科学规范、继承发展、突出专业、培育精品”的基本要求，在修订编写过程中主要体现以下原则和特点。

1. 贯彻落实党的二十大精神，加强教材建设和管理 二十大报告明确指出，人才是第一资源，教育是国之大计、党之大计，要全面贯彻党的教育方针、建设高质量教育体系、办好人民满意的教育，落脚点就是教材建设。在健康中国战略背景下，卫生管理专业有了新要求、新使命，加强教材建设和管理，突出中国卫生事业改革的成就与特色，总结中国卫生改革的理念和实践经验，正当其时。

2. 凸显专业特色，体现创新性和实用性 本套教材紧扣本科卫生管理教育培养目标和专业认证标准；立足于为我国卫生管理实践服务，紧密结合工作实际；坚持辩证唯物主义，用评判性思维，构建凸显卫生管理专业特色的专业知识体系，渗透卫生管理专业精神。第三轮教材在对经典理论和内容进行传承的基础上进行创新，提炼中国卫生改革与实践中普遍性规律。同时，总结经典案例，通过案例进行教学，强调综合实践，通过卫生管理实验或卫生管理实训等，将卫生管理抽象的知识，通过卫生管理综合实训或实验模拟课程进行串联，提高卫生管理专业课程的实用性。以岗位胜任力为目标，培养卫生领域一线人才。

3. 课程思政融入教材思政 育人的根本在于立德，立德树人是教育的根本任务。专业课程和专业教材与思想政治理论教育相融合，践行教育为党育人、为国育才的责任担当。通过对我国卫生管理专业发展的介绍，总结展示我国近年来的卫生管理工作成功经验，引导学生坚定文化自信，激发学习动力，促进学生以德为先、知行合一、敢于实践、全面发展，培养担当民族复兴大任的时代新人。

4. 坚持教材编写原则 坚持贯彻落实人民卫生出版社在规划教材编写中通过实践传承的“三基、五性、三特定”的编写原则：“三基”即基础理论、基本知识、基本技能；“五性”即思想性、科学性、先进性、启发性、适用性；“三特定”即特定的对象、特定的要求、特定的限制。在前两轮教材的基础上，为满足新形势发展和学科建设的需要，与实践紧密结合，本轮教材对教材品种、教材数量进行了整合优化，增加了《中国卫生发展史》《卫生管理实训教程》。

5. 打造立体化新形态的数字多媒体教材 为进一步推进教育数字化、适应新媒体教学改革与教材建设的新要求，本轮教材采用纸质教材与数字资源一体化设计的“融合教材”编写出版模式，增加了多元化数字资源，着力提升教材纸数内容深度结合、丰富教学互动资源，充分发挥融合教材的特色与优势，整体适于移动阅读与学习。

第三轮卫生管理专业规划教材系列将于 2023 年秋季陆续出版发行，配套数字内容也将同步上线，供全国院校教学选用。

希望广大院校师生在使用过程中多提宝贵意见，为不断提高教材质量，促进教材建设发展，为我国卫生管理及相关专业人才培养作出新贡献。

全国高等学校卫生管理专业
第三届教材评审委员会名单

顾　　问　李　斌

主任委员　梁万年　张　亮

副主任委员　孟庆跃　胡　志　王雪凝　陈　文

委　　员（按姓氏笔画排序）

马安宁　王小合　王长青　王耀刚　毛　瑛
毛宗福　申俊龙　代　涛　冯占春　朱双龙
邬　洁　李士雪　李国红　吴群红　张瑞华
张毓辉　张鹭鹭　陈秋霖　周尚成　黄奕祥
程　峰　程　薇　傅　卫　潘　杰

秘　　书　姚　强　张　燕

主编简介

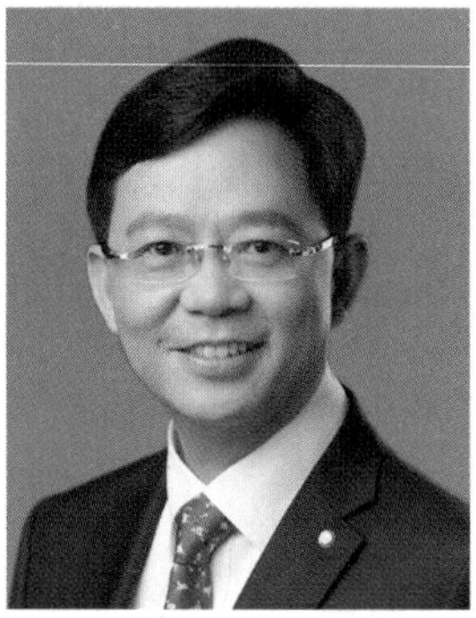

郭　清

男，1963年2月出生于江西省樟树市。现任浙江中医药大学健康管理研究所所长，医学博士，二级教授，博士研究生导师。美国麻省医药学院名誉科学博士，哈佛大学博士后、高级研究学者。教育部高等学校公共管理类专业教学指导委员会委员，国家卫生健康委员会健康促进与教育专家指导委员会委员，国家中医药管理局中医药改革发展专家咨询委员会委员，中华医学会健康管理学分会主任委员。

从事高等教育37年，先后担任广州中山医科大学继续教育处处长，杭州医学高等专科学校校长，杭州师范大学副校长兼医学院院长，浙江中医药大学副校长，杭州师范大学移动健康管理系统教育部工程研究中心首任主任。主持完成中国健康管理学科建设“十个第一”：建立我国首个健康管理学院、“治未病与健康管理”博士学位点、“健康服务与管理”国家一流本科专业、国家中医药管理局“治未病与健康管理”重点学科。担任《健康研究》首任主编、《中国健康服务业发展报告》(2013—2023)主编，主编健康管理相关规划教材2部。主持“十二五”和“十一五”国家科技支撑计划重点项目、“十五”国家科技攻关计划重点项目、国家自然科学基金项目5项、国家社会科学基金项目等。享受国务院政府特殊津贴，荣获第四届全国优秀科技工作者、首届健康管理杰出贡献奖，2011年被评为中国十大医改新闻人物，获评首届“国之名医·优秀风范”、第四届“国之名医·卓越建树”。

副主编简介

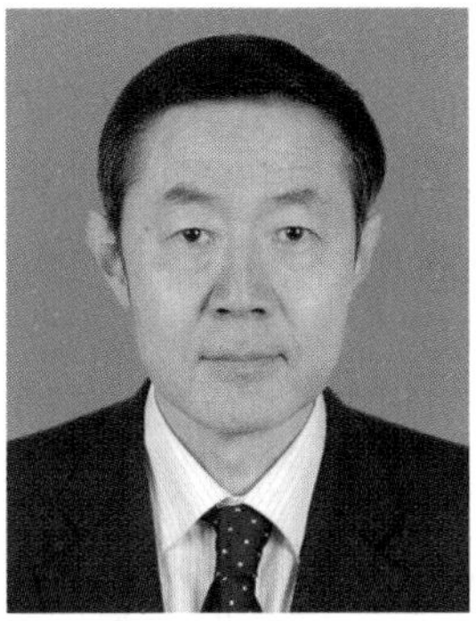

王培玉

男，1959 年 8 月出生于内蒙古凉城县。北京大学教授，博士研究生导师。从事慢性病的健康管理、健康教育以及流行病学、营养学等方面的教学、科研与社会服务。中国营养学会营养流行病分会主任委员、中华医学会健康管理学分会常务委员、教育部学位与研究生教育发展中心论文评审专家、北京慢性病防治与健康教育研究会副会长。

从事本科生及研究生的预防医学、健康管理学和健康教育学的教学，主持多项国家自然科学基金、北京市自然科学基金以及国际合作科研项目等，指导 40 多名硕士、博士研究生获得学位，在国内外学术期刊发表论文 240 多篇，主编、副主编专著、规划教材 7 部。担任《中华健康管理学杂志》、*Environmental Health and Preventive Medicine*、*Journal of Epidemiology* 副总编辑。

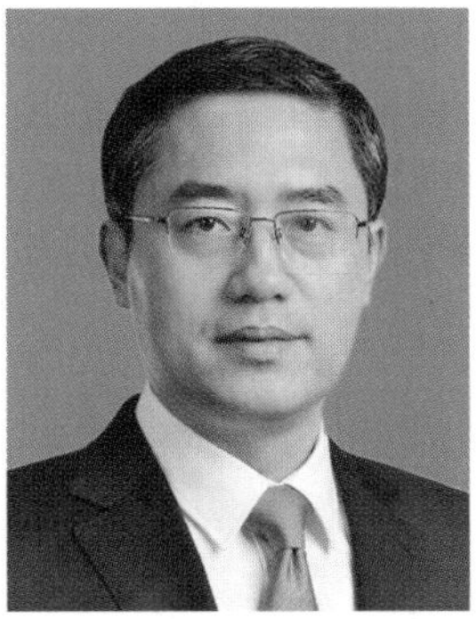

闻德亮

男，1966 年 1 月出生于辽宁省沈阳市。教授，博士研究生导师，享受国务院政府特殊津贴，国家重点研发计划重点专项首席科学家。先后担任国务院教育督导委员会第十一届国家督学、国务院学位委员会第八届学科评议组（临床医学、医学技术）成员、教育部普通高等学校本科教学工作评估专家委员会委员、教育部高等学校临床医学类专业教学指导委员会副主任委员、教育部新医科建设工作组副组长、教育部临床医学专业认证工作委员会副主任委员等。

从事教学工作 34 年，全国高校黄大年式教师团队负责人，国家级一流课程负责人，作为第一完成人获得国家级教学成果奖二等奖 2 项。主持承担"十一五"国家科技支撑计划重点项目、国家重点研发计划重点专项、国家自然科学基金面上项目等 10 余项科研项目 / 课题。在国内外学术期刊发表学术论文 200 余篇，主编教材及专著 15 部。

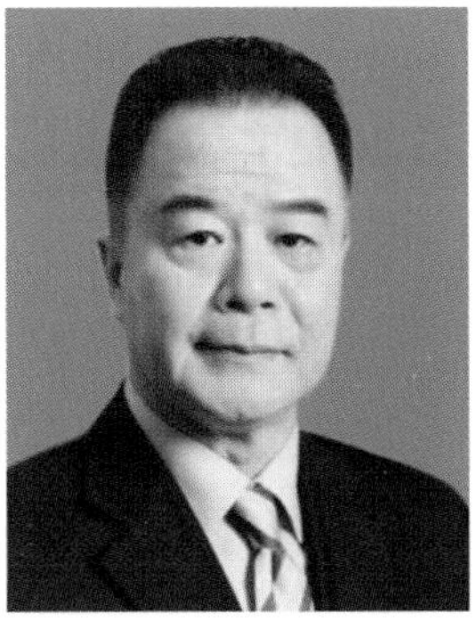

王耀刚

男，1965 年 2 月出生于天津市。现任天津中医药大学副校长，曾任天津医科大学副校长，教授，博士研究生导师。担任中国教育国际交流协会国际医学教育分会第一届理事会执行理事长、中国医院协会第一届健康医疗大数据应用管理专业委员会副主任委员。《中国医院管理》第五届编辑委员会副主任委员等。

长期从事高等医学教育、卫生事业管理、大数据价值链和慢性病防控策略相关教学、科研和管理工作。主持国家自然科学基金"重大研究计划"重点项目、国家自然科学基金重点国际（地区）合作研究项目等科研及教学研究项目多项。在国内外学术期刊发表相关领域学术论文200余篇。

前　言

党的二十大报告提出要推进健康中国建设，把保障人民健康放在优先发展的战略位置，加强重大慢性病健康管理，提高健康管理能力。在人口老龄化以及慢性病不断增长的背景下，经过多年研究，依靠国家科技项目的支持，通过科技赋能，利用5G技术、大数据、可穿戴设备和人工智能系统，建立以早筛查、早评估、早干预的“三早”为具体路径和工作内涵，覆盖全人群、全方位、全生命周期的“三全”健康管理系统，最终达到促健康、防重病、管慢病的目标。

健康管理学（health management）作为一门新兴的综合交叉性学科，在中国走过了近20年的发展历程，在理论研究和服务实践方面均取得了里程碑意义的成果，在健康中国行动中发挥着不可替代的重要作用。作为卫生管理专业的必修课，对于培养学生识别健康风险、及早开展干预的理念具有重要意义。随着“健康服务与管理”专业在全国各大高校的快速发展，高校成为健康管理人才培养的重要阵地。截至目前，全国有147所本科高校开设“健康服务与管理”专业。为适应我国健康管理专业的快速发展，完善学科体系构架，提高人才培养质量，编好一本具有时代特征、符合国情并与国际接轨的健康管理学教材势在必行。

来自全国16所高校及国家卫生健康机构的编者团队凝心聚力如期完成《健康管理学》（第2版）的编写。本书内容包括概论，医学基础和相关基本知识，中医治未病，健康管理涉及的信息管理、风险评估、健康教育、生活方式管理、心理健康管理、疾病管理等，同时包括了公共场所、体检中心、保险行业中健康管理的相关知识，智能健康管理，健康管理人才培养与职业发展，并对健康服务业发展现状进行概括和展望。在每章学习后，总结了各章的重点内容，配合相关习题对所学知识进行练习。本书适用于卫生管理、公共事业管理、健康服务与管理等相关专业的本科学生及相关领域从业人员，也可作为自学教材使用。

本书在编写过程中，通过编写会、初稿互审、专题会、主编和副主编审稿、定稿会、副主编和主编统稿等环节严格控制编写质量。参阅了大量论著、教材、文献和指南，得到各位编者所在院校的支持与帮助，在此一并表示衷心的感谢！

由于健康管理学科发展迅速，内容涉及面广，编著者水平及时间有限，难免存在纰漏与不当之处，恳请同行专家及广大读者批评指正，愿与大家一道为健康中国建设作出贡献。

郭　清

2023年9月1日

目　录

第一章 概　　论

健康是世间最宝贵的财富，生存最重要的前提，发展最重要的基础，幸福最重要的指标。没有健康，我们将一事无成；失去健康，我们将一无所有。健康管理就是用科学的态度、技术和方法对健康进行有效管理，促进和保护个人、家人和众人的健康。通过了解和掌握健康，关心和评价健康，改善和促进健康，达到促健康、防重病和管慢病的目的，以最优化的资源投入获得最大的健康效益。

第一节　健康管理的兴起与发展

一、健康管理的演变

医学模式是认识健康与疾病等医学问题的思维方法。自古至今，医学模式在持续演变。自古代神灵主义医学模式到自然哲学的医学模式，随着社会生产力和科学技术水平的提高，人们对疾病的认识从求神问卜、符咒祈祷到寻求以自然的原因解释疾病，以朴素的唯物论和辩证法为指导将人体看成一个整体来寻求分析解决疾病的方法，从而产生了如我国传统医学和古希腊医学等医学体系。随着西方文艺复兴，自然科学的发展推动生物科学的进步，逐渐形成了解剖学、组织学、生理学等生物学体系，使人们开始从生物学的角度来认识生命、健康和疾病。伴随科技的进步，实验医学、基础医学得到迅速发展，人们对疾病的认识深入到细胞水平，这一阶段的医学模式称之为生物医学模式。生物医学模式的产生大大延长了人类寿命，在临床医学、公共卫生方面产生巨大推动作用，为现代医学作出了巨大贡献。

随着医学研究的不断深入和临床医学的不断进步，生物医学的还原论和心身二元论使其存在着巨大的缺陷，使得医学过程变成纯粹的技术过程，忽视了人的生物性和社会性的统一。因此，1977 年美国罗切斯特大学内科学教授恩格尔（Engel）提出了生物 - 心理 - 社会医学模式，认为导致人类疾病的不只是生物因素，还有社会因素和心理因素。在医学科学进步的同时，随着方法论的发展，对健康和疾病的认识开始由传统的单因单果向多因单果以及多因多果深入，在整体与整合的观念下，认为社会与心理因素在人的健康长寿方面或在疾病的发生发展方面，起着决定性的作用。生物 - 心理 - 社会医学模式要求临床医生在了解患者的疾病和病史时，应从患者的社会背景和心理变化出发，对患者所患疾病进行全面的分析和诊断，从而制订有效的综合治疗方案；要求医疗工作者提高对患者的心理、社会因素作用的观察和分析能力，提高治疗效果。生物 - 心理 - 社会医学模式能更加全面客观地观察与解决现代健康和疾病问题，所以至今该模式一直被世界各地所推崇。

当今医学发展的趋势特征是生命与健康规律的认识趋向整体，疾病的控制策略趋向系统，正走向“4P”医学模式。“4P”医学模式即预防性（preventive）、预测性（predictive）、个体化（personalized）和参与性（participatory），被誉为 21 世纪医学发展的新方向。其核心是将预警、预防、个性化治疗及强调个体和群体的参与性有机结合为一体，全面提高人类的健康水平。健康管理学源于预防医学和临床医学，但不同于传统的预防医学和临床医学，是一门新兴的综合性医学学科。健康管理学学科主要包括健康监测与评估、健康教育与健康危险因素干预、慢性病与生活方式管理、健康管理与健康保险、健康与生产力管理、健康管理与卫生技术评估等。现代保健医学、预防医学、养生保健学等学科的发展，西方发达国家近年兴起的健康诊疗医学、慢性病管理学、抗衰老医学等，是健康管理学产生的学科基础。同时，结合我国的传统文化背景，中医学所积累的整体观和辨证施治的方法，是我国几千年文化的结晶。中医学强调通过调理达到身体系统内部的平衡以及与外部环境的平衡，以提高自身免疫力和自我修复能力来防病治病，在应对因人体代谢紊乱导致的慢性非传染性疾病方面显示出它独特的优势。两千多年的中医理论，其"治未病"的理念和实践与健康管理的主要内容可以互为补充和促进，是符合我国特色的健康管理，这一理念的结合穿越古今、跨越时空。健康管理学主要研究人的健康和行为方式的理论与实践，并与现代医学技术服务相结合，实现健康维护与促进的医学。健康管理学理论和实践的发展，对新医改形势下疾病的预防和控制，尤其是慢性非传染性疾病的防治，以及社会卫生资源合理配置和监督评价，必将产生重大影响，越来越受到国内各领域专家的关注和重视。

（一）古代健康管理的思想

健康管理思想早已有之，即祖国传统医学的"治未病"。"治未病"思想源自距今已有两千余年历史的中医学典籍《黄帝内经》。《素问•四气调神大论篇》指出：是故圣人不治已病，治未病，不治已乱，治未乱，此之谓也。夫病已成而后药之，乱已成而后治之，譬犹渴而穿井，斗而铸锥，不亦晚乎？这是指医术高明的医生能在病情潜伏之时掌握病情并早期治疗，若病患已经发生才给予治疗，就如同口渴了才挖井取水，临到打仗才铸造兵器，为时已晚。这段文字是现有可考记载中对"治未病"思想的最早概括。

战国时期名医扁鹊，医术高超，魏文王曾求教于扁鹊："你们家兄弟三人，都精于医术，谁是医术最好的呢？"扁鹊答道："大哥最好，二哥差些，我是三人中最差的一个。大哥治病于病情发作之前（上工治未病），那时候患者自己还不觉得有病，但大哥就下药铲除了病根；二哥治病于病情初起之时（中工治欲病），症状尚不十分明显，患者也没有觉得痛苦，二哥就能药到病除；我治病于病情十分严重之时（下工治已病），患者痛苦万分，家属心急如焚。此时，他们看到我在经脉上穿刺，用针放血，或在患处敷以毒药以毒攻毒，或动大手术直指病灶，使重症患者病情得到缓解或很快治愈，所以我名闻天下。"魏王大悟。这种"上医治未病"的思想，可谓中国古人对健康管理最精辟和朴素的概括。

（二）新中国健康管理之路

1975年，当中国政府将一份中国卫生状况的报告递交给世界卫生组织（WHO）后，WHO总干事哈夫丹•马勒博士震惊了：在当时世界人口平均寿命只有55岁的状况下，中国人的平均寿命却已达到65岁！而且中国的农民享受着最基本的医疗保障——合作医疗，有着一张从县到乡镇一直到村的"农村三级医疗预防保健网"，有着一支直接为广大农民群众防病治病的基层卫生技术队伍——"赤脚医生"。中国，作为一个人口众多的农业大国，又是一个经济相对落后的发展中国家，却在全世界面前呈现了一片卫生保健的绿洲，这可能吗？这一年，马勒博士来到中国考察，他看到了新中国成立后的20多年里中国卫生事业所取得的巨大成绩：中国卫生工作坚持预防为主的方针；用较短时间建立起遍布城乡的三级医疗预防保健网；创立了适合中国国情的合作医疗制度；多层次、多渠道培养了近130万名乡村医生；广泛开展爱国卫生运动；城市对口支援农村；国家、集体、群众共同集资兴办卫生事业等；特别是实行了"把医疗卫生工作的重点放到农村去"的卫生政策；从而使人民的健康水平迅速提高。结合中国情况，WHO经过调查和论证，"人人健康"的设想在1977年5月第30届世界卫生大会上形成决议，使得"人人健康"成为各国政府和WHO在20世纪内的主要卫生目标。1978年9月，由WHO和联合国儿童基金会在苏联阿拉木图召开国际初级卫生保健会议。这次会议宣布，初级卫生保健是实现"2000年人人享有卫生保健（Health for All by the Year 2000）"的关键，这就是著名的《阿拉木图宣言》。从此，中国的初级卫生保健经验得到了世界的公认，许多国际友人称赞说：中国是初级卫生保健的楷模和发源地。这一赞誉并不为过，也可以说，新中国人民健康水平的迅速提高是健康管理的成功范例。

（三）国际健康管理的趋势

20 世纪末，时任法国总统密特朗邀请了 75 位诺贝尔奖得主，以“21 世纪的挑战和希望”为主题汇聚巴黎，会后发布了《巴黎宣言》：“好的医生应该是使人不生病，而不是能把病治好的医生。”“医学不仅是关于疾病的科学，更应该是关于健康的科学。”

当前健康管理的全球化发展趋势强劲，各国均在抓紧制定和实施“国家健康促进”行动规划，健康管理及其相关产业成为重点关注领域与优先发展方向。如美国正在实施的第五个“健康人民 2030”规划，旨在达到健康公平，消除健康差异；欧盟国家正在实施的《2021 年至 2027 年健康欧盟计划》，日本正在实施“健康日本 21”国家健康促进行动规划第三阶段等。

健康管理于 20 世纪 80 年代首先在美国出现，随后健康管理行业在欧美风行，并逐渐形成一个独立的行业，现已发展成十分庞大的产业。据统计，有超过 7 000 万美国人在约 650 个健康管理组织中接受医疗服务，超过 9 000 万的美国人成为健康管理计划的享用者，这意味着每 10 个美国人就有 7 个享有健康管理服务。2002 年，时任美国总统布什在对众议院的年度国情咨文中提倡升级医疗信息技术建设，并制订了一份计划，以确保大多数美国人在今后 10 年内拥有电子健康档案（electronic health record，EHR）。在医院信息系统（hospital information system，HIS）方面，由联邦政府主导、集产业学术界共同参与的电子病历（electronic medical record，EMR）普及推进组织，每年投入医院信息系统的开发费高达 100 多亿美元。同时，为支持医院信息系统建设向标准化发展，美国政府签署了一份医疗保险改革和医疗电子商务标准化的立法并已生效。

英国国民医疗保健服务系统与信息技术（IT）供应商签署了为期 10 年、金额逾 55 亿英镑的合同，致力于如全科医学研究数据库（the general practice research database，GPRD）、医生网络软件系统（doctors independent network database，DIN）、欧洲健康档案项目（the good European health record，GEHR）等卫生信息技术应用的开发，并于 2002 年着手开展电子健康档案项目，2014 年全面实现电子健康档案的应用，号称是世界最大的一笔用户信息化订购单。

澳大利亚也进行了通用的医疗和公共卫生数据定义的研发，并在全澳大利亚的卫生服务机构进行推广应用。澳大利亚卫生系统随之开发并实施了一套条理分明、排列有序的临床编码和卫生分类方法，编制了国家健康数据字典（National Health Data Dictionary，NHDD），其中之一是进行电子健康记录的研发，要求电子健康记录系统必须具有可交换、可操纵和整合多种源数据的能力。此外，在全国范围内开展“全民健康信息网络”的建设，在这项举措的影响下，电子健康档案系统在国家及区域化层面都得到了很大的发展。

二、我国健康管理的兴起

健康管理（health management）由 21 世纪初兴起的健康体检发展而来，由健康保险推动而发展，由健康信息技术支撑而普及，由世人不断增长的健康物质和精神需求牵引而壮大，目前已成为世界各国提高国民健康水平、扩大内需、拉动消费、促进社会经济可持续发展的重大举措和有效途径。

健康管理在我国的兴起与快速发展，一方面是国际健康产业和健康管理行业迅猛发展影响的结果；另一方面也是伴随着中国改革开放 40 多年来，社会经济持续发展、国民物质与精神生活不断改善与提高，健康物质文化与精神需求增加的结果。1994 年出版的我国第一部《健康医学》专著中，将“健康管理”作为完整一章，首次表述了健康管理的初步概念与分类原则、实施方法与具体措施等。2007 年 7 月 28 日，中华医学会健康管理学分会成立，同年 10 月，《中华健康管理学杂志》创刊发行；2011 年《健康管理学概论》出版，这是我国健康管理学科的第一本教材，明确了健康管理学科的知识体系；2012 年，“治未病与健康管理”成为国家中医药管理局“十二五”部级重点学科；2013 年 12 月，“治未病与健康管理”博士人才培养项目获国务院学位委员会批准实施，标志着健康管理学科的学士—硕士—博士完整人才培养体系构建完成，2013 年同时获批“移动健康管理系统”教育部工程研究中心。2016 年教育部批准浙江中医药大学等五所高校招收“健康服务与管理”本科专业学生。截至 2021 年，全国有 136 所大学开设“健康服务与管理”本科专业，2022 年 5 月浙江中医药大学“健康服务与管理”专业入选国家级一流本科专业建设点。

2013 年，在《国务院关于促进健康服务业发展的若干意见》（国发〔2013〕40 号）文件中，国家首次明确提出加快发展健康服务业，把提升全民健康素质和水平作为健康服务业发展的根本出发点、落脚点。其发展目标是到 2020 年，基本建立覆盖全生命周期、内涵丰富、结构合理的健康服务业体系；健康管理与促进服务水平明显提高；中医医疗保健、健康养老、健康体检等多样化健康服务得到较大发展。这是我国健康服务业发展的纲领性指导文件，明确了包括健康管理在内的健康服务业未来发展方向和广阔前景。2014 年出版的《中国健康服务业发展报告 2013》，首次对我国健康服务业发展状况进行了系统总结，截至 2023 年该报告已连续更新出版 6 次。

三、健康管理服务需求现状

（一）人口现状

2020 年第七次全国人口普查数据显示，截止到 2020 年 11 月 1 日，中国的总人口为 14.11 亿，60 岁及以上人口达到 2.64 亿，占总人口的 18.70%，而 65 岁及以上人口达到 1.91 亿，占全国总人口的 13.50%。2020 年，人口平均预期寿命达到 77.93 岁，比 10 年前提高了 3.1 岁。男性人口平均预期寿命为 75.37 岁，比 10 年前提高了 2.99 岁；女性为 80.88 岁，比 10 年前提高 3.51 岁。除人口数量增长外，我国人口老龄化程度也逐渐加剧。同 2010 年第六次全国人口普查相比，60 岁及以上人口的比重上升 5.4 个百分点。保守估计，到 2050 年，中国 60 岁及以上的老年人将达到 4.3 亿之多。我国人口老龄化起步晚，速度快，数量大。自 1999 年我国步入老龄化社会以来，尽管比发达国家晚了几十年，但我国人口老龄化速度惊人，人口老龄化加速发展，老年人人口基数大、增长快并日益呈现高龄化、空巢化趋势，需要照料的失能、半失能老年人数量剧增。

然而我国社会养老服务体系建设仍然处于起步阶段，还存在着与新形势、新任务、新需求不相适应的问题。主要表现在：缺乏统筹规划，体系建设缺乏整体性和连续性；社区养老服务和养老机构床位严重不足，供需矛盾突出；设施简陋、功能单一，难以提供照料护理、医疗康复、精神慰藉等多方面服务；布局不合理，区域之间、城乡之间发展不平衡；政府投入不足，民间投资规模有限；服务队伍专业化程度不高，行业发展缺乏后劲；国家出台的优惠政策落实不到位；服务规范、行业自律和市场监管有待加强等。同时，我国的人口老龄化存在“未富先老”的尴尬境地，是在社会保障制度不完善、城乡和区域发展不平衡、家庭养老功能弱化的形势下发生的，所以加强社会养老服务体系建设的任务将十分繁重。

（二）疾病现状

第 66 届世界卫生大会于 2013 年 5 月在瑞士日内瓦通过了《2013—2020 年预防控制非传染性疾病全球行动计划草案》，非传染性疾病主要包括心血管病、糖尿病、癌症和慢性呼吸道疾病，通常称为慢性或生活方式相关疾病。WHO 的统计数据显示，非传染性疾病已成为人类的头号死因。

据 2018 年 WHO 报道，非传染性疾病每年导致 4 100 万人死亡，相当于全球总死亡人数的 71%。预计到 2030 年，这类疾病每年将夺走 5 200 万人的生命。在我国，随着生活水平的提高，由不良生活方式如吸烟、酗酒、膳食不平衡、运动不足等生活行为危险因素引发的慢性病患病率迅速上升，慢性病相关危险因素流行趋势日益严重。

1. 慢性病成为中国人群主要死因 全国疾病监测系统资料表明，近 10 年来，中国慢性病死亡占总死亡的比例呈持续上升趋势，已经由 2009 年的 84.81% 上升到 2019 年的 88.46%，死亡人数超过 600 万。2006 年，卫生部与 WHO 联合举行仪式，发布了《中国慢性病报告》及全球报告《预防慢性病——一项至关重要的投资》中文版。报告显示，慢性病正在严重威胁全球人民的健康与生命，已成为全世界几乎所有国家成人最主要的死因。慢性病危害 80% 发生在中低收入的发展中国家，其中，中国居民的健康面临十分严峻的挑战。心血管疾病、糖尿病等已经成为威胁城市居民的主要疾病。

（1）心血管疾病成为我国居民健康的头号杀手：2021 年 7 月，《中国心血管健康与疾病报告 2020》发布。报告显示，心血管病死亡占城乡居民总死亡原因的首位，农村为 46.66%，城市为 43.81%；心血管病患病率处于持续上升阶段，推算心血管病现患人数 3.30 亿，其中脑卒中 1 300 万，冠心病 1 139 万，肺源性心脏病 500 万，心力衰竭 890 万，心房颤动 487 万，风湿性心脏病 250 万，先天性心脏病 200 万，下肢动脉疾病 4 530 万，高血压 2.45 亿。至 2015 年，高血压的知晓率、治疗率和控制率总体呈上升趋势，但仍分别低于 60%、50% 和 20%，农村低于城市，男性低于女性，经济欠发达地区低于较发达地区。

（2）糖尿病将给中国居民健康带来严重威胁：《国际糖尿病联盟（IDF）全球糖尿病地图（第 10 版）》显示，20～79 岁的人群中，我国糖尿病患者 1.41 亿，位列全球第 1 位，占糖尿病总人数的 1/4，糖尿病前期为 1.97 亿。城市人口的糖尿病人数高于农村，在城市，糖尿病患病率为 12.1%，农村为 8.3%。2013 年，发表于《美国医学会杂志》（*JAMA*）的一项近 10 万人大型调查表明，我国 18 岁及以上成人样本中，根据国际最新临床诊断标准（将糖化血红蛋白大于等于 6.5% 作为诊断糖尿病的标准之一）进行诊断的糖尿病估测患病率为 11.6%，约 1.139 亿人，糖尿病前期人群可达到 4.934 亿。糖尿病将是我国重大的公共卫生问题之一。

在中国，半数的心血管疾病、脑卒中和失明由糖尿病所致，60% 的慢性肾衰竭的罪魁祸首是糖尿病。根据全国卫生统计年报资料，我国城市和农村 13 年来的糖尿病死亡率上升趋势明显。

2. 慢性病相关危险因素流行日益严重

（1）超重和肥胖：随着生活水平的显著提高，我国国民超重和肥胖患病率也快速上升。据《中国居民营养与慢性病状况报告（2020 年）》主要结果显示，按照中国成人超重与肥胖判定标准，2020 年，18 岁及以上居民超重率 34.3%，肥胖率 16.4%。更令人担忧的是，超重和肥胖已成为儿童和青少年突出的健康问题。儿童肥胖问题出现于 20 世纪 90 年代，从大城市、城郊向城乡地带扩展，到了 2005 年，城乡皆出现儿童超重和肥胖率急剧上升的情况。数据显示，6～17 岁的儿童青少年超重肥胖率接近 20%，6 岁以下的儿童达到 10%。城乡各年龄组居民超重肥胖率继续上升，6～17 岁儿童青少年超重率和肥胖率分别为 11.1% 和 7.9%，6 岁以下儿童超重率和肥胖率分别为 6.8% 和 3.6%。2016 年，全球超过 3.4 亿名 5～19 岁儿童和青少年超重或肥胖，5～19 岁儿童和青少年超重和肥胖流行率从 1975 年的 4% 上升到 2016 年的 18% 以上。

经济发展以后，政府给群众以正确的健康知识引导非常重要。居民不健康的生活方式仍然普遍存在，超重肥胖问题不断凸显，慢性病患病 / 发病仍呈上升趋势，这将会给经济和社会的发展造成巨大的影响和损失。因此，控制慢性病是工作的当务之急。

（2）血脂异常：血脂异常是心、脑血管疾病的重要危险因素，2002 年《中国居民营养与健康状况调查》首次获得了有代表性的我国人群血脂资料，我国成人血脂异常，患病人数达 1.6 亿，总患病率为 18.16%。2010 年全国调查显示，血清总胆固醇（TC）≥6.22mmol/L 的患病率在 18 岁以上男性、女性分别为 3.4% 和 3.2%，血清甘油三酯（TG）≥2.26mmol/L 的患病率在男性、女性分别为 13.8% 和 8.6%，在血脂异常患者中，50% 患有高血压，37.5% 患有冠心病，超过 30% 患有外周动脉疾病。目前我国每 10 个成年人里就有 4 个血脂异常，我国儿童青少年高胆固醇血症患病率也明显升高，下一代血脂健康状况堪忧。

(3) 不健康的生活方式：膳食不合理、身体活动不足及吸烟是造成多种慢性病的三大行为危险因素。

1) 膳食不合理：在我国经济迅速发展、食物供应不断丰富的20年中，人们偏离平衡膳食的食物消费行为亦日益突出。主要表现为：肉类和油脂消费的增加导致膳食脂肪供能比快速上升，谷类食物消费明显下降，食盐摄入居高不下。《中国居民营养与慢性病状况报告（2020年）》显示，我国居民畜肉摄入较多，城乡膳食脂肪供能比合计已达到34.6%，农村首次突破30%推荐上限。另外，杂粮和薯类、果蔬、奶类、水产品、大豆类、坚果等食物摄入量偏低，而油、盐平均摄入量远高于推荐量。

2) 身体活动不足：随着我国工业化进程的加快和生活方式的改变，我国居民身体活动不足的问题日益突出，而人们自主锻炼身体的意识和行动并未随之增加。据《中国居民健康素养监测报告（2020年）》结果显示，我国居民具备健康素养的总体水平为23.15%。《中国居民营养与健康状况调查》结果也表明，我国居民每周参加3次以上体育锻炼的比例不足1/3，以30～49岁的中年人锻炼最少。《2020大众运动健康报告》显示，目前国内仍有三成人群运动锻炼次数少于一月一次。人群方面，45～54岁的运动频率最高，其次是“00后”和55岁以上人群，作为社会中流砥柱的中青年人运动时间最少。

3) 吸烟：《中国心血管健康与疾病报告2020》显示，中国15岁及以上年龄人群吸烟率为26.6%。其中男性吸烟率为50.5%，女性2.1%；农村人群的吸烟率（28.9%）高于城市（25.1%）；45～64岁年龄组现在吸烟率最高，达30.2%。中国非吸烟者的二手烟暴露率为68.1%，其中几乎每天都暴露于二手烟的比例为35.5%；二手烟暴露最严重的室内公共场所为网吧（89.3%）、酒吧（87.5%）和餐馆（73.3%）。全球每年约190万人因为烟草使用或二手烟暴露引发的冠心病失去生命，约占全球冠心病死亡的1/5；约38.2万人由于暴露于二手烟引发的冠心病而死亡，占冠心病总死亡人数的4.3%。根据2010年全球成人烟草调查（GATS）中国项目报告，目前15岁以上烟民有3.56亿，被动吸烟者7.38亿。全球每年因吸烟死亡的人数高达600万，我国每年因吸烟相关疾病所致死亡人数超过100万。若不采取广泛的戒烟措施，对吸烟流行状况不加以控制，我国每年因烟草造成的死亡人数将从2010年的100万人左右，增至2030年的约200万人，预计2050年将达到300万人。

3. 慢性病严重影响我国劳动力人口 2008年第四次国家卫生服务调查显示：慢性病患病率按人数计算为157.4‰；按性别分类，男性为177.3‰，女性为222.5‰；按年龄分类，65岁及以上老年人为645.4‰。中华人民共和国国家统计局数据显示：2020年中国城市男性的前5位死亡原因分别是恶性肿瘤、心脏病、脑血管病、呼吸系统疾病、损伤和中毒外部原因，每十万人年死亡率分别是恶性肿瘤为202.00、心脏病为159.09、脑血管病为149.87、呼吸系统疾病为67.15、损伤和中毒外部原因为43.98；城市女性的前5位死亡原因分别是心脏病、脑血管病、恶性肿瘤、呼吸系统疾病、损伤和中毒外部原因，每十万人年死亡率分别是心脏病为152.52、脑血管病为120.02、恶性肿瘤为119.53、呼吸系统疾病为43.20、损伤和中毒外部原因为27.51。由此可以看出，慢性病是导致死亡的主要原因。

慢性病的后果是对患者的生活质量有严重的不利影响，造成过早死亡，对家庭、社区和整个社会产生巨大的负面并且被低估的经济影响。

4. 慢性病给个人、家庭及社会造成沉重的经济负担 慢性病在我国发病率逐年升高，随之而来的则是个人、家庭及社会所面临的沉重医疗和经济负担。2019年发表在《中华肿瘤杂志》上的一篇报告指出，我国每年在恶性肿瘤上的医疗支出在2 200亿元以上。虽然花费高昂，但中晚期癌症的治疗效果尚不满意，其不良预后不仅给患者家属带来巨大的痛苦，也影响了社会的稳定。

我国卫生总费用1999年为4 174亿元，2009年为17 541.9亿元，2019年为65 195.9亿元，由此可以看出，我国卫生总费用近20年呈数倍增长的趋势。在2019年卫生总费用中，政府卫生支出17 428.5亿元（占26.7%），社会卫生支出29 278.0亿元（占44.9%），个人卫生支出18 489.5亿元（占28.4%）。人均卫生总费用4 656.7元，卫生总费用占GDP百分比为6.58%。卫生费用的增长，一方面取决于居民利用各类医疗卫生服务的数量，另一方面是医疗卫生服务的价格（费用）水平。其中慢性病已成为导致居民健康水平下降、卫生总费用上升的原因。

《中国卫生健康统计年鉴（2020）》显示：在2019年公立医院部分病种平均住院医药费用中，慢性病治疗费用仍居高不下。比如：肺恶性肿瘤、食管恶性肿瘤、胃恶性肿瘤出院者人均医药费分别是29 737.8元、19 967.5元、24 600.3元，心肌梗死冠状动脉旁路移植手术医药费高达68 625.6元。

中国疾病预防控制中心的数据显示，目前慢性病致死率已居全国总死亡率之首，我国慢性病导致的死亡人数占总死亡人数的88%，导致的疾病负担占总疾病负担的70%以上。由此可以看出，慢性病治疗费用高昂，个人、家庭乃至社会都承受着沉重的医疗和经济负担。

（三）医疗保障现状

医疗保障是减轻群众就医负担、增进民生福祉、维护社会和谐稳定的重大制度安排。要加快建立覆盖全民、城乡统筹、权责清晰、保障适度、可持续的多层次医疗保障体系。新一轮医改以来，贯彻党中央、国务院决策部署，我国已建成世界最大、覆盖全民的基本医疗保障网，为全面建成小康社会、实现第一个百年奋斗目标作出了积极贡献。

“十三五”期间，加强全民医疗保障制度顶层设计，推动医疗保障事业改革发展取得突破性进展，为缓解群众看病问题发挥了重要作用。群众获得感持续增强。基本医疗保险覆盖13.6亿人，覆盖率稳定在95%以上，职工和城乡居民基本医疗保险政策范围内住院费用基金支付比例分别稳定在80%左右和70%左右，国家组织药品和高值医用耗材集中带量采购价格平均降幅50%以上。跨省异地就医住院费用直接结算全面推开，门诊费用跨省直接结算稳步试点，异地就医备案服务更加便捷。高质量打赢医疗保障脱贫攻坚战，助力近千万户因病致贫家庭精准脱贫，基本医疗有保障目标全面实现。基本医疗保险（含生育保险）五年累计支出8.7万亿元，2020年个人卫生支出占卫生总费用比例下降到27.7%。

稳步建立长期护理保险制度。为适应我国经济社会发展水平和老龄化发展趋势，构建长期护理保险制度政策框架，协同促进长期照护服务体系建设。从职工基本医疗保险参保人群起步，重点解决重度失能人员基本护理保障需求。探索建立互助共济、责任共担的多渠道筹资机制，参加长期护理保险的职工筹资以单位和个人缴费为主，形成与经济社会发展和保障水平相适应的筹资动态调整机制。

持续深化医保支付方式改革。在全国范围内普遍实施按病种付费为主的多元复合式医保支付方式，推进区域医保基金总额预算点数法改革，引导医疗机构合理诊疗，提高医保资金使用效能。制定医保基金总额预算管理、按床日付费、按人头付费等技术规范。完善紧密型医疗联合体医保支付政策。深化门诊支付方式改革，规范门诊付费基本单元，逐步形成以服务能力、服务项目、服务量为基础的支付方式。引导合理就医，促进基层首诊。探索符合中医药特点的医保支付方式，发布中医优势病种，鼓励实行中西医同病同效同价，引导基层医疗卫生机构提供适宜的中医药服务。制定完善不同支付方式经办规程。探索医疗服务与药品分开支付。

完善“互联网+医疗健康”管理服务。完善“互联网+医疗健康”医保服务定点协议管理，健全“互联网+”医疗服务价格和医保支付政策，将医保管理服务延伸到“互联网+医疗健康”医疗行为，形成比较完善的“互联网+医疗健康”医保政策体系、服务体系和评价体系。

随着市场经济的不断发展，人民生活水平和保健意识的日益提高，医疗需求也相应地不断增长，其中以农村居民的医疗保健需求增长最快，随着新型农村合作医疗制度的实施，农村基层的医疗水平有所改善，但离满足人民群众的医疗需求尚有差距。同时，我国医疗资源分布不均，国家医疗投入资金不断增长，慢性病患者数逐年增多，养老体系不完善等一系列问题也随着国家经济的发展逐渐暴露出来。所以，要实现“防保在社区、小病在社区、大病进医院、康复回社区”的服务模式，达到分流患者，减轻医院压力，缓解我国医疗资源超负荷运行现状的目的，则需要建立“家庭 - 社区 - 医院”的健康管理模式，将中华医学精髓和健康文化与现代健康管理理念和方法有机结合，进行积极、有效的居民健康管理。

四、健康管理是实现人人健康的必然途径

（一）医学的目的是促进和维护健康

习近平指出：“人民身体健康是全面建成小康社会的重要内涵，是每一个人成长和实现幸福生活的重要基础。”健康的人力是中国改革开放经济起飞的主要动力之一。然而，近 20 多年来，新生和复现的传染病、慢性非传染性疾病等问题给国民健康和国民经济带来了严重威胁。原卫生部部长陈竺在《中国健康管理相关机构现状调查报告 2007—2008》中及时地提出了这样带有全局性的观点。

以维护健康为宗旨，实现预防为主、主动健康的目标，建立全面、全程、连续和个性化的健康管理服务模式，已成为卫生服务的发展方向，并得到了国内外实践的验证。健康管理服务发展需要大量从事健康管理服务的专业人员的支撑，健康管理师国家职业资格便是在这样的时代背景下产生的，其为健康管理师的职业发展提供了良好的社会环境。

（二）需要全方位去看待复杂的健康问题

影响人类健康的内在影响因素是基于遗传差异化的个体衰老过程，外在影响因素则是个体和群体所处的自然环境与社会环境。人类疾病的表现形式主要有急性非传染性疾病和外伤、传染性疾病以及慢性非传染性疾病。根据疾病表现形式的形成原因、社会影响和应对办法，形成了不同的卫生服务模式。近代西方医学的临床医疗服务体系已经积累了较为成熟的应对急性非传染性疾病和外伤的方法和措施，近代西方医学公共卫生服务体系建立了较为完善的应对传染性疾病的疾病预防与控制体系。在我国，基于临床医疗服务的监测与评价手段和公共卫生服务的评估与干预理念所建立的健康管理服务还处于形成之中，它是应对慢性非传染性疾病快速增长的一种新型卫生服务模式。

很多人把钱投入治疗上，特别是临终前的抢救上，这些治疗费用占整个医疗费用的 70% 以上。但是收益率最高的健康投资却是参加健康管理，控制各自的健康危险因素，降低疾病风险，将疾病预防在先。英国的婴儿死亡率、孕产妇死亡率等位于世界最低国家之列，要学习它的社区卫生服务模式，让社区医师掌握健康管理理念与方法，当好健康的“守门人”，使去上级医院看病的人越少越好。健康管理放在社区最适合，把社区里每一个居民的健康都管理起来，这是今后医疗发展的一个趋势。健康管理的技能和方法推动健康管理学学科的实践探索，健康管理学学科理论的积累对指导健康管理服务的开展与健康管理师培训的规范有重要意义。

（三）依靠科技进步，实施 533 健康管理工程

2021 年 7 月，中华医学会健康管理学分会郭清主委领衔申报的“创建 5G+ 三早全周期健康管理系统”成功入选中国科学技术协会评选的国家十大工程技术难题，同年他领衔的“5G+ 三早健康管理系统构建和模式研究”成功申报国家自然科学基金项目，该项目还入选了工业和信息化部和国家卫生健康委员会“5G+ 健康管理”应用试点项目。

533 健康管理工程，5 就是 5G，指的是借助科技进步，通过科技创新，赋能健康管理，依托大数据、人工智能、可穿戴设备等先进技术来提高健康管理的效率；第一个 3 是指健康管理的做法，即“三早”，早筛查、早评估、早干预；第二个 3 是指健康管理的覆盖面，即“三全”，全人群、全方位、全周期。“533”通俗的说法是“我的生命健康，生生不息”。

2022 年 7 月 18 日，由健康中国行动推进委员会办公室指导支持，中华医学会健康管理学分会、中国疾病预防控制中心慢病中心、中国健康促进基金会共同发起建立“全国防控重大慢病创新融合试点项目”，第一批遴选了 42 家医院开展试点工作。

五、健康管理与健康中国

改革开放以来，随着我国经济的发展和人民生活水平的提高，人民群众对医药卫生服务提出了更高的要求。老龄化、疾病谱的变化及环境恶化等导致医疗卫生需求增长，同时也存在过度医疗、市场化等现象。为有效解决当前我国医药卫生事业发展水平与人民群众健康需求及经济社会协调发展要求不适应的矛盾，中共中央、国务院结合几十年来卫生发展实践探索的经验，提出了《中共中央、国务院关于深化我国医药卫生体制改革的意见》。

党的十九大作出了实施健康中国战略的重大决策部署，充分体现了对维护人民健康的坚定决心。为积极应对当前突出健康问题，必须关口前移，采取有效干预措施，努力使群众不生病、少生病，提高生活质量，延长健康寿命。这是以较低成本取得较高健康绩效的有效策略，是解决当前健康问题的现实途径，是落实健康中国战略的重要举措。为此，2019 年 7 月 15 日，健康中国行动推进委员会公布《健康中国行动（2019—2030 年）》文件，围绕疾病预防和健康促进两大核心，提出将开展 15 个重大专项行动，促进从以治病为中心向以人民健康为中心转变，努力使群众不生病、少生病。专项行动包括健康知识普及、合理膳食、全民健身、心理健康促进等，将推动全国居民健康素养水平至 2030 年提升至 30%。

2016 年 8 月 19 日至 20 日，全国卫生与健康大会召开。习近平强调，没有全民健康，就没有全面小康。要把人民健康放在优先发展的战略地位，以普及健康生活、优化健康服务、完善健康保障、建设健康环境、发展健康产业为重点，加快推进健康中国建设，努力全方位、全周期保障人民健康，为实现“两个一百年”奋斗目标，实现中华民族伟大复兴的中国梦打下坚实健康基础。

在推进健康中国建设的过程中，要坚持中国特色卫生与健康发展道路，把握好一些重大问题。要坚持正确的卫生与健康工作方针，以基层为重点，以改革创新为动力，预防为主，中西医并重，将健康融入所有政策，人民共建共享。要坚持基本医疗卫生事业的公益性，不断完善制度、扩展服务、提高质量，让广大人民群众享有公平可及、系统连续的预防、治疗、康复、健康促进等健康服务。要坚持提高医疗卫生服务质量和水平，让全体人民公平获得。要坚持正确处理政府和市场关系，在基本医疗卫生服务领域政府要有所为，在非基本医疗卫生服务领域市场要有活力。

要坚定不移贯彻预防为主方针，坚持防治结合、联防联控、群防群控，努力为人民群众提供全生命周期的卫生与健康服务。要重视重大疾病防控，优化防治策略，最大程度减少人群患病。要重视少年儿童健康，全面加强幼儿园、中小学的卫生与健康工作，加强健康知识宣传力度，提高学生主动防病意识，有针对性地实施贫困地区学生营养餐或营养包行动，保障生长发育。要重视重点人群健康，保障妇幼健康，为老年人提供连续的健康管理服务和医疗服务，努力实现残疾人“人人享有康复服务”的目标，关注流动人口健康问题，深入实施健康扶贫工程。要倡导健康文明的生活方式，树立大卫生、大健康的观念，把以治病为中心转变为以人民健康为中心，建立健全健康教育体系，提升全民健康素养，推动全民健身和全民健康深度融合。要加大心理健康问题基础性研究，做好心理健康知识和心理疾病科普工作，规范发展心理治疗、心理咨询等心理健康服务。

2016 年 10 月 25 日，中共中央、国务院发布了《“健康中国 2030”规划纲要》，这是今后 15 年推进健康中国建设的行动纲领。党中央、国务院高度重视人民健康工作。习近平指出，健康是促进人的全面发展的必然要求，是经济社会发展的基础条件，是民族昌盛和国家富强的重要标志，也是广大人民群众的共同追求。按照党中央、国务院部署，国务院医改领导小组组织开展了《“健康中国2030”规划纲要》。突出强调了三项重点内容：一是预防为主、关口前移，推行健康生活方式，减少疾病发生，促进资源下沉，实现可负担、可持续的发展；二是调整优化健康服务体系，强化早诊断、早治疗、早康复，在强基层基础上，促进健康产业发展，更好地满足群众健康需求；三是将“共建共享、全民健康”作为战略主题，坚持政府主导，动员全社会参与，推动社会共建共享，人人自主自律，实现全民健康。此外，还强调“立足全人群和全生命周期两个着力点”，分别解决提供“公平可及”和“系统连续”健康服务的问题，做好妇女儿童、老年人、残疾人、低收入人群等重点人群的健康工作，强化对生命不同阶段主要健康问题及主要影响因素的有效干预，惠及全人群、覆盖全生命周期，实现更高水平的全民健康。促进健康管理相关产业成为国家拉动内需，扩大消费的民生工程和新的支柱产业之一；使健康管理成为引领和推动中国科技与产业发展的重要领域，最终实现健康管理与健康服务大国。

坚持理论研究与实践探索相结合，着力构建有中国特色的健康管理学科与产业体系；坚持需求牵引与产业推动相结合，以学术引领产业，以产业推动学术和学科发展；坚持体系构建与功能重组相结合，构建健康管理服务新模式和中医特色预防保健新体系；坚持技术标准与服务规范相结合，努力规范健康管理服务流程，提高行业核心竞争力；坚持成果示范与推广应用相结合，加大健康管理科技投入与成果转化的步伐，努力满足国人不断增长的健康需求；坚持引进、消化与自主创新相结合，充分吸收和利用各国先进的健康管理经验和技术，努力构建国际化的健康管理技术合作与服务平台；坚持政府主导与社会广泛参与相结合。

2022年10月16日，习近平在党的二十大报告提出：推进健康中国建设。人民健康是民族昌盛和国家富强的重要标志。把保障人民健康放在优先发展的战略位置，完善人民健康促进政策。建立生育支持政策体系，降低生育、养育、教育成本。实施积极应对人口老龄化国家战略，发展养老事业和养老产业，优化孤寡老人服务，推动实现全体老年人享有基本养老服务。深化医药卫生体制改革，促进医保、医疗、医药协同发展和治理。促进优质医疗资源扩容和区域均衡布局，坚持预防为主，加强重大慢性病健康管理，提高基层防病治病和健康管理能力。深化以公益性为导向的公立医院改革，规范民营医院发展。发展壮大医疗卫生队伍，把工作重点放在农村和社区，重视心理卫生和精神卫生。促进中医药传承创新发展。创新医防协同、医防融合机制，健全公共卫生体系，加强重大疫情防控救治体系和应急能力建设，有效遏制重大传染性疾病的传播。深入开展健康中国行动和爱国卫生运动，倡导文明健康生活方式。在这段文字中两次出现“健康管理”，明确了今后的主要任务是通过提高健康管理能力，加强重大慢性病健康管理。

六、健康管理相关职业培训

健康管理师是2005年10月劳动和社会保障部第四批正式发布的11个新职业之一。2005年12月，劳动和社会保障部425号文件《关于同意将医疗救护员等2个新职业纳入卫生行业特有职业范围的函》，将健康管理师列为卫生行业特有职业（工种）归入卫生部进行管理。近年来，国家决定统一由人力资源和社会保障部来管理，具体由各省、自治区、直辖市来执行。2022年2月22日，浙江省人力资源和社会保障厅办公室公布了首批省属社会评价组织名单，温州医科大学、浙江中医药大学2所本科高校列入健康管理师认定机构目录。

健康管理师是从事对人群或个人健康和疾病的监测、分析、评估以及健康维护和健康促进的专业人员，其工作内容包括：采集和管理个人或群体的健康信息；评估个人或群体的健康和疾病危险性；进行个人或群体的健康咨询与指导；制订个人或群体的健康促进计划；对个人或群体进行健康教育和推广；进行健康管理相关技术的研究与开发；进行健康管理技术应用的成效评估等。

2020年，人力资源和社会保障部发布《关于对拟发布新职业信息进行公示的公告》，设立社群健康助理员职业。社群健康助理员，是指运用卫生健康及互联网知识技能，从事社群健康档案管理、宣教培训、就诊、保健咨询、代理、陪护及公共卫生事件事务处理的人员。主要工作内容包括：运用互联网共享卫生健康资源，提供健康咨询、培训、代理、监护及网约就诊、保健等服务；为社群成员建立健康档案，采集、上报健康风险因素及公共卫生健康信息；为社群成员提供健康探访、体检、就诊、转诊等代理或陪护服务；为患者提供预约挂号、缴费、取药、办理住院手续等协助服务；为有养生、体检、心理咨询等健康需求的社群成员推荐机构及技师，提供预约、出行陪护及接送等服务；开展社群卫生健康防护，提供消毒、清洁、送药、看护等防疫及生活保障服务，协助相关物资的登记、统计、购置、发放等工作；利用互联网技术参与公共卫生事件的健康预警、监视。

2021 年《社群健康助理员——国家职业技能标准》已正式颁布，社群健康助理员作为健康产业链中连接消费者和医疗专业人员的重要纽带，有助于提升医疗健康服务效率和质量，加快健康信息化建设与信息共享，促进中国社群健康服务体系的形成。随着老龄化程度的加深以及公众健康理念的变化，社区健康助理员人才的就业面会越来越广，不仅社区医院、乡村卫生室、各城市医院需要新职业从业人员，美容机构、体检机构、保育机构、养老机构、社区物业、企业、学校、楼宇、单位、商场等公共服务场所也需要相关职业人员，新职业的就业范围更广，就业选择更多。

第二节 健康管理基本概念

一、健康管理的相关概念

（一）健康与健康观

古希腊人关于健康的最初认识与描述是“健康意味着身体内血液、黏液、黄胆液和黑胆汁四种液体达到平衡状态”，而医生的目标就是“通过饮食、休息、锻炼的手段和有限的几种药物来重建体液平衡”，恢复机体的健康状态。尽管这种原始的健康观及健康描述是朴素和过于简单的，但已经散发着唯物主义的健康管理思想与理念。

传统局限的健康观及健康定义为“健康就是没有疾病”。此定义既没有揭示出健康的本质与特性，也没有表达出人体生命过程的不同状态及变化规律，因此对认识、评价与管理健康没有实际意义。

生物医学的健康观与健康定义表述与此不同，从生物医学的角度看健康，会得出许许多多关于健康的定义或概念表述，其中具有代表性的观点如下。其一认为：“健康就是身体的良好状态。”这一观点尽管可以被大众普遍接受，但它却忽略了人体生命的特有属性以及健康的可测量性。其二认为：“健康是正常的功能活动。”这种观点只是把健康理解为正常的功能活动，而忽略了人体心理、精神的作用与影响。其三认为：“健康是人体检查数据的统计学正常值范围。”这是目前临床与保健医学领域应用最广泛的一个定义。虽然该定义为健康体检与健康管理提供了一个可测量的、相对准确及量化的概念，但其缺陷是忽视了健康的心理与社会适应性方面的属性及评价要求。

WHO 关于健康的定义不断完善。1948 年，WHO 宪章中首次提出三维的健康概念：“健康不仅仅是没有疾病和虚弱，而是一种身体、心理和社会上的完好（well being）状态。”1978 年，WHO 又在国际卫生保健大会上通过的《阿拉木图宣言》中重申了健康概念的内涵，指出“健康不仅仅是没有疾病和痛苦，而是包括身体、心理和社会功能各方面的完好状态”。在《渥太华宪章》提出：“良好的健康是社会、经济和个人发展的重要资源。”1984 年，在《保健大宪章》中进一步将健康概念表述为：“健康不仅仅是没有疾病和虚弱，而是包括身体、心理和社会适应能力的完好状态。”1989 年，WHO 又进一步完善了健康概念，指出健康应是“生理、心理、社会适应和道德方面的良好状态”。

（二）疾病的概念

所谓疾病是指“一定的原因造成的生命存在的一种状态，在这种状态下，人体的形态和 / 或功能发生一定的变化，正常的生命活动受到限制或破坏，或早或迟地表现出可觉察的症状，这种状态的结局可以是康复（恢复正常）或长期残存，甚至导致死亡”。随着医学科学的不断发展，人们查明一些症状常由一定的原因引起，该原因在人体内造成特定的病理改变，症状只是在这些病理改变基础上出现的形态或功能的变化。该过程有一定的转归（痊愈、死亡、致残、致畸等），于是人们称这一过程为“疾病”。根据《国际疾病分类》第十一次修订本（International Classification of Diseases 11th Revision，ICD-11），疾病名称有上万个，而且因为新的疾病还在不断发现中，其名称会越来越多。分析目前人们关于疾病概念的认识，可以将其归纳为广义的疾病和狭义的疾病两大类。广义的疾病是针对健康而言，也就是说只要不符合健康的定义，就可以认为是有“病”了；狭义的疾病是根据疾病分类手册而言，也就是指具有一定诊断标准的、具体的疾病（包括综合征）。

（三）健康管理的概念

由于不同专业视角的局限性，目前国内外对于健康管理的定义或概念还没有明确的表述。如从公共卫生角度认为：健康管理就是找出健康的危险因素，然后进行连续监测和有效控制；从预防保健角度认为：健康管理就是通过体检早期发现疾病，并做到早诊断及早治疗；从健康体检角度认为：健康管理是健康体检的延伸与扩展，健康体检加检后服务就等于健康管理；从疾病健康管理角度认为：健康管理说到底就是更加积极、主动的疾病筛查与及时诊治。因此，无论在定义的表述、概念及内涵的界定上均存在明显的不足或不完整，没有一个定义、概念能被普遍接受。

参考 2007 年施行的《健康管理师（试行）——国家职业标准》中对于健康管理师的职业定义，可以初步认为健康管理是以现代健康概念为指导，运用医学、管理学等相关学科的理论、技术和方法，对个体或群体健康状况及影响健康的危险因素进行全面连续的监测、分析、评估以及健康咨询、指导和健康危险因素干预，实现以促进人人健康为目标的新型健康服务过程。

通俗而言，健康管理是以人的健康为中心，长期连续、周而复始、螺旋上升的全人、全程、全方位的健康服务。健康管理有三部曲：①了解和掌握健康，即健康状况的监测和信息收集；②关心和评价健康，即健康风险的评估和健康评价；③改善和促进健康，即健康危险因素的干预和健康促进。健康管理以最优化的资源投入获取最大的健康效益。落实到健康管理的操作流程，健康体检可谓前提，健康检测与评估是手段，健康危险因素干预是关键，健康教育与促进则是目的。

健康管理概念内涵的要素与重点：健康管理是在健康管理医学理论指导下的健康服务。健康管理的主体是经过系统的医学教育或培训并取得相应资质的医务工作者。健康管理的客体是健康人群、亚健康人群（亚临床人群）以及慢性非传染性疾病早期或康复期人群。健康管理的重点是慢性非传染性疾病及其风险因素。健康管理服务的两大支撑点是信息技术和金融保险。健康管理的公众理念是“病前主动防，病后科学管，跟踪服务不间断”。

二、健康管理学的概念及学科范畴

健康管理学的概念：健康管理学是研究人的健康与影响健康的因素以及健康管理相关理论、方法和技术的新型交叉学科，是对健康管理服务实践的概括和总结。

健康管理学科范畴：健康管理学是集医学科学、管理科学与信息科学于一体，重点研究健康的概念、内涵与评价标准、健康风险因素监测、评估与控制、健康危险因素干预方法与手段、健康管理服务模式与实施路径、健康信息技术以及与健康保险的结合等一系列理论和实践问题。

三、健康管理学的科学基础

健康管理的科学性建立在慢性病的两个特点上。首先，健康和疾病的动态平衡关系及疾病的发生、发展过程及预防医学的干预策略是健康管理的重要科学基础之一（图 1-1）。个体从健康到疾病要经历一个完整的发生和发展过程。一般来说，是从处于低危险状态到高危险状态，再到发生早期改变，出现临床症状。往往在被诊断为疾病之前，有一个时间过程。在急性传染病，这个过程可以很短。在慢性病，这个过程可以很长，往往需要几年甚至十几年乃至几十年的时间。期间的变化多数并不被轻易地察觉，各阶段之间也并无截然的界限。首先，在被诊断为疾病之前，进行有针对性的预防干预，有可能成功地阻断、延缓甚至逆转疾病的发生和发展进程，从而实现维护健康的目的。其次，在慢性病的危险因素中，大部分是可以干预的，属于可以改变的因素，这为健康风险的控制提供了第二个重要的科学基础（图 1-2）。WHO 指出，高血压、高血脂、超重及肥胖、缺乏体力活动、蔬菜及水果摄入量不足以及吸烟，是引起慢性病的重要危险因素。这些危险因素相关的慢性病在目前医学发展情况下难以治愈，但其危险因素却是可以预防和控制的。这就是健康管理的科学基础。

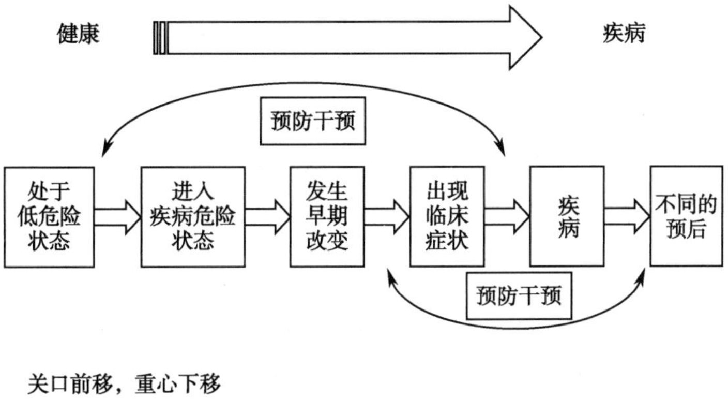

图 1-1 疾病的发生、发展过程及干预策略

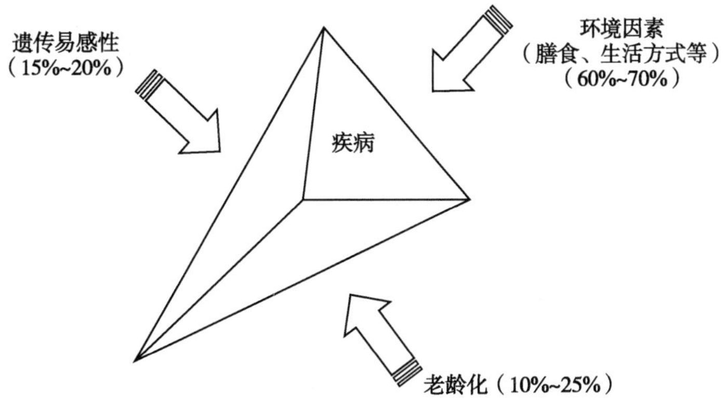

图 1-2 慢性病的相关危险因素

例如，可以通过健康风险分析和评估的方法确定冠心病、脑卒中、癌症、糖尿病等慢性病的高危人群，通过有效的干预手段控制健康危险因素，减少发病风险，也可以在这些疾病发展的早期，尚未发展成为不可逆转之前阻止或延缓疾病的进程。在上述健康管理过程中，可以利用先进的信息技术，通过分析大量的健康和疾病数据，包括基因数据、影像结果、生物学标志物指标以

及传统的临床指标，从中得出与个人健康相关的、非常有意义的健康管理信息，指导健康管理过程，达到最优效果。

四、健康管理学与相关学科的关系

健康管理学是一门新兴的交叉学科，它依赖于基础医学、临床医学、预防医学的理论与技术。不同于传统的医学，它研究的主要内容、服务对象、服务内容与服务模式，从理论到实践都具有很大的创新性。因此，健康管理学应成为医学科技创新体系之一。

（一）健康管理学科体系构架

宏观健康管理学科与服务体系：主要研究国家政府和社会层面的宏观健康促进与健康管理问题，包括国家健康立法、公共健康促进与健康管理政策及策略、公共和公益性健康管理与卫生服务机构、机制与模式以及相关法律法规及规范的研究制定等。微观健康管理学科与服务体系：主要研究个体或群体包括家庭的健康促进与健康维护、改善与管理问题，主要包括健康行为与生活方式管理，健康素质与能力管理，健康体适能监测与促进管理，健康与劳动力资源管理，营养、运动与健康管理，主动性整体心理、生理及社会适应性健康管理等。健康风险控制管理学科与服务体系：主要研究引起慢性非传染性疾病的诸多风险因素的检测、评估与风险控制管理问题。健康信息技术学科体系：主要研究现代信息技术在健康管理与健康保险服务中的实际应用，以及健康保险险种设立与应用问题。健康教育培训学科体系：主要研究针对健康管理者的理论、技术与技能等方面的专业培训和面向广大健康管理需求者的健康教育与健康自我管理知识及技能培训等。中医治未病与养生保健学科与服务体系：主要研究如何将祖国传统医学“治未病”和养生保健的理论、技术及特色产品适时应用到现代健康管理学科与服务体系中，并在健康管理理论研究与实践中得到传承及发展。

（二）健康管理学学科分类

从研究维度分为：生理健康管理学、心理健康管理学、社会适应性健康管理学等。从研究层次分为：宏观健康管理、微观健康管理。从研究主体分为：慢性病风险管理、生活方式管理、疾病管理、健康保险、社区健康管理及劳动生产力管理等。从研究主要对象分为：健康人群、亚健康人群、慢性病人群等。

五、健康管理基本步骤

健康管理是一种前瞻性的卫生服务模式，它以较少投入获得较大的健康效果，从而增加了医疗服务的效益，提高了医疗保险的覆盖面和承受力。一般来说，健康管理有以下三个基本步骤。

第一步是了解和掌握健康，开展健康状况监测和信息收集。只有了解个人的健康状况，才能有效地维护个人健康。因此，具体地说，第一步是收集服务对象的个人健康信息。个人健康信息包括：个人一般情况（性别、年龄等），目前健康状况和疾病家族史、生活方式（膳食、体力活动、吸烟、饮酒等），体格检查（身高、体重、血压等）和血、尿实验室检查（血脂、血糖等）。

第二步是关心和评价健康，开展健康风险评估和健康评价。根据所收集的个人健康信息，对个人的健康状况及未来患病或死亡的危险性用数学模型进行量化评估。其主要目的是帮助个体综合认识健康风险，鼓励和帮助人们纠正不健康的行为和习惯，制订个性化的健康干预措施并对其效果进行评估。患病危险性的评估，也被称为疾病预测，可以说是慢性病健康管理的技术核心。其特征是估计具有一定健康特征的个人在一定时间内发生某种健康状况或疾病的可能性。

在健康风险评估的基础上，可以为个体和群体制订健康计划。个性化的健康管理计划是鉴别及有效控制个体健康危险因素的关键。将以那些可以改变或可控制的指标为重点，提出健康改善的目标，提供行动指南以及相关的健康改善模块。个性化的健康管理计划不但为个体提供了预防性干预的行动原则，也为健康管理师和个体之间的沟通提供了一个有效的工具。

第三步是改善和促进健康，开展健康危险干预和健康促进。在前两步的基础上，以多种形式来帮助个人采取行动，纠正不良的生活方式和习惯，控制健康危险因素，实现个人健康管理计划的目标。与一般健康教育和健康促进不同的是，健康管理过程中的健康干预是个性化的，即根据个体的健康危险因素，由健康管理师进行个体指导，设定个人目标，并动态追踪效果。如健康体重管理、糖尿病管理等，通过个人健康管理日记、参加专项健康维护课程及跟踪随访措施来达到健康改善效果。一位糖尿病高危个体，其除血糖偏高外，还有超重和吸烟等危险因素，因此除控制血糖外，健康管理师对个体的指导还应包括减轻体重、合理膳食、体力活动和戒烟等内容。

健康管理的这三个步骤可以通过互联网的服务平台及相应的用户端计算机系统来帮助实施。应该强调的是，健康管理是一个长期的、连续不断的、周而复始的过程，即在实施健康干预措施一定时间后，需要评价效果、调整计划和干预措施。只有周而复始，长期坚持，才能达到健康管理的预期效果。

六、健康管理常用服务流程

一般来说，健康管理的常用服务流程由以下五部分组成。

（一）健康体检

健康体检是以人群的健康需求为基础，按照早发现、早干预的原则来选定体格检查的项目。检查的结果对后期的健康干预活动具有明确的指导意义。健康管理体检项目可以根据个人的年龄、性别、工作特点等进行调整。目前一般的体检服务所提供的信息应该可以满足这方面的要求。

（二）健康评估

通过分析个人健康史、家族史、生活方式和从精神压力等问卷获取的资料，可以为服务对象提供一系列的评估报告，其中包括用来反映各项检查指标状况的个人健康体检报告，个人总体健康评估报告，精神压力评估报告等。

（三）个人健康管理咨询

在完成上述步骤后，个人可以得到不同层次的健康咨询服务。个人可以去健康管理服务中心接受咨询，也可以由健康管理师通过电话与个人进行沟通。内容可以包括以下几方面：解释个人健康信息及健康评估结果及其对健康的影响，制订个人健康管理计划，提供健康指导，制订随访跟踪计划等。

（四）个人健康管理后续服务

个人健康管理的后续服务内容主要取决于被服务者的情况以及资源的多少，可以根据个人及人群的需求提供不同的服务。后续服务的形式可以是通过互联网查询个人健康信息和接受健康指导，定期寄送健康管理通讯和健康提示；以及提供个性化的健康改善行动计划。监督随访是后续服务的一个常用手段。随访的主要内容是检查健康管理计划的实现状况，并检查和测量主要危险因素的变化情况。健康教育课堂也是后续服务的重要措施，在营养改善、生活方式改变与疾病控制方面有很好的效果。

（五）专项的健康及疾病管理服务

除了常规的健康管理服务外，还可根据具体情况为个体和群体提供专项的健康管理服务。这些服务的设计通常会按患者及健康人来划分。对已患有慢性病的个体，可选择针对特定疾病或疾病危险因素的服务，如糖尿病管理、心血管疾病及相关危险因素管理、精神压力缓解、戒烟、运动、营养及膳食咨询等。对没有慢性病的个体，可选择的服务也很多，如个人健康教育、生活方式改善咨询、疾病高危人群的教育及维护项目等。

七、健康管理的主要目标

在新的医药卫生体制改革方案下，紧紧围绕我国政府建设高水平小康型社会的总体要求，创立了现代健康管理创新体系，创新服务模式与技术手段，使慢性非传染性疾病得到有效控制，在实现大幅度提高国民健康素质与健康人口构成比例，提高国民平均期望寿命和健康寿命中发挥重要作用，使健康管理相关产业成为国家拉动内需、扩大消费的民生工程和新的支柱产业之一，成为引领和推动中国科技与产业发展的重要领域，最终建成健康管理与健康服务大国。

八、健康管理的主要任务

建立一个新学科——即在逐步统一和完善健康管理相关概念的基础上，建立起一个与现代医学创新体系相匹配、能够适应和满足我国健康管理及相关产业发展需求的新的交叉学科。

构建一个新体系——即研究构建中国特色的健康管理学科与产业体系：包括国家健康研究体系、健康管理学科体系、健康管理信息化服务体系、产品与技术研发体系、教育培训体系、慢性非传染性疾病风险监测评估与管理控制体系、国人健康/亚健康评价指标与评估模型体系，国人健康量表，中医治未病与养生保健体系。

创建一批新平台——即研究构建一批中国特色的健康管理科技研发创新平台：包括健康管理学科与理论研究平台、健康管理关键技术与特色产品研发平台、健康管理信息技术与网络服务支持平台、健康管理社区服务模式创新示范平台。

研发一套新标准——即研制并颁发一套健康管理相关技术标准与规范：包括健康体检技术标准与规范、健康评估技术标准与规范、健康风险预测预警技术标准与规范、特殊职业/环境医学适应性选拔评定技术标准与规范、国人健康/亚健康评价标准与实施规范、健康管理和干预效果评价标准与规范、健康管理相关仪器设备与干预产品的技术标准与规范、健康信息技术与网络化服务标准与规范。

创建健康管理服务新模式——包括医院/疗养院健康管理新模式、社区健康管理服务新模式、新农合健康管理服务新模式、健康保险与健康管理服务新模式等。

打造首批健康管理示范基地——包括科研与培训基地、预防性体检与健康管理示范基地、产品研发与转化基地、社区健康管理与健康促进基地、疗养院与中医治未病健康管理基地、健康保险与健康管理示范基地、健康信息技术应用示范基地等。

培训造就一支健康管理专业队伍——包括科研、教学、产品研发、技术服务等专家或专业团队。

形成一个大产业——即健康管理服务与相关产业规模空前壮大，成为新的支柱产业。

第三节　健康管理相关产业实施原则与策略

健康管理学是一个全新的概念，属于新兴的交叉学科，无论其内涵的表述或外延的界定以及许多实践问题，均需要在较长时间内才能得到进一步的完善与提高。但作为现代服务业的一种形式，它本身也遵循了产业的基本规律，在市场的引导下会有一个自我优化和发展的过程。按照产业链的原理，健康管理产业的上游一般指的是健康体检和评估，中游指的是健康干预和管理，包括健康人群的健康教育以及按病种的干预手段，疾病管理就包含在这一类的服务中，也包括人群的管理；下游指的是医疗的资源管理，包括导医以及日常医疗服务的管理。随着需求的明确和产业分工的形成，行业的规划和管理也会日益规范。

健康管理服务的目的是帮助那些健康的人循着健康的轨道持续成长，同时要帮助那些已经患病的人能够有效管理不健康的状况，因而在解决方案上需要有很好的可塑性。在实践中探索将是健康管理发展的必由之路。专家建议，健康管理产业在发展的过程中，应该坚持理论研究与实践探索相结合，着力构建中国特色的健康管理学科与产业体系；坚持需求牵引与产业推动相结合，以学术引领产业，依托政府的支持，以产业推动学术和学科发展；坚持体系构建与功能重组相结合，构建健康管理医学服务新模式和具有中医特色的预防保健新体系；坚持技术标准与服务规范相结合，努力规范健康管理服务流程，提高行业核心竞争力；坚持成果示范与推广应用相结合，加大健康管理科技投入与成果转化的步伐，努力满足国人不断增长的健康需求；坚持引进、消化与自主创新相结合，充分吸收和利用各国先进的健康管理经验和技术，努力构建国际化的健康管理技术合作与服务平台；坚持政府主导与社会广泛参与相结合。

健康管理服务作为一种新的健康服务模式在我国正加速发展，它迅速成为我国应对人口老龄化、重大疾病患病率快速上升和医疗卫生费用急剧增长的重要措施，健康管理服务的普及将对提高我国人民的健康水平、深化医药卫生体制改革和发展健康服务业起到至关重要的作用。

面对重大慢性病防控的严峻形势、人口老龄化的不断加重、新发传染病危险的持续存在；面对人民群众的生命观、健康观发生的巨大变化；面对人民群众日益增长的健康需求，健康管理学科建设必须进行相应调整。必须转观念，“以治病为中心”向“以人民健康为中心”转变，实现关口前移。强化“防”大于“治”的观念，将“治未病”的理念落实到健康管理的工作中，为民众提供“全方位、全周期”的健康管理服务。必须改做法，“与其坐等疾病来，不如主动管健康”。树立对自己健康负责的理念，强化“公民是自己健康的第一责任人”的观念，主动管理健康相关的危险因素，提高自身保健的主观能动性。必须再出发，以健康中国行动为引领，促进健康体检向健康管理的转变，创新健康管理模式，推进“促健康、防重病、管慢病”的各项工作，解决关系人民健康的全局性、长期性问题。积极推动“政产学研资用”的多方合作，深入实施“533 健康管理工程”，把加强重大慢性病健康管理作为主要任务，加快健康管理人才培养、学科队伍建设，开展学术研讨和公众健康科普，倡导文明健康的生活方式，全面提高健康管理能力，促进学科高质量发展。

本章小结

随着医学研究的不断深入，预防医学和临床医学的不断进步，传统生物医学模式逐渐转变为生物 - 心理 - 社会医学模式，人们对生命和健康规律的认识趋向整体，对疾病的控制策略趋向系统，健康管理正是在这一背景下逐渐兴起的。随着我国老龄化进程加快、慢性病发病率逐年升高、国家医疗负担加剧，对健康管理的需求也在扩大，使得健康管理事业的人才培养日益紧迫。

健康管理学作为一门新兴学科，重点研究健康的概念、内涵与评价标准、健康风险因素监测与控制、健康危险因素干预的方法与手段、健康管理服务模式与实施路径、健康信息技术以及与健康保险的结合等一系列理论和实践问题。同时，随着移动信息技术的发展，智能健康管理体系成为我国合理配置医疗资源、提高卫生健康服务，推广全民健康事业的必然选择。

本章主要介绍了健康管理产生的学科背景和发展方向，健康管理和健康管理学的基本概念，健康管理的基本步骤、常用服务流程及健康管理学科的主要目标和任务，同时介绍了智能健康管理的研究内容和必要性。

（郭 清）

第二章　医学基础知识

在生物医学模式的推动下，近代医学进入了实验医学时代。在形态学方面，促进了从器官、组织、细胞和分子水平上对人体结构和生理、病理过程的深入研究；在功能学方面，从定性研究发展到精确的定量研究；在应用自然科学研究成果方面，加强了医学与现代科学新技术（特别是计算机、电子学、光学技术等方面）的紧密结合，促进了医学技术的进步，显著提高了临床诊断和治疗水平。但传统的生物医学模式只根据患者身体检查和实验室检查参数是否偏离正常值来诊治疾病，而忽视了心理和社会因素对这些参数的影响。事实上，心理因素、社会因素对人体的健康和疾病的发生有着重要影响。由于生物 - 心理 - 社会医学模式是一种既从生物学方面，又从心理和社会因素方面看待人类健康和疾病的新医学模式，因此，生物医学模式向生物 - 心理 - 社会医学模式的转变，标志着以健康为中心的医学科学，已迈进一个崭新的发展时期，促进了社会医学、医学社会学和整体医学的建立和发展。

第一节　人体形态与功能概述

一、人体是局部与整体、形态与功能的统一

人体是一个完整的机体。虽然人体由许多各自执行不同功能的器官系统所构成，并可分为若干个局部，但是任何器官系统都是有机体不可分割的组成部分，不可能离开整体而独立生存。局部可以影响整体，整体也可以影响局部。

人体的各个器官都有固有的功能活动特点，如“眼司视，耳司听”等。形态结构是一个器官功能活动的物质基础；反之，功能的变化又能影响该器官形态结构的发展。因此，形态与功能是相互依存又互相影响的。一个器官的成型，除在胚胎发生过程中有其内在的因素外，还受出生后周围环境和功能条件的影响。认识和理解形态与功能相互制约的规律，人们可以在生理限度范围内，有意识地改变功能条件或增强功能活动（例如，加强锻炼可使肌肉发达等），从而促进组织和器官的发展，达到增强体质、促进健康的目的。

二、人体的组织、器官、系统与分部

人体是由无数微小的细胞有机组合构成的。因此，细胞是构成人体形态结构和执行各种功能的基本单位，是一切生物进行新陈代谢、生长发育和繁殖分化的形态基础。形态相似和功能相关的细胞借助细胞间质结合起来构成的结构称为组织。构成人体的组织有 4 种：上皮组织、结缔组织、肌组织和神经组织。几种组织结合起来，共同执行某一特定功能，并具有一定的形态特点，即构成器官，如心、肺、肝、肾等。若干个功能相关的器官联合起来，共同完成某一特定的连续性生理功能，即形成系统。如口腔、咽、食管、胃、小肠、大肠和消化腺等构成消化系统。食物经口裂进入人体，最终经肛门排出粪便；食物经受了物理性和化学性的消化过程，消化后的营养物质被吸收，食物残渣被排出，这就是消化系统所执行的功能。人体共由九大系统所组成，

即运动系统、消化系统、呼吸系统、泌尿系统、生殖系统、内分泌系统、脉管系统、神经系统和感觉器。

虽然人体是由许多器官系统构成的，然而它们却共同组成一个完整统一的整体。各系统之间相互联系、相互影响、相互制约和相互依存，彼此协调，而不是彼此孤立。这些器官系统在神经体液调节下既有分工、又有合作，共同完成统一的生命活动。人体按部位可分为头部（又分为颅、面部）、颈部、躯干部（又分为背部、胸部、腹部、盆会阴部）、四肢（又分为上肢和下肢）。

三、人体各系统概述

1. 运动系统　人体的运动系统由骨、关节、肌肉构成。全身共有 206 块骨，借关节连接而成骨骼，全身骨骼肌 500～600 块，在神经系统支配下完成各种运动，并对身体起着重要的支持和保护作用。

2. 内脏　包括消化、呼吸、泌尿和生殖 4 个系统。它们主要位于胸腔、腹腔和盆腔内，消化、呼吸两系统的部分器官则位于头、颈部，泌尿、生殖和消化系统的部分器官位于会阴部。在胚胎发生中，呼吸与消化两系统关系密切，呼吸系统是在消化系统的基础上发生的。泌尿与生殖系统在形态和发生上的关系更为密切，常合称为泌尿生殖系统。

消化和呼吸系统分别自外界摄取营养物质和氧，供细胞进行物质代谢。代谢最终产物由泌尿系统、呼吸系统和皮肤排出体外，食物残渣以粪便形式排出。消化系统的胰腺还有内分泌功能。生殖系统的睾丸和卵巢产生生殖细胞，并能产生性激素，故内脏系统的功能是进行物质代谢与繁衍后代。由于内脏自外界摄取物质或将某些物质排出体外，因此各系统都有孔道与外界相通。

3. 脉管系统　包括心血管系统和淋巴系统，是人体内一套封闭的管道系统。血液和淋巴在管道内循环流动，不断地把消化器官吸收的营养物质、肺吸收的氧和内分泌腺（或组织）分泌的激素等输送到身体各器官、组织和细胞，供它们进行新陈代谢；同时又将各器官、组织和细胞代谢产物，如二氧化碳、尿素等运送至肺、肾和皮肤等器官排出体外。这样，就保证了人体内、外界环境和身体各部之间的物质交换和运输，以维持生理活动的正常进行。

4. 神经系统　由脑、脊髓以及与它们相连并遍布全身各处的周围神经所组成，在人体各器官、系统中占有特殊重要的地位。人体各系统的不同细胞、组织和器官都在进行着不同的功能活动，但是这些活动都不是孤立不相关的，而是在时间和空间上严密组合在一起、互相配合的，这样人体才能完成统一的生理功能。把人体中不同细胞、组织和器官的活动统一协调起来的一整套调节机构就是神经系统。正是靠这种协调，人体才能适应或驾驭不断变化着的内环境和外环境，维持自身和种系的生存与发展。因此可以说，神经系统是人体内起主导作用的系统。

5. 内分泌系统　是机体的重要调节系统，其功能是分泌各种激素，对机体的新陈代谢、生长发育和生殖活动进行体液调节。内分泌系统与神经系统功能活动相辅相成，共同调节和维持机体内环境的稳定。内分泌系统是由内分泌腺（如垂体、甲状腺、甲状旁腺、肾上腺等）和分布到其他器官的内分泌细胞（如胰岛细胞、睾丸间质细胞、卵巢内的黄体等）组成。

6. 感觉器　是感受器及其辅助装置的总称。感受器是机体接受内、外界环境各种刺激的结构。不同类型的刺激，首先要经由相应的感受器来接受，并通过感受器的换能作用，把刺激能量变为神经冲动，经感觉神经和中枢神经系统内的传导路，把冲动传导到中枢神经系统的大脑皮质，产生各种感觉，从而建立机体与内、外界环境间的联系。感受器的种类很多，结构简繁不一。有的感受器结构很简单，有的感受器在长期的进化过程中对某种刺激具有高度的敏感性，形态结构变得比较复杂，具有各种对感受器起保护作用和使感受器的功能充分发挥作用的辅助装置，如视器和前庭蜗器等。

第二节 临床医学概述

一、临床医学的概念

临床医学（clinical medicine）是研究疾病的病因、诊断、治疗和预后，提高临床治疗水平，促进人体健康的科学；是直接面对疾病、患者，对患者直接实施治疗的科学。它根据患者的临床表现，从整体出发，结合研究疾病的病因、发病机制和病理过程，进而确定诊断，通过预防和治疗以最大限度地减弱疾病、减轻患者痛苦、恢复患者健康、保护劳动力。

在现代医学的结构与体系中，把临床医学归入应用医学范畴，这是因为临床医学需要在基础医学所取得的知识基础上诊治患者，二者的关系与基础科学（如数学、物理、化学、天文、地理、生物等学科）和应用科学（如各种工程技术）的关系有类似之处。然而还应看到，基础医学与临床医学的关系中，不仅基础医学的研究目的是为了认识人体生命活动（主要是健康人的，也包括患病者的生命活动）的奥秘，发现其中的规律，临床医学同样也担负着重要的认识生命活动的任务。

现代临床医学随着基础医学的发展而不断进步，逐渐形成了许多分科和专业。如传染病科、神经科、心脏科、肾病科、内分泌科、消化科、呼吸科、普外科、泌尿外科、矫形外科、胸心外科、神经外科、肿瘤科、儿科、妇产科、老年病科、放射科和重症监护科等，至少包括50余个学科、专业。

临床医学对疾病的诊断与防治，都应考虑自然、生物、心理、社会等诸多因素。为控制包括艾滋病在内的传染病，为防治“公害病”“精神病”“文明病”“职业病”和减少意外伤亡，提高全民的健康水平，临床医学必须放眼大医学、大卫生、大预防、大教育的新视野，不仅需要医生、药物和手术，更需健康促进、健康维护和健康教育；不仅要医药卫生部门努力，更需要社会投入、全民参与。近年来，临床医学心理学、精神卫生学、社会医学与医学社会学、健康教育学，以及临床预防医学、全科医学、社区医学等的发展，正是现代医学新模式在临床医学中的体现。

二、临床医学的主要特征

与一般应用科学相比，临床医学有其显著的特点。

1. 临床医学研究和服务的对象是人 其复杂性大大超过其他自然科学。

2. 临床工作具有探索性 临床上面对患者，不可能在未知因素全部搞清楚后再去防治，只能探索性地最大限度缓解患者的痛苦，挽救和延长患者的生命。这是与许多应用科学的显著区别之一。

3. 临床医学启动医学研究 医学发展史上，对疾病的认识通常是从临床上先总结出这些疾病的表现规律，然后才进行基础研究。

4. 临床医学检验医学成果 无论是基础医学还是其他学科的医学成果，都必须在临床应用中得以检验。离体研究的成果不一定适用于整体或在体的情况，动物实验的结果并不能完全取代人体试验的结果。

三、临床医学的发展趋势

1. 微观深入与宏观扩展 随着一大批基于分子生物学等分子医学学科群的形成，研究工作不断由细胞水平向亚细胞水平，甚至分子水平深入。另外，在生物 - 心理 - 社会医学模式的指导下，环境医学、社会医学、职业医学、临床流行病学等新学科相继出现。

2. 学科体系的分化与综合　随着医学研究不断深入，医学学科也不断分化。有统计显示，全世界目前已有独立的医学专业学会500余个，医学新兴学科和边缘学科就达200多个。另外，在医学专业不断分化的同时，学科间的相互交叉和渗透日趋明显，例如，儿科学、妇科学、产科学之间的相互渗透形成了围生医学等。近年来，在系统论思想的指导下建立了系统生物学、系统生理学、系统病理学、系统药理学等；在临床医学中，提出了系统生物肿瘤学等，用系统方法指导科学研究取得了丰硕成果。

3. 医学与高科技的结合日趋密切　基础医学和高新科技的成果，不断创造出新的诊断和治疗方法。如在诊断方面，计算机处理技术使影像学领域包括CT、MRI、数字减影、超声、核医学等医学图像检查发生了革命性变化。在治疗方面，如基因工程技术对药物、生物技术产品的开发，大大丰富了治疗手段，提高了疗效；通过内镜操作手术，使外科学经历了深刻的变革；基因治疗的出现，不仅可能用相对简便的方法治疗众多基因缺陷与变异所致的疾病，而且还可能通过基因重组和修补，改善人体的生理功能。

当前，系统医学范畴的转化医学（translational medicine）越发引起大家的关注。转化医学是一个致力于克服基础研究与临床和公共卫生应用严重失衡的医学发展的新模式，其主要目的就是要打破基础医学与药物研发、临床及公共卫生之间的固有屏障，在其间建立起直接关联；从实验室到病床，把基础研究获得的知识成果快速转化为临床和公共卫生方面的防治新方法。其核心是在从事基础医学发现的研究者和了解患者需求的医生及卫生工作者之间建立起有效的联系，特别集中在分子基础医学研究向最有效和最合适的疾病预防诊断、治疗和预防模式的转化。随着后基因组时代的到来，系统医学思想将改变临床医学研究思路，提升疾病诊治水平，加速临床医学发展进程。

21世纪是生命科学、信息科学的世纪，也必将是生命科学与信息科学融合、交汇发展的世纪。作为生命科学最重要组成部分并与诸多学科相汇合的医学科学的发展趋势如何，这是全世界普遍关注的问题。据专家们预测，21世纪的医学将进入高科技时代，医学的理论和技术将有更大的发展，从根本上解除危害人类的最严重的疾病威胁。健康需求猛增，人们对健康长寿、健身健美，社区和家庭医学服务的需求越来越大，以强调优化生存环境，提高生命质量和增进身心健康为重点的第三次卫生革命方兴未艾。

第三节　现代医学主要诊断技术

根据临床诊断思维，现代医学的诊断主要是通过问诊采集病史，全面系统地了解患者的症状；通过视诊、触诊、叩诊和听诊等体格检查发现患者存在的体征，并进行一些必要的实验室检查，如血液学检查、生物化学检查、病原学检查、病理学检查，以及心电图、X线和超声等辅助检查，收集这些临床资料后，予以综合分析，得出临床诊断。

在临床诊断的过程中，医师要随时密切注意结合既往本人和他人的临床实践经验，不断对自己的诊断进行验证。同时，每一次的临床诊断过程，同样也是又一次的临床实践过程。在反复的临床实践过程中，临床经验得到不断丰富，进而为下一次的临床诊断提供更加丰富的经验。

一、病史采集

（一）病史采集与问诊

病史采集（history taking）即问诊，是通过医师与患者进行提问与回答来了解疾病发生与发展的过程。只要患者神志清晰，无论在门诊或住院的场合下均可进行。许多疾病经过详细的病史采集，配合系统的体格检查，即可作出初步诊断。从诊断学角度来看，问诊是医师通过对患者或相关人员的系统询问获取病史资料，经过综合分析而作出临床判断的一种诊法。

问诊是病史采集的主要手段，所获取的资料对了解疾病的发生、发展、诊治经过、既往健康状况和曾患疾病的情况，以及对目前所患疾病的诊断具有极其重要的意义，也为随后对患者进行的体格检查和各种诊断性检查的安排提供了最重要的线索和基本资料。

问诊是医师诊治患者的第一步，其重要性还在于它是医患沟通、建立相互信任的医患关系的最重要时机，正确的方法和良好的问诊技巧，使患者感到医师的亲切和可信，有信心与医师合作，这对诊治疾病十分重要。问诊的过程还有其他功能，如教育患者，向患者提供信息，甚至交流本身就是治疗的一部分。交流与沟通技能是现代医师重要的素质特征。

（二）病史采集的内容

问诊根据临床情景和目的的不同，大致可分为全面系统的问诊和重点问诊。前者即对住院患者所要求的全面系统的问诊；后者则主要应用于急诊和门诊及专科疾病的诊断。

1. 全面系统的问诊 主要包括：①一般项目；②主诉：患者感受的最主要痛苦或最明显症状或/和体征，也就是促使其就诊最主要的原因及其持续时间；③现病史：是病史的主要部分，它记述患者患病后的全过程，即发生、发展、演变和诊治经过；④既往史：包括患者既往的健康状况和曾经患过的疾病（包括各种传染病）、外伤、手术、预防注射、过敏，特别是与目前所患疾病有密切联系的情况；⑤系统回顾：由很长的一系列直接提问组成，用以作为最后一遍搜集病史资料，避免问诊过程中患者忽略或遗漏的症状或未曾诊断的疾病；⑥个人史和家族史，女性还应包括月经史和生育史。

2. 重点的病史采集 是指针对就诊的最主要或“单个”问题（现病史）进行问诊，并收集除现病史外的其他病史部分中与该问题密切相关的资料。重点的病史采集不同于全面的病史采集过程，基于患者表现的问题及其紧急程度，医师应选择那些对解决该问题所必需的内容进行问诊，以一种较为简洁的形式和调整过的顺序进行。但问诊中仍必须获得主要症状的以下资料：全面的时间演变和发生发展情况，即发生、发展、性质、强度、频度、加重和缓解因素及相关症状等。

二、体格检查

体格检查（physical examination）是指医师运用自己的感官，或借助于传统或简便的检查工具，如体温计、血压计、叩诊锤、听诊器、检眼镜等，来客观地了解和评估患者身体状况的一些最基本的检查方法。许多疾病通过体格检查再结合病史，就可以作出临床诊断。

（一）基本方法

体格检查的方法主要有5种：视诊、触诊、叩诊、听诊和嗅诊。

1. 视诊（inspection） 是医师用眼睛观察患者全身或局部表现的诊断方法。全身视诊可了解患者一般状况，局部视诊可了解患者身体各部位的改变。

2. 触诊（palpation） 是医师通过手接触被检查部位时的感觉来进行判断的一种方法。可检查体温、湿度、震颤、波动、牙痛、摩擦感以及包块的位置、大小、轮廓、表面性质、硬度、移动度等。触诊在腹部检查中非常重要。

3. 叩诊（percussion） 是指用手指叩击身体表面某一部位，使之震动而产生声响，依据震动和声响的特点来判断被检查部位的脏器状态有无异常的一种方法。叩诊分为直接叩诊法和间接叩诊法，间接叩诊法应用最多。

4. 听诊（auscultation） 是医师根据患者身体各部分活动时发出的声音来判断正常与否的一种诊断方法。可分为直接听诊法和间接听诊法两种。间接听诊法需要使用听诊器，注意听诊器的正确使用，切忌隔着衣服听诊。

5. 嗅诊（olfactory examination） 是通过嗅觉来判断发自患者的异常气味与疾病之间关系的一种方法。来自患者皮肤、黏膜、呼吸道、胃肠道、呕吐物、排泄物、分泌物、脓液和血液等的气味，有时可迅速提供具有重要意义的诊断线索。

（二）主要内容

1. 一般检查为整个体格检查过程中的第一步，以视诊为主。包括：全身状态检查、皮肤、淋巴结。

2. 头部检查包括头颅、眼、耳、鼻、口。

3. 颈部检查包括颈部外形、颈部姿势与运动、颈部皮肤与包块、颈部血管、甲状腺及气管。注意手法轻柔。

4. 胸部检查的内容很多，包括胸廓外形、胸壁、乳房、胸壁血管、纵隔、支气管、肺、胸膜、心脏和淋巴结等。

5. 腹部主要由腹壁、腹腔和腹腔内脏器组成。腹部检查的顺序为视、听、叩、触，但记录时为了统一格式，仍按视、触、叩、听的顺序。

6. 生殖器、肛门、直肠。

7. 脊柱与四肢。

8. 神经系统检查，能获取对疾病的定位与定性诊断信息。

三、实验诊断

实验室检查（laboratory examination）主要运用物理学、化学和生物学等实验室技术和方法，通过感官、试剂反应、仪器分析和动物实验等手段，对患者的血液、体液、分泌物、排泄物以及组织细胞等标本进行检验，从而获得反映机体功能状态、病理变化或病因的客观资料。实验室检查结果为临床诊疗、防治和预后判断提供了有力的分析依据。

（一）实验室检查主要内容

1. 临床血液学检测 主要包括红细胞的检测及血红蛋白的测定、白细胞的检测、网织红细胞的检测、血小板的检测等。

2. 血栓与止血检测 主要包括出血时间测定、血块收缩试验、凝血时间测定、活化部分凝血活酶时间测定、血浆凝血酶原时间测定、纤维蛋白原测定、凝血酶时间测定、D- 二聚体测定等。

3. 排泄物、分泌物及体液检测 主要包括尿液检测、粪便检测、脑脊液检测等。

4. 肾功能实验室检测 主要包括肾小球滤过功能检测和肾小管功能检测。测定肾小球滤过率的方法按准确性由高到低依次为菊粉清除率、同位素测定、内生肌酐清除率、估算的肾小球滤过率 eGFR 和血清肌酐。肾小管功能检测主要包括肾小管酸化功能检测、肾小管浓缩稀释功能检测、近端肾小管重吸收功能检测。

5. 肝脏病的实验室检查 主要包括蛋白质代谢功能检查、脂类代谢功能检查、胆红素代谢检查、胆汁酸代谢检查、摄取及排泄功能检查、血清酶及同工酶测定等。蛋白质代谢检查包括血清总蛋白和清蛋白、球蛋白比值测定、血清 α_1- 抗胰蛋白酶、铜蓝蛋白、血清蛋白电泳、血清前清蛋白和血浆凝血因子测定。脂类代谢检测包括血清胆固醇和胆固醇酯测定、阻塞性脂蛋白 X 测定等。胆红素代谢检查包括血清总胆红素测定、血清直接胆红素与间接胆红素测定、尿液胆红素检查、尿中尿胆原检查。

6. 生物化学检测 主要包括血糖及其代谢产物的检测、血清脂质和脂蛋白检测、心肌酶和心肌蛋白检测、血清电解质检测、内分泌激素检测等。

7. 免疫学检验 主要包括血清免疫球蛋白检测、血清补体检测、细胞免疫检测、肿瘤标志物检测、自身抗体检测等。

8. 病原体检测 主要包括病毒性肝炎检测、性传播疾病病原体检测等。

9. 其他检测 主要包括基因诊断、流式细胞术和染色体检测等。

（二）实验室检查的影响因素和质量体系

1. 影响检测的因素 包括受检者的生理因素和生活状态、标本的采集和处理、仪器与试剂、操作人员的技术与方法、检测结果的记录、计算机的输入、与临床的沟通等。

2. 完善质量保证体系

（1）血液标本的采集和处理

1）采血部位：①毛细血管采血：结果代表局部的状态。成人常在指端，婴幼儿可用拇指或足跟。②静脉采血：代表全身信息和需血量较多时采用。通常多在肘部静脉、腕部静脉或者手背静脉。婴幼儿可在颈外静脉采血。③动脉采血：常用于血气分析。

2）采血时间：①空腹采血：指在禁食8小时后空腹采取的标本，一般在晨起早餐前采血。②特定时间采血：如激素、糖耐量测定以及药物检测等，检查微丝蚴需在半夜唤醒后采集标本。③急诊采血：不受时间限制。

3）标本采集后的处理：①常用的抗凝剂有：草酸盐、枸橼酸钠、肝素、乙二胺四乙酸二钠（EDTA-2Na）。②及时送检和检测：血液离体后可产生一些变化，故应尽快送检。③微生物检测的血标本：尽可能在使用抗生素前采样，应立即注入培养皿中送检，并防止标本的污染。

（2）骨髓标本的采集和处理：如用作骨髓细胞形态学检查，应立即制成涂片，并在空气中晃动使其迅速干燥，以防细胞聚变或溶血，及时送检。

（3）排泄物、体液标本的采集和处理：尿液、粪便、浆膜腔积液等标本均应随时尽快送检。

（三）实验室检查的临床应用和评价

1. 正确选择实验室检查项目 医生一定要在认真而详细地询问病史和进行体格检查得到初步诊断的基础上，从疾病诊断的实际需要出发，选用针对性和特异性较强的项目进行检查，做到有的放矢，避免滥用和浪费。

2. 常用诊断性试验的评价指标 常用的指标有诊断灵敏度、诊断特异性和诊断准确度。

（1）诊断灵敏度：指某检验项目对某种疾病具有鉴别、确认的能力。诊断灵敏度的数学式为所有患者中获得真阳性结果的百分数。

（2）诊断特异性：指某检验项目确认无某种疾病的能力，其数学式为所有非患者中获得真阴性结果的百分数。

（3）诊断准确度：指某检验项目在实际使用中，所有检验结果中诊断准确结果的百分比。

（四）参考值范围

参考值是指对抽样的个体进行某项目检测所得的值；所有抽样组测得值的平均值加减2个标准差即为参考范围。因各实验室使用的方法和设备不同，可有不尽一致的参考值。必须结合临床全面考虑，必要时还需进行动态观察。

四、影像学检查

临床常用的影像学检查有X线检查、超声成像、CT成像和磁共振成像。20世纪70年代以来，由于单光子发射计算机断层和正电子发射计算机断层技术的发展，核医学显像成为临床医学影像诊断领域中一个重要组成部分。

（一）X线成像

X线成像，是基于X线对人体组织的穿透性，以及不同组织由于厚度、密度的差异，对X线吸收衰减不同而形成图像。高密度、高厚度组织在X线片呈白色，低密度、低厚度组织则呈黑色。X线片检查可获得永久性图像记录，对复查疾病的进展有重要帮助，是目前呼吸系统、骨关节系统、消化系统等疾病的首选影像学检查方法。但X线检查是一种有射线的检查方法，部分造影检查为有创性，碘对比剂有发生过敏反应的风险。

1. 检查方法 按照X线检查手段不同分为普通检查和造影检查两种。普通检查为不引入对比剂的一般性透视或摄片检查；造影检查为将对比剂引入体内的腔、隙、管、道内的检查。按照成像方式不同分为透视检查和摄影检查。透视检查简单易行，可以通过不同体位观察，了解心脏大血管搏动、膈运动、胃肠蠕动等，但透视缺乏永久性图像记录，荧光屏亮度较差，对于组织器官的密度、厚度差较小或过大的部位如头颅、骨盆等均不宜透视。摄影检查是目前最常用的检查方法，将组织的厚度、密度改变永久性地记录在照片上，图像清晰，对比度好。缺点是只能得到一个方向的重叠图像，为了立体观察常需要做互相垂直的两方向摄像，不能做动态观察。

2. 数字X线成像和数字减影血管造影 数字X线成像（DR）是将普通X线摄影装置或透视装置同电子计算机相结合，使X线信息由模拟信息转换为数字信息，从而得到数字图像的成像技术。DR依其结构上的差别可分为计算机X线成像（CR）、数字X线荧光成像（DF）和平板探测器数字X线成像。数字减影血管造影（DSA）是通过电子计算机进行辅助成像的血管造影方法。它是应用计算机程序进行两次成像完成的。在注入对比剂之前，首先进行第一次成像，并用计算机将图像转换成数字信号储存起来。注入对比剂后，再次成像并转换成数字信号。两次数字相减，消除相同的信号，得到一个只有对比剂的血管图像。这种图像较以往所用的常规脑血管造影所显示的图像更清晰和直观，一些精细的血管结构亦能显示。

3. 疾病X线图像表现 疾病X线图像改变，可有大小改变、形态改变、轮廓改变、密度改变、功能改变等。

（二）CT检查

CT图像不同于X线检查所获得组织厚度和密度差的重叠图像，而是X线束穿过人体特定层面进行扫描，经计算机处理而获得的重建图像。CT图像的分辨率由图像像素所代表的对应体素的大小决定，体素由扫描野的大小、矩阵的行列数及层厚决定，扫描范围越小，矩阵数越多，层厚越薄，其分辨率越高。

1. CT检查优缺点

（1）优点：CT图像为人体组织断面像，其密度分辨率明显优于X线检查图像，能良好地显示人体内各部位的器官结构，除发现形态改变外，还能检查组织的密度变化，扩大了影像学的检查范围。

（2）缺点：CT检查是有射线的检查方法，较难发现器官组织结构的功能变化，个别部位如颅底部骨伪影可影响后颅凹脑组织检查；因成像野的限制，不宜检查四肢小关节，难以显示空腔器官的黏膜变化；做强化扫描时有对比剂的不良反应存在。

2. 检查方法 按照CT检查时对比剂的应用与否，可将CT检查分为平扫、造影强化扫描和造影扫描。

（1）平扫：为不给予对比剂的单纯CT扫描，对腹部扫描有时给予口服对比剂如水、碘剂等，目前也属平扫范围。

（2）CT造影强化扫描：为了观察病变组织的血供和与血管的关系，常进行此种强化扫描。一般从肘正中静脉注射60%碘剂对比剂约100ml后进行病变区扫描。

（3）CT造影扫描：为X线造影检查后进行的CT扫描，如脑池碘剂或空气造影，脊髓造影后进行脑、脊髓的CT检查。

3. CT特殊检查技术

（1）螺旋CT：常规CT采用间断进床式垂直层面扫描获得单层数据，螺旋扫描采用连续进床式螺旋层面扫描获得容积数据，其可进行薄层面重建及多方位图像重建。

（2）CT直管造影：由肘正中静脉注射对比剂时进行受检部位的螺旋CT扫描，获得容积数据后采用表面覆盖法或最大密度投影法进行血管重建，观察血管改变及病变与血管的关系。

（3）CT 仿真内镜检查：采用病变部位螺旋扫描，获得容积数据，送工作站进行图像内腔重建。

（4）定量 CT 检查：主要适用于骨矿含量测量，使用标准体的骨密度做比较，定量骨矿含量。

（5）多层 CT 扫描：常规 CT 采用单层探测器做单层扫描，多层 CT 采用不同或相同尺寸的多排探测器组合，在一次扫描中完成多层数据采集，加快扫描速度，降低了 X 线管的负荷，缩短扫描时间。

（三）超声成像

超声是指振动频率在 20 000Hz（赫兹）以上，超过人耳听觉阈值上限的声波。超声检查是利用超声波的物理特性和人体器官组织声学特性间的相互作用，获取信息并处理后，形成图形、曲线或其他数据，以诊断疾病。

1. 超声诊断的种类

（1）超声示波诊断法：即 A 型超声诊断法，是将回声以波幅的形式显示。此法目前已被其他方法取代。

（2）二维超声显像诊断法：即 B 型超声诊断法，此法是将回声信号以光点的形式显示出来，为灰度调制型。通过连续扫查，可以由点、线而扫描出脏器的解剖切面，是二维空间显示，又称二维法。

（3）超声光点扫描法：它是 B 型超声诊断法中的一种特殊显示方式，常用于探测心脏，通称 M 型超声心动图。

（4）多普勒超声诊断法：即 D 型超声诊断法。应用多普勒效应原理，将接收到的多普勒信号显示为频谱图和可闻声信号，以测定心脏血管内血流方向和速度。用于检查心脏疾病、周围血管疾病、实质器官及其病变的血流灌注、胎儿血液循环及围生期监护。

2. 超声检查的主要用途

（1）检测实质性脏器的大小、形态及物理特性。

（2）检测某些囊性器官（如胆囊、胆道、膀胱和胃等）的形态、走向及功能状态。

（3）检测心脏、大血管和外周血管的结构、功能及血流动力学状态，包括对各种先天性、后天性心脏病，血管畸形及闭塞性血管病变的诊断。

（4）检测脏器内各种占位性病变的物理特性。根据占位性病变的声学分型，鉴别占位病变的实质性、囊性，还是囊实混合性，部分还可鉴别良、恶性。

（5）检测积液（如胸腔积液、心包积液、胆囊积液、肾盂积液及脓肿等）的存在与否，并对积液量的多少给予估计。

（6）产科上可确定妊娠，判断胎位、胎儿数量；确定胎龄，评价胎儿生长发育情况；发现胎儿畸形；评定胎儿生理功能。超声引导下还可对羊水、脐血、胎儿组织取样进行染色体等实验室检查，或对胎儿进行宫内治疗。

（7）在超声引导下进行穿刺进行针吸或组织活检，或进行某些引流及药物注入治疗。

（四）磁共振成像

磁共振成像（MRI）是利用人体氢原子核（质子）在巨大、恒定、均匀的磁场中受射频脉冲激动后共振，经接收线圈接收后计算机处理的人体断面图像。

1. 检查方法 按照 MRI 检查时对比剂使用与否，分为平扫和强化扫描两种。

（1）平扫：为不使用对比剂的一般扫描，在腹部检查时有时给患者口服一些顺磁性药物如枸橼酸铁铵等充盈，以分辨胃肠道，也属平扫范围。

（2）强化扫描：同 CT 检查强化扫描一样，用于观察病变的血供及其与血管的关系。目前，用于临床的 MRI 对比剂主要为二乙撑三胺五乙酸钆（GdDTPA），经肘正中静脉注射该对比剂分布于血管外组织间隙，引起局部 MRI 信号增强，以发现病变的范围，决定病变性质。

（3）MRI 特殊成像技术：如磁共振血管成像（MRA）、磁共振胰胆管成像（MRCP）、功能磁共振成像（fMRI）等。

2. MRI 图像优缺点

（1）优点：MRI 图像无射线损害；图像不受人体正常组织的干扰，不像 CT 有骨骼等干扰伪影；MRI 强化扫描使用钆对比剂，无不良反应。

（2）缺点：MRI 成像检查时间较长；因成像线圈和成像野的限制，小关节、小部位的成像开展不普及；机器昂贵，运行费用高，检查费用高。

五、其他辅助检查

临床诊断，除前述病史采集、体格检查、实验诊断、影像诊断外，还有许多其他的辅助检查方法，常用的主要有以下几个。

（一）心电图

心脏机械收缩之前，先产生电激动，心房和心室的电激动可经人体组织传到体表。利用心电图机从体表记录心脏每一心动周期所产生电活动变化的曲线图形称为心电图（electrocardiogram，ECG）。心电图除主要用于心脏疾病的诊断外，也广泛应用于各种危重患者的抢救、手术麻醉、药物作用和电解质紊乱的监测以及航天、登山运动的心电监测等。

由于心电图主要反映心脏激动的电学活动，因此对各种心律失常和传导障碍的诊断分析具有肯定价值，到目前为止尚无其他任何方法能替代心电图在这方面的作用。另外，特征性的心电图改变和演变是诊断心肌梗死可靠而实用的方法。除上述两种情况外，房室肥大、心肌受损和心肌缺血都可引起一定的心电图变化，有助于诊断。

（二）内镜检查

内镜是一种光学仪器，由体外经过人体自然腔道送入体内，对体内疾病进行检查。内镜发展已有 100 余年历史，至今已有 4 代，依其出现顺序为：硬式内镜、可曲式内镜、纤维内镜和电子内镜。光导纤维内镜利用光导纤维传送冷光源，管径小，且可弯曲，检查时患者痛苦少。借助内镜可以直接观察到脏器内腔病变，确定其部位、范围，并可进行照相、活检及进行某些治疗。在诊断上，内镜应用最广者是消化道和支气管的检查。

上消化道内镜检查包括食管、胃、十二指肠的检查，是应用最早、进展最快的内镜检查，通常亦称胃镜检查。下消化道内镜检查包括乙状结肠镜、结肠镜和小肠镜检查，以结肠镜应用较多，可达回盲部甚至末端回肠，了解部分小肠和全结肠病变。纤维支气管镜是呼吸系统疾病诊疗的重要方法之一。纤维支气管镜因管径细，可弯曲，易插入段支气管和亚段支气管；同时可在直视下作活检或刷检，亦可作支气管灌洗和支气管肺泡灌洗，行细胞学或液性成分检查，并可摄影或录像作为科研或教学资料，已成为支气管、肺和胸腔疾病在诊断、治疗和抢救方面的一项重要手段。

（三）核医学检查

核医学是一门利用标记有放射性核素的药物诊断和治疗疾病的学科。核医学诊断方法按放射性核素是否引入受检者体内，分为体外检查法和体内检查法。体内检查法根据最后是否成像又分为显像和非显像两种。利用放射性核素实现脏器和病变显像的方法称为放射性核素显像，这种显像有别于单纯形态结构的显像，是一种独特的功能显像，为核医学的重要特征之一。核医学的必备物质条件是放射性药物、放射性试剂和核医学仪器。目前临床核医学技术重要分支之一就是肿瘤显像。肿瘤显像剂就是基于肿瘤特殊成分或生物学特征，能被肿瘤组织特异性摄取而正常组织摄取较少的一类放射性药物，例如 ^{18}F-FDG 是指氟代脱氧葡萄糖，化学名称为 2- 氟 -2- 脱氧 -D- 葡萄糖。^{18}F-FDG 最常用于正电子发射断层扫描（PET）显像剂，恶性肿瘤细胞由于代谢旺盛，导致对葡萄糖的需求增加，因此静脉注射葡萄糖类似物 ^{18}F-FDG 后，大多数肿瘤病灶会表现为对 ^{18}F-FDG 的高摄取，因此应用 ^{18}F-FDG 进行 PET 或 PET-CT 显像可早期发现全身肿瘤原发及转移病灶，判断其良、恶性，从而正确指导临床治疗决策。

第四节 现代医学主要治疗方法

治疗（therapy）是应用药物和非药物等手段，减少患者痛苦，使疾病控制、好转或痊愈的过程，也是临床决策的重要内容。随着人类社会的不断进步，许多确切有效的药物，如维生素、抗感染药物、抗肿瘤化学治疗药、抗精神病药等被发明和发现，外科手术不断完善，新的治疗手段亦不断出现。现代医学主要的治疗方法有药物治疗、手术治疗、介入治疗、放射治疗、物理治疗，其他还有心理治疗、基因治疗、移植治疗、免疫治疗、食疗、自然疗法等。

一、药 物 治 疗

药物治疗是指用一切有治疗或预防疾病作用的物质用于机体，使疾病好转或痊愈，保持身体健康，是最常用和最主要的治疗方法。

我国管理部门对药品的定义为："用于预防、治疗、诊断人的疾病，有目的地调节人的生理功能并规定有适应证或者功能主治、用法和用量的物质，包括中药材、中药饮片、中成药、化学原料药及其制剂、抗生素、生化药品、放射性药品、血清、疫苗、血液制品和诊断药品等。"根据药物的性质、剂型、组织对药物的吸收情况及治疗需要，药物给药途径可有口服、舌下含化、吸入、外敷、直肠给药、注射（皮内、皮下、肌内、静脉、动脉注射）等。

（一）药物治疗作用及不良反应

药物进入机体后，经过吸收、转化等过程，最终产生了有效的治疗作用。由于每种药物的药理作用有许多种，因此在治疗疾病的过程中会出现一些不良反应。药物不良反应指的是所有不符合用药目的并为患者带来不适或痛苦的有害反应。不同的药物可能会出现相似的不良反应，同类药物的不良反应也可有量和质的差异。

（二）药物选择原则

1. 根据疾病的严重程度选择用药 一般情况下，若患者的病情较轻，则选用作用较温和、副作用轻微的口服药物；反之，病情严重甚或危及生命，则应选用作用强、起效快的静脉制剂。

2. 根据药动学和药效学特点选择用药 药物的吸收、分布、代谢和排泄不同，其所产生的药理作用就会有所差异，在治疗疾病的过程中所表现的治疗作用就会不一样。因此，利用药动学和药效学的重要参数进行定性与定量的结合，可帮助选择有效、合理的药物。

3. 根据患者的个体差异来选择用药 在疾病的治疗过程中，药物的作用对多数人来说是有治疗作用的，但对个体来说又有所差异。例如，处于不同年龄阶段的婴幼儿和老年人，因其代谢功能和整体反应的不同，对药物的反应则有很大的差异。

4. 根据药物的价格或效应来选择用药 即比较药物治疗的成本与效果。

（三）合理用药

要做到合理用药，首先要明确疾病的诊断，有选择性地用药；其次，在初步确定使用哪一类药物后，要根据所选药物的药效学和药动学特点制订合适的剂量、给药途径、疗程等。此外，要考虑可能出现的药物不良反应，最好达到个体化给药。在实际临床工作中常常需多种药物联合使用，联合用药既可以利用几种药物的协同作用以增强治疗效果，也能减少单一用药的剂量，从而使每一种药物的不良反应发生率降低。但不合理的联合用药也会产生不良的后果，因此，在联合使用时要了解药物之间的相互作用。

药源性疾病是由于用药引起的人体功能或组织结构的损害，并具有相应临床经过的疾病，它是医源性疾病的重要组成部分之一。多数药源性疾病是由药物滥用和选药不当引起的。药源性疾病分为以下几类。

1. 甲型　量效关系密切，是由于药物本身或其代谢物引起的疾病，是药物固有作用的增强和持续作用的结果。此型药源性疾病多数可以预测，发生率较高但病死率较低。

2. 乙型　量效关系不密切，与药物剂量无线性关系，是与药物本身固有作用无关的异常反应，但与人体的特异体质有关。此型药源性疾病难以预测，发生率较低但病死率较高，主要包括变态反应。

3. 长期用药致病型　如长期应用地西泮类镇静催眠药者，停药后可出现焦虑；抗高血压药物可乐定的突然停用，可出现血压升高。

4. 药后效应型　包括药物应用后导致的癌症和生殖毒性的发生，如抗生育、致畸或通过母乳对婴儿引起的过敏反应。这些药物包括性激素类、某些免疫抑制剂、某些抗生素等。

（四）抗生素的合理用药

抗生素是临床上应用范围最为广泛的药物之一，如果用药不当，不仅达不到治疗的目的，同时还会产生耐药及其他不良反应。细菌对抗生素的耐药机制主要有以下几方面：①产生灭活酶使抗生素失活；②改变靶物质产生耐药性；③降低抗生素在菌体内的积聚。

合理使用抗生素包括合理选药和合理给药两方面。选择抗生素时，首先应分析可能的致病菌并据此来选用敏感的抗生素，一般应用药物敏感试验来筛选抗生素。当病情危重时，则应根据患者的感染部位、可能感染的菌群来选用抗菌谱较广的药物。

（五）临床药师的作用

临床药师是临床药物治疗工作的主要实践者，在临床用药实践中发现、解决、预防潜在的或实际存在的用药问题，促进药物合理使用。临床药师给医生提供最佳的给药方案，临床药师必须掌握药学和医学双重知识；还要与患者进行良好的沟通，观察药物疗效、不良反应，进行药物使用指导。

二、手术治疗

手术是外科治疗中的重要环节，是指用各种器械和仪器对机体组织或器官进行切除、修补、重建或移植等，以解除患者痛苦，达到治疗的目的，有时也作为检查、诊断的方法。

外科手术的分类：①根据专科可分为：骨科手术、泌尿外科手术、妇科手术、产科手术、脑外科手术、胸外科手术等；②根据操作复杂程度分为：大手术、中等手术、小手术；③根据急缓程度分为：急诊手术、限期手术、择期手术；④肿瘤手术根据远期的影响还分为：根治性手术、姑息性手术；⑤根据无菌程度分为：无菌手术、污染手术、感染手术。

手术除治疗作用外，也对机体有不利的影响，主要有两方面：一方面是局部损伤，包括出血、组织破损、炎症及感染、瘢痕形成等；另一方面是对全身各系统的影响，如能量代谢增强、内分泌系统活跃、循环系统负担加重，腹部手术使消化系统功能受到抑制、免疫系统受到抑制等。手术后的常见并发症有手术后出血、切口的感染、切口裂开、肺不张及感染、尿潴留及感染等。

近几十年来，微创外科手术如显微外科手术和内镜手术逐渐发展和普及，越来越多地取代了传统手术。

1. 显微外科手术　显微外科手术是20世纪60年代发展起来的外科手术方式，即外科医生在手术显微镜下进行的各类手术，在耳鼻咽喉科及眼科的应用最早，在创伤与整形外科得到了很大的发展，近几年在泌尿外科、神经外科、心血管外科广泛应用，21世纪还将在实验外科、胎儿外科、移植外科等领域推广。

2. 内镜手术 内镜手术是一种借助内镜进入人的体腔并用肉眼直接观察进行手术或检查的方法，近些年广泛用于胃肠外科、肝胆外科、血管外科、妇科、肿瘤外科、胸外科等多个专业疾病的诊断与治疗，其最大优点是创伤小，患者恢复快。

三、介入治疗

介入治疗是指在医学影像设备（X 线、超声、CT、MRI）的引导下，以影像诊断学和临床诊断学为基础，结合临床治疗学原理，利用导管、导丝等器材对各种疾病进行诊断及治疗的一系列技术。主要适用于消化系统、呼吸系统和心血管系统、骨与软组织、肾、乳腺等良恶性肿瘤的辅助化疗和栓塞术；门静脉高压的门体肝内静脉分流术；消化系统、呼吸系统、心血管系统等良恶性狭窄和梗阻的内支架扩张治疗及成形术；肺动脉栓塞和急慢性外周动静脉血栓形成以及脑血栓形成急性期溶栓治疗等。介入治疗具有微创、可重复性强、定位准确等特点，对有些疾病，其疗效优于传统内、外科治疗。目前，介入治疗技术主要有以下几方面。

（一）血管性介入技术

例如：经导管血管栓塞术、经导管局部药物灌注术、经导管腔内血管成形术、经皮血管内支架置放术、经颈静脉肝内门腔分流术、经皮血管内异物和血栓取出术、经皮血管内导管药盒系统植入术、心脏瓣膜成形术、射频消融术等。

（二）非血管性介入技术

例如：经皮针吸活检术、经皮穿刺内外引流术、经皮椎间盘切割术、输卵管再通术、腹腔积液静脉转流术、脑积水腹腔或静脉转流术、内支架置放术、“T”形管置换术等。

（三）内镜下的介入技术

例如：经胃镜食管曲张静脉硬化剂治疗、经胃镜食管癌支架术、经鼻腔镜辅助颅底肿瘤切除术、经皮肾镜下碎石术、经显微内镜腰椎间盘脱出治疗术等。

四、放射治疗

放射治疗是利用射线如放射性核素产生的 α、β、γ 射线和各类 X 线治疗机或加速器产生的 X 线、电子束、质子束和其他粒子束等治疗疾病。放射治疗是治疗肿瘤的常用方法之一。射线产生的生物效应有：①直接损伤，作用于细胞核内的脱氧核糖核酸（DNA），破坏核苷酸间的氢键，甚至切断一条多核苷酸链，导致细胞损伤。②间接损伤，射线作用于体液中的水分子，导致水分子电离或激活，产生了各种自由基，这些自由基很不稳定，在含氧情况下容易形成过氧化氢。如果细胞利用这些物质组成蛋白质则容易使细胞“氧中毒”，导致细胞在分裂时死亡。

射线导致细胞死亡的形式有两种：①细胞被大剂量射线照射时，发生分裂间期死亡，即在细胞进行下一次分裂前死亡，这种情况在临床上不易遇到。②当细胞受到较小剂量的射线照射后，根据照射剂量的大小，细胞经历一次或几次分裂，最后在分裂时死亡。这是在放射治疗时常见的细胞增殖死亡。因此，增殖速度不同的细胞对放射线的敏感性不同。处于增殖期的细胞受射线的影响大，不进行分裂的细胞对射线的敏感性差。

放射治疗的副作用，取决于不同细胞对射线的敏感性，也与放射治疗部位、面积、剂量及射线的性能等密切相关。此外，与患者的全身情况，以前是否接受过化学治疗、放射治疗及手术等亦有关系。放射治疗的全身反应包括：①血液系统：主要表现为白细胞、血小板减少；②胃肠系统：表现为食欲缺乏、厌食、恶心、呕吐等；③神经系统：症状为乏力、嗜睡或失眠等。

五、物 理 治 疗

物理治疗是应用自然界和人工的各种物理因子作用于机体，预防、治疗疾病或进行康复的方法。现代物理疗法的方法很多，包括：电疗、超声波疗法、磁疗、生物反馈、音乐电疗、光疗、冷热治疗、水疗、高压氧疗法等。

目前物理治疗已成为临床治疗学中不可缺少的重要部分，广泛用于：①各种炎症尤其是慢性炎症的恢复治疗；②各种神经系统疾病或损伤的恢复治疗；③各种原因导致的肌肉损伤的治疗；④术后并发症的治疗；⑤有一些疗法如超声波疗法扩大了原有的作用，成为外科手术工具。

（一）电疗

包括直流电疗法、直流电离子导入疗法、低频电脉冲疗法、中频正弦电流疗法及高频电疗法等。直流电疗法使用较低电压（50～80V）的直流电通过机体治疗疾病，可用于周围神经炎、神经痛、偏头痛、关节炎、淋巴管炎、慢性前列腺炎、术后粘连、肌炎、过敏性鼻炎等。低频脉冲电流是指频率在 1 000Hz 以下，电压或电流幅度按一定的规律从零或某一电位水平上瞬间出现，然后降低或消失的电流，其治疗作用包括对神经系统的刺激作用、止痛作用、改善血液循环和代谢，可用于皮神经炎等。

（二）超声波疗法

利用 500～1 000kHz 的超声波以各种方式进行人体疾病治疗的方法称为超声波疗法。目前临床上除一般超声波治疗外，还有超声雾化治疗、超声药物透入治疗，并作为外科或耳鼻咽喉科手术工具，用强超声波破坏肿瘤组织等。

（三）光疗

是利用阳光或人工产生的各种光辐射能作用于人体，以达到治疗和预防疾病的一种物理疗法。目前，理疗学中的光疗法一般是指利用人工光源辐射能防治疾病的方法。一般分为红外线、可见光、紫外线和激光 4 种疗法。例如：红外线的治疗可有改善局部血液循环、促进局部渗出物的吸收消肿、降低肌张力增加胶原组织的延展性、镇痛、促进新陈代谢、消炎等作用，可用于改善局部血液循环，缓解肌肉痉挛及消炎镇痛等；紫外线有抗炎、镇痛、脱敏、促进皮下淤血的吸收等作用，可用于各种类型的炎症如疖、痈、类风湿关节炎、肌炎、神经炎等，以及银屑病、白癜风等皮肤病治疗。

近几年，激光在医学方面的应用越来越广泛。如二氧化碳激光、氦氖激光被用于多种慢性炎症的治疗。

（四）高压氧疗法

根据其治疗特点，亦被划归为物理疗法，其适应证有放射性坏死、减压病、急性一氧化碳中毒、急性血栓症、气性坏疽、顽固性骨髓炎、需氧菌和厌氧菌引起的软组织混合感染、急性失血性贫血、急性缺血性挤压伤、放线菌病、烧伤等。

第五节　预防医学概述

一、预防医学的概念

预防医学（preventive medicine）是医学的一门应用学科，它以个体和确定的群体为对象，目的是保护、促进和维护健康，预防疾病、失能和早逝。它以“健康生态学模型”作为其工作模式。强调环境与人群的相互依赖、相互作用和协调发展，并以健康为目的。

作为医学的一个重要组成部分，它要求所有医生，除了掌握基础医学和临床医学的常用知识和技能外，还应树立预防为主的思想，掌握医学统计学、流行病学、环境卫生科学、社会和行为科学以及卫生管理学的理论和方法，在了解疾病发生发展规律的基础上，学会如何分析健康和疾病问题在人群的分布情况，探讨物质社会环境和人的行为及生物遗传因素对人群健康和疾病作用的规律，找出对人群健康影响的主要致病因素，以制定防治对策，并通过临床预防服务和社区预防服务，达到促进个体和群体健康、预防疾病、防止伤残和早逝的目的。

预防医学不同于临床医学的特点如下所列。

1. 预防医学的工作对象包括个体及确定的群体，主要着眼于健康和无症状患者。

2. 研究方法上注重微观和宏观相结合，重点为影响健康因素与人群健康的关系。

3. 采取的对策更具积极的预防作用，具有较临床医学更大的人群健康效益。

二、预防医学的主要特征

（一）预防医学的学科体系

从大的门类分，预防医学体系可分为流行病学、卫生统计学、环境卫生科学、社会、行为与健康教育以及卫生管理学 5 大学科。在理论体系上，流行病学和卫生统计学为预防医学的基础方法学，用于了解和分析不同疾病的分布规律，找出决定健康的因素，评价干预方法效果。环境卫生科学（主要包括环境卫生、职业卫生、食品卫生、卫生毒理学、卫生微生物学、卫生化学）主要研究人们周围环境尤其是物质环境对人群健康影响的发生与发展规律，并通过识别、评价、利用或控制与人群健康有关的各种物质环境因素，达到保护和促进人群健康的目的。社会、行为与健康教育（包括社会医学、健康教育与健康促进）是研究社会因素和行为对人群健康的影响，从而采取有针对性的社会卫生和行为干预措施来促进人们的健康。卫生管理学（卫生法、卫生政策、卫生经济、医院管理）则是从管理学的角度，研究卫生体系内部有关的政策、经济效益以及管理制度和机制，从而保证卫生服务质量、效率、效果和效用。另外，还有妇幼卫生、儿少卫生等学科，主要是针对不同特定人群的特点而设立的。

（二）健康决定因素

要保护健康和预防疾病，首先要知道决定健康的因素是什么。预防医学把决定个体和人群健康状态的因素称为健康决定因素，即通常所说的影响健康的因素。随着医学模式的转变，人们对影响健康的因素了解越来越深入，主要包括如下方面。

1. 社会经济环境

（1）个人收入和社会地位：研究表明收入和社会地位是重要的健康影响因素。健康状态的每一步改进都与经济收入和社会地位的提高有关。另外，一个合理繁荣和社会福利公平的社会，人们会享受到更高的健康水平。

（2）文化背景和社会支持网络：文化包括人们的信仰、价值观、行为规范、历史传统、风俗习惯、生活方式、地方语言和特定表象等，它通过潜移默化的作用影响着人们的健康。社会支持网络是一个人在社会中所形成的人际关系。良好的健康与家庭、朋友和社会的支持密切相关。

（3）教育：健康状况与文化程度有密切关系。文化程度增加了就业和收入的机会，并提高了人们控制生活条件和自我保健的能力。

（4）就业和工作条件：拥有控制工作的条件和较少担心失去工作而导致紧张的人们，会有更健康的身体，而失业明显与不健康有关。

2. 物质环境 包括在生活和职业环境中的物理、化学和生物因素，以及建成环境（如住房、工作场所的安全，社区和道路的设计，绿化等）等都是影响人们健康的重要因素。物质环境因素按对健康的影响可以分为以下几类。

（1）按有害物的性质分：①生物因素：外界环境中的各种生物因子，包括寄生虫、支原体、真菌、细菌、病毒等；②化学因素：生活和职业环境中的各种有机和无机化学物，如农药、苯、铅、汞、二氧化硅粉尘、二氧化硫等；③物理因素：气温、气湿、气流、气压等气象条件，噪声和振动，电磁辐射和电离辐射等。

（2）按物质来源分：①自然：自然环境中的各类物质；②工业：工业生产的有害物质；③农业：在农业耕种等条件下产生的各种有害因素。

（3）按所存在的载体分：空气、水、土壤和食物中的各类有害物质。

（4）按接触的地点分：家庭、学校、工作场所和生活社区。

（5）按接触的途径分：呼吸道吸入、消化道吸收、皮肤渗入和被咬伤等。

3. 个人因素

（1）健康的婴幼儿发育状态：良好而健康的人生早期阶段（围生期和婴幼儿期），包括良好的身体素质、幸福的家庭生活、良好的生活习惯和处理问题的能力，是他们将来健康生活的基础。如低出生体重儿除了因免疫力低下，在出生后比正常体重儿易患各种传染病外，将来患慢性病如糖尿病的机会也比较高；生活在充满家庭暴力或父母有不良生活习惯的儿童，容易染上不良的生活习惯。

（2）个人的卫生习惯：如吸烟、酗酒、滥用药物和吸毒、不健康的饮食习惯、缺少身体活动等不良的生活行为方式，是当今人类健康的重要威胁。

（3）个人的能力和技能：人们具有健康生活的知识、态度和行为，具有处理这些问题的技能，以及支持人们作出健康选择的社会支持环境，是影响健康的关键因素。

（4）人类生物学特征和遗传因素：人体的基本生物学特征是健康的基本决定因素。遗传的素质影响不同个体的健康问题和疾病状况。

4. 卫生服务 卫生服务尤其是维持和促进健康、预防疾病和损伤、健全的卫生机构，完备和质量保证的服务网络，一定的经济投入，公平合理的卫生资源配置，以及保证服务的可及性，对人群健康有着重要的促进作用。

（三）健康生态学模型

健康决定因素是如何作用于人体来影响健康的？有许多学说对此进行解释，但目前普遍公认的是健康生态学模型。健康生态学模型强调个体和人群健康是个体因素、卫生服务以及物质和社会环境因素相互依赖和相互作用的结果，且这些因素间也是相互依赖和相互制约的，以多层面上交互作用来影响着个体和群体的健康。作为一种思维方式，它是总结和指导预防医学和公共卫生实践的重要理论模型。如图 2-1 所示，该模型的结构可分为 5 层：核心层是先天的个体特质，如年龄、性别、种族和其他的生物学因素以及一些疾病的易感基因等；在这个核心层之外是个体的行为特点；再外一层是个人、家庭和社区的人际网络；第四层是生活和工作的条件，包括心理社会因素、是否有工作以及职业的因素、社会经济地位（收入、教育、职业）、自然和人造环境（后者如交通、供水和卫生设施、住房以及城市规划的其他方面）、公共卫生服务、医疗保健服务等；最外一层（即宏观层面）是全球水平、国家水平乃至当地的社会（包括引起对种族、性别和其他差别的歧视和偏见的有

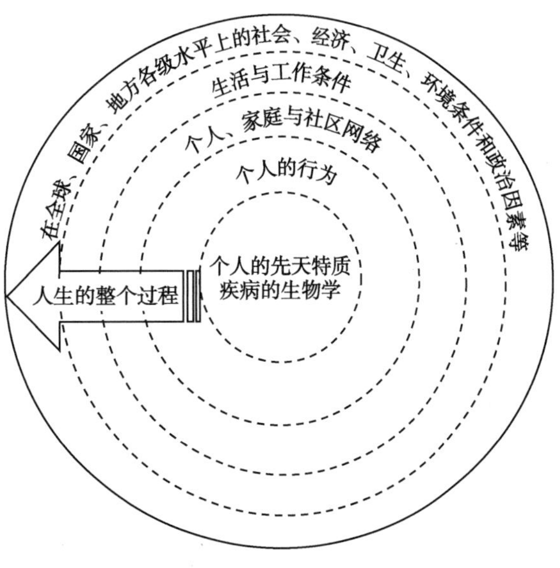

图 2-1 健康生态模型

关经济公平性、城市化、人口流动、文化价值观、观念和政策等)、经济、文化、卫生和环境条件，以及有关的政策等。尽管常察觉到的是包括基因敏感性在内的个体水平的健康影响因素对健康的作用，但从人群健康的角度看，宏观水平的条件和政策，如社会经济与物质环境因素是起着根本决定性作用的上游因素，这些因素又间接影响着中游(心理与行为生活方式)和下游(生物与生理)因素，成为“原因背后的原因”。

三、三级预防的策略

各种健康决定因素中，有些可导致急性、短期的健康问题，如传染病、急性中毒，损害人的健康和功能；而对许多因素，是由于长期累积接触作用后，才导致疾病和最后功能的损害。

在人的一生中，整个宏观的社会和物质环境，父母的基因、母亲怀孕以及婴幼儿时期的营养状况、家庭环境和社会关系的影响、个人的生活习惯和成年期的工作环境等，对人一生的生理功能和精神心理等健康状况都有长期的影响。这些致病因素长期作用于人体，使重要组织和细胞发生病理改变，这种改变在致病因素的持续作用下以多因相连、多因协同或因因相连，使致病效应累积并超过机体的再生或修复能力，终于从代偿发展为失代偿，造成重要器官功能失调而产生病理或临床症状，甚至死亡。

将疾病从发生到结局(死亡或痊愈等)的全过程称为疾病自然史，其中有几个明确的阶段：①健康期；②病理发生期：机体在致病因素的作用下发生病理改变，但还没有出现临床症状；③临床前期：疾病的病理改变已经到可以检出的阶段，但还没有出现临床症状；④临床期：机体出现形态或功能上的明显异常，从而出现典型的临床表现；⑤结局，疾病可以发展至缓解、痊愈、伤残或死亡。早期诊断、干预和治疗可以改变疾病的自然史。某些疾病可能有一定的先兆，早于病理改变阶段，表现出对某病的易患倾向，如血清胆固醇升高可能是冠心病的先兆。一个人从健康→疾病→健康(或死亡)可以认为是一个连续的过程，称为健康疾病连续带。对于个体来说是这样，对于群体来说，一个群体从健康高分布(健康问题低分布)→健康低分布(健康问题高分布)→健康高分布(健康问题低分布)，也是一个连续的过程，如传染病在某人群中的流行过程，这就是常说的疾病分布或健康问题分布的连续性。

基于疾病自然史的几个阶段以及健康疾病连续带的理论，危险因素作用于机体到疾病临床症状的出现，有一个时间的过程。人的健康问题的出现，是一个从接触健康危险因素、机体内病理变化从小到大，最后导致临床疾病发生和发展的过程。根据疾病发生发展过程以及健康决定因素的特点，把预防策略按等级分类，称为三级预防策略。

(一) 第一级预防(primary prevention)

又称病因预防，是通过采取措施消除致病因素对机体危害的影响或提高机体的抵抗力来预防疾病的发生。在第一级预防中，如果在疾病的因子还没有进入环境之前就采取预防性措施，则称为根本性预防。如为了保障人民健康，从国家角度以法令或规程的形式颁发了一系列法规或条例，预防有害健康的因素进入国民的生活环境。

第一级预防包括针对健康个体的措施和针对整个公众的社会措施。

针对健康个体的措施，如：①个人的健康教育，注意合理营养和体格锻炼，培养良好的行为与生活方式；②有组织地进行预防接种以提高人群免疫水平，预防疾病；③做好婚前检查和禁止近亲结婚，预防遗传性疾病；④做好妊娠和儿童期的卫生保健；⑤某些疾病的高危个体服用药物来预防疾病的发生，即化学预防。

保障全人群健康的社会和环境措施，是从全球性预防战略和各国政府策略及政策角度考虑所采取的公共卫生措施，如制定和执行各种与健康有关的法律及规章制度，有益于健康的公共政策，利用各种媒体开展的公共健康教育，防止致病因素危害公众的健康，提高公众健康意识和自控能力。提供清洁安全的饮用水和食品，针对大气、水源、土壤的环境保护措施，食品安全，公众体育场所的修建，公共场所禁止吸烟等。

（二）第二级预防（secondary prevention）

在疾病的临床前期做好早期发现、早期诊断、早期治疗的“三早”预防工作，以控制疾病的发展和恶化。早期发现疾病可通过普查、筛检、定期健康检查、高危人群重点项目检查及设立专科门诊等。达到“三早”的根本办法是宣传，提高医务人员诊断水平和建立社会性高灵敏且可靠的疾病监测系统。对于某些有可能逆转、停止或延缓发展的疾病，则早期检测和预防性体格检查更为重要。对于传染病，除了“三早”，还需要做到疫情早报告及患者早隔离，即“五早”。

（三）第三级预防（tertiary prevention）

对已患某些疾病的人，采取及时、有效的治疗措施，防止病情恶化，预防并发症和伤残；对已丧失劳动力或残疾者，主要促使功能恢复、心理康复，进行家庭护理指导，使患者尽量恢复生活和劳动能力，能参加社会活动并延长寿命。

不同类型的疾病有不同的三级预防策略。但任何疾病，无论其致病因子是否明确，都应强调第一级预防。如大骨节病、克山病等，病因尚未肯定，但综合性的第一级预防还是有效的。又如肿瘤更需要第一级和第二级预防。有些疾病的病因明确而且是人为的，如职业因素所致疾病、医源性疾病等，采取第一级预防较易见效。有些疾病的病因是多因素的，则要按其特点，通过筛检、及早诊断和治疗会使预后较好，如心脑血管疾病、代谢性疾病，除针对其危险因素，致力于第一级预防外，还应兼顾第二级和第三级预防。对那些病因和危险因素都不明确又难以觉察预料的疾病，只有施行第三级预防这一途径。

对许多传染病来讲，针对个体的预防同时也是针对公众的群体预防。如个体的免疫接种达到一定的人群比例后，就可以保护整个人群。而传染病的早发现、早隔离和早治疗，阻止其向人群的传播，也是群体预防的措施。有些危险因素的控制既可能是第一级预防，也是第二级、第三级预防。如高血压的控制，就高血压本身来讲，是第三级预防，但对脑卒中和冠心病来讲，是第一级预防。

对于许多慢性疾病来讲，健康的决定因素的作用往往是长期累积的结果。健康生命全程路径，就是基于上述的理论基础，研究孕期、婴幼儿期、青少年期以及成年期接触各种因素对健康的长期影响。健康生命全程路径对人群健康的实践意义是，采用预防措施越早，其保护和促进人群的健康效益就越大。可以通过把人生划分为几个明确的阶段（“围生和婴幼儿期、青少年期、成年工作期和晚年期”四个时期），针对这些不同年龄组的人群，在不同的场所（家庭、学校、工作场所、社区）中实施连续性预防服务措施，积极地、有针对性地开展预防，就可以有效地避免那些有害因素对健康的危害，充分发挥人的生命潜能，保护劳动力，延长生命期限和改善生活质量；并且也能保证人生的不同阶段既能有效地获得有针对性的卫生服务，也不造成不必要的重复或遗漏，达到既高效又节省地促进人群健康的目的。所以它被认为是保证整个人群健康，促进健康老龄化的最佳途径。

第六节　临床预防服务概述

由于健康观念的转变，医学科学的目标已经从减轻患者痛苦与恢复健康，扩展到维护健康，进而发展到促进健康。所以，随着医学模式的转变、社会经济的发展、人民生活水平的不断提高，居民对卫生服务，尤其是预防保健的需求日益增加，这就需要医疗工作必须与预防保健相结合。

临床医务人员占整个卫生队伍的多数。每年大约有 78% 的人至少要去一次医院，人均是每年 3 次。医务人员以其特殊的方式与“患者”直接接触，通过实现个体健康危险性的量化评估，获得控制疾病危险因素的健康干预策略，能有效地调动个人改善不良行为与生活方式的积极性和主动性；患者对医务人员的建议也有较大的依从性；医务人员可通过随访了解患者的健康状况和行为改变情况，及时、有针对性地提出预防保健建议，有利于管理个人的健康状况，纠正不良的健康行为、早期发现疾病并及时治疗，有利于改善患者生活质量并延长寿命。

一、临床预防服务的概念

临床预防服务（clinical preventive service）是指在临床场所（包括社区卫生服务工作者在家庭和社区场所）对健康者和无症状“患者”的健康危险因素进行评价，然后实施个体的预防干预措施来预防疾病和促进健康。干预的措施通常包括健康教育、早期筛查、免疫接种、化学预防、预防性治疗。在选择具体的措施时考虑的是能够对健康者或无症状的“患者”采取的预防方法，即只针对第一级预防和第二级预防，临床医生在常规临床工作中提供预防服务。通常临床医学的服务对象是患者，采用的方法是诊断和治疗疾病；预防医学的服务对象是健康人群，采用的方法主要是针对群体实施预防措施；而临床预防服务是提倡在临床条件下实施预防措施（对患者的常规性治疗和护理不包含在临床预防范畴内），是医疗与预防结相互合的一种卫生服务方式。

二、临床预防服务的内容

临床预防服务的内容主要有：对求医者的健康咨询、筛检、免疫接种、化学预防和预防性治疗等。

（一）对求医者的健康咨询

通过收集求医者的健康危险因素，对个体进行有针对性的健康教育，提高求医者自我保健意识，并与求医者共同制订改变不良健康行为的计划，督促求医者执行干预计划等，促使他们自觉地采纳有益于健康的行为，消除或减轻影响健康的危险因素。健康咨询是一种特定的干预方式，是医务工作者日常医疗实践的组成部分。通过健康咨询改变就医者的不健康行为是预防疾病最有效的方式，是临床预防最重要的内容之一。根据当前疾病主要以不良行为生活方式导致的慢性非传染性疾病为主的现状，建议开展的健康咨询内容主要有：劝阻吸烟、倡导有规律的身体活动、增进健康饮食（平衡膳食、避免三餐无规律、偏食及节食等）、保持正常体重、预防意外伤害和事故、预防人类免疫缺陷病毒感染以及其他性传播疾病等。

（二）筛检

指运用快速简便的测试、体格或实验室检查等方法，在健康人群中发现未被识别的可疑患者、健康缺陷者及高危个体的一项预防措施。筛检的主要目的是将处于早期或亚临床阶段的患者、缺陷者及高危个体从人群中挑选出来。筛检不是一种诊断性试验，仅是一种初步检查，筛检试验阳性提示为某病的可疑患者，需要进一步确诊。

（三）免疫接种

是指将抗原或抗体注入机体，使人体获得对某些疾病的特异性抵抗力，从而保护易感人群，预防传染病发生。我国目前实行的是计划免疫，它是指根据疫情监测和人群免疫状况分析，按照规定的免疫程序，有计划地进行预防接种，以提高人群免疫水平，达到控制乃至最终消灭相应传染病的目的。免疫接种的实施必须要按照《中华人民共和国传染病防治法》《中华人民共和国急性传染病管理条例》《全国计划免疫工作条例》《计划免疫技术管理规程》《疫苗流通和预防接种管理条例》及《预防接种工作规范》等相关法律法规来执行。

（四）化学预防

指对无症状者使用药物、营养素（包括矿物质）、生物制剂或其他天然物质作为第一级预防措施，提高人群抵抗疾病的能力，防止某些疾病的发生。化学预防不仅是使用药物，还包括使用激素、维生素、无机盐、脂肪酸、氨基酸等营养素、生物制剂和天然动植物的提取物。化学预防是对健康人群和无症状患者进行病因预防，属第一级预防范畴，已出现症状的患者以及有既往病史者使用上述物质治疗疾病不属于化学预防。常用的化学预防方法主要有：对育龄或怀孕妇女和幼儿补充含铁物质降低罹患缺铁性贫血的危险；在缺氟地区补充氟化物降低龋齿患病率；孕期妇女补充叶酸降低神经管缺陷婴儿出生危险；绝经后妇女使用雌激素预防骨质疏松和心脏病；用阿司匹林预防心脏病、脑卒中等。化学预防必须在医务人员的指导下进行，使用雌激素或阿司匹林尤其应注意其禁忌证和副作用。

（五）预防性治疗

指通过应用一些治疗的手段，预防某一疾病从一个阶段进展到更为严重的阶段，或预防从某一较轻疾病发展为另一较为严重疾病的方法。前者如早期糖尿病的血糖控制（包括饮食和身体活动等行为的干预以及药物治疗）来预防将来可能出现更为严重的并发症；后者如手术切除肠息肉，预防发展为大肠癌等。

三、个体健康危险因素评价与健康维护计划

健康危险因素评价指在临床工作中从采集病史、体格检查和实验室检查等过程中收集有关个体的危险因素信息，为下一步对危险因素的个体化干预提供依据。危险因素评价不应是一种独立于常规的患者诊疗过程的工作，而应该是通过适当的训练后，医生把危险因素评价成为采集病史、体格检查和实验室检查中不可或缺的一部分。如增加健康风险度的个人特征（如吸烟和家族史）一般可记录在病史里；通过仔细体格检查可以发现临床前疾病状态；而常规的实验室检查就可发现生理性的危险因素。

医生在进行健康危险因素评价的基础上，根据患者的年龄、性别，以及个体的危险因素，制订符合他 / 她本人的健康维护计划。健康维护计划指在特定的时期内，依据患者的年龄、性别及危险因素而计划进行的一系列干预措施。具体包括：做什么、间隔多长时间做 1 次、什么时候做。按照临床预防服务的内容，预防干预活动一般包括：健康咨询指导、疾病的早期筛检、现患管理和随访等。

健康维护计划的一个重要内容是根据危险因素的评估以及患者的性别、年龄信息，确定干预的措施，包括健康咨询、健康筛检、免疫接种和化学预防。由于危险因素与健康之间是多因多果的关系，采取的干预措施也应该是综合的。针对性的健康教育取决于患者本身有什么不良的生活行为方式。健康筛检主要是根据不同的性别和年龄，制订相应的干预计划。

第七节　康复医学概述

一、康复医学的概念

康复医学（rehabilitation medicine）源自医学康复，是临床医学的一个重要分支。虽然临床上常常将康复医学简称为康复，但两者不能等同。从学术角度来看，康复是一个事业，医学康复（medical rehabilitation）是一个领域，而康复医学是一个具体的专业或专科，具有自己的学科特点。简而言之，康复医学是以研究病、伤、残者功能障碍的预防、评定和治疗为主要任务，以改善躯体功能、提高生活自理能力、改善生存质量为目的的一个医学专科。国家卫生行政部门将康复医学科与内科、外科、妇产科、儿科等临床学科并列为临床一级学科，可见其在临床学科中的影响力。

医学康复的对象很广泛，包括所有需要救治的患者，涉及临床各学科。与医学康复的对象相比，康复医学的对象没有那么广泛，包括以下人群。

1. 各种原因引起的功能障碍者 由于康复医学是以研究功能障碍的预防和治疗为导向的医学专科，因此康复医学的对象包括不能正常发挥身体、心理和社会功能的人群，如有躯体、器官、精神、心理等功能障碍者。引起功能障碍的原因是多方面的，可以是现存的或潜在的、先天性的或后天性的、可逆的或不可逆的、部分的或完全的。功能障碍可以与疾病并存，也可以是疾病的后遗症。这些功能障碍往往难以由临床医学全部解决。全国第二次残疾人抽样调查结果显示，我国残疾人总数为 8 296 万，占人口总数的 6.34%，涉及至少 2.6 亿家庭人口。其中近 6 000 万残疾人需要康复，占残疾人总数的 72.28%。由此可见，康复对象人数众多。

2. 老年人群 人口老龄化是国际性问题。身体障碍与年龄老化一般成正比，年龄越大，各种疾病或功能障碍的发生率越高。我国 60 岁以上的老年人已占全国人口的 18.70%。我国不健康老年人总数为 3 366 万，生活不能自理人数为 617.8 万。因此，老年人群将成为康复医学的主要对象之一。

二、康复医学的组成

康复医学包括康复预防、康复评定和康复治疗。

（一）康复预防

康复预防是指通过下列有效手段预防各类残疾的发生，延缓残疾的发展。

1. 一级预防 预防各类疾病伤残造成的身体结构损伤的发生是最为有效的预防，可降低 70% 的残疾发生率。可采取的措施很多，包括宣传优生优育，加强遗传咨询、产前检查、孕期及围生期保健；预防接种，积极防治老年病、慢性病；合理饮食，合理用药；防止意外事故；加强卫生宣教，注意精神卫生。

2. 二级预防 限制或逆转由身体结构损伤造成的活动受限或残疾，可降低 10%～20% 残疾发生率。可采取的措施包括早期发现和早期治疗病、伤、残。通过采取适当的药物治疗，如治疗结核、高血压等；或采取基本的手术治疗，如创伤手术、骨折手术、白内障手术等。

3. 三级预防 防止活动受限或残疾转化为参与受限或残障，减少残疾、残障给个人、家庭和社会造成的影响。可采取的措施包括康复医疗，如运动疗法、作业治疗、心理治疗、言语治疗以及应用假肢、支具、辅助器具等；教育康复，职业康复，社会康复；还包括应有的社会教育。

（二）康复评定

康复评定是康复治疗的基础，没有评定就无法规划治疗、评价疗效。评定不同于诊断，远比诊断细致而详尽。由于康复医学的对象是有功能障碍的患者，治疗的目的是最大限度地恢复、重建或代偿其功能，因此，康复评定的重点不是寻找疾病的病因和作出诊断，而是客观、准确地评定功能障碍的原因、性质、部位、范围、严重程度、发展趋势、预后和转归，为制订有效的康复治疗计划打下牢固的科学基础。康复评定至少应在治疗的前、中、后各进行一次，根据评定结果，制订或修改治疗计划，并对康复治疗效果和预后作出客观的评价。康复医疗应该始于评定，终于评定。

（三）康复治疗

康复治疗是指通过各种有效的专科治疗手段，最大限度地改善病、伤、残者的功能障碍。康复治疗的原则是早期介入、综合实施、循序渐进、主动参与。常用的康复治疗手段如下。

1. 物理治疗 通过功能训练、物理因子和手法治疗的手段，重点改善肢体功能。包括肢体的主、被动活动，体位转变训练，平衡训练，行走训练等。

2. 作业治疗 针对患者的功能障碍，制订个体化的作业活动，重点是改善上肢功能和日常生活能力。包括上肢的主、被动活动，手功能训练，日常生活能力训练（如穿衣、洗漱、进餐、如厕、家务活动等），助行器（如手杖）、足托、生活辅助器具的制作及使用等。

3. 言语治疗　重点是改善交流能力（包括听、说、读、写能力）和吞咽功能。

4. 心理咨询　通过心理疏导和宣泄，调节心理状态，改善心理功能。

5. 文体治疗　借助文娱活动（如唱歌、跳舞、书法、绘画等），调节精神心理活动，改善躯体功能。

6. 中国传统医学治疗　借助中药、针灸、中医手法、传统锻炼方法（如太极拳、八段锦）等，达到改善功能的目的。

7. 康复工程　借助现代科技为伤残人士服务，主要是安装和使用假肢、利用机器人辅助训练等，改善患者功能。

8. 康复护理　主要是预防各种并发症和健康教育，包括床上良肢位，肺部护理，预防压疮和下肢深静脉血栓，患者及其家属的健康教育等。

9. 社会服务　主要是对病、伤、残者提供社会康复方面的指导，如职业培训、指导再就业等。

三、康复医学的发展

（一）社会和患者的需要

在医学取得巨大进步的今天，慢性病已成为医疗的重要问题。目前人类的死因主要是心肌梗死、脑卒中、癌症和创伤，除少部分患者在急性期死亡外，多数患者可长期存活。若要提高存活患者的生存质量，就要借助康复医学的介入。因此，康复医学是人类社会发展的必然产物，是人类物质文明和精神文明的体现。

（二）经济发展的必然结果

1. 人口平均寿命延长　人口平均寿命延长，老年人的比例明显增加，60% 的老年人患有多种老年病或慢性病，迫切需要进行康复，因此近年来老年康复问题越发突出。老年人心肌梗死、脑卒中和癌症的发病率比年轻人高，这也使康复医学的重要性更为突出。

2. 工业与交通日益发达　工业与交通日益发达，尽管采取了多种安全防护措施，以降低工伤和车祸的发生率，但工伤和车祸致残的绝对人数仍比以往增多。这部分残疾人同样迫切需要积极的康复治疗，使他们残而不废。

3. 文体活动日益发达　随着经济的发展和生活水平的提高，文体活动也蓬勃发展。体操、跳水、赛车、摔跤、攀岩、杂技等难度较高或危险性较大的活动，无论在训练还是竞赛过程中，都有致伤致残的风险，由于这种原因而造成残疾损伤的患者，同样需要康复医学或使他们重返旧业，或使他们残而不废。所以他们在得到应急处理后，主要依靠康复治疗。

4. 慢性病增加　近年来，WHO 注意到，疾病谱中慢性疾病比例增加，强调慢性疾病的预防、治疗。许多慢性疾病都伴有不同程度的功能减退或丧失，这类患者更需要康复服务。

（三）应对巨大自然灾害和战争

目前人类还不能完全控制自然灾害、避免战争，如地震、战争等都可能造成大量伤残者，这些伤残者都需要进行积极的康复治疗，这也是必须重视发展康复医学的主要原因之一。

（四）医学愈进步对康复的需求愈大

随着科技进步，医学技术提升，能早期识别、诊断、治疗许多原来认为不可能治疗的疾病，患者的存活率提高，而存活者往往需要进一步地康复治疗。科技与康复医学的融合，也使原来不可能或难以实现的目标成为可能。此外，目前在康复医学日益盛行的机器人辅助行走、虚拟现实环境训练、功能性电刺激等技术，也让越来越多的病、伤、残者能最大限度地恢复功能，重返社会。

本章小结

学习与健康管理相关的医学基础知识，能够初步认识人体的形态与功能，领会人体是局部与整体、形态与功能的统一；同时对现代医学的主要诊断技术与治疗方法形成宏观的认识；进而在医学模式转变的背景下，理清临床医学与预防医学的关系及发展方向，体会康复医学发展的必然性。

（闻德亮）

思考题

1. 临床医学的主要特征有哪些？
2. 体格检查的方法有哪些？
3. 现代医学的治疗方法有哪些？
4. 简述预防医学的概念。
5. 预防医学不同于临床医学的特点有哪些？
6. 控制传染病的传播要做到哪“五早”？
7. 简述临床预防服务的概念。
8. 常用的康复治疗手段包括哪些？
9. 简述如何开展健康服务计划。
10. 结合所学知识，谈一谈如何做好当前的艾滋病防治工作。

03章

第三章 健康管理相关基本知识

本章主要对全球健康战略、流行病学基础、国家基本公共卫生服务、循证医学与系统综述、相关法律法规、医学伦理学进行了基本知识的阐述。本章将健康管理学与其他学科在交叉融合中可能涉及的理论、方法进行了系统梳理和总结，形成系统的基础知识铺垫，有利于对健康管理学的学习与应用。

第一节 全球健康战略

全球健康战略是针对全球面临的主要卫生问题，由 WHO 倡导的总体卫生健康发展战略目标以及基本实现途径，也称为全球卫生策略。其主要包括 21 世纪人人享有卫生保健、初级卫生保健、千年发展目标和可持续发展目标等。

一、21 世纪人人享有卫生保健

1977 年，第 30 届世界卫生大会提出了“2000 年人人享有卫生保健（Health for All by the Year 2000）”的全球卫生战略目标。其涵义是到 2000 年全球所有人民都能享有基本的卫生保健服务，并且通过消除和控制影响健康的各种有害因素，使人们能享有在社会和经济生活方面都富有成效的健康水平，达到身体、精神和社会适应的完好状态。此后，全球卫生状况和卫生服务有所改善，但仍面临着许多新的挑战：绝对和相对贫困广泛存在；慢性非传染性疾病、意外损伤等的发病率仍在上升；人口老龄化、城市化、全球化以及环境污染对人类生存和可持续发展构成了影响；新发传染病的出现与旧传染病的死灰复燃使全球公共卫生形势异常严峻。为应对这些新的挑战，在 1998 年第 51 届世界卫生大会上，WHO 发表了《21 世纪人人享有卫生保健》宣言，强调指出“人人享有卫生保健”不是一个单一的、有限的目标，它是促使人民健康状况不断改善的过程。

1. 21 世纪人人享有卫生保健的全球总目标 ①使全体人民增加平均期望寿命的同时和提高生活质量；②在国家内部和国家之间改善健康的公平程度；③卫生系统可持续发展，保证人民利用这一系统所提供的服务。

2. 实施策略 WHO 建议的 4 项重大行动为：①与贫困做斗争，不仅仅是为贫困人口提供赖以生存的必需物质，更重要的是寻找一种机制让他们能够通过自救改变生存的环境。采取卫生干预策略，打破贫困和不健康的恶性循环。②在所有的环境中促进健康，包括生活、工作、娱乐和学习所需的环境。通过社会行动促进健康，通过媒体形象倡导健康。③部门间的协调、协商和互利，实现在促进人类健康目标上的一致性。④将卫生列入可持续发展规划。要使发展可以持续，必须使当代和后代受益，使健康成为发展的中心内容，健康必须在可持续发展计划中优先考虑。

3. 社会准则

（1）承认享有最大可能的健康水准是一项基本人权：健康是充分享有一切其他权利的前提，应确保全体人民能利用可持续发展的卫生系统，并促进部门间的行动以处理影响健康的危险因素。

(2) 伦理：是人人享有卫生保健政策和实践的基础。继续和加强将伦理应用于卫生政策制订、科学研究和提供服务中，指导人人享有卫生保健计划的制订和实施。

(3) 公平：是21世纪人人享有卫生保健的基础。公平准则要求根据人们的需要来提供卫生服务，消除个人之间和群体之间的不公平、不合理差别，实施以公平为导向的政策和策略，并强调团结。

(4) 性别观：承认妇女与男子的同等需求。体现人人享有卫生保健的要求，必须将性别观纳入卫生政策和策略。

随着时代的发展，全球人群健康状况得到了很大的改观，但国家间、国家内健康状况发展的不平衡现象仍然存在，而且随着全球共同面临的新发、重现传染病，食品安全，化学和放射性事故以及实验室有害物质泄漏的事故隐患等的严重威胁下，世界卫生仍然面临重大挑战。例如，慢性非传染性疾病负担加重、传染性疾病的流行、伤害的增加、人口环境压力、卫生人力危机等，是全球卫生工作要共同面对的挑战。

二、基本卫生保健

基本卫生保健即初级卫生保健，它直接关系到广大人民群众的身心健康，而人人享有卫生保健的权利，是一项基本的人权。为了使不同国家和地区的人民都能得到基本的卫生保健服务，提高人类的健康水平，在WHO的倡导下，世界卫生服务的方法发生了重大变革，而开展初级卫生保健，朝着“人人享有卫生保健”的目标迈进，是世界各国与各级政府的重要职能之一。

（一）基本卫生保健的基本概念

基本卫生保健（primary health care，PHC）又称初级卫生保健，是指国家、社会和个人能够负担的最基本的、人人都应该得到的、体现社会平等权利的卫生保健服务。核心是人人公平享有，手段是适宜技术和基本药物，筹资是以公共财政为主，受益对象是社会全体成员。基本卫生保健是国家卫生系统和整个社会经济发展的组成部分，是国家卫生系统的中心职能和主要环节。

（二）实施初级卫生保健的基本原则

1. 合理分配卫生资源 人们接受卫生服务的机会必须是均等的，卫生资源的合理配置是保障卫生保健服务公平性的关键。政府应承担起相应的责任，在卫生资源的配置中对基层卫生保健机构给予更多的倾斜，努力缩小地区之间、人群之间的差异。

2. 社区参与 在政府统一领导下，各部门密切协作，社区居民主动参与有关本地区卫生保健的政策，变被动为主动，成为健康促进的行动者。

3. 预防为主 卫生保健的主要工作应是预防疾病和促进健康，而不仅仅是治疗工作。预防为主是最具成本效益的，有利于充分利用卫生保健资源，满足大多数人的卫生保健需求。

4. 适宜技术 卫生系统中使用的方法和技术，应是既科学又易于推广，适合当地社会经济发展水平且能被广大群众所接受的、适用的，是实施初级卫生保健的重要基础。

5. 综合服务 提供基本医疗服务仅仅是所有初级卫生保健工作的一部分，人群健康还涉及营养、教育、饮水供应和住房等方面，同属于人类生活中最基本的需要，这些内容既要靠国家全面规划，也要靠每个人的努力，单靠卫生部门显然是不够的。

（三）初级卫生保健的基本任务

1. 健康促进 通过健康教育和环境支持，促使人们自觉养成并保持有利健康的行为生活方式，注重自我保健意识和能力的提高。

2. 预防保健 研究影响健康的因素和疾病发生、发展规律，采取积极有效的措施，预防各种疾病的发生、发展和流行。

3. 基本医疗 采取适宜有效的措施，为辖区居民提供及时、可及的基本医疗服务，防止疾病恶化或向慢性化发展，力争做到早发现、早治疗，促进疾病早日痊愈。

4. 社区康复　对丧失正常生理功能或功能缺陷者，通过医学、教育、职业和社会等综合措施，加强生理、心理和社会的康复治疗，最大限度地恢复其功能，适应社会生活。

（四）初级卫生保健八项要素

WHO 在《阿拉木图宣言》中要求各国根据本国的经济状况等实际条件，最大限度地改善全体人民的健康状况，但至少应包括以下八项要素。

1. 针对当前主要卫生问题及其预防和控制方法的健康教育。
2. 保证合理的营养和供应充足的安全饮用水。
3. 提供清洁卫生的环境条件。
4. 开展妇幼卫生保健和计划生育。
5. 针对主要的传染病开展预防接种。
6. 地方病的预防与控制。
7. 常见病和意外伤害的妥善处理。
8. 基本药物的供应。

三、千年发展目标

2000 年 9 月，包括中国在内的 189 个国家首脑在联合国总部共同签署了《联合国千年宣言》，承诺在 2015 年之前实现八项千年发展目标，包括：①消除绝对的贫困和饥饿；②普及小学教育；③促进两性平等并赋予妇女权利；④降低儿童死亡率；⑤提高产妇健康；⑥防治艾滋病、疟疾等疾病；⑦保护环境与可持续发展；⑧建立全球发展伙伴关系，促进发展。

为保证千年发展目标的如期实现，2006 年在第 59 届世界卫生大会上通过了“全球卫生议程”，作为 2006—2015 年第 11 个工作总规划的内容，该议程重点强调：①投资健康以减少贫穷；②建立个人和全球卫生保障；③促进全面普及、性别平等和卫生相关的人权；④处理健康决定因素；⑤加强卫生系统和公平获取服务；⑥掌握知识、科学和技术；⑦加强管理领导和问责制。

为应对全球癌症病症的威胁和抵御天花、麻疹、脊髓灰质炎等传染病的侵袭，在 2005 年 5 月的世界卫生大会上通过了《防治癌症决议》和《全球接种疫苗战略》。

千年发展目标引发了有史以来最为成功的反贫困运动，八项目标转化为各个领域的实际行动，从全球范围改变了人们的生活和未来，帮助 10 亿人摆脱了极端贫困，挽救了数百万人的生命，改善了更多人的境遇，也保护了我们的地球。千年发展目标在卫生领域具体指标方面成绩显著，中低收入国家在孕产妇和儿童保健，对抗艾滋病、疟疾和结核病等传染病方面取得了显著进展，全球健康状况取得明显改善。千年发展目标的成功证明了全球行动行的有效性，只要具备针对性的干预策略、合理的战略、充足的资源支持和坚定的信念，即使是最贫穷的国家也能取得前所未有的巨大进步。但也存在发展各国进展不均衡、一些具体指标未实现、关注总量而非均衡的发展、没有对健康公平给予足够重视、促成强大的垂直的卫生和疾病项目但忽略卫生体系建设的情况。

四、可持续发展目标

2015 年联合国可持续发展峰会评估了千年发展目标落实情况，并制定了“2030 年可持续发展议程”。该议程应对当前正在转型的国际发展合作新形势，在理念构造、形成方式、内容范围、适用对象和实施手段等五大方面超越了千年发展计划，是对千年发展目标的升华和扩建。与千年发展目标落实过程中采取的“一刀切”方式不同，“2030 年可持续发展议程”在落实进程中强调重视各国具体情况的重要性；强调要特别关注最弱势国家的需求，特别是非洲国家、最不发达国家、内陆发展中国家和小岛屿发展中国家；强调将宏伟的全球发展目标与针对不同国家具体情况的发展目标结合起来，从而使可持续发展目标更具可操作性。

可持续发展目标（sustainable development goals，SDG）指导 2015—2030 年的全球发展工作，以综合方式解决社会、经济和环境 3 个维度的发展问题，转向可持续发展。可持续发展目标包括 17 个大项的总体目标和 169 个分项的具体目标，覆盖面广，标准更高，指标间的关联性更强，实施的难度加大，特别对于发展中国家，将面临更严峻的挑战，需付出更大的努力。

可持续发展目标将健康再次放在全球发展的重要位置，17 项总目标中的第 3 项为“确保健康的生活方式，促进各年龄段人群的福祉”，具体目标有 13 项：到 2030 年，全球孕产妇每 10 万例活产的死亡率降至 70 人以下；到 2030 年清除新生儿和 5 岁以下儿童可预防的死亡，各国争取将新生儿每 1 000 例活产的死亡率至少降至 12 例，5 岁以下儿童每 1 000 例活产的死亡率至少降至 25 例；到 2030 年，消除艾滋病、结核病、疟疾和被忽视的热带疾病等流行病，抗击肝炎、水传播疾病和其他传染病；到 2030 年，通过预防、治疗及促进身心健康，将非传染性疾病导致的过早死亡减少三分之一；加强对滥用药物包括滥用麻醉药品和有害使用酒精的预防和治疗；全球道路交通事故造成的死亡人数减半；确保普及性健康和生殖健康保健服务，包括生育规划、信息获取和教育，将生殖健康纳入国家战略和方案；实现全民健康保障，包括提供金融风险保护，人人享有优质的基本保健服务，人人获得安全、有效、优质和负担得起的基本药品和疫苗；大幅减少危险化学品以及空气、水和土壤污染导致的死亡和患病人数；酌情在所有国家加强执行《世界卫生组织烟草控制框架公约》；支持研发主要影响发展中国家的传染和非传染性疾病的疫苗和药品，根据《关于与贸易有关的知识产权协议与公共健康的多哈宣言》的规定，提供负担得起的基本药品和疫苗，《多哈宣言》确认发展中国家有权充分利用《与贸易有关的知识产权协议》中关于采用变通方法保护公众健康，尤其是让所有人获得药品的条款；大幅加强发展中国家，尤其是最不发达国家和小岛屿发展中国家的卫生筹资，增加其卫生工作者的招聘、培养、培训和留用；加强各国，特别是发展中国家早期预警、减少风险以及管理国家和全球健康风险的能力。

此外，还有 8 项总目标与健康间接相关，分别是：消除贫困、消除饥饿、性别平等，清洁饮水和卫生设施、廉价和清洁能源、可持续城市和社区、和平正义与强大机构、促进目标实现的伙伴关系，这些目标的达成将有助于提高全球人群的健康状况。

五、健 康 中 国

（一）健康中国 2020

为有效应对我国主要健康问题和挑战，推动卫生事业全面协调可持续的发展，在科学总结新中国成立以来我国卫生改革发展历史经验的基础上，卫生部在 2008 年启动了“健康中国 2020”战略研究，并于 2012 年 8 月形成了《“健康中国 2020”战略研究报告》，该报告提出了“健康中国”这一重大战略思想，是一项旨在全面提高全民健康水平的国家战略，是构建和谐社会的重要基础性工程，有利于全面改善国民健康，确保医改成果为人民共享。

“健康中国 2020”战略是卫生系统贯彻落实全面建设小康社会新要求的重要举措之一，致力于促进公共服务均等化。这一战略是以提高人民群众健康为目标，以解决危害城乡居民健康的主要问题为重点，坚持预防为主、中西医并重、防治结合的原则，采用适宜技术，以政府为主导，动员全社会参与，切实加强对影响国民健康的重大和长远卫生问题的有效干预，确保到 2020 年实现人人享有基本医疗卫生服务的重大战略目标。

（二）健康中国 2030

2016 年 8 月 26 日，中共中央政治局召开会议，审议通过《“健康中国 2030”规划纲要》。会议强调，《"健康中国 2030"规划纲要》是今后 15 年推进健康中国建设的行动纲领。要坚持以人民为中心的发展思想，牢固树立和贯彻落实创新、协调、绿色、开放、共享的发展理念，坚持正确的卫生与健康工作方针，坚持健康优先、改革创新、科学发展、公平公正的原则，以提高人民健康水平为核心，以体制机制改革创新为动力，从广泛的健康影响因素入手，以普及健康生活、优化健康服务、完善健康保障、建设健康环境、发展健康产业为重点，把健康融入所有政策，全方位、全周期保障人民健康，大幅提高健康水平，显著改善健康公平。推进健康中国建设，要坚持预防为主，推进健康文明的生活方式，营造绿色安全的健康环境，减少疾病发生。要调整优化健康服务体系，强化早诊断、早治疗、早康复，坚持保基本、强基层、建机制，更好满足人民群众健康需求。要坚持共建共享、全民健康，坚持政府主导，动员全社会参与，突出解决好妇女儿童、老年人、残疾人、流动人口、低收入人群等重点人群的健康问题。要强化组织实施，加大政府投入，深化体制机制改革，加快健康人力资源建设，推动健康科技创新，建设健康信息化服务体系，加强健康法治建设，扩大健康国际交流合作。

《"健康中国 2030"规划纲要》，是我国首次在国家层面制定的健康领域中长期战略规划，是到 2030 年推进健康中国建设的行动纲领，对全面建成小康社会、加速推进社会主义现代化具有重大意义。同时，这也是我国积极参与全球健康治理、履行我国对联合国"2030 可持续发展议程"承诺的重要举措。

1. 提出健康中国 2020 年、2030 年、2050 年"三步走"的目标

(1) 到 2020 年，建立覆盖城乡居民的中国特色基本医疗卫生制度，健康素养水平持续提高，健康服务体系完善高效，人人享有基本医疗卫生服务和基本体育健身服务，基本形成内涵丰富、结构合理的健康产业体系，主要健康指标居于中高收入国家前列。

(2) 到 2030 年，促进全民健康的制度体系更加完善，健康领域发展更加协调，健康生活方式得到普及，健康服务质量和健康保障水平不断提高，健康产业繁荣发展，基本实现健康公平，主要健康指标进入高收入国家行列。

(3) 到 2050 年，建成与社会主义现代化国家相适应的健康国家。

针对上述目标，围绕总体健康水平、健康影响因素、健康服务与健康保障、健康产业、促进健康的制度体系等方面，具体设置了若干可操作、可衡量、可考核量化指标。

2. 基本原则

(1) 健康优先：把健康摆在优先发展的战略地位，将促进健康的理念融入公共政策制定实施的全过程，加快形成有利于健康的生活方式、生态环境和经济社会发展模式，实现健康与经济社会良性协调发展。

(2) 改革创新：坚持政府主导，发挥市场机制作用，加快关键环节改革步伐，消除体制机制障碍，发挥科技创新和信息化的引领支撑作用，形成具有中国特色、促进全民健康的制度体系。

(3) 科学发展：把握健康领域发展规律，坚持预防为主、防治结合、中西医并重，转变服务模式，构建整合型医疗卫生服务体系，推动健康服务从规模扩张的粗放型发展转变到质量效益提升的绿色集约式发展，推动中医药和西医药相互补充、协调发展，提升健康服务水平。

(4) 公平公正：以农村和基层为重点，推动健康领域基本公共服务均等化，维护基本医疗卫生服务的公益性，逐步缩小城乡、地区、人群间基本健康服务和健康水平的差异，实现全民健康的覆盖，促进社会公平。

3. 战略主题 明确"共建共享、全民健康"是建设健康中国的战略主题。"共建共享、全民健康"的核心是以人民健康为中心，坚持新形势下卫生与健康工作方针，针对生活行为方式、生产生活环境以及医疗卫生服务等健康影响因素，坚持政府主导与调动社会、个人的积极性相结合，推动人人参与、人人尽力、人人享有，落实预防为主，推动健康生活方式，减少疾病发生，强化早诊断、早治疗、早康复，实现全民健康。

将“共建共享、全民健康”作为建设健康中国的基本路径。坚持政府主导与调动社会、个人积极性相结合，从供给侧和需求侧两端发力，统筹社会、行业和个人 3 个层面，实现政府牵头负责、社会积极参与、个人实现健康责任，不断完善制度安排，形成维护和促进健康的强大合力。促进全社会广泛参与，强化跨部门的协作，调动社会力量的积极性和创造性，有效控制影响健康的生态和社会环境危险因素，形成多层次、多元化的社会共治格局。推动健康服务供给侧结构性改革，优化要素配置和服务供给，补齐发展短板，推动健康产业转型升级，满足人民群众不断增长的健康需求。强化个人健康责任，提高全民健康素养，引导形成自主自律、符合自身特点的健康生活方式，有效控制影响健康的生活行为因素，形成热爱健康、追求健康、促进健康的社会氛围。

将“全民健康”作为建设健康中国的根本目的。立足全人群和全生命周期两个着力点，提供公平可及、系统连续的健康服务，实现更高水平的全民健康。要惠及全人群，不断完善制度、扩展服务、提高质量，使全体人民享有所需要的、有质量的、可负担的预防、治疗、康复、健康促进等健康服务，突出解决好妇女儿童、老年人、残疾人、低收入人群等重点人群的健康问题。要覆盖全生命周期，针对生命不同阶段的主要健康问题及主要影响因素，确定若干优先领域，强化干预，实现从胎儿到生命终点的全程健康服务和健康保障，全面维护人民健康。

4. 战略任务

（1）普及健康生活：加强健康教育，如提高全民健康素养，加大学校健康教育力度；塑造自主自律的健康行为，如引导合理膳食，开展控烟限酒，促进心理健康，减少不安全性行为和毒品危害；提高全民身体素质，如完善全民健身公共服务体系，广泛开展全民健身运动，加强体医融合和非医疗健康干预，促进重点人群体育活动。

（2）优化健康服务：强化覆盖全民的公共卫生服务，如防治重大疾病，完善生育支持服务管理，推进基本公共卫生服务均等化；提供优质高效的医疗服务，如完善医疗卫生服务体系，创新医疗卫生服务供给模式，提升医疗服务水平和质量；充分发挥中医药独特优势，如提高中医药服务能力，发展中医养生保健治未病服务，推进中医药继承创新；加强重点人群健康服务，如提高妇幼健康水平，促进健康老龄化，维护残疾人健康。

（3）完善健康保障：健全医疗保障体系，如完善全民医保体系，健全医保管理服务体系，积极发展商业健康保险；完善药品供应保障体系，如深化药品、医疗器械流通体制改革，完善国家药物政策。

（4）建设健康环境：深入开展爱国卫生运动，如加强城乡环境卫生综合整治，建设健康城市和健康村镇；加强影响健康的环境问题治理，如深入开展大气、水、土壤等污染防治，实施工业污染源全面达标排放计划，建立健全环境与健康监测、调查和风险评估制度；保障食品药品安全，如加强食品安全监管，强化药品安全监管；完善公共安全体系，如强化安全生产和职业健康，促进道路交通安全，预防和减少伤害，提高突发事件应急能力，健全口岸公共卫生体系。

（5）发展健康产业：优化多元办医格局；发展健康服务新业态；积极发展健身休闲运动产业；促进医药产业发展，如加强医药技术创新，提升产业发展水平。

（6）健全支撑与保障：深化体制机制改革，如把健康融入所有政策，全面深化医药卫生体制改革，完善健康筹资机制，加快转变政府职能；加强健康人力资源建设，如加强健康人才培养培训，创新人才使用评价激励机制；推动健康科技创新，如构建国家医学科技创新体系，推进医学科技进步；建设健康信息化服务体系，如完善人口健康信息服务体系建设，推进健康医疗大数据应用；加强健康法治建设，加强国际交流合作。

（7）强化组织实施：加强组织领导；营造良好社会氛围；做好实施监测。

第二节　流行病学基础

一、流行病学的基本概念

流行病学(epidemiology)是研究人群中疾病与健康状况的分布及其影响因素，并研究防制疾病及促进健康的策略和措施的科学。

概念的基本内涵如下。

1. 流行病学研究的对象是人群。
2. 研究的内容不仅包括疾病，还包括伤害、健康状态及其他相关的卫生事件。
3. 研究的起点是疾病和健康状态的分布，研究的重点是疾病和健康状态的影响因素。
4. 研究和实践的最终目的是为预防、控制和消灭疾病以及促进健康提供科学的决策依据。

二、流行病学的基本研究方法

(一) 观察法

流行病学是在人群中进行研究的，由于伦理和资源的限制，研究者不能或不能全部掌握或控制研究对象的暴露或其他条件，大多只能采取观察性研究。观察法就是不对研究对象施加任何干预或实验措施，观察人群在自然状态下疾病、健康状况及有关因素的分布情况。根据选择的研究对象及研究内容的不同，观察法按照是否有事先设立的对照组分为描述流行病学与分析流行病学。

1. 描述流行病学　主要是揭示人群中疾病或健康状况的分布现象，为病因研究提供线索的作用，产生病因假设。如现况研究、监测、生态学研究等均属于描述流行病学。

2. 分析流行病学　在描述分布现象的基础上，通过对比研究，找出影响分布的决定因素或病因，即检验或验证科研的假设。包括病例对照研究和队列研究。

(二) 实验法

实验是指对研究对象有所“介入”或“干预”，并前瞻性地观察介入手段或措施的效应。

实验法也叫实验流行病学，可以人为地控制实验条件，直接验证危险因素或可疑病因与疾病之间是否有关联及是否为因果关联，也用于评价疾病防治和健康促进中的预防干预措施及其效果。所以实验研究用于证实或确证假设。包括临床试验、现场试验、社区干预试验等。

(三) 数理法

数理法也叫数学模型法或理论流行病学，是通过对疾病或健康状况的分布与影响因素之间内在关系的深入研究，建立数学模型以描述疾病流行规律、预测疾病流行趋势、检验疾病防治效果。

三、流行病学的应用

(一) 流行病学的用途

流行病学是人们在与疾病的长期斗争中形成的一门应用学科，随着其方法的快速发展，流行病学的用途也越来越广泛，逐渐深入到医药卫生的各领域。

1. 描述疾病或健康状况的分布及其特点　如了解疾病在人群中的危害程度(如发病情况、患病情况)、人群的健康状况；在病因的探讨中，分析疾病的三间分布(即疾病在人间、空间、时间上的分布规律)，进而为探索疾病病因、合理配置卫生资源、有效地采取预防控制措施提供依据。

2. 探索疾病的病因与影响流行的因素 疾病病因是流行病学最主要的研究内容。许多疾病特别是一些慢性非传染性疾病的病因至今尚未完全明了，流行病学可以探讨找出疾病发生和流行的影响因素，即病因，从而为疾病防治提供相应的策略和措施依据。

3. 疾病的诊断、治疗与防制措施的效果评价 流行病学作为临床医学研究的方法学，用于研究患者及其群体的诊断、治疗、预后以及预防保健的决策和评价。如筛检或诊断方法的评价、临床疗效的评价、疾病预防和控制效果的评价、疫苗的保护作用、新药的疗效及不良反应等都需要大规模的人群研究和观察。药物流行病学、临床流行病学、循证医学即是流行病学理论和方法的应用。

4. 揭示疾病完整的自然史 疾病的自然史是疾病从发生、发展直到结局的自然过程。通过流行病学的方法全面了解疾病的自然史，才能提高疾病的临床诊断、治疗和预后水平，有助于揭示疾病的“冰山现象”。

5. 疾病防制和健康促进 流行病学研究的根本任务之一就是预防疾病，预防是广义的，包括预防发病、发病后得到控制乃至消除，即疾病的三级预防思想，和健康促进的策略相得益彰，健康促进同样应贯穿疾病防制的全过程。流行病学的预防分为策略和措施，策略是防制方针，属于战略和全局性的；措施是具体的防制手段，是战术性和局部的。

6. 卫生决策和评价 流行病学可用于研究和促进卫生服务的实施和利用，用于卫生决策和评价。区域人群的健康维护、优先干预项目的选取、有效的卫生资源的合理配置等，都离不开流行病学的知识。从群体的角度思考面临的健康问题，而正确的决策需要建立在充分的流行病学调查研究的基础上，即需充分了解该地区疾病和健康状况的分布，主要的健康问题和影响因素，现有卫生资源与卫生需求的供给是否平衡等，同时卫生政策的实施效果如何也需要流行病学方法的评价。

（二）流行病学研究资料的来源

1. 常规的工作记录 例如医院门诊病历、住院病案资料、健康检查记录、病理检查、各种物理学检查及医学检验记录、有关科室的工作记录等、户籍与人口资料、医疗保险资料等。

2. 各种统计报表 如人口出生报告，居民的疾病、损伤、传染病的分月、季度与年报资料、非传染病报告卡（如恶性肿瘤发病报告卡、地方病报告卡、职业病报告卡等）、死亡报告等。

3. 专题科学研究工作所获得的现场调查资料或实验研究资料 现场调查研究是对特定对象群体进行调查，影响被调查者的因素是客观存在的，研究者只能被动地观察和如实记录；实验研究是以动物或标本为研究对象，在研究过程中研究者可以主动地施加干预措施。如疾病的病因学研究、干预措施的效果评价、临床疗效分析、儿童生长发育调查等。

四、常用指标

（一）疾病的分布和流行强度

1. 疾病的分布（distribution of disease） 是指疾病在地区、时间和人群的存在方式及其发生、发展规律，又称疾病的三间分布。

（1）地区分布：疾病的发生或多或少存在地域上的差异，疾病这种地区分布的差异反映了不同地区致病因子分布的差别，与不同地区的自然环境和社会环境因素有关。一般可根据资料的性质，按照国家间、国家内不同地区以及城乡等地理区域分布特征来分析。疾病的地区分布可采用行政区划法（political boundaries）和自然景观法（natural boundaries）对资料进行归纳和分析。

由于自然环境和社会环境的影响而使一些疾病无需从外地输入，只存在于某一地区，或在某一地区的发病率水平总是较高，这种现象称为疾病的地方性，该类疾病称为地方性疾病（endemic disease）。疾病地方性的种类有自然疫源性、自然地方性、统计地方性。判断地方性疾病的依据是：①该病在当地居住的各人群组中发病率均高，并随年龄增长而上升；②在其他地区居住的相似人群组中，该病的发病率均低，甚至不发病；③外来的健康人，到达当地一定时间后发病，其发病率逐渐与当地居民接近；④迁出该地区的居民，该病的发病率下降，患者症状减轻或呈自愈趋向；⑤当地对该病易感的动物也可能发生类似的疾病。

另外一类为外来性的疾病，即输入性的疾病，是本地区不存在或已经消灭的疾病。

（2）时间分布：疾病分布随着时间的变化不断变化，这种变化是一个动态过程，不同时间疾病分布的不同，不仅反映了致病因素的动态变化，也反映了人群特征的变化。疾病的时间分布特征如下。

1）短期波动（rapid fluctuation）：指在一个地区或一个集体的人群中，短时间内某病的发病数明显增多的现象。

2）季节性（seasonality variation，seasonality）：即疾病每年在一定的季节内出现发病率升高的现象。

3）周期性（cyclic variation，periodicity）：即疾病依照规律性的时间间隔发生流行，疾病呈现周期性常见的原因有：①足够数量的易感人群，尤其新生儿积累使易感者数量增加；②该病的传播机制容易实现；③病后可以获得稳固的免疫力；④病原体变异。周期性间隔时间的长短取决于：①易感者积累的速度；②病原体变异的速度；③病后免疫持续时间的长短。

4）长期趋势（secular trend，secular change）：经过一个相当长的时期（通常为几年或几十年），疾病的分布状态、感染类型、临床表现等逐渐发生显著的趋势性变化，这种现象称为长期变异。长期变异的原因有：①病因或致病因素发生了变化；②抗原型别变异，病原体毒力、致病力的变化和机体免疫状况的改变；③诊疗技术的进步、防制措施的改善；④社会人口学资料的变化及疾病的诊断、报告标准的改变等。

（3）人群分布：人群分布的特征有年龄、性别、职业、家庭、民族、行为、收入等，有些是固有的生物性的，有些是社会性的特征，这些特征有时可能成为疾病的危险因素。研究疾病人群分布有助于确定危险人群和探索致病因素。

在实际工作中，疾病的描述往往是三间综合进行的，只有这样，才能获得更多病因线索和流行因素的信息，有利于提出病因假设。移民流行病学（migrant epidemiology）是利用移民人群综合描述疾病的三间分布，从而找出病因的一种研究方法。通过观察某种疾病在移民人群、移居地当地人群及原居住地人群中疾病的发病率或死亡率差别，区分遗传因素与环境因素在疾病发生中的作用，从而发现病因线索。

2. 疾病的流行强度　疾病的流行强度是指某疾病在某地区、某人群中，一定时期内发病数量的变化及各病例间联系的程度。

（1）散发（sporadic）：某病发病率维持历年的一般水平，各病例间无明显的时、空联系和相互传播关系，表现为散在发生，数量不多，这样的流行强度称为散发。

（2）流行（epidemic）：指某病在某地区的发病率显著超过历年（散发）的发病率水平。疾病流行时，各病例间有明显的时、空联系，发病率高于当地散发发病水平的3～10倍。

（3）大流行（pandemic）：当疾病迅速蔓延，涉及地域广，短时间内可跨越省界、国界或洲界，发病率超过该地一定历史条件下的流行水平，称为大流行。

（4）暴发（outbreak）：指在一个局部地区或集体单位中，短时间内突然出现大量相同患者的现象。

（二）疾病分布常用的测量指标

1. 发病频率测量指标

（1）发病率（incidence rate）：是指在一定期间内（多为1年）、一定范围人群中某病新发生病例出现的频率。分子是一定期间内的某人群中某病新病例数，分母是同期该人群暴露人口数，指有可能发生该病的人群，对那些因已患病而在观察期内不可能再患该病的人，罹患疾病或预防接种获得持久免疫力者，不能算作暴露人口。

（2）罹患率（attack rate）：与发病率一样，也是测量某人群某病新病例发生频率的指标。与发病率相比，罹患率适用于局限范围、短时间内疾病频率的测量。

（3）续发率（secondary attack rate，SAR）：又称二代发病率，指某传染病易感接触者中，在最短潜伏期与最长潜伏期之间发病的人数占所有易感接触者总数的百分率。

2. 患病频率的测量指标

（1）患病率（prevalence rate）：指某特定时间内，总人口中现患某病者（包括新、旧病例）所占的比例。患病率可按观察时间的不同分为时点患病率（观察时间一般不超过一个月）和期间患病率（特定的一段时间，通常为几个月）。患病率的分子包括调查期间被观察人群中所有的病例，分母为被观察人群的总人口数或该人群的平均人口数。

（2）感染率（infection rate）：指在某个时间内被检查的人群中，某病现有感染者人数所占的比例。

3. 死亡与生存频率测量指标

（1）死亡率（mortality rate）：指在一定期间（通常为 1 年）内，某人群中死于某病（或死于所有原因）的频率。其分子为死亡人数，分母为可能发生死亡事件的总人口数（通常为年中人口数）。

（2）病死率（fatality rate）：表示一定时期内，患某病的全部患者中因该病死亡者所占的比例。

（3）婴儿死亡率（infant mortality rate，IMR）：指活产儿在不满 1 周岁死亡的人数与同期活产数的比值。

（4）生存率（survival rate）：指随访期终止时仍存活的病例数与随访期满的全部病例数之比。

4. 疾病负担指标

（1）潜在减寿年数（potential years of life lost，PYLL）：是某病某年龄组人群死亡者的期望寿命与实际死亡年龄之差的总和，即死亡所造成的寿命损失。该指标通过估算不同疾病死亡者总的减寿年数，继而估算疾病带来的劳动者的工作日的损失。

（2）伤残调整生命年（disability-adjusted life year，DALY）：是指由于发病、失能和早亡所损失的全部健康生命年，包括因早死所致的生命年损失（year of life lost，YLLs）和伤残引起的生命年损失（year lived with disability，YLDs）。该指标综合考虑了死亡、发病、疾病严重权重、年龄相对重要性权重以及时间偏好率（贴现率）等因素，是综合评价各种非致死性健康结果（包括各种伤残状态）与早死的效用指标。

五、现况研究

现况研究（prevalence survey）又称横断面研究或患病率研究，是描述性研究中应用最为广泛的一种方法。它是在某一人群中，应用普查或抽样调查的方法收集特定时间内、特定人群中的疾病、健康状况及有关因素的资料，并对资料的分布状况、疾病与因素的关系加以描述。

（一）研究目的

1. 描述疾病或健康状况的分布　通过现状调查可以描述疾病或健康状况的三间分布，发现高危人群，分析疾病或健康状况的频率与哪些环境因素、人群特征等因素有关。

2. 发现病因线索　描述某些因素或特征与疾病或健康状况的联系以确定病因假设，供分析流行病学研究。

3. 适用于疾病的二级预防　利用普查或筛选等手段，可早期发现患者，实现“早发现、早诊断、早治疗”的目的。

4. 评价疾病的防治效果　如定期在某一人群中进行横断面研究，收集有关暴露与疾病的资料，考核和评价某些疾病防治措施的效果。

5. 疾病监测　在某一特定人群中长期进行疾病监测，可对所监测疾病的分布规律和长期变化趋势有深刻的认识和了解。

6. 为研究和决策提供基础性资料　现况调查可用于衡量一个国家或地区的卫生水平和健康状况、卫生服务需求的研究、社区卫生规划的制定与评估和有关卫生或检验标准的制定，为卫生行政部门的科学决策提供依据。

（二）现况研究的种类

根据研究目的，现况研究可分为普查和抽样调查。

1. 普查（census）　在特定时间对特定范围内人群中的每一成员进行的调查。普查分为以了解人群中某病的患病率、健康状况等为目的的普查和以早期发现患者为目的的筛检。

2. 抽样调查（sampling survey）　按一定的比例从总体中随机抽取有代表性的一部分人（样本）进行调查，以样本统计量估计总体参数，称为抽样调查。

样本的代表性是抽样调查能否成功的关键所在，而随机抽样和样本含量适当是保证样本代表性的两个基本原则。

（1）抽样方法：有单纯随机抽样、系统抽样、分层抽样、整群抽样、多阶段抽样等。

（2）样本含量的估计：抽样研究中，样本所包含的研究对象的数量称为样本含量。样本含量适当是抽样调查的基本原则。样本含量适当是指将样本的随机误差控制在允许范围之内时所需的最小样本含量。样本含量计算方法包括分类变量资料样本含量的估计方法和数值变量资料样本含量的估计方法。

六、病例对照研究

1. 病例对照研究（case-control study）　病例对照研究是按照有无所研究的疾病或某种卫生事件，将研究对象分为病例组和对照组，调查各组人群过去暴露于某种或某些可疑危险因素的比例或水平，通过比较各组之间暴露比例或水平的差异，判断暴露因素是否与研究的疾病有关联及其关联程度大小的一种观察性研究方法。

病例对照研究有以下特点：①该研究只是客观地收集研究对象的暴露情况，而不给予任何干预措施，属于观察性研究。②病例对照研究必须设立具有可比性的对照，为病例组的暴露比例提供参比。③病例对照研究可追溯研究对象既往可疑危险因素暴露史，其研究方向是回顾性的，是由“果”至“因”的。④病例对照研究不能观察到由因到果的发展过程，一般而言不能证实暴露因素与疾病之间的因果关系，但可为队列研究及实验性研究提供病因研究的线索和方向。病例对照研究可用作：①初步检验病因假设；②提出病因线索；③评价防制策略和措施的效果。

病例对照研究分为非匹配病例对照研究和匹配病例对照研究（又分为频数匹配和个体匹配）。

（1）非匹配病例对照研究：即在病例和对照人群中分别选取一定数量的研究对象，仅要求对照数量等于或多于病例数量，除此之外再无其他规定。

（2）匹配病例对照研究：①定义：是以对研究结果有干扰作用的某些变量为匹配变量，要求对照组与病例组在匹配变量上保持一致的一种限制方法。匹配分为频数匹配与个体匹配。②匹配的目的：一是为提高研究效率，即每位研究对象提供的信息量增加，所需样本含量减少；二是为控制混杂因素，以避免研究中存在混杂偏倚。③匹配的注意事项：匹配变量必须是已知的混杂因素，或有充分的理由怀疑为混杂因素，否则不应匹配。

2. 研究对象的选择　由于该类研究一般皆为抽样调查，所以要求无论病例还是对照均应为其总体的随机样本。

（1）病例的选择需要考虑：①疾病的诊断标准；②病例的确诊时间；③病例的代表性；④对病

例某些特征的限制。

（2）对照的选择：对照是病例所来源的人群中未患所研究疾病的人。

选择对照时应考虑：①确认对照的标准；②对照的代表性；③对照与病例的可比性；④对照不应患有与所研究因素有关的其他疾病；⑤有时可同时选择两种以上对照。

对照的来源：①同一或多个医疗机构中诊断的其他疾病病例；②社区人口中未患该病的人；③病例的邻居中未患该病的人；④病例的配偶、同胞、亲戚；⑤病例的同事。

3. 病例对照研究样本含量的估计 包括非匹配病例对照研究分类变量资料样本含量的估计和匹配病例对照研究分类变量资料样本含量的估计。决定样本含量时，应注意：①考虑病例对照研究所需样本量的决定因素，如人群中暴露于某研究因素人群所占的比例；预期暴露于该研究因素造成的相对危险度（RR）和比值比（OR）；预期达到的检验显著性水平 α；预期达到的检验把握度（$1-\beta$）。②用公式法计算样本量。③用查表方法估计样本量。

4. 病例对照研究资料的统计分析 病例对照研究采用比值比（odds ratio，OR，也称比数比、优势比或交叉乘积比）来估计暴露与疾病之间的关联强度。比值是指某事物发生的可能性与不发生的可能性之比。比值比是病例组的暴露比值与对照组的暴露比值之比。

（1）成组病例对照研究资料的分析：把资料整理成表 3-1。

表 3-1 成组病例对照研究资料整理表

暴露史或特征	病例	对照	合计
有	a	b	$a+b$
无	c	d	$c+d$
合计	$a+c$	$b+d$	$a+b+c+d=n$

$$\chi^2=\frac{(ad-bc)^2 n}{(a+b)(c+d)(a+c)(b+d)}$$

经卡方检验，若 $P<0.05$，说明该暴露因素与疾病存在联系，可进一步计算比值比（OR），$\mathrm{OR}=ad/bc$。

当 OR>1，说明该因素是危险因素；当 OR<1，说明该因素是保护因素；OR=1 时，表明暴露与疾病无关联。由于比值比是对这种联系程度的一个点估计值，一般需对 OR 值进行 95% 可信区间估计。

（2）1∶1 匹配病例对照研究资料分析：把资料整理成表 3-2。

表 3-2 1∶1 匹配病例对照研究资料整理表

对照	病例		对子数
	有暴露史	无暴露史	
有暴露史	a	b	$a+b$
无暴露史	c	d	$c+d$
合计	$a+c$	$b+d$	$a+b+c+d$

$$\chi^2=\frac{(b-c)^2}{b+c}$$

比值比 $\mathrm{OR}=c/b$；还可计算 OR 的 95% 可信限。

5. 病例对照研究的优点和局限性

（1）优点：①该方法收集病例更方便，更适用于罕见病的研究；②该方法所需研究对象的数量较少，节省人力、物力，容易组织；③一次调查可同时研究一种疾病与多个因素的关系，既可检验危险因素的假设，又可经广泛探索提出病因假设；④收集资料后可在短时间内得到结果。

（2）局限性：①不适于研究暴露比例很低的因素，因为需要很大的样本含量；②暴露与疾病的时间先后常难以判断；③选择研究对象时易发生选择偏倚；④获取既往信息时易发生回忆偏倚；⑤易发生混杂偏倚；⑥不能计算发病率、死亡率等，因而不能直接分析相对危险度。

七、队列研究

1. 队列研究（cohort study）　队列研究是将研究人群按是否暴露于某可疑因素或暴露程度分为不同的暴露组和非暴露组，追踪各组的结局并比较其差异，从而判定暴露因素与结局之间有无关联及关联程度大小的一种观察性研究方法。

2. 队列研究的用途　检验病因假设和描述疾病的自然史。

3. 队列研究分类　依据研究对象进入队列时间及观察终止时间不同，队列研究可分为前瞻性队列研究、历史性队列研究和双向性队列研究三种。它可根据队列中研究对象是相对固定还是不断变化情况，分为固定队列和动态人群。

（1）前瞻性队列研究：研究对象的确定与分组由研究开始时是否暴露来决定，研究结局需随访观察一段时间才能得到。

（2）历史性队列研究：研究工作是现在开始的，而研究对象是过去某个时间进入队列的。特点是追溯到过去某时期决定人群对某因素的暴露史，然后追踪至现在的发病或死亡情况。

（3）双向性队列研究：是以上两个方法的结合，根据历史档案确定暴露与否，随访至将来的某个时间确定结局，又称混合性队列研究。

4. 研究对象的选择

（1）暴露组的选择：要求暴露组的研究对象应暴露于研究因素并可提供可靠的暴露和结局的信息。可根据情况选择特殊暴露人群、一般人群或有组织的团体。若研究需要，暴露组还可分成不同暴露水平的亚组。

（2）对照组的选择：队列研究的对照组应是暴露组来源的人群中非暴露者的全部或其随机样本。除研究因素之外，其他与结局有关的因素在暴露组与非暴露组间皆应均衡可比。可有内对照、外对照、总人口对照和多重对照等形式。

5. 样本含量的估计　队列研究与病例对照研究使用的样本含量估计公式一样，但队列研究比较的是非暴露组和暴露组结局的发生率。

6. 队列研究资料的统计分析　队列研究中，最受关注的是暴露因素导致疾病的强度——发病率，包括累积发病率和发病密度。估计暴露与发病的关联强度一般用相对危险度、归因危险度、归因危险度百分比、人群归因危险度以及人群归因危险度百分比等。另外，当结局的发生率低，暴露组人数少，达不到计算发生率要求时，可以用全人口发病（死亡）率作比较，可计算标化发病（死亡）比。队列研究资料整理表如表 3-3 所示。

表 3-3　队列研究资料整理表

组别	病例	非病例	合计	发病率
暴露组	a	b	$a+b=n_1$	$I_e=a/n_1$
非暴露组	c	d	$c+d=n_0$	$I_0=c/n_0$
合计	$a+c$	$b+d$	$a+b+c+d$	

（1）相对危险度（RR）：是暴露组发病率（或死亡率）与非暴露组发病率（或死亡率）的比值。

$$RR = I_e / I_0 = (a/n_1)/(c/n_0)$$

RR>1，说明暴露因素与疾病有“正”关联，暴露越多，发病越多，是致病的危险因素。

RR=1，说明暴露因素与疾病无关联。

RR<1，说明暴露因素与疾病有“负”关联，暴露越多，疾病越少，具有保护意义。

（2）归因危险度（AR），又称特异危险度：是暴露组发病率（或死亡率）与非暴露组发病率（或死亡率）的差值。

$$AR = I_e - I_0 = (a/n_1) - (c/n_0)$$

（3）人群归因危险度（PAR）：是全人群发病率或死亡率（I_t）与非暴露组发病率或死亡率（I_0）的差值。

$$PAR = I_t - I_0$$

（4）标准化死亡比（SMR）：实际死亡人数与预期死亡人数之比。

7. 队列研究的优点和局限性

（1）优点：①研究结局是亲自观察获得，一般较可靠；②论证因果关系的能力较强；③可计算暴露组和对照组的发病率，能直接估计暴露因素与发病的关联强度；④一次调查可观察多种结局；⑤随访观察过程中有助于了解人群疾病的自然史。

（2）局限性：①不宜用于研究发病率很低的疾病；②观察时间长，易发生失访偏倚；③耗费的人力、物力和时间较多；④设计的要求高，实施复杂；⑤在随访过程中，未知变量引入人群，或人群中已知变量的变化等，都可使结局受到影响，使分析复杂化。

八、筛检试验和诊断试验

（一）概述

1. 筛检与筛检试验的概念、目的与应用原则

（1）筛检（screening）：是运用快速、简便的检验、检查或其他措施，在健康的人群中，发现那些表面健康，但可疑有病或有缺陷的人。筛检所用的各种手段和方法称为筛检试验（screening test）。

（2）筛检的目的：①早期发现可疑患者，做到早诊断、早治疗，提高治愈率，实现疾病的二级预防。②发现高危人群，以便实施相应的干预，降低人群的发病率，实现疾病的第一级预防。③了解疾病自然史。④进行疾病监测。

（3）筛检的应用原则：①被筛检的疾病或缺陷是当地重大的卫生问题；②对被筛检的疾病或缺陷有进一步确诊的方法与条件；③对发现并确诊的患者及高危人群有条件进行有效的治疗和干预，且标准应该统一规定；④被筛检的疾病、缺陷或某种危险因素有可供识别的早期症状和体征或测量的标志；⑤了解被筛检疾病的自然史，包括从潜伏期发展到临床期的全部过程；⑥筛检试验必须快速、简便、经济、可靠、安全、有效及易于为群众接受；⑦有保证筛检计划顺利完成的人力、物力、财力和良好的社会环境条件；⑧有连续而完整的筛检计划，能按计划定期进行；⑨要考虑整个筛检、诊断和治疗的成本和收益问题；⑩筛检计划应能为目标人群接受，有益无害，尊重个人的隐私权，制定保密措施。公正、公平、合理地对待每一个社会成员。

2. 诊断与诊断试验的概念、目的与应用原则

（1）诊断（diagnosis）：是指在临床上医务人员通过详尽的检查及调查等方法收集信息、资料，经过整理加工后对患者病情的基本认识和判断。用于诊断的各种检查及调查的方法称诊断试验（diagnostic test）。

（2）诊断的目的：①对患者病情作出及时、正确的判断，以便采取相应有效的治疗措施。②可应用诊断试验进行病例随访，确定疾病的转归、判断疗效和估计预后以及监测治疗的副作用等。

（3）诊断试验的应用原则：①灵敏度、特异度要高；②快速、简单、价廉、容易进行；③安全、可靠、尽量减少损伤和痛苦。

3. 筛检试验和诊断试验的区别

（1）目的不同：筛检试验是用于区别可疑患者与可能无病者，诊断试验是用来区别患者与可疑有病但实际无病的人。

（2）观察对象不同：筛检是以健康或表面健康的人为观察对象，诊断试验是以患者或可疑患者为观察对象。

（3）试验的要求不同：筛检试验要求快速、简便、灵敏度高，最好能检出所有患者；诊断试验要求科学、准确，特异度高，最好能排除所有非患者。

（4）所需费用不同：诊断试验常常使用医疗器械或实验室方法，一般花费较高；筛检试验则应使用简单、价廉的方法。

（5）结果的处理不同：筛检试验阳性者须作进一步的诊断或干预，而诊断试验阳性者要给予治疗。

（二）评价方法和评价指标

1. 评价方法　筛检试验和诊断试验的评价方法基本相同，除考虑安全可靠、简便快速及经济可行外，还要考虑其科学性，即该方法对疾病进行诊断的真实性和价值，具体与标准诊断方法即“金标准”进行比较。评价的步骤有：①确定“金标准”（目前被公认的最可靠、最权威的，可以反映有病或无病实际情况的诊断方法称为“金标准”）；②选择研究对象；③确定样本含量；④盲法同步测试（对用“金标准”所确定的病例组和非病例组的研究对象，用待评价的试验进行同步盲法测试）；⑤整理分析资料；⑥质量控制。

2. 评价指标　评价主要从真实性、可靠性和收益三方面进行。结合表3-4来说明。

表3-4　试验检查结果真实性评价模式表

待评价试验	“金标准”确诊		合计
	有病	无病	
阳性	真阳性（a）	假阳性（b）	总阳性人数（$a+b$）
阴性	假阴性（c）	真阴性（d）	总阴性人数（$c+d$）
合计	患者总数（$a+c$）	正常人总数（$b+d$）	受检总人数（$a+b+c+d$）

（1）真实性（validity）：也称效度或准确性（accuracy），是指测量值与实际值（“金标准”的测量值）符合的程度，即正确地判定受试者有病与无病的能力。评价试验真实性的指标有灵敏度、特异度、假阳性率、假阴性率、约登指数和粗一致性。

1）灵敏度：又称真阳性率，指“金标准”确诊的病例中被评试验也判断为阳性者所占的百分比。

$$灵敏度=\frac{a}{a+c}\times 100\%$$

2）特异度：又称真阴性率，指“金标准”确诊的非病例中被评试验也判断为阴性者所占的百分比。

$$特异度=\frac{d}{b+d}\times 100\%$$

3）假阳性率：又称误诊率，指“金标准”确诊的非病例中被评试验错判为阳性者所占的百分比。

$$假阳性率=\frac{b}{b+d}\times 100\%=1-特异度$$

4）假阴性率：又称漏诊率，指“金标准”确诊的病例中被评试验错判为阴性者所占的百分比。

$$假阴性率=\frac{c}{a+c}\times 100\%=1-灵敏度$$

5）约登指数：是灵敏度和特异度之和减1。

6）粗一致性：是试验所检出的真阳性和真阴性例数之和占受试人数的百分比。

（2）可靠性（reliability）：亦称信度或重复性（repeatability）、精确性（precision），是指一项试验在相同条件下重复检测获得相同结果的稳定程度。影响试验可靠性的因素有：①受试对象自身生物学差异；②观察者差异；③试验方法的差异。

评价试验可靠性的指标有以下几项。

1）变异系数（coefficient of variance）：该指标适用于作定量测定试验的可靠性分析。

$$变异系数=\frac{测定值均数的标准差}{测定值均数}\times 100\%$$

2）符合率：适用于作定性测定试验的可靠性的分析。它是两次检测结果相同的人数占受试者总数的百分比。

3）Kappa值：适用于定性资料的可靠性分析，该值表示不同观察者对同一批结果的判定和同一观察者在不同情况下对同一批结果的判定的一致程度。

（3）评价试验的收益：试验收益的评价可从个体效益和社会效益以及生物学效益和经济学效益等方面进行评价。间接反映试验收益的主要指标有以下几项。

1）预测值（predictive value）：表示试验结果判断正确的概率，它表明试验结果的实际临床意义。

阳性预测值（positive predictive value）：指试验结果阳性人数中真阳性人数所占的比例。

$$阳性预测值=\frac{a}{a+b}\times 100\%$$

阴性预测值（negative predictive value）：指试验结果阴性人数中真阴性人数所占的比例。

$$阴性预测值=\frac{d}{c+d}\times 100\%$$

2）似然比（likelihood ratio）：指患者中某种试验结果出现的概率与非患者中该试验结果出现的概率之比。

阳性似然比（positive likelihood ratio）：是试验结果真阳性率与假阳性率之比，说明患者中出现某种试验结果阳性的概率是非患者的多少倍。

$$阳性似然比=\frac{真阳性率}{假阳性率}=\frac{灵敏度}{1-特异度}$$

阴性似然比（negative likelihood ratio）：是试验结果假阴性率与真阴性率之比，说明患者中出现某种试验结果阴性的概率是非患者的多少倍。

$$阴性似然比=\frac{假阴性率}{真阴性率}=\frac{1-灵敏度}{特异度}$$

3．确定试验判断标准 判断标准即截断值（cut off value），是判定试验阳性与阴性的界值，即确定某项指标的正常值，以区分正常与异常。确定截断值的方法在常规情况下，即灵敏度、特异度均很重要的情况下，最常用的是受试者工作特征曲线法。受试者工作特征曲线（receiver operating characteristic curve，ROC曲线）是以真阳性率（灵敏度）为纵坐标，假阳性率（1－特异度）为横坐标所做的曲线，以表示灵敏度与特异度之间相互关系的一种方法。

（三）提高试验效率的方法

在实际工作中，一般可通过优化试验方法、联合试验的应用（如并联试验、串联试验、并联与串联混合应用）和选择患病率高的人群作为受试对象来提高试验效率。

九、流行病学与其他学科广泛联系

流行病学应用广泛，涉及面宽，几乎涉及社会科学、自然科学和医学科学的主要学科。在现代流行病学时期出现了流行病学与相关学科定义相互渗透的现象。有些属于交叉学科，有些属于流行病学在某方面 / 某病种上的应用，如分子流行病学、基因组流行病学、遗传流行病学、临床流行病学、肿瘤流行病学、心血管流行病学、围生期流行病学、环境流行病学、生态流行病学、职业流行病学、营养流行病学、灾害流行病学、老年流行病学、健康流行病学、药物流行病学、信息流行病学、(卫生事业)管理流行病学等。由此可见流行病学与诸多学科的广泛关系，以及当今学科之间交互影响和相依存在的趋势。

第三节　国家基本公共卫生服务

国家基本公共卫生服务是由政府根据特定时期危害国家和公民的主要健康问题的优先次序以及当时国家可供给能力（筹资和服务能力）综合选择确定，并组织提供的非营利的卫生服务。实施国家基本公共卫生服务项目是促进基本公共卫生服务逐步均等化的重要内容，也是我国公共卫生制度建设的重要组成部分。

一、公共卫生服务

（一）公共卫生、公共卫生服务的概念

国际上比较经典的公共卫生（public health）概念是 1920 年由耶鲁大学公共卫生教授温思络（Charles-Edward A.Winslow）提出的：“公共卫生是通过有组织的社区努力来预防疾病、延长寿命、促进健康和提高效益的科学和艺术。这些努力包括：改善环境卫生，控制传染病，教育人们注意个人卫生，组织医护人员提供疾病早期诊断和预防性治疗的服务，以及建立社会机制来保证每个人都达到足以维护健康的生活标准。以这样的形式来组织这些效益的目的是使每个公民都能实现其与生俱有的健康和长寿权利。”

1986 年世界健康促进大会《渥太华宪章》中提出了新公共卫生概念：“在政府领导下，在社会的水平上，保护人民远离疾病和促进人民健康的所有活动”，其强调了政府的核心地位和社会科学促进健康的作用。

2003 年 7 月 28 日，作为当时中国公共卫生界的官方代表，时任中国国务院副总理兼卫生部部长吴仪，在全国卫生工作会议上首次提出了公共卫生的中国定义：“公共卫生就是组织社会共同努力，改善环境卫生条件，预防控制传染病和其他疾病流行，培养良好卫生习惯和文明生活方式，提供医疗服务，达到预防疾病，促进人民身体健康的目的。”

公共卫生服务（public health service）是指为保障社会公众健康，以政府为主导的有关机构、团体和个人有组织地向社会提供疾病预防与控制、妇幼保健、健康教育与健康促进、卫生监督等公共服务的行为和措施。

公共卫生功能包括：预防疾病的发生和传播；保护环境免受破坏；预防意外伤害；促进和鼓励健康行为；对灾难作出应急反应，并帮助社会从灾难中恢复；保证卫生服务的有效性和可及性。公共卫生的使命就是通过全社会的努力，为公众提供适合本国本地实际情况的良好条件，来保护和促进全人群的健康。

（二）公共卫生体系及职能

公共卫生体系是为实现公共卫生使命所组成的政府机构和社会组织。主要包括：各级政府的公共卫生机构、医疗保健服务提供系统、社区、企事业单位、大众媒体和学术研究机构等。

2000 年，泛美卫生组织 / 世界卫生组织（PAHO/WHO）根据公共卫生的发展，制定了 11 条公共卫生基本职能：①监督、评估和分析人群健康状况。②监测、研究和控制威胁公众健康的危险因素。③健康促进。④社会参与公共卫生。⑤发展公共卫生规划政策和管理制度。⑥加强公众健康的管理和执行能力。⑦评价和促进卫生服务利用的公平性。⑧发展和培养公共卫生的人力资源。⑨保障个人和公众卫生服务的质量。⑩调查研究公共卫生问题。⑪降低突发公共卫生事件和疾病对健康的影响。

为保证公共卫生发挥其有效的功能，政府部门的公共卫生机构应在以下几方面履行职责。

1. 评估（assessment） 定期系统地收集、整理、分析辖区的健康信息，包括反映健康状况的统计学资料，社区健康需求以及有关健康问题的流行病学和其他研究的资料。

2. 政策研制（policy development） 要发挥其为公众利益服务的职责，根据公共卫生的科学知识，研制综合的公共卫生政策，以保障公众的健康。

3. 保障（assurance） 通过鼓励和协调本机构以外的其他部门或本部门提供有效的服务，落实和实施促进人群健康和预防疾病的措施，以保障公众健康。

二、国家基本公共卫生服务规范

国家基本公共卫生服务项目自 2009 年启动以来，在基层医疗卫生机构得到了普遍开展，取得了一定成效。2011—2016 年，人均基本公共卫生服务经费补助标准从 25 元提高至 45 元，先后增加了中医药健康管理服务和结核病患者健康管理服务。为进一步规范国家基本公共卫生服务项目管理，国家卫生和计划生育委员会于 2017 年修订并完善形成了《国家基本公共卫生服务规范（第三版）》。

基本公共卫生服务的执行主体是疾病预防控制机构、城市社区卫生服务中心、乡镇卫生院等城乡基本医疗卫生机构。村卫生室、社区卫生服务站分别接受乡镇卫生院和社区卫生服务中心的业务管理，并合理承担基本公共卫生服务任务。城乡基层医疗卫生机构开展国家基本公共卫生服务，接受当地疾病预防控制、妇幼保健、卫生监督等专业公共卫生机构的业务指导。因此，国家基本公共卫生服务主要是在社区实施的公共卫生服务项目。国家制定的《国家基本公共卫生服务规范（第三版）》可作为为居民免费提供基本公共卫生服务的参考依据，也可作为各级卫生行政部门开展基本公共卫生服务绩效考核的依据。

国家基本公共卫生服务项目包括 12 项内容，即：居民健康档案管理、健康教育、预防接种、0～6 岁儿童健康管理、孕产妇健康管理、老年人健康管理、慢性病患者健康管理（包括高血压患者健康管理和 2 型糖尿病患者健康管理）、严重精神障碍患者管理、肺结核患者健康管理、中医药健康管理、传染病及突发公共卫生事件报告和处理、卫生计生监督协管。

1. 居民健康档案管理 居民健康档案内容包括个人基本信息、健康体检、重点人群健康管理记录和其他医疗卫生服务记录。服务对象为辖区内常住居民（指居住半年以上的户籍及非户籍居民），以 0～6 岁儿童、孕产妇、老年人、慢性病患者、严重精神障碍患者和肺结核患者等人群为重点。

2. 健康教育 通过对辖区内居民提供健康教育资料，设置宣传栏、开展公众健康咨询服务、普及卫生保健常识，实施重点人群及重点场所健康教育，帮助居民逐步形成有利于维护和增进健康的行为方式。

3. 预防接种 为辖区内 0～6 岁儿童和其他重点人群提供预防接种服务，做好预防接种管理和疑似预防接种异常反应处理。

4. 0~6岁儿童健康管理　服务对象为辖区内居住的0～6岁儿童，开展新生儿家庭访视、新生儿满月健康管理、婴幼儿健康管理和学龄前儿童健康管理及相关问题处理。

5. 孕产妇健康管理　为辖区内常住的孕产妇提供孕早期、中期和晚期的健康管理、产后访视和产后42天健康检查的服务。

6. 老年人健康管理　为辖区内65岁及以上常住居民提供生活方式和健康状况评估、体格检查、辅助检查和健康指导。

7. 慢性病患者健康管理　检查发现辖区内35岁及以上常住居民中原发性高血压患者和2型糖尿病患者，对他们进行随访评估和分类干预，开展健康体检。

8. 严重精神障碍患者管理　为辖区内常住居民中诊断明确、在家居住的严重精神障碍患者提供信息管理、随访评估和分类干预，开展健康体检。

9. 肺结核患者健康管理　为辖区内确诊的常住肺结核患者进行筛查及推介转诊、督导服药和随访管理、结案评估。

10. 中医药健康管理　针对辖区内65岁及以上常住居民和0～36个月儿童分别开展老年人中医体质辨识和儿童中医调养服务项目。

11. 传染病及突发公共卫生事件报告和处理　传染病疫情和突发公共卫生事件风险管理、发现和登记、相关信息报告和协助处理。

12. 卫生监督协管　食源性疾病及相关信息报告、饮用水卫生安全巡查、学校卫生服务、非法行医和非法采供血信息报告等。

三、社区卫生服务与社区公共卫生服务

（一）相关概念

1. 社区（community）　社区的概念最早起源于德国社会学家滕尼斯1887年出版的《社区与社会》一书中。1993年，中国社会学家费孝通将社区概念引入并界定其为：社区是指若干社会群体（家庭、氏族）或社会组织（机关、团体）聚集在某一地域里所形成的一个生活上相互关联的大集体。

2. 社区卫生服务（community health service，CHS）　是社区服务中的一种最基本的、普遍的服务，是由全科医生为主要卫生人力的卫生组织或机构所从事的一种社区定向的卫生服务。社区卫生服务是社区建设的重要组成部分，是在政府领导、社区参与、上级卫生机构指导下，以基层卫生机构为主体，全科医生为骨干，合理使用社区资源和适宜技术，以人的健康为中心，以家庭为单位，社区为范围，需求为导向，以老年人、妇女、儿童、慢性病患者、残疾人、低收入居民为重点，以解决社区主要问题、满足基本卫生服务需求为目的，融预防、医疗、保健、康复、健康教育、生育技术指导等为一体的，有效的、经济的、方便的、综合的、连续的基本卫生服务。

3. 社区公共卫生服务（community public health service）　社区公共卫生服务是公共卫生服务在基层社区的具体实践，是以社区卫生服务机构为主体，在上级公共卫生服务机构的指导下，以社区为范围，以社区居民公共卫生服务需要为导向，动员社区居民参与，以预防、医疗、保健、康复、健康教育、生育技术服务为载体，实现预防疾病，促进人民身体健康的目的。

（二）社区基本公共卫生服务的基本原则

1. 坚持公益性质，注重卫生服务的公平、效率和可及性　社区公共卫生服务是社会公益事业，应坚持为人民服务的宗旨，以社会效益为主。

2. 坚持政府主导，鼓励社会参与，多渠道发展社区卫生服务　发展社区卫生服务是地方政府履行社会管理和公共服务职能的一项重要内容，地方政府应将其纳入国民经济和社会发展规划及区域卫生规划，应鼓励社会力量参与。

3. 坚持实行区域卫生规划　应坚持实行区域卫生服务规划为先，充分利用社区现有资源，

避免重复建设或缺位，合理配置和调整资源，逐步健全社区卫生服务网络。

4. 坚持预防为主，公共卫生和基本医疗并重，防治结合 坚持公共卫生和基本医疗并重，使两者协调发展、相互促进。应大力倡导居民建立健康的生活方式和行为习惯，提高健康素养。

5. 坚持以地方为主，因地制宜 开展社区公共卫生服务既要符合国家基本公共卫生服务规范，又要结合当地的具体情况，有所侧重，应坚持地方政府负责、因地制宜发展、探索符合本地实际情况的社区卫生服务发展模式。

（三）社区基本公共卫生服务的特征

1. 以健康为中心的保健服务 社区卫生服务以家庭、社区和社区全体居民为服务对象，以人群健康需求为导向，以实现人人享有卫生保健为己任，在重视疾病治疗的同时，关注环境改变、不良行为生活方式以及社会、家庭等对健康的影响。

2. 以家庭为单位的服务 家庭是社区的基本功能单位，家庭可通过遗传、日常生活的密切接触和情感反应等影响健康状况，社区卫生人员可通过家庭访视、家庭干预、家庭病床等方式，让家庭成员参与或者协助预防、保健、治疗、康复过程，实现家庭资源的有效利用。

3. 以社区为范围的服务 通过开展社区诊断收集社区居民的主要健康问题以及主要影响因素，对重点人群进行健康评估和干预，开展有针对性的健康教育，营造健康社区，提高社区整体健康水平。

4. 以社区居民需求为导向的持续性服务 社区卫生服务工作的实施应在充分了解居民健康需求的前提下，结合专业的角度分析出应干预的主要健康问题，并在综合考虑当地的政治、经济、文化等背景资源的条件下，提供针对性、连续性的卫生服务。

5. 提供综合性服务 社区生活体现着人类生活的全部复杂性和人类健康需求的多样性，只有进行综合和全面的思考，才能统筹兼顾，有效解决社区的卫生服务问题。

6. 提供协调性服务 充分利用社区内、外一切可以利用的资源，包括卫生和非卫生资源，为个人及其家庭提供全面而有效的卫生服务。

7. 提供第一线的可及性服务 包括地理上的可及、使用上的方便、经济上的可及、服务上的可及、结果上的有效，还包括卫生服务供求双方心理上的亲密程度。

8. 团队式的服务 倡导社区全体成员积极参与社区健康促进活动，如健康教育、免疫接种、慢性病管理等，通过社区活动，提高居民的卫生保健意识和技能。同时要依靠社会团体如志愿者协会等的力量，共同合作。

9. 依托医疗联合体 开展医联体建设是整合区域内医疗资源，促进优质医疗资源下沉，提升基层医疗服务能力，完善医疗服务体系的重要举措，是推动建立合理有序分级诊疗模式的重要内容。目前，医联体有四种形式：一是城市的医疗集团，二是县域内的医共体，三是跨区域的专科联盟，四是远程医疗的协作网。

10. 推进家庭医生服务 通过为群众提供长期签约式服务，有利于转变医疗卫生服务模式，让群众拥有健康守门人，不断提高群众的健康水平。各地基层医疗卫生机构通过提供上门服务、长期处方、延期处方、转诊绿色通道、家庭病床服务及医保报销优惠等举措，让签约居民获得实惠。

第四节 循证医学与系统综述

随着医学的迅猛发展，医生应不断地直接从科学研究中学习新知识，循证医学应运而生，它是遵循现代最佳医学研究的证据，将其应用于临床对患者进行科学诊治的一门学问。其目的在于不断提高临床医疗质量和医学人才的素质，并促进临床医学的发展，从而更有效地为患者服务并保障人民的健康。

一、循证医学

1. 循证医学的基本概念　牛津大学循证医学中心首任主任大卫•萨基特教授和卫生科学研究院院长缪尔•格雷（Muir Gray）于1996年对循证医学进行了定义，循证医学（evidence-based medicine）是有意识地、明确地、审慎地利用现有最好的证据制定关于个体患者的诊治方案。2000年大卫•萨基特在其主编的第2版《循证医学：如何实践和教学》一书中指出：循证医学是最佳的证据、临床经验和患者价值的有机结合。

2. 循证医学的诞生及其产生背景　循证医学的产生和发展是与人类社会疾病谱变化、科技发展、信息网络技术革命以及临床流行病学的发展分不开的。第一，疾病谱的改变。人类疾病谱已经发生了明显变化，健康问题已经从传染性疾病和营养缺乏转变为肿瘤、心脑血管疾病和糖尿病等多因素疾病。相应地，病因的多样化使得疾病发病机制、疾病表现和临床预后各不相同。由于人类疾病谱发生了变化，从单因性疾病向多因性疾病改变，为此相应的治疗也就变成了综合性治疗。第二，信息技术的发展为临床证据信息的传播提供了现代化手段，使临床医生快捷地查找、获取和评价临床证据成为可能。第三，临床流行病学的发展。流行病学研究方法的迅速进展与日益成熟，不仅为预防医学提供了开展人群研究的技术，也被临床各学科开展研究所青睐。临床流行病学成为循证医学的基础，也为开展循证医学确保了高质量证据的来源。

3. 循证医学与传统医学的区别　循证医学和传统医学在下述方面存在显著的区别。

（1）证据的来源不同：传统模式以实验为主要研究手段，其证据来源于教科书和零散的临床研究。而循证医学的证据则完全来源于临床研究，且多为前瞻性研究。

（2）对临床医生的要求不同：传统模式主要是以医生的知识、技能和临床经验积累为临床实践基础。循证医学除此以外，还强调掌握临床科研方法，强调利用现代信息技术手段，不断学习和掌握医学证据，利用科学方法正确评价和使用证据。

（3）决策依据不同：传统模式重视专业知识和个人临床经验，循证医学模式既重视临床经验，又特别强调利用最好的临床研究证据，认为“有权威的医学”是专业知识、临床经验和最佳证据的结合。

（4）医疗模式不同：传统模式以疾病和医生为中心，患者不参与治疗方案的选择。循证医学模式强调以患者为中心，考虑患者自己的愿望和选择。

（5）卫生资源配置和利用不同：传统模式很少考虑成本 - 效益问题，循证医学则将“成本 - 效益分析”作为临床决策的一个重要证据。

4. 循证医学实践的方法

（1）提出明确的问题：包括临床问题、卫生政策问题等。

（2）系统检索相关文献，全面收集证据：寻找可以回答上述问题的最好研究证据。加拿大医学信息专家Brian Haynes等研究人员提出了循证医学资源服务模式演进的“5s”过程，5s分别指原始研究（studies）、系统综述（systematic review）、证据概要（synopsis）、综合证据（summary）和证据系统（system）。

（3）严格评价，找出最佳证据：参考证据分级标准，从证据的真实性、可靠性、临床重要性、相关性及适用性等方面严格评价收集到的证据。目前在循证医学教学和循证临床实践中公认的证据分类标准是1998年Bob Phillips、Chris Ball、David Sackett等临床流行病学和循证医学专家共同制定的，于2001年发表在英国牛津循证医学中心网站。该标准将研究证据使用的推荐程度分为5级，即Ⅰ级、Ⅱ级、Ⅲ级、Ⅳ级和Ⅴ级。此外还有Grade证据分级标准。

（4）应用最佳证据，指导实践：经过严格评价文献，将从中获得的真实、可靠并有应用价值的最佳证据用于指导决策。

(5)后效评价循证实践的结果：通过上述四个步骤，后效评价应用当前最佳证据指导解决问题的效果如何。若成功，可用于指导进一步实践；反之，应具体分析原因，找出问题，再针对问题进行新的循证研究和实践，不断去伪存真，止于至善。

二、系 统 综 述

(一)系统综述的基本概念

系统综述(systematic review，SR)是应用一定的标准化方法，针对某一特定问题的相关研究报告进行全面、系统的收集，并对它们进行鉴定、选择和严格评价，从符合纳入标准的研究报告中提取相关的资料，做整合性分析，最终得出综合性的结论。

系统分析属于对研究文献的二次研究，当纳入的是一种类型的研究时，各研究之间具有同质性，可采用统计学的方法对资料进行定量综合，即进行 meta 分析；如纳入的研究没有同质性，不能进行 meta 分析，但可以进行定性综合。

(二)系统综述的步骤

1. 选题和制定研究方案 选题的基本原则是选择比较重要的临床或公共问题，而且尚无肯定结论。确定选题后，可制定研究方案。

2. 检索和收集 原始文献根据研究问题确定检索词，将检索词进行不同组合形成检索策略。文献资料收集时要多途径、多渠道、最大限度地收集相关文献。

3. 根据入选标准选择合格的研究 文献的入选和排除标准主要取决于研究目的，因此要对研究对象、干预措施、与什么进行比较和观察结局指标这四个要素进行进一步的界定。

4. 评估入选研究的质量 质量评估包括对研究的内部真实性和外部真实性进行评价，分别对研究的方法学质量和研究结果外推程度进行评价。

5. 提取信息，填写摘录表，建立数据库 按事先制定的资料摘录表内容，提取每个入选研究的相应信息并填表，然后使用专用分析软件建立数据库。

6. 汇总结果 对收集的资料，可采用定性或定量的方法进行汇总分析，以获得相应的结果。在进行系统分析时，确保研究结果的真实性、减少偏倚是系统综述质量控制的关键，直接影响到分析的结果和应用。一般常用的定量分析方法有异质性检验、meta 分析、敏感性分析和亚组分析等。

7. 总结报告

(三)系统综述的方法

1. 异质性检验 异质性检验是对统计量的齐性检验，目的是检查各个独立研究的结果是否存在异质性。如果不存在异质性，说明这些独立研究的真实效应可能是相同的，具有可合并性。异质性的出现，可被看作是件有利的事情，因为通过寻找异质性的来源，有助于发现问题，提出问题，有利于开展新的研究。这时的重点是要探讨造成差异的可能原因，探讨研究之间是否存在临床异质性、方法学的异质性、统计学的异质性。

2. meta 分析 meta 分析(meta-analysis)也称为荟萃分析、汇总分析，就是对某一研究问题的多项独立研究的结果进行收集、合并及统计分析的一种方法，通过该方法以获得能够代表这些研究的平均水平。

meta 分析被广泛用于医学文献的系统评价。meta 分析是将两个或多个相似结果进行定量综合分析的方法。一个系统评价可以选用单个结局指标进行一个 meta 分析，也可选用多个结局指标实施多个 meta 分析。有关系统评价及 meta 分析已经在临床研究和临床实践中得以普及与推广，特别是被广泛应用于效应量较小或存在争议的治疗性研究、预后研究、病因学研究等，并逐步推广到剂量反应关系研究以及诊断试验的综合分析。

进行 meta 分析必须遵循几个重要的假设或原则：所要综合的原始研究所探索的研究问题必须相同，它们来自同一总体，结果相近；合并结果时必须纳入所有有关的研究，以减少选择偏倚；假设所有纳入的研究都没有偏倚，其结果的差异完全由抽样误差引起；利用加权平均法对真实值进行定量的估计。

meta 分析过程涉及数据提取及汇总、合并效应量估计及假设检验、异质性检验等基本内容。

3. 敏感性分析和亚组分析

（1）敏感性分析（sensitivity analysis）是检查一定假设条件下所获结果的稳定性的方法，其目的是发现影响 meta 分析研究结果的主要因素，解决不同研究结果的矛盾性，发现产生不同结论的原因。

（2）亚组分析（subgroup analysis）是指针对不同研究特征进行资料的分析，主要目的是探讨临床异质性的来源，即识别效应修饰因素或评价交互作用。

（四）系统综述与 meta 分析的进展

除了常规的系统综述和 meta 分析外，近年还出现了新的文献综合和合成证据的方法，可以根据研究目的和潜在拥有的文献资料灵活选用。

1. 快速综述　快速综述（rapid review）是指对有关决策问题的现有证据进行的快速总结和评估。它采用的仍然是系统综述的整体思路和方法，但是会依据具体情况，简化甚至节省某些研究步骤和方法，以达到快速完成的目的。

2. 系统综述的综述　系统综述的综述（overview of systematic reviews）是总结关于同一问题的原始研究，因此回答的是同一问题。

3. 复合系统综述　复合系统综述（multi-arm systematic review）是针对更为宽泛的研究问题的有关证据的综合，可以看成是一个包括多个独立的并列的系统综述的综述，其研究问题宽于一般系统综述，但窄于系统综述的综述。

4. 伞形综述　伞形综述（umbrella reviews），又称为伞形评价，是系统综述的系统综述，是对某项研究主题的所有系统评价和 meta 分析进行再次系统评估，从而得出更可靠的相关结论的一种研究方法。

5. 累计 meta 分析　累计 meta 分析（cumulative meta-analysis，CMA）是把有共同研究目的的研究成果看成一个动态的连续统一体，每当有新的研究完成后，即将新的研究结果及时纳入重新进行一次 meta 分析，然后再按一定的顺序排列积累的结果，并用森林图表示，以分析每次研究对综合结果的影响。

6. 单病例 meta 分析　单病例 meta 分析（individual patient data meta-analysis，IPDMA）是一种特殊类型的系统评价，它不是在已发表的研究中提取数据，而是直接从原始研究人员处获取纳入研究每个受试者的原始研究数据，集中重新分析，并在条件允许时合并进行 meta 分析。

7. 前瞻性 meta 分析　前瞻性 meta 分析（prospective meta-analysis，PMA）是指在任何研究（通常是随机对照试验）的结果尚未出来之前，先进行系统检索、评价和制定纳入及排除标准的一种 meta 分析。

8. 网状 meta 分析　网状 meta 分析（network meta-analysis）首要的是构造一个等级模型，以处理抽样变异、干预措施异质性及研究治疗比较间的不一致性，并提供模型的最大似然比。

第五节　相关法律法规

健康对于人类的重要性不言而喻，健康权也被许多国家在宪法中进行确认并采取有效的措施加以保障。以宪法作为基础，我国现行的各部门法对公民的健康权保护初步形成了一个较为完善的法律保障体系。健康管理活动中，政府、健康管理机构、健康管理服务提供者等主体均应遵守相关法律法规的规定，依法行使权利、履行义务并承担责任。

一、健康管理相关的人格权与身份权

（一）人格权

自然人的人格权（personal right）为法定权利，是法律赋予的。《中华人民共和国宪法》第三十八条规定，中华人民共和国公民的人格尊严不受侵犯。《中华人民共和国民法典》则根据宪法对于自然人的主要人格权进行了规定，有关司法解释通过对法律条文的解释，进一步扩大了对自然人具体人格的保护范围。具体人格权指民事主体依法对其全部人格利益享有的总括性权利，包括：身体权、生命权、健康权、自由权、隐私权、姓名权、肖像权、名誉权、荣誉权。与健康管理相关的具体人格权主要包括身体权、生命权、健康权、隐私权等。

（二）身份权

民法意义上的身份是指民事主体在特定的家庭和亲属团体中所享有的地位或者资格。身份权（right of status）是指民事主体以特定身份为客体而享有的维护一定社会关系的权利。民事主体的身份权包括亲权、亲属权、配偶权。

二、健康管理相关的公共卫生法律制度

公共卫生是指综合应用法律、行政、预防医学技术、宣传教育等手段，调动社会共同参与，消除和控制威胁人类生存环境质量和生命质量的危害因素，改善卫生状况，提高全民健康水平的社会卫生活动。而公共卫生法（public health legal system）是国家制定或认可的，并由国家强制力保证实施的，调整人们在公共卫生活动中形成的各种社会关系的行为规范的法律规范的总称。近年来，我国相继制定和颁布了《中华人民共和国红十字会法》《中华人民共和国突发事件应对法》等多部公共卫生法律；国务院制定并颁布了《公共场所卫生管理条例》《国内交通卫生检疫条例》《突发公共卫生事件应急条例》等行政法规；国家卫生健康委员会颁布了有关传染病防治、食品安全、灾害医疗救援、食物中毒、职业危害事故的预防等数百个部门规章。目前，我国公共卫生领域基本做到了有法可依，初步形成了我国公共卫生法律体系。

公共卫生法律制度中与健康管理相关的主要包括突发公共卫生事件处理法律制度、公共卫生监督法律制度、传染病防治法律制度、职业病防治法律制度、环境保护法律制度等。

（一）突发公共卫生事件处理法律制度

突发公共卫生事件，是指突然发生，造成或者可能造成社会公众健康严重损害的重大传染病疫情、群体性不明原因疾病、重大食物和职业中毒以及其他严重影响公众健康的事件。

《突发公共卫生事件应急条例》着重解决突发公共卫生事件应急处理工作中存在的信息渠道不畅、信息统计不准、应急反应不快、应急准备不足等问题，旨在建立统一、高效、权威的突发公共卫生事件应急处理机制。《突发公共卫生事件应急条例》的颁布实施是中国公共卫生事业发展史上的一个里程碑，标志着中国将突发公共卫生事件应急处理纳入了法制轨道。

（二）公共卫生监督法律制度

为创造良好的公共场所卫生条件、预防疾病、保障人体健康，国务院于 1987 年发布了《公共场所卫生管理条例》，卫生部相继制定了《公共场所从业人员培训大纲》以及《旅店业卫生标准》等 11 项公共场所国家卫生标准。2011 年，卫生部审议通过《公共场所卫生管理条例实施细则》。这些卫生法规、标准和文件是目前实施公共场所卫生监督的主要法律依据。

各级人民政府卫生部门是公共场所卫生监督的法定机构，依法实施管辖范围内公共场所的

卫生监督职能；卫生部门所属卫生防疫机构，负责管辖范围内的公共场所卫生监督工作。国境口岸及出入境交通工具的卫生监督按国家卫生检疫法及实施细则执行。

（三）传染病防治法律制度

传染病防治法（legal system of prevention and treatment of infectious diseases）是指由国家制定或其主管部门颁布的，由国家强制力保证实施的，调整预防、控制和消除传染病的发生与流行、保障人体健康活动中所产生的各种社会关系的法律规范的总称。广义的传染病防治法包括《中华人民共和国传染病防治法》《中华人民共和国水污染防治法》《中华人民共和国食品安全法》《中华人民共和国传染病防治法实施办法》《艾滋病监测管理的若干规定》《中华人民共和国疫苗管理法》《中华人民共和国献血法》《中华人民共和国母婴保健法》《血液制品管理条例》等。传染病防治的主要法律制度包括以下内容。

1. 传染病预防　“预防为主”是传染病防治的方针。我国采取的传染病预防制度主要包括预防接种制度、传染病监测制度、传染病预警制度。县级以上地方各级人民政府还应当制定传染病预防与控制预案。

2. 传染病疫情的报告、通报和公布　发现《中华人民共和国传染病防治法》规定的传染病疫情或者发现其他传染病暴发、流行以及突发原因不明的传染病时，相关人员应当遵循疫情报告属地管理原则，按照国务院规定的或者国务院卫生行政部门规定的内容、程序、方式和时限报告。《中华人民共和国传染病防治法》规定，相关部门应当及时互相通报本地区的传染病疫情以及监测、预警的相关信息。及时、如实公布疫情是防治传染病的一项积极的措施，这有利于动员社会各部门协同防治传染病，有利于广大人民群众参与传染病防治工作，也有利于国际间的疫情信息交流，防止国际间传染病疫情的蔓延。国务院卫生行政部门定期公布全国传染病疫情信息。省、自治区、直辖市人民政府卫生行政部门定期公布本行政区域的传染病疫情信息。传染病暴发、流行时，由国务院卫生行政部门负责向社会公布传染病疫情信息，并可以授权省、自治区、直辖市人民政府卫生行政部门向社会公布本行政区域的传染病疫情信息。

3. 传染病的控制　当传染病发生或暴发、流行时，为了阻止传染病的扩散和蔓延而采取的措施，根据传染病发病水平不同，可分为一般性控制措施、紧急措施和疫区封锁。所谓一般性控制措施是指医疗机构发现传染病患者、病原携带者、疑似患者的密切接触者时应依法采取控制措施，并必须对本单位实施消毒和无害化处置的规定。所谓紧急措施，是指当地人民政府在传染病暴发、流行时可采取的临时控制措施，是人民政府依照法律的授权，为保护人民的生命和健康，在特定条件下采取的措施。在甲、乙类传染病暴发、流行并有发展趋势时，在疾病预防控制机构对疫区调查的基础上，由县级以上地方人民政府提出，经上一级人民政府决定后，由提出报告的机关宣布疫区。在甲类传染病暴发、流行的疫区，根据疫情控制的需要，可以宣布疫区封锁措施。实行封锁的疫区，可由当地政府组织公安等有关部门，在通往疫区的出入口设立检查点，阻止疫区内外人员和交通的流动，以便切断传染病的传播途径。

（四）职业病防治法律制度

职业病是用人单位的劳动者在职业活动中，因接触粉尘、放射性物质和其他有毒、有害因素而引起的疾病。职业病防治法（legal system of prevention and control of occupational diseases）则是调整预防、控制和消除职业危害，防治职业病，保护劳动者健康，促进经济发展活动中所产生的各种社会关系的法律规范的总称。我国现行《中华人民共和国职业病防治法》于 2001 年颁布，分别于 2011 年、2016 年、2017 年和 2018 年进行修订。2002 年，卫生部、劳动和社会保障部印发了《职业病目录》，将法定职业病调整为 10 大类、115 种；2013 年，国家卫生计生委、安全监管总局、人力资源社会保障部和全国总工会联合印发《职业病分类和目录》，包括 132 种职业病，原《职业病目录》则予以废止。

（五）环境保护法律制度

《中华人民共和国宪法》第二十六条第一款明确规定，国家保护和改善生活环境和生态环境，防治污染和其他公害。20 世纪 80 年代，有关水污染防治、大气污染防治、海洋环境保护等法律相继问世。截至 2012 年底，我国环境保护法律制度框架已经基本形成。全国人大常委会制定了环境保护相关法律，国务院颁布环境保护相关行政法规，地方人大和政府制定了地方性环境保护法规和规章数百件。我国还制定了千余项环境标准。《中华人民共和国刑法》专门规定了破坏环境资源保护罪。

三、健康管理相关的健康相关产品法律制度

（一）食品安全法律制度

与食源性疾病密切相关的不安全食品，对人类健康造成重大的威胁。2009 年《中华人民共和国食品安全法》的出台，标志着我国食品安全法律监管体系进入了新纪元，并于 2018 年和 2021 年对其进行了修订。食品安全法（food safety law）在食品安全风险监测和评估、食品安全标准、食品生产经营、食品检验、食品进出口、食品安全事故处置、监督管理和法律责任等方面不断丰富、完善。

1. 食品安全风险监测和评估 国家建立食品安全风险监测制度，对食源性疾病、食品污染以及食品中的有害因素进行监测。国务院卫生行政部门会同国务院食品安全监督管理等部门，制定、实施国家食品安全风险监测计划。国家建立食品安全风险评估制度，运用科学方法，根据食品安全风险监测信息、科学数据以及有关信息，对食品、食品添加剂、食品相关产品中生物性、化学性和物理性危害因素进行风险评估。

2. 生产经营许可制度 国家对食品生产经营实行许可制度。从事食品生产、食品销售、餐饮服务，应当依法取得许可。但是，销售食用农产品和仅销售预包装食品的，不需要取得许可。仅销售预包装食品的，应当报所在地县级以上地方人民政府食品安全监督管理部门备案。

3. 食品添加剂生产许可制度 国家对食品添加剂生产实行许可制度。从事食品添加剂生产，应当具有与所生产食品添加剂品种相适应的场所、生产设备或者设施、专业技术人员和管理制度，并依照相关程序，取得食品添加剂生产许可。生产食品添加剂应当符合法律、法规和食品安全国家标准。

4. 食品安全全程追溯制度 国家建立食品安全全程追溯制度。食品生产经营者应当依照本法的规定，建立食品安全追溯体系，保证食品可追溯。国家鼓励食品生产经营者采用信息化手段采集、留存生产经营信息，建立食品安全追溯体系。国务院食品安全监督管理部门会同国务院农业行政等有关部门建立食品安全全程追溯协作机制。

5. 食品安全管理制度 食品生产经营企业应当建立健全食品安全管理制度，对职工进行食品安全知识培训，加强食品检验工作，依法从事生产经营活动。食品生产经营企业的主要负责人应当落实企业食品安全管理制度，对本企业的食品安全工作全面负责。

6. 从业人员健康管理制度 食品生产经营者应当建立并执行从业人员健康管理制度。患有国务院卫生行政部门规定的有碍食品安全疾病的人员，不得从事接触直接入口食品的工作。从事接触直接入口食品工作的食品生产经营人员应当每年进行健康检查，取得健康证明后方可上岗工作。

7. 建立食品召回制度 《中华人民共和国食品安全法》规定，国家建立食品召回制度。食品生产者发现其生产的食品不符合食品安全标准或者有证据证明可能危害人体健康的，应当立即停止生产，召回已经上市销售的食品，通知相关生产经营者和消费者，并记录召回和通知情况。

8. 食品安全信息统一公布制度 国家建立统一的食品安全信息平台，实行食品安全信息统

一公布制度。国家食品安全总体情况、食品安全风险警示信息、重大食品安全事故及其调查处理信息和国务院确定需要统一公布的其他信息由国务院食品安全监督管理部门统一公布。

（二）药品管理法律制度

所谓“药品”，是指用于预防、治疗、诊断人的疾病，有目的地调节人的生理功能并规定有适应证或者功能主治、用法和用量的物质，包括中药、化学药和生物制品等。药品与一般商品不同，其特殊性表现在：药品可以防病治病、康复保健，但同时又有不同程度的毒副作用；药品质量的重要性；药品鉴定的专业性和药品的专用性。正是因为药品的特殊性，为了保证药品优质、安全和有效，非常有必要对药品采取比其他商品更为严格的监督管理措施。药品管理应当以人民健康为中心，坚持风险管理、全程管控、社会共治的原则，建立科学、严格的监督管理制度，全面提升药品质量，保障药品的安全、有效、可及。药品管理法（drug administration law）是调整药品监督管理，确保药品质量，增进药品疗效，保障用药安全，维持人体健康活动中产生的各种社会关系的法律规范的总和，是国家管理药品事业的依据和行为准则。2019 年 8 月 26 日第十三届全国人民代表大会常务委员会第十二次会议第二次修订的《中华人民共和国药品管理法》主要包括：①药品研制和注册；②药品上市许可持有人；③药品生产；④药品经营；⑤医疗机构药事管理；⑥药品上市后管理；⑦药品价格和广告；⑧药品储备和供应；⑨监督管理等法律制度。

四、健康管理相关的医疗服务管理法律制度

（一）基本医疗与卫生促进法

2020 年 6 月 1 日起施行的《中华人民共和国基本医疗卫生与健康促进法》（简称《基本医疗卫生与健康促进法》）是我国卫生与健康领域第一部基础性、综合性的法律，人民的健康权利从此有了立法保障。《基本医疗卫生与健康促进法》搭起卫生健康领域制度体系的“四梁八柱”，体现了卫生健康工作理念从“以治病为中心”到“以人民健康为中心”的转变。该法及时出台，有利于巩固医改成果、发展医疗卫生与健康事业、提升公民全生命周期健康水平，对于推进健康中国建设具有重要意义。

1. 立法目的 发展医疗卫生与健康事业，保障公民享有基本医疗卫生服务，提高公民健康水平，推进健康中国建设。

2. 适用范围 从事医疗卫生、健康促进及其监督管理活动，适用该法。

3. 基本制度 《基本医疗卫生与健康促进法》共分十章 110 条，涵盖基本医疗卫生服务、医疗卫生机构和人员、药品供应保障、健康促进、资金保障等方面内容，确立了基本医疗卫生制度、分级诊疗、现代医院管理、全民基本医保、药品供应保障、医疗卫生综合监管等基本制度，体现了“保基本、强基层、促健康”理念。

4. 公民的权利 公民依法享有的权利有：①健康权；②获得健康教育的权利；③从国家和社会获得基本医疗卫生服务的权利；④依法接种免疫规划疫苗的权利；⑤对病情、诊疗方案、医疗风险、医疗费用等事项依法享有知情同意的权利；⑥依法参加基本医疗保险的权利；⑦对违反本法规定的行为，向有关部门投诉、举报的权利。

5. 公民的义务 公民依法履行的义务有：①依法接种免疫规划疫苗的义务；②依法参加基本医疗保险的义务；③尊重他人的健康权利和利益的义务；④尊重医疗卫生人员的义务；⑤遵守诊疗制度和卫生服务秩序的义务；⑥接受、配合医疗卫生机构为预防、控制、消除传染病危害依法采取的调查、检验、采集样本、隔离治疗、医学观察等措施的义务。

（二）医疗机构管理法律制度

医疗机构是指依据《医疗机构管理条例》和《医疗机构管理条例实施细则》的规定，取得《医疗机构执业许可证》的机构，包括医院、卫生院、疗养院、门诊部、诊所、卫生所（室）以及急救站等。

医疗机构管理法律制度(legal system on the administration of medical institutions)的基本原则包括:①依法设置医疗机构原则:设置医疗机构必须依法设置,依法审批、登记,非依法设立的医疗机构不受国家法律保护;②依法执业原则:医疗机构必须按照核准登记的诊疗科目开展诊疗业务、管理药品、施行手术等;③监管部门认真监督原则:负有对医疗机构监督管理职责的卫生行政部门,应当对医疗机构进行检查指导、评估、综合评价。

根据《医疗机构管理条例实施细则》的规定,医疗机构可以分为以下几类:①综合医院、中医医院、中西医结合医院、民族医医院、专科医院、康复医院;②妇幼保健院;③社区卫生服务中心、社区卫生服务站;④中心卫生院、乡(镇)卫生院、街道卫生院;⑤疗养院;⑥综合门诊部、专科门诊部、中医门诊部、中西医结合门诊部、民族医门诊部;⑦诊所、中医诊所、民族医诊所、卫生所、医务室、卫生保健所、卫生站;⑧村卫生室(所);⑨急救中心、急救站;⑩临床检验中心;⑪专科疾病防治院、专科疾病防治所、专科疾病防治站;⑫护理院、护理站;⑬医学检验实验室、病理诊断中心、医学影像诊断中心、血液透析中心、安宁疗护中心;⑭其他诊疗机构。

(三)执业医师与乡村医生管理法律制度

1. 执业医师制度 医师,是指依法取得医师资格,经注册在医疗卫生机构中执业的专业医务人员,包括执业医师和执业助理医师。执业医师法(law on practicing doctors)是调整加强医师队伍建设,提高医师职业道德和业务素质,保障医师合法权益和保障人体健康活动过程中产生的各种社会关系的法律规范的总和。我国执业医师法律制度的主要法律渊源包括《中华人民共和国医师法》《医师执业注册管理办法》《医师资格考试暂行办法》等。

医师资格考试制度是评价申请者是否具备执业所必需的专业知识与技能的考试,是医师执业的准入考试,分为执业医师资格考试和执业助理医师资格考试。国家实行医师执业注册制度,医师执业注册是指对具备医师资格者进行执业活动的管理。医师经注册后,可以在医疗卫生机构中按照注册的执业地点、执业类别、执业范围执业,从事相应的医疗卫生服务。

医师在执业活动中享有的权利包括:①在注册的执业范围内,按照有关规范进行医学诊查、疾病调查、医学处置、出具相应的医学证明文件,选择合理的医疗、预防、保健方案;②获取劳动报酬,享受国家规定的福利待遇,按照规定参加社会保险并享受相应待遇;③获得符合国家规定标准的执业基本条件和职业防护装备;④从事医学教育、研究、学术交流;⑤参加专业培训,接受继续医学教育;⑥对所在医疗卫生机构和卫生健康主管部门的工作提出意见和建议,依法参与所在机构的民主管理;⑦法律、法规规定的其他权利。

医师在执业活动中履行的义务包括:①树立敬业精神,恪守职业道德,履行医师职责,尽职尽责救治患者,执行疫情防控等公共卫生措施;②遵循临床诊疗指南,遵守临床技术操作规范和医学伦理规范等;③尊重、关心、爱护患者,依法保护患者隐私和个人信息;④努力钻研业务,更新知识,提高医学专业技术能力和水平,提升医疗卫生服务质量;⑤宣传推广与岗位相适应的健康科普知识,对患者及公众进行健康教育和健康指导;⑥法律、法规规定的其他义务。

2. 乡村医生管理法律制度 乡村医生(village doctor)是指取得当地卫生行政部门颁发的"乡村医生"证书,并在村卫生室从事医疗卫生工作的人员。我国于2003年颁布了《乡村医生从业管理条例》,对乡村医生的执业注册、执业规则、培训与考核等方面进行了规定。

(四)健康管理师管理制度

健康管理师(health manager)是从事对人群或个人健康和疾病的监测、分析、评估以及健康维护和健康促进的专业人员,是健康管家服务的主要提供者。健康管理师属于卫生行业特有职业范围。健康管理师是2005年10月劳动和社会保障部第四批正式发布的11个新职业之一。健康管理的工作内容包括:采集和管理个人或群体的健康信息;评估个人或群体的健康和疾病危险性;进行个人或群体健康咨询与指导;制订个人或群体的健康促进计划;对个人或群体进行健康维护;对个人或群体进行健康教育和推广;进行健康管理技术的研究与开发;进行健康管理技术应用的成效评估。

近年来，全国卫生健康法治战线认真贯彻党中央、国务院决策部署，卫生健康法律体系逐步完善，法治政府建设全面提速。为卫生健康事业高质量发展营造良好法治环境，为全面推进健康中国建设、实施积极应对人口老龄化国家战略提供有力法治保障。

第六节 医学伦理学

医学伦理学是一般伦理学原理在医疗实践中的具体运用，是运用一般伦理学的道德原则来解决医疗实践和医学科学发展中人们相互之间、医学团体与社会之间关系而形成的一门学科。医学伦理学是医学与伦理学相交叉形成的一门边缘学科，既是规范伦理学的一个分支，又是医学的组成部分。

从医学伦理学发展阶段看，医学伦理学可分为医德学，近、现代医学伦理学和生命伦理学。医德学是医学伦理学的初始阶段，是传统意义上的医学伦理学。医德学主要是指“医生道德学”，研究以个体医生为主体的、医患关系为重点的医疗职业道德。医德学内容包括范围广泛的职业戒条，反映了医生的美德和义务，它散载于医学及其他学科的著作之中，还没有形成真正的理论体系，因而尚不能称其为一门学科。近、现代医学伦理学除了美德论和义务论的理论和内容外，还增加了公益论。生命伦理学则是近、现代医学伦理学的进一步发展和完善，其理论基础还包括了价值论和功利论。生命伦理学比近、现代医学伦理学研究的范围要广，即由医疗职业扩大到整个卫生保健领域，由维护人的生命扩大到维护人类生命之外的生命。

一、健康管理伦理的定义和基本原则

医学伦理学的基本原则是医学道德最一般的道德原则，贯穿于医学道德体系始终，它是调节各种医学道德关系都需遵循的根本准则和最高要求。健康管理伦理（health management ethics）是指个人、团体、国家在健康管理中应该遵守的行为准则和规范，以及个人、团体、国家对公共健康应该承担的道德责任。健康管理伦理是医学伦理的重要组成部分和丰富发展。

（一）医学伦理学的基本原则和应用原则

1. 医学伦理学的基本原则

（1）尊重：尊重原则要求医务人员不仅应尊重患者及其家属的人格与尊严，还应尊重患者的利益、自主、隐私等。

（2）不伤害：也称为有利无伤原则，是指医务人员的医疗行为，其动机及结果均应该避免对患者的伤害。不伤害原则要求：①不滥施辅助检查；②不滥用药物；③不滥施手术。

（3）有利：医务人员的诊治行为以保护患者的利益、促进患者的健康、增进其幸福为目的。要求医务人员的行为确实让患者受益，必须符合以下条件：患者患有疾病；医务人员的行为与解除患者的疾苦有关；医务人员的行为可能解除患者的疾苦；患者受益不会给别人带来太大的伤害。

（4）公正：公正原则指的是医学服务中公平、正直地对待每一位患者。公正原则体现为两方面，一是人际交往公正，它要求医方与患方平等交往，对患者一视同仁，也称为平等待患；二是资源分配公正，指的是社会上的每一个人都具有平等享受卫生资源合理或公平分配的权利，而且对卫生资源的使用和分配具有参与决定的权利。

2. 医学伦理学的应用原则

（1）知情同意：知情同意（informed consent）也称知情许诺或承诺，临床上指在患者和医生之间，当对患者作出诊断或推荐一种治疗方案时，要求医务人员必须向患者提供包括诊断结论、治疗方案、病情预后以及治疗费用等方面的真实、充分的信息，尤其是诊断方案的性质、作用、依据、损害、风险以及不可预见的意外等情况，使患者或其家属经过深思熟虑自主作出选择，并以相应的方式表达其接受或拒绝此种治疗方案的意愿和承诺，并在患者方明确承诺后才可最终确定和实施拟订的治疗方案。

（2）医疗最优化原则：是指在临床实践中，诊疗方案的选择和实施追求以最小的代价获取最大效果的决策，也叫最佳方案原则。就临床医疗而言，最优化原则是最普遍，也是最基本的诊疗原则。医疗最优化原则要求疗效最佳、损伤最小、痛苦最轻、耗费最少。

（3）医疗保密：医疗保密（medical confidentiality）通常是指医务人员在医疗中不向他人泄露能造成医疗不良后果的有关患者疾病的隐私。医疗保密不仅指保守患者隐私和秘密，即为患者保密，而且也指在一些特定情况下不向患者泄露真实病情，即对患者保密。此外，还包括保守医务人员的秘密。

（4）生命价值原则：该原则包括三方面的内涵：①尊重人的生命，人的生命及其价值是至高无上的；②尊重生命的价值，人的生命价值是人的生命内在价值与外在价值的统一，对人的需要的满足，是医学行为选择的主要伦理依据；③人的生命是有价的，但如果生命质量低劣，就没有义务加以保护与保存。

（二）涉及人的生物医学研究中的伦理原则

随着生物医学研究的快速发展和伦理审查工作的逐步深入，迫切需要根据当前临床研究管理工作要求，统筹规划制度建设，进一步细化伦理审查、知情同意内容和规程，加强涉及人的生物医学研究伦理审查工作的法制化建设，提高伦理审查制度的法律层级，从而进一步明确法律责任，更好地保障受试者的合法权益。国家卫生和计划生育委员会于 2016 年按照规章制定程序形成了《涉及人的生物医学研究伦理审查办法》（以下简称《办法》）。

《办法》进一步明确了医疗卫生伦理委员会的职责和任务；补充了伦理审查的原则、规程、标准和跟踪审查的相关内容；进一步阐述了知情同意的基本内容和操作规程。《办法》明确规定涉及人的生物医学研究应当符合以下伦理原则。

1. 知情同意原则 尊重和保障受试者是否参加研究的自主决定权，严格履行知情同意程序，防止使用欺骗、利诱、胁迫等手段使受试者同意参加研究，允许受试者在任何阶段无条件退出研究。

2. 控制风险原则 首先将受试者人身安全、健康权益放在优先地位，其次才是科学和社会利益，研究风险与受益比例应当合理，力求使受试者尽可能避免伤害。

3. 免费和补偿原则 应当公平、合理地选择受试者，对受试者参加研究不得收取任何费用，对于受试者在受试过程中支出的合理费用还应当给予适当补偿。

4. 保护隐私原则 切实保护受试者的隐私，如实将受试者个人信息的储存、使用及保密措施情况告知受试者，未经授权不得将受试者个人信息向第三方透露。

5. 依法赔偿原则 受试者参加研究受到损害时，应当得到及时、免费治疗，并依据法律法规及双方约定得到赔偿。

6. 特殊保护原则 对儿童、孕妇、智力低下者、精神障碍患者等特殊人群的受试者，应当予以特别保护。

（三）健康管理中的伦理原则

健康管理的伦理原则受到医学伦理学基本原则和应用原则的引导，是相关原则在健康管理中的具体体现。健康管理中的伦理要求包括：①以人为本、以健康为中心：健康管理提供者应尊重服务对象，正确判断、及时处理服务对象的相关健康问题；②保护健康服务对象的隐私：体检医护人员可能知晓健康管理对象身高、体重、个人史、职业史、身体缺陷、疾病史、家庭状况等诸多信息，健康管理人员应对服务对象的隐私保密；③公平原则：健康管理的最终目标应是提高全民健康水平，因此健康管理服务的对象不能局限于高端人群，服务对象应有权平等享有健康管理服务；④避免过度诊疗原则：健康管理服务不应加重健康管理对象的经济和心理负担，不应为增加经济效益而任意增加体检项目，应避免重复检查等；⑤有利原则：健康管理服务提供者应维护服务对象利益，使之利益最大化，健康干预中还应帮助健康管理对象树立并提高健康意识水平，有助于提高健康管理效果。

二、健康管理的规范及权利、义务

医学伦理学规范是指在医德原则指导下协调医务人员人际关系及医务人员与社会关系的行为准则或具体要求，也是培养医务人员医德品质的具体标准。

（一）涉及人的生物医学研究伦理审查规范

《办法》明确了医疗卫生机构是涉及人的生物医学研究伦理审查日常管理的责任主体；规定了县级以上地方卫生健康行政部门对伦理委员会备案和伦理审查监管的职责和监督检查的内容；明确了国家和省级医学伦理专家委员会在监管工作中各自的职责任务。《办法》还补充了中医药管理部门对中医药研究项目伦理审查工作的监督管理职责以及中医药研究伦理委员会的职责任务。伦理委员会批准研究项目的基本标准是如下：①坚持生命伦理的社会价值；②研究方案科学；③公平选择受试者；④合理的风险与受益比例；⑤知情同意书规范；⑥尊重受试者权利；⑦遵守科研诚信规范。

（二）健康管理的伦理规范

医学道德规范是指依据一定的医学道德理论和原则而制定的，用于调整医疗工作中各种复杂的利益关系、评价医学行为善恶的准则。医学道德规范是社会对医务人员的基本道德要求，是医学伦理学原则的具体体现和补充。医学伦理学规范的内容包括：①救死扶伤，忠于职守；②钻研医术，精益求精；③平等交往，一视同仁；④举止端庄，语言文明；⑤廉洁行医，遵纪守法；⑥诚实守信，保守秘密；⑦互尊互学，团结协作。

健康管理的伦理规范是指在健康管理实践中，健康管理提供者与服务对象双方应共同遵守的行为准则，是医学伦理学的丰富和发展。健康管理的伦理规范旨在规范健康管理服务提供者和服务对象的双方行为，但因为服务提供者的主导地位，因此提供者是主要道德责任方，服务对象是次要的责任方。

健康管理提供者应遵守的规范包括：以人为本、文明管理；增进责任、积极主动；尊重个性、保护隐私；加强修养、提高水平；健全机制、规范制度；有效评价、完善监督；服务社会、保障健康。从健康管理的各个环节看，强化健康管理机构及相关服务人员的伦理观念，开展人性化的健康管理服务，有利于健康管理机构及人员与健康管理对象的沟通，提高健康管理效果。就服务对象而言，应遵守的规范包括：与时俱进、科学理念；重视权利、履行义务；配合管理、体现主体；彰显责任、实现健康。健康管理提供者和服务对象共同遵守的规范包括：双方平等、互相尊重；尊重法律、实践规范；相互信任、相互依托；良好合作、健康和谐。

（三）健康管理中的相关权利、义务

权利和义务是医学伦理学的基本范畴。医学伦理学意义上的权利和义务，与法律意义上的权利和义务有所区别。公民或法人尽到了自己的义务，则可以依法行使一定的权利、享受一定的利益。但在道德领域中，义务不以权利为前提。如果把获得权利作为履行义务的条件，就不是真正履行道德义务。

1. 健康管理中相关主体的权利　就医生的道德权利来说，法律权利本身也是道德权利。我国《中华人民共和国医师法》明确规定了医师在执业活动中的权利，这些权利也是医师的道德权利。另外，医生还享有更广泛的道德权利，最主要的是特殊的干涉权。但是，医生的特殊干涉权

不是任意行使的，只有当患者自主性与生命价值原则、有利原则、公正原则以及社会公益发生矛盾时，医生使用这种权利才是正确的。

患者享有的权利包括：①平等享受医疗的权利；②获得信息的权利；③自主同意的权利；④要求保护隐私的权利；⑤因疾病免除一定社会责任和义务的权利；⑥监督针对自己的医疗措施实施的权利。

在健康管理中，健康管理提供者还应享有的权利包括：维护服务对象健康的权利、为服务对象提供健康服务的权利等。服务对象享有的权利还包括：平等的健康保健权、知晓健康管理相关措施及进程的权利、保护自身正当利益的权利、保护秘密和隐私的权利、要求赔偿健康损害的权利等。

2. 健康管理中相关主体的义务 医疗行为过程中，医务人员对患者、他人和社会所负的道德责任以及患者所负的道德责任，它是道德义务在医疗实践中的具体体现。

医务人员的义务包括以下内容。

（1）医务人员对患者的道德义务：救死扶伤是医务人员最基本的道德义务，这也是医务人员的职业责任和道德义务，是不以任何条件为前提的；医务人员为患者保密是医务人员特有的传统道德义务。

（2）医务人员对社会的道德义务：医务人员有承担医疗咨询、保健宣传以及疾病普查和预防等社会性义务。此外，医生要为公共福利事业贡献自己的技术和毕生精力，努力支持必要的社会保险和社会保障制度。

（3）医务人员对同行的义务：在对疑难及重病的治疗过程以及攻克医学科研难题的过程中，医务人员对同行负有相互尊重、团结协作的道德义务。

（4）对发展医学科学的义务：当今医学科学成就无不凝聚着前人的科研结晶。作为医务工作者必然肩负起为人类健康、发展医学科学的义务。

患者的义务包括以下内容。

（1）积极配合治疗的义务：患者应当尊重医务人员的劳动和人格，积极、主动地配合治疗工作。

（2）恢复和保持健康的义务：患者应积极治疗，使机体尽快恢复健康，而且要加强锻炼，增加抵抗力，减少疾病的发生，保持强健的体魄。

（3）承担相关费用的义务：根据国情，患者应承担相应的医疗、药品费用。

在健康管理活动中，健康管理提供者的义务包括：为服务对象提供健康保健服务；为服务对象解除痛苦的义务；对服务对象进行宣传、教育的义务；为服务对象保守秘密、保护隐私的义务；满足服务对象正当需求的义务。健康管理提供者对社会的义务包括：面向社会的预防保健义务；提高社会人群生命质量的义务；推进健康事业发展的义务。健康管理服务对象的义务主要包括：保持和恢复健康的义务；承担相关费用的义务；支持、配合健康管理提供者的健康管理工作的义务。

本章小结

全球健康战略是针对全球面临的主要卫生问题，由 WHO 倡导的总体卫生健康发展战略目标以及基本实现途径，也称为全球卫生策略。其主要包括 21 世纪人人享有卫生保健、初级卫生保健、千年发展目标和可持续发展目标等。

流行病学是人们在与疾病的长期斗争中形成的一门医学应用科学，是一门重要的医学方法学，广泛应用于公共卫生与预防医学、临床医学、基础医学等学科，在社会、经济、管理等领域中也同样发挥着重要作用。本章介绍了流行病学的基本概念、常用的研究方法和指标，以及流行病学的应用。

实施国家基本公共卫生服务项目是促进基本公共卫生服务逐步均等化的重要内容，也是我国公共卫生制度建设的重要组成部分。国家基本公共卫生服务项目主要包括12项内容。

循证医学是有意识地、明确地、审慎地利用现有最好的证据制定关于个体患者的诊治方案。系统综述是应用一定的标准化方法，针对某一特定问题的相关研究报告进行全面、系统地收集，并对它们进行鉴定、选择和严格评价，从符合纳入标准的研究报告中提取相关的资料，做整合性分析，最终得出综合性的结论。

近年来，全国卫生健康法治战线认真贯彻党中央、国务院决策部署，卫生健康法律体系逐步完善，法治政府建设全面提速。健康管理机构和服务人员在提供健康管理服务过程中应遵守相关的法律。

健康管理伦理是指个人、团体、国家在健康管理中应该遵守的行为准则和规范，以及个人、团体、国家对公共健康应该承担的道德责任。健康管理伦理是医学伦理的重要组成部分和丰富发展。

（王耀刚）

思考题

1. 何谓流行病学，流行病学的研究方法有哪些？
2. 健康中国2020年、2030年、2050年“三步走”的目标是什么？
3. 社区公共卫生服务的基本原则和服务内容是什么？
4. 循证医学与传统医学有什么区别？
5. 健康管理相关的疾病预防与控制法律制度有哪些？
6. 健康管理伦理的定义和基本原则是什么？

第四章　中医治未病的理念和方法

本章主要介绍中医治未病思想的由来、内涵与发展，中医养生学理论的基础知识，中医9种常见体质类型的判定方法及其在中医治未病思想中的应用。

第一节　中医治未病与养生概念

一、中医治未病的基础知识

中医“治未病”（preventive treatment of disease）是中华民族伟大的医学思想，“治未病”一词在最早见于《黄帝内经》。如《素问·四气调神大论篇》言：是故圣人不治已病，治未病，不治已乱，治未乱，此之谓也。夫病已成而后药之，乱已成而后治之，譬犹渴而穿井，斗而铸锥，不亦晚乎？意思是说好的医生治病，能够在病情潜伏或尚未恶化的时候就已经掌握病情并早期治疗，治病于萌芽，消病于无形，防病于无病。

关于“上工治未病”有这样一个传说。战国时期杰出的医生扁鹊，医术高超，流芳百世，但是扁鹊说他的医术不如他的两个哥哥，大哥最好，上医治未病，防止病情发作；二哥次之，治欲病之病，治病于病情刚刚发作之时；而他最差，治已病，属于下工，治病于病情严重之时。

“治未病”是中国传统医学历经千年的理念和实践，其预防医学思想，核心要点包括未病养生、防病于先，欲病救萌、防微杜渐，已病早治、防其传变，瘥后调摄、防其复发等诸多方面。概括起来主要是未病先防，已病早治、既病防变和愈后防复等方面的内容。

（一）未病先防

是指在疾病发生之前就积极采取有效措施，防止疾病的发生。如何做到未病先防，既强调在疾病未发生之前调摄情志，适当劳逸，合理膳食，谨慎起居，又倡导气功、太极拳等有益身心健康的健身方法，同时强调可以运用针灸、推拿、药物调养等方法调节机体的生理状态，以达到保健和防病作用。

（二）已病早治、既病防变

是指疾病一旦发生，就要早期诊治，防止传变。是根据人体阴阳失衡、脏腑功能失调的动态变化，把握疾病发生发展与转变规律，以防止疾病的发展与传变。外邪初袭人体，病情轻浅，若不及时诊治，病邪会由表入里，病情由轻变重，给治疗带来困难。《素问·阴阳应象大论篇》说：“邪风之至，疾如风雨，故善治者治皮毛，其次治肌肤，其次治筋脉，其次治六腑，其次治五脏。治五脏者半死半生也。”其次，各种疾病都有不同的传变途径及发展规律，如外感病多以六经传变、卫气营血传变或三焦传变；内伤杂病则多以五行生克制化规律传变及经络传变等。体现在现代临床，治疗疑难性疾病及慢性疾病时，采取积极的干预措施，可达到阻止疾病进展，防止出现并发症的目的。

（三）愈后防复

是指疾病初愈时，采取适当的调养方法及善后治疗，防止疾病复发。疾病初愈，虽然症状消失，但此时邪气未尽，正气未复，气血未定，阴阳未平，必待调理方能渐趋康复。所以在疾病发生后，可适当用药物巩固疗效，同时配合饮食调养，注意劳逸得当，生活起居规律，以期早日康复，从而避免疾病的复发。

中医治未病是一个养生防病和健康管理的系统工程。作为中医学的重要组成部分，至今仍有效地指导临床实践。其思想观念前移，经费投入前移，措施落实重心前移，为解决看病难题提供了一个新思路。

发展“治未病”应借助现代科学技术和管理方法，从模式创新做起，从“前移”与“下移”的结合做起，从健康保障的模式做起，“人人享有健康”将会在和谐社会得到真正的实现。

二、治未病是中医特色的健康管理

健康管理主要从人们的生活方式，如饮食、锻炼、控制体重、吸烟、精神压力等方面入手，通过控制健康危险因素，有效降低可控制危险因素是健康管理的关键。中医正是主张通过饮食、运动、精神调摄等个人养生保健方法和手段来维持人体的阴阳气血平衡，以达到维持“精神内守，真气从之”的健康状态。中医“治未病”在我国有悠久的历史，“治未病”强调人们应该注重保养身体，培养正气，提高机体的抵御病邪能力，达到未生病前预防疾病的发生、生病之后防止进一步发展、疾病痊愈以后防止复发的目的。中医“治未病”运用于亚健康、常见病、多发病，特别是高血压、糖尿病以及恶性肿瘤等慢性疾病的预防、治疗和康复养生，可以消除或减少精神、心理以及不良生活习惯等“致病因素”的影响，达到维护人体健康状态和预防疾病的目的。中医“治未病”贯穿于健康管理的全过程。

（一）中医体质辨识是实践“治未病”的方法

中医体质辨识，即以人的体质为认知对象，从体质状态及不同体质分类的特性，把握其健康与疾病的整体要素与个体差异的手段，从而制订防治原则，选择相应的治疗、预防、养生方法，进行“因人制宜”的干预。中医体质辨识是体质健康管理的核心环节，体质健康管理的步骤包括：收集体质健康信息、辨识体质类型、实现体质调护、评价体质调护效果。体质辨识是制订体质调护计划的基础，是实施体质三级预防的依据。2009 年中医体质辨识已纳入卫生部《国家基本公共卫生服务规范》，进入国家公共卫生体系。

目前很多医疗机构开展了中医体检，即中医体质辨识。中医体质辨识是以人的体质为认知对象，从体质状态及不同体质分类的特性，把握其健康与疾病的整体要素与个体差异。它可补充西医体检在亚健康诊断和干预方面的不足。根据中医诊断学理论，通过望、闻、问、切，对受检者的神、色、形态进行观察，加上舌质、舌苔以及脉象等的检查，中医师可对受检者的身体状况作出一个综合判断，然后根据体质分型的结果，对受检者的日常生活、饮食、情绪、起居等进行恰当的指导。

北京中医药大学王琦教授领导的课题组建立了体质分类的标准化工具——《中医体质分类与判定》标准，开发了三维中医体质模型，为中医体质辨识的量化、标准化提供了依据。

（二）有针对性地指导后续的干预服务

中医治未病的优势更表现在健康干预的方法和手段上。中医有着丰富的养生理论和方法，有着中医特色的药物和非药物方法，包括情志调摄、四季养生、膳食调养、药物调理、导引、针灸、按摩、熏蒸、药浴等。

中医学治未病理论与现代健康管理理念一样，为疾病的早期防治提供干预指导。中医学以其独特的理论体系及丰富的实践经验，展现了中医药预防保健的优势。其辨识体质方法，辨证论治手段，单味药、药膳、针灸、推拿及传统养生运动等方法，均具有简便、有效、廉价的特点，有良好的推广应用前景。

治未病可以采用食疗、服膏方、针灸、推拿、导引吐纳、气功、五禽戏和太极拳等方法进行养生保健，并以整体观和辨证论治的原则，对一般社区人群和高危人群实行干预。而制订客观标准的健康管理方案可促进治未病的发展和规范化。治未病的健康管理方案可以更好地发挥其临床中医药综合服务功能。

2008年1月，时任国务院副总理吴仪在全国中医药工作会议上提出要研究中医"治未病"思想之后，中医药行业加大了对治未病思想的研究力度，中医"治未病"健康工程将推动以疾病为中心的生物医学模式，向以人的健康为目的、实现个体化诊疗的新医学模式转变。充分发挥中医"治未病"思想，必将促进中国人民和世界人民健康。

目前国家中医药管理局正在全国范围内开展中医"治未病"试点工作，这将大大推动中医"治未病"的普及、发展。实践中医"治未病"思想，对充分发挥中医药在预防、保健、养生、康复等方面的作用，进一步拓展中医药的服务范围，增强中医药防治疾病的综合能力，提升人民群众的健康素质具有重大意义。

第二节　体质与治未病

中医体质学认为，体质现象是人类生命活动的一种重要表现形式。体质决定了人们的健康，决定人们对某些致病因子和疾病的易感性，也决定了得病之后的反应形式以及治疗效果和预后转归。为此，应用中医体质分类理论，根据不同体质类型采取分类管理的方法，选择相应的预防、治疗、养生方法进行体质调护，对实现个性化的、有针对性的健康管理具有重要意义。

一、中医体质的相关概念

（一）体质的概念

中医认为，体质（constitution）是一种客观存在的生命现象，是人体生命过程中在先天禀赋和后天获得的基础上所形成的形态结构、生理功能和心理状态方面的综合、相对稳定的固有特质。个体体质的不同，表现为在生理状态下对外界刺激的反应和适应上的某些差异性，以及发病过程中对某些致病因子的易感性和疾病发展的倾向性。

（二）体质的特点

1. 遗传性　个体体质的特点，都是以先天遗传因素为基础，在后天成长过程中，经过自然、社会、境遇、饮食等诸多因素的影响而逐渐形成的。遗传因素维持着个体体质特征相对稳定，是决定体质形成和发展的基础。

2. 稳定性　个体禀赋父母的遗传信息，在生命过程中遵循着某种既定的内在规律，呈现出与亲代类似的特征，个体体质一旦形成，在一定时期内不易发生太大的改变。然而，由于环境因素、精神因素、营养状况、饮食习惯、疾病损害等后天因素均参与并影响体质的形成，从而使得体质只具有相对的稳定性。

3. 可变性　先天禀赋决定着个体体质的相对稳定性和个体体质的特异性，后天受各种因素影响又使得体质具有可变性。机体随着年龄的变化呈现出特有的体质特点，同时受外环境诸多因素的影响而使体质发生变化，以上两种因素使得体质具有动态的可变性。

4. 多样性　遗传因素的多样性和环境因素的复杂性使个体体质存在明显的差异，呈现出多样性的特征；即使是同一个个体，在不同的生命阶段其体质特点也是动态可变的。主要通过人体形态、功能和心理活动的差异表现出来。

5. 趋同性　处于同一历史背景、同一地方区域或饮食起居条件比较相似的人群，由于其遗传背景和外界条件的类同性，使人群的体质具有相同或类似的特点，形成了地域人群的不同体质特征，使特定人群的体质呈现类似的特征，因此体质具有群类趋同性。

6. 可调性　体质的形成是先天、后天因素长期共同作用的结果，它既是相对稳定的，也是动态可变和联系可测的，这就使体质的调节成为可能，针对各种体质类型及早采取相应措施，纠正和改善偏颇，以减少个体对疾病的易感性，可以预防疾病发生或延缓发病。

（三）体质的形成

体质的形成是机体内外环境多种复杂因素共同作用的结果，主要关系到先天因素和后天因素两方面，并与性别、年龄、地理、饮食、精神情志及疾病等因素有关。

1. 先天因素　先天因素是体质形成的基础，即张介宾称之为“形体之基”。父母的体质特征通过遗传，使后代具有类似父母的个体特点，是先天因素的一方面，同时胎儿的发育营养状况也对体质特点的形成起重要作用。

体质上存在着性别差异。男为阳，女为阴。男性多禀阳刚之气，脏腑功能较强，体魄健壮魁梧，能胜任繁重的体力和脑力劳动，性格多外向，粗犷，心胸开阔；女性多禀阴柔之气，脏腑功能较弱，体形小巧苗条，性格多内向，喜静，细腻，多愁善感。男子之病，多由伤精耗气，女子之病，多由伤血。此外，由于妇女有经、带、胎、产、乳等特殊生理现象，故有月经期、妊娠期和产褥期的体质改变。

2. 后天因素

（1）饮食因素：不同的膳食含有不同的营养成分，长期的饮食习惯和固定的膳食品种质量，对人体形成相对稳定的体质产生重要作用。如嗜食肥甘厚味可助湿生痰，形成痰湿体质；嗜食辛辣，则易化火伤阴，形成阴虚火旺体质；合理的膳食结构，科学的饮食习惯，可使痰湿不生，阴阳平秘，体质强壮。

（2）生活起居：适度的劳作或体育锻炼，可强壮人的筋骨，通利关节，气机通畅，气血调和；适当的休息，有利于消除疲劳，恢复体力和脑力，维持人体正常的功能活动。劳逸结合，有利于人体的身心健康，保持良好的体质。但长期劳作过度，则易损伤筋骨肌肉，多形成虚性体质。而过度安逸，长期养尊处优，四体不勤，则可使气血不畅，可形成血瘀体质，或筋肉松弛，脾胃功能减退，而形成痰瘀型体质。

（3）精神情志：精神情志是人体对外界客观事物刺激的正常反应，反映了机体对自然、社会环境变化的适应、调节能力。精神情志贵于调和。情志和调，则气血通畅，脏腑功能协调，体质强壮；反之，长期强烈的精神刺激，超过了人体的生理调节能力，可致脏腑精气的不足或紊乱，从而形成某种特定的体质。如长期精神抑郁，情志不畅，易形成气郁体质或血瘀体质。

（4）地理因素：地理因素是影响人类体质的又一重要因素。地方区域的不同，主要包括水土性质、气候类型、气象因素、生活条件、饮食习惯影响形成的东、南、西、北、中五方人的体质差异及其特征。一般而言，北方地区之人形体多壮实，腠理多致密；南方之人多体型瘦弱，腠理偏疏松；居住环境的寒冷潮湿，易形成阴盛体质或湿盛体质。

（5）疾病、针药：疾病是促使体质改变的一个重要因素。疾病所形成的气血阴阳的损伤可转变成稳定的影响体质的因素。某些疾病尤其是一些慢性消耗性和营养障碍性疾病，对体质的影响最为明显，如肺痨（肺结核）易导致阴虚体质。一般情况下，疾病改变体质多是向不利的方向转化。

药物具有不同的性味特点，针灸也具相应的补泻效果，能够调整脏腑精气阴阳之盛衰及经络气血之偏颇。用之得当，可收到补偏救弊的功效，使病理体质恢复正常；但用之不当，将会加重体质损害，使体质由强变弱，或出现阴阳气血之盛衰偏倾，使体质由壮变衰，由强变弱。

总之，体质禀赋于先天，受制于后天。先天、后天多种因素构成影响体质的内外环境，在诸多因素的共同作用下，形成个体不同的体质特征。

（四）体质的构成

体质表现为形态结构、生理功能和心理状态三方面相对稳定的特性。一定的形态结构必然产生相应的生理功能和心理特征，而随着形态结构、生理功能的变化，又会产生一定的心理过程和个性心理特征。二者相互依存、相互影响，在体质的固有特征中综合地体现出来。因此，体质由形态结构、生理功能和心理状态三方面的差异性构成。

1. 形态结构 人体形态结构上的差异性是个体体质特征的重要组成部分。包括外在形态结构和内部形态结构。外在形态结构包括体格、体型、体重、性征、体姿、面色、毛发、舌象、脉象等。内部形态结构包括脏腑、经络、气血津液等。中医脏象学说认为，内部形态结构与外观形象之间是有机的整体，外部形态结构是体质的外在表现，内部结构形态是体质的内在基础，通过观察形体的强弱胖瘦，可测知内脏的坚脆、气血的盛衰等。一般五脏气血精液充盈、功能良好，则外形强壮；表现为骨骼粗大，胸廓宽厚，肌肉充实，皮肤润泽，举动灵活等，是强壮的征象，多见于强壮体质；骨骼细小，胸廓狭窄，肌肉瘦弱，皮肤干燥，举动迟钝等，是衰弱的表现，多见于虚弱体质。中医还从望、闻、问、切四诊合参的方法观察体型、体态、头面、五官、躯体、四肢、面色、毛发、皮肤及舌脉等方面的状况，以了解个体的体质特征。

2. 生理功能 形态结构是产生生理功能的基础，个体不同的形态结构决定着机体个体生理功能及对反应的差异。个体生理功能的个性特征，又会影响其形态结构，引起一系列相应的改变。

人体的生理功能是内部形态结构完整性、协调性的反应，是脏腑经络及精气血津液盛衰的体现。中医主要通过望目光、神情、色泽、体态，呼吸、舌象及脉象等，以了解个体的精神意识、思维活动以及对外界的反应和适应能力、自我调节能力、防病抗病能力，新陈代谢情况等，从而判断机体各脏腑生理功能的个体差异性。如神志清楚，两目灵活，精力充沛，反应灵敏，自身调节和对外适应能力强，说明个体精气充足神旺，多见于平和质之人；精神不振，双目乏神，少气懒言，动作迟缓，反应迟钝，多说明机体精气不足，生理功能减退，多见于虚性体质。

3. 心理特征 心理是指客观事物在大脑中的反应，是感觉、知觉、情感、记忆、思维、性格、能力等的总称，属于中医学神的范畴。《素问·阴阳应象大论篇》指出"人有五脏化五气，以生喜怒悲忧恐。"不同脏腑的功能活动，总是表现为某种特定的情感、情绪反应与认知活动。个体脏腑精气及其功能各有所别，故个体情志活动也有差异。心理特征的差异，主要表现在人格、气质、性格的差异。中医辨识心理特征，主要通过观察情感倾向、感情色彩、认知速度、意志强弱、行为表现等方面，了解人体气质特点与人格倾向。如阴虚之人，性情急躁，外向好动，活泼；阳虚之人性格多沉静、内向；气郁之人性格内向不稳定、敏感多虑。

机体形态结构、生理功能和心理特征三方面，基本概括了体质的基本要素，通过把握人体生命的本质特征，从而就能对个体体质作出准确判断。

二、中医体质辨识与分类

（一）体质的分类方法

体质的分类方法是认识和掌握体质差异性的重要手段。中医学体质的分类，是以整体观念为指导思想，主要是根据中医学阴阳五行、脏腑、精气血津液等基本理论来确定人群中不同个体的体质差异性。古今医家从不同角度对体质作了不同的分类。其具体分类方法有阴阳分类法、五行分类法、脏象阴阳分类法、阴阳属性分类法、阴阳虚实分类法等。现代医家多从临床角度根据发病群体中的体质变化、表现特征进行分类，但由于观察角度、分类方法的不同，对体质划分的类型、命名方法也有所不同，有四分法、五分法、六分法、七分法、九分法等，其分类的基础，是脏腑经络及精气血津液的结构与功能的差异。为了使体质辨识方法更科学、规范与实用，目前研究人员开发了《中医体质量表》，制定了《中医体质分类与判定》标准，将人体体质分成 9 种类型：

即平和质、气虚质、阳虚质、阴虚质、痰湿质、湿热质、血瘀质、气郁质及特禀质。这种体质分类法是结合了形体结构、生理功能、心理特点等综合因素后提出的，现已为中医界广泛认同。

（二）9种常见体质类型特征

1. 平和质（A型）

总体特征：阴阳气血调和，以体态适中、面色红润、精力充沛等为主要特征。

形体特征：体形匀称健壮。

常见表现：面色、肤色润泽，头发稠密有光泽，目光有神，鼻色明润，嗅觉通利，唇色红润，不易疲劳，精力充沛，耐受寒热，睡眠良好，胃纳佳，二便正常，舌色淡红，苔薄白，脉和缓有力。

心理特征：性格随和开朗。

发病倾向：平素患病较少。

对外界环境适应能力：对自然环境和社会环境适应能力较强。

2. 气虚质（B型）

总体特征：元气不足，以疲乏、气短、自汗等气虚表现为主要特征。

形体特征：肌肉松软不实。

常见表现：平素语音低弱，气短懒言，容易疲乏，精神不振，易出汗，舌淡红，舌边有齿痕，脉弱。

心理特征：性格内向，不喜冒险。

发病倾向：易患感冒、内脏下垂等病；病后康复缓慢。

对外界环境适应能力：不耐受风、寒、暑、湿邪。

3. 阳虚质（C型）

总体特征：阳气不足，以畏寒怕冷、手足不温等虚寒表现为主要特征。

形体特征：肌肉松软不实。

常见表现：平素畏冷，手足不温，喜热饮食，精神不振，舌淡胖嫩，脉沉迟。

心理特征：性格多沉静、内向。

发病倾向：易患痰饮、肿胀、泄泻等病；感邪易从寒化。

对外界环境适应能力：耐夏不耐冬；易感风、寒、湿邪。

4. 阴虚质（D型）

总体特征：阴液亏少，以口燥咽干、手足心热等虚热表现为主要特征。

形体特征：体形偏瘦。

常见表现：手足心热，口燥咽干，鼻微干，喜冷饮，大便干燥，舌红少津，脉细数。

心理特征：性情急躁，外向好动，活泼。

发病倾向：易患虚劳、失精、不寐等病；感邪易从热化。

对外界环境适应能力：耐冬不耐夏；不耐受暑、热、燥邪。

5. 痰湿质（E型）

总体特征：痰湿凝聚，以形体肥胖、腹部肥满、口黏苔腻等痰湿表现为主要特征。

形体特征：体形肥胖，腹部肥满松软。

常见表现：面部皮肤油脂较多，多汗且黏，胸闷，痰多，口黏腻或甜，喜食肥甘甜黏，苔腻，脉滑。

心理特征：性格偏温和、稳重，多善于忍耐。

发病倾向：易患消渴、中风、胸痹等病。

对外界环境适应能力：对梅雨季节及湿重环境适应能力差。

6. 湿热质（F型）

总体特征：湿热内蕴，以面垢油光、口苦、苔黄腻等湿热表现为主要特征。

形体特征：形体中等或偏瘦。

常见表现：面垢油光，易生痤疮，口苦口干，身重困倦，大便黏滞不畅或燥结，小便短黄，男性易阴囊潮湿，女性易带下增多，舌质偏红，苔黄腻，脉滑数。

心理特征：容易心烦急躁。

发病倾向：易患疮疖、黄疸、热淋等病。

对外界环境适应能力：对夏末秋初湿热气候，湿重或气温偏高环境较难适应。

7. 血瘀质（G型）

总体特征：血行不畅，以肤色晦黯、舌质紫黯等血瘀表现为主要特征。

形体特征：胖瘦均见。

常见表现：肤色晦黯，色素沉着，容易出现瘀斑，口唇黯淡，舌黯或有瘀点，舌下络脉紫黯或增粗，脉涩。

心理特征：易烦，健忘。

发病倾向：易患症瘕及痛证、血证等。

对外界环境适应能力：不耐受寒邪。

8. 气郁质（H型）

总体特征：气机郁滞，以神情抑郁、忧虑脆弱等气郁表现为主要特征。

形体特征：形体瘦者为多。

常见表现：神情抑郁，情感脆弱，烦闷不乐，舌淡红，苔薄白，脉弦。

心理特征：性格内向不稳定、敏感多虑。

发病倾向：易患脏躁、梅核气、百合病及郁证等。

对外界环境适应能力：对精神刺激适应能力较差；不适应阴雨天气。

9. 特禀质（I型）

总体特征：先天失常，以生理缺陷、过敏反应等为主要特征。

形体特征：过敏体质者一般无特殊；先天禀赋异常者或有畸形，或有生理缺陷。

常见表现：过敏体质者常见哮喘、风团、咽痒、鼻塞、喷嚏等；患遗传性疾病者有垂直遗传、先天性、家族性特征；患胎传性疾病者具有母体影响胎儿个体生长发育及相关疾病特征。

心理特征：随禀质不同情况各异。

发病倾向：过敏体质者易患哮喘、荨麻疹、花粉症及药物过敏等；遗传性疾病如血友病、先天愚型等；胎传性疾病如五迟（立迟、行迟、发迟、齿迟和语迟）、五软（头软、项软、手足软、肌肉软、口软）、解颅、胎惊等。

对外界环境适应能力：适应能力差，如过敏体质者对易致过敏季节适应能力差，易引发宿疾。

（三）体质类型的判定方法

体质类型的判定方法分为四个步骤。

第一步　填表

回答《中医体质分类与判定表》中的全部问题，每一问题按5级评分，并用对号进行标记（√）。

平和质

请根据近一年的体验和感觉，回答以下问题。	没有（根本不）	很少（有一点）	有时（有些）	经常（相当）	总是（非常）
（1）您精力充沛吗？	1	2	3	4	5
（2）您容易疲乏吗？*	1	2	3	4	5
（3）您说话声音无力吗？*	1	2	3	4	5

续表

请根据近一年的体验和感觉，回答以下问题。	没有（根本不）	很少（有一点）	有时（有些）	经常（相当）	总是（非常）
(4) 您感到闷闷不乐吗？*	1	2	3	4	5
(5) 您比一般人耐受不了寒冷（冬天的寒冷，夏天的冷空调、电扇等）吗？*	1	2	3	4	5
(6) 您能适应外界自然和社会环境的变化吗？	1	2	3	4	5
(7) 您容易失眠吗？*	1	2	3	4	5
(8) 您容易忘事（健忘）吗？*	1	2	3	4	5
判断结果：□是　□倾向是　□否					

注：标有 * 的条目需先逆向计分，即 1 → 5，2 → 4，3 → 3，4 → 2，5 → 1，再用公式计算转化分。

气虚质

请根据近一年的体验和感觉，回答以下问题。	没有（根本不）	很少（有一点）	有时（有些）	经常（相当）	总是（非常）
(1) 您容易疲乏吗？	1	2	3	4	5
(2) 您容易气短（呼吸短促，接不上气）吗？	1	2	3	4	5
(3) 您容易心慌吗？	1	2	3	4	5
(4) 您容易头晕或站起时晕眩吗？	1	2	3	4	5
(5) 您比别人容易患感冒吗？	1	2	3	4	5
(6) 您喜欢安静、懒得说话吗？	1	2	3	4	5
(7) 您说话声音无力吗？	1	2	3	4	5
(8) 您活动量稍大就容易出虚汗吗？	1	2	3	4	5
判断结果：□是　□倾向是　□否					

阳虚质

请根据近一年的体验和感觉，回答以下问题。	没有（根本不）	很少（有一点）	有时（有些）	经常（相当）	总是（非常）
(1) 您手脚发凉吗？	1	2	3	4	5
(2) 您胃脘部、背部或腰膝部怕冷吗？	1	2	3	4	5
(3) 您感到怕冷、衣服比别人穿得多吗？	1	2	3	4	5
(4) 您比一般人耐受不了寒冷（冬天的寒冷，夏天的冷空调、电扇等）吗？	1	2	3	4	5
(5) 您比别人容易患感冒吗？	1	2	3	4	5
(6) 您吃（喝）凉的东西会感到不舒服或者怕吃（喝）凉东西吗？	1	2	3	4	5
(7) 您受凉或吃（喝）凉的东西后，容易腹泻（拉肚子）吗？	1	2	3	4	5
判断结果：□是　□倾向是　□否					

阴虚质

请根据近一年的体验和感觉，回答以下问题。	没有（根本不）	很少（有一点）	有时（有些）	经常（相当）	总是（非常）
(1) 您感到手脚心发热吗？	1	2	3	4	5
(2) 您感觉身体、脸上发热吗？	1	2	3	4	5
(3) 您皮肤或口唇干吗？	1	2	3	4	5
(4) 您口唇的颜色比一般人红吗？	1	2	3	4	5
(5) 您容易便秘或大便干燥吗？	1	2	3	4	5
(6) 您面部潮红或偏红吗？	1	2	3	4	5
(7) 您感到眼睛干涩吗？	1	2	3	4	5
(8) 您活动量稍大就容易出虚汗吗？	1	2	3	4	5
判断结果：□是　□倾向是　□否					

痰湿质

请根据近一年的体验和感觉，回答以下问题。	没有（根本不）	很少（有一点）	有时（有些）	经常（相当）	总是（非常）
(1) 您感到胸闷或腹部胀满吗？	1	2	3	4	5
(2) 您感到身体不轻松或不爽快吗？	1	2	3	4	5
(3) 您腹部肥满松软吗？	1	2	3	4	5
(4) 您有额部油脂分泌多的现象吗？	1	2	3	4	5
(5) 您上眼睑比别人肿（仍轻微隆起的现象）吗？	1	2	3	4	5
(6) 您嘴里有黏黏的感觉吗？	1	2	3	4	5
(7) 您平时痰多，特别是咽喉部总感到有痰堵着吗？	1	2	3	4	5
(8) 您舌苔厚腻或有舌苔厚厚的感觉吗？	1	2	3	4	5
判断结果：□是　□倾向是　□否					

湿热质

请根据近一年的体验和感觉，回答以下问题。	没有（根本不）	很少（有一点）	有时（有些）	经常（相当）	总是（非常）
(1) 您面部或鼻部有油腻感或者油亮发光吗？	1	2	3	4	5
(2) 您容易生痤疮或疮疖吗？	1	2	3	4	5
(3) 您感到口苦或嘴里有异味吗？	1	2	3	4	5
(4) 您大便黏滞不爽、有解不尽的感觉吗？	1	2	3	4	5
(5) 您小便时尿道有发热感、尿色浓（深）吗？	1	2	3	4	5
(6) 您带下色黄（白带颜色发黄）吗？（限女性回答）	1	2	3	4	5
(7) 您的阴囊部位潮湿吗？（限男性回答）	1	2	3	4	5
判断结果：□是　□倾向是　□否					

血瘀质

请根据近一年的体验和感觉，回答以下问题。	没有（根本不）	很少（有一点）	有时（有些）	经常（相当）	总是（非常）
(1) 您的皮肤在不知不觉中会出现青紫瘀斑（皮下出血）吗？	1	2	3	4	5
(2) 您两颧部有细微红丝吗？	1	2	3	4	5
(3) 您身体上有哪里疼痛吗？	1	2	3	4	5
(4) 您面色晦黯或容易出现褐斑吗？	1	2	3	4	5
(5) 您容易有黑眼圈吗？	1	2	3	4	5
(6) 您容易忘事（健忘）吗	1	2	3	4	5
(7) 您口唇颜色偏黯吗？	1	2	3	4	5
判断结果：□是 □倾向是 □否					

气郁质

请根据近一年的体验和感觉，回答以下问题。	没有（根本不）	很少（有一点）	有时（有些）	经常（相当）	总是（非常）
(1) 您感到闷闷不乐吗？	1	2	3	4	5
(2) 您容易精神紧张、焦虑不安吗？	1	2	3	4	5
(3) 您多愁善感、感情脆弱吗？	1	2	3	4	5
(4) 您容易感到害怕或受到惊吓吗？	1	2	3	4	5
(5) 您胁肋部或乳房胀痛吗？	1	2	3	4	5
(6) 您无缘无故叹气吗？	1	2	3	4	5
(7) 您咽喉部有异物感，且吐之不出、咽之不下吗？	1	2	3	4	5
判断结果：□是 □倾向是 □否					

特禀质

请根据近一年的体验和感觉，回答以下问题。	没有（根本不）	很少（有一点）	有时（有些）	经常（相当）	总是（非常）
(1) 您没有感冒时也会打喷嚏吗？	1	2	3	4	5
(2) 您没有感冒时也会鼻塞、流鼻涕吗？	1	2	3	4	5
(3) 您有因季节变化、温度变化或异味等原因而咳喘的现象吗？	1	2	3	4	5
(4) 您容易过敏（对药物、食物、气味、花粉或在季节交替、气候变化时）吗？	1	2	3	4	5
(5) 您的皮肤容易起荨麻疹（风团、风疹块、风疙瘩）吗？	1	2	3	4	5
(6) 您因过敏出现过紫癜（紫红色瘀点、瘀斑）吗？	1	2	3	4	5
(7) 您的皮肤一抓就红，并出现抓痕吗？	1	2	3	4	5
判断结果：□是 □倾向是 □否					

第二步　计算原始分

用简单求和的方法，将各条目所得的分值相加，就得到原始分数。计分方法：原始分 = 各个条目的分值相加。

第三步　计算转化分

计分方法：转化分数 =［（原始分 − 条目数）/（条目数 × 4）］× 100

第四步　判定体质

根据转化分的结果进行以下判定。

平和质与偏颇体质判定标准表

体质类型	条件	判定结果
平和质	平和体质转化分≥60 分 其他 8 种体质转化分均 <30 分	是
	平和体质转化分≥60 分	基本是
	其他 8 种体质转化分均 <40 分	
	不满足上述条件者	否
偏颇体质	转化分≥40 分	是
	转化分 30～39 分	倾向是
	转化分 <30 分	否

【示例 1】 某人各体质类型转化分如下：平和质 75 分，气虚质 56 分，阳虚质 27 分，阴虚质 25 分，痰湿质 12 分，湿热质 15 分，血瘀质 20 分，气郁质 18 分，特禀质 10 分。根据判定标准，虽然平和质转化分≥60 分，但其他 8 种体质转化分并未全部 <40 分，其中气虚质转化分≥40 分，故此人不能判定为平和质，应判定为是气虚质。

【示例 2】 某人各体质类型转化分如下：平和质 75 分，气虚质 16 分，阳虚质 27 分，阴虚质 25 分，痰湿质 32 分，湿热质 25 分，血瘀质 10 分，气郁质 18 分，特禀质 10 分。根据判定标准，平和质转化分≥60 分，同时，痰湿质转化分为 30～39 分，可判定为痰湿质倾向，故此人最终体质判定结果基本是平和质，有痰湿质倾向。

三、9 种体质的调护措施

（一）平和质

1. 精神调养　保持乐观、开朗的情绪，积极进取，节制偏激的情感，及时消除生活中不利事件对情绪负面的影响。

2. 生活起居　起居应有规律，不要过度劳累。饭后宜缓行百步，不宜食后即睡。作息应有规律，应劳逸结合，保持充足的睡眠时间。

3. 体育锻炼　根据年龄和性别，参加适度的运动。如年轻人可适当跑步、打球，老年人可适当散步、打太极拳等。

4. 饮食调养　饮食应有节制，不要过饥过饱，不要常吃过冷过热和不干净的食物。粗细饮食要合理搭配，多吃五谷杂粮、蔬菜、瓜果，少食用过于油腻及辛辣之品。不要吸烟酗酒。

5. 药物调理　一般不提倡使用药物。

（二）气虚质

1. 精神调养　多参加有益的社会活动，多与人交谈、沟通。以积极进取的态度面对生活。

2. 生活起居　起居应有规律，夏季应适当午睡，保持充足的睡眠。平时要注意保暖，避免运动或剧烈运动时出汗受风。不要过于劳作，以免损伤正气。

3. 体育锻炼　可做一些柔缓的运动，如在公园、广场、庭院、湖畔、河边、山坡等空气清新之处散步、打太极拳、做操等，并持之以恒。平时可自行按摩足三里穴。不宜做大负荷和出大汗的运动，忌用猛力和做长久憋气的动作。

4. 饮食调养　应多食具有益气健脾作用的食物，如黄豆、白扁豆、鸡肉、鹌鹑肉、泥鳅、香菇、大枣、桂圆、蜂蜜等。少食具有耗气作用的食物，如槟榔、空心菜、生萝卜等。

5. 药物调理　常有自汗、感冒者，可服用玉屏风散预防。

（三）阳虚质

1. 精神调养　阳气不足之人常出现情绪不佳，如肝阳虚善恐、心阳虚善悲。因此平时多与别人交谈、沟通。对待生活中不顺心的事情，要从正反面分析，及时消除情绪中的消极因素。平时可多听一些激扬、高亢、豪迈的音乐以调动情绪，防止悲忧伤和惊恐。

2. 生活起居　居住环境应空气流通，秋冬注意保暖。夏季避免长时间在空调房间中，可在自然环境下纳凉，但不要睡在穿风的过道上及露天空旷之处。平时注意足下、背部及下腹部丹田部位的防寒保暖。防止出汗过多，在阳光下适当进行户外活动。保持足够的睡眠。

3. 体育锻炼　因“动则生阳”，故阳虚体质之人，要加强体育锻炼，春夏秋冬，坚持不懈，每天进行 1～2 次。具体项目因个体体力强弱而定。可做一些舒缓的运动，如慢跑、散步、五禽戏、广播操。夏天不宜做过分剧烈的运动，冬天避免在大风、大寒、大雾、大雪及空气污染的环境中锻炼。自行按摩气海、足三里、涌泉等穴位，或经常灸足三里、关元，可适当洗桑拿、温泉浴，亦可常做日光浴、空气浴以强壮卫阳。

4. 饮食调养　应多食壮阳作用的食品，如羊肉、狗肉、鹿肉、鸡肉、鳝鱼、韭菜、生姜、辣椒、芫荽、葱、蒜、芥末、花椒、胡椒等甘温益气之品。少食黄瓜、柿子、冬瓜、藕、莴苣、梨、西瓜、荸荠等生冷寒凉食物，少饮寒凉食物，少饮绿茶。

5. 药物调理　可选用补阳驱寒、温养肝肾之品，常用药物有鹿茸、海狗肾、蛤蚧、冬虫夏草、巴戟天、淫羊藿、仙茅、肉苁蓉、补骨脂、胡桃、杜仲、续断、菟丝子等。可酌情服用金匮肾气丸等。

（四）阴虚质

1. 精神调养　阴虚质之人平素性情急躁、常常心烦易怒，是阴虚火旺、火扰神明之故，尤应遵循《内经》“恬淡虚无”“精神内守”之养神大法。平时宜克制情绪，遇事要冷静，正确对待顺境和逆境。平素加强自我涵养，常读自我修养的书籍，可以用练书法、下棋来怡情悦性，用旅游来寄情山水、陶冶情操。平时可多听一些舒缓、轻柔、抒情的音乐。防止恼怒。此外，节制性生活也很重要。

2. 生活起居　起居应有规律，居住环境宜安静，睡前不要饮茶、锻炼和玩游戏。应早睡早起，中午保持一定的午休时间。避免熬夜、剧烈运动和高温酷暑下工作。戒烟酒。

3. 体育锻炼　不宜过激活动，只适合做中小强度、间歇性的身体锻炼，可选择太极拳、太极剑、气功等动静结合的传统健身项目。锻炼时要控制出汗量，及时补充水分。皮肤干燥甚者，可多游泳。不宜桑拿。

4. 饮食调养　饮食调理的原则是保阴潜阳，宜芝麻、糯米、蜂蜜、乳品、甘蔗、蔬菜、水果、豆腐、鱼类等清淡食物，可多食瘦猪肉、鸭肉、龟、鳖、绿豆、冬瓜、赤小豆、海蜇、荸荠、百合等甘凉滋润之品。少吃羊肉、狗肉、韭菜、辣椒、葱、蒜、葵花籽等性温燥烈之品。

5. 药物调理　可选用滋阴清热、滋养肝肾之品，如女贞子、山茱萸、五味子、旱莲草、麦冬、天冬、黄精、玉竹、玄参、枸杞子、桑椹、龟甲诸药，均有滋阴清热的作用，可因证情选用。可酌情服用六味地黄丸、杞菊地黄丸等。

（五）痰湿质

1. 精神调养 及时消除不良情绪，保持心情愉快，防止郁闷不乐而致气机不畅。可多听一些抒情柔缓的音乐来调节情绪。

2. 生活起居 居住环境宜干燥而不宜潮湿。平时多进行户外活动。衣着应透气、经常晒太阳或进行日光浴。在潮湿的气候条件下，应减少户外活动，避免受寒淋雨。不要过于安逸，贪恋床榻。

3. 体育锻炼 因形体肥胖，易于困倦，故应根据自己的具体情况循序渐进，长期坚持运动锻炼，如散步、慢跑、打乒乓球、羽毛球、网球、游泳、练武术，以及适合自己的各种舞蹈。

4. 饮食调养 饮食应以清淡为原则，少食肥肉及甜、黏、油腻的食物。可多食葱、蒜、海藻、海带、冬瓜、萝卜、金橘、芥末等食物。

5. 药物调理 痰湿之生与肺、脾、肾三脏关系最为密切，故重点在于调补肺、脾、肾三脏。若因肺失宣降，津液输布，聚湿生痰，当宣肺化痰，选用二陈汤；若因脾失健运，聚湿成痰者，当健脾化痰，方选六君子汤，或香砂六君子汤；若肾虚不能制水，水泛为痰液者，当温阳化痰，方选金匮肾气丸。

（六）湿热质

1. 精神调养 克制过激的情绪。合理安排自己的工作、学习，培养广泛的兴趣爱好。

2. 生活起居 避免居住在低洼潮湿的地方，居住环境宜干燥，通风。不要熬夜、过于劳累。盛夏暑湿较重的季节，减少户外活动的时间。保持充足而有规律的睡眠。

3. 体育锻炼 适合做大强度、大运动量的锻炼，如中长跑、游泳、爬山、各种球类、武术等。夏天由于气温高、湿度大，最好选择在清晨或者傍晚较凉爽时锻炼。

4. 饮食调养 饮食以清淡为原则，可多食赤小豆、绿豆、空心菜、苋菜、芹菜、黄瓜、丝瓜、葫芦、冬瓜、藕、西瓜、荸荠等甘寒、甘平的食物。少食羊肉、狗肉、韭菜、生姜、芫荽、辣椒、酒、饴糖、花椒、胡椒、蜂蜜等甘酸滋腻之品及火锅、烹炸、烧烤等辛温助热的食物。应戒烟限酒。

5. 药物调理 可酌情服用六一散、清胃散、甘露消毒丹等。

（七）血瘀质

1. 精神调养 及时消除不良情绪，保持心情愉快，防止郁闷不乐而致气机不畅。可多听一些抒情柔缓的音乐来调节情绪。

2. 生活起居 作息时间宜有规律，可早睡早起，保持足够的睡眠；但不可过于安逸，以免气机郁滞而致血行不畅。

3. 体育锻炼 可进行一些有助于气血运行的运动项目，如太极拳、太极剑、各种舞蹈、步行健身法、徒手健身操等。保健按摩可使经络畅通。血瘀质的人在运动时如出现胸闷、呼吸困难、脉搏显著加快等不适症状，应停止运动，去医院进一步检查。

4. 饮食调养 可常食黑豆、海藻、紫菜、海带、萝卜、胡萝卜、金橘、柚、桃、李、山楂、醋、玫瑰花、绿茶等具有活血、散结、行气、疏肝解郁作用的食物。少吃肥猪肉等滋腻之品。

5. 药物调理 可酌情服用桂枝茯苓丸、大黄虫丸。

（八）气郁质

1. 精神调养 气郁质多性格内向，神情常处于抑郁状态，根据《内经》情志相胜法中"喜胜忧"的原则，应主动寻求快乐，多参加社会活动，集体文娱活动，多听轻松开朗、激动的音乐，以提高情志。多阅读积极的、鼓励的、富有乐趣的、展示美好生活前景的书籍，以培养开朗、豁达的意识，在名利上不计较得失，知足常乐。

2. 生活起居 居住环境宜干燥而不宜潮湿。平时多进行户外活动。衣着应透气、经常晒太阳或进行日光浴。在潮湿的气候条件下，应减少户外活动，避免受寒淋雨。不要过于安逸，贪恋床榻。

3. 体育锻炼　应尽量参加户外活动，可坚持较大量的运动锻炼，如跑步、登山、游泳、武术等。多参加群体性的体育运动项目，如打球、跳舞、下棋等，以便更多地融入社会，解除自我封闭的状态。

4. 饮食调养　多食小麦、芫荽、葱、蒜、黄花菜、海带、海藻、萝卜、金橘、山楂、槟榔、玫瑰花等具有行气、解郁、消食、醒神作用的食物。

5. 药物调理　可酌情服用逍遥散、舒肝和胃丸、开胸顺气丸、柴胡疏肝散、越鞠丸等。

（九）特禀质

1. 精神调养　合理安排作息时间，正确处理工作、生活和学习的关系，避免情绪紧张。

2. 生活起居　居室应通风良好。保持室内清洁，被褥、床单要经常洗晒，以防止螨过敏。室内装修后不宜立即搬进居住，应打开窗户，让油漆、甲醛等化学物质气味挥发干净后再搬进新居。夏季室外花粉较多时，要减少室外活动时间，以防止花粉过敏。不宜养宠物，以免对动物皮毛过敏。起居应有规律，保持充足的睡眠时间。

3. 体育锻炼　积极参加各种体育锻炼，增强体质，天气寒冷时锻炼要注意防寒保暖，防止感冒。

4. 饮食调养　饮食宜清淡、均衡，粗细搭配适当，荤素配伍合理。少食荞麦（含致敏物质麦荧光素）、蚕豆、白扁豆、牛肉、鹅肉、鲤鱼、虾、蟹、茄子、酒、辣椒、浓茶、咖啡等辛辣之品、腥膻发物及含致敏物质的食物。

5. 药物调理　可酌情服用玉屏风散、清风散、过敏煎等。

第三节　中医养生与治未病

一、中医养生的基础知识

中医养生（Chinese medicine health care），就是指通过各种方法颐养生命，增强体质，预防疾病，从而达到延年益寿的一种医事活动。中医养生的方法注重整体性和系统性，目的是预防疾病或促进疾病康复，为中医治未病提供了多种行之有效的干预措施，是治未病的重要手段。

（一）顺应自然

顺应自然养生法是指顺乎自然界的阴阳变化以护养调摄的方法。人处于天地之间，作为自然界中的一部分和自然界息息相应。《素问·宝命全形论篇》说："人以天地之气生，四时之法成。"大自然的四时气候、昼夜交替、日月运行、地理环境等各种变化都会对人体的生理、病理产生影响，体现了中医的整体观念。因此，掌握四时六气的变化规律和不同自然环境的特点，衣食住行均顺应自然界的运动变化，使人体与自然界形成高度协调的统一体，才能达到养生保健、益寿延年的目的。

（二）形神共养

传统医学认为人体是形与神的统一体。"形"即形体结构，"神"即神志、意识、思维等。神是形的产物，而形为神的物质基础。中医学十分重视维护形神的统一在养生防病中的作用。《素问·上古天真论篇》指出："形与神俱，而尽终其天年。"善养生者，必须注意形与神的协调统一。既要重视形体的保健，也要重视心理和精神的调摄。因此，中医养生学特别强调形神合一的调养。从而形成了保精全神、调气安神、四气调神等修身养性法与膳食调养、中药进补、导引按摩等健体养形法相结合的、独具特色的中医养生术。

（三）动静互涵

动与静，是物质运动不可分割的两种形式，二者共同构成矛盾的统一体。人体生命活动也是动与静的结合，维持机体动静和谐的状态，才能保证人体正常的生理功能。因此，动与静必须适度，不能单方面太过或不及，才能保持人体健康。日常生活中要保持动静适宜，主要是劳逸适度，脑力劳动与体力劳动相结合。功法锻炼也应保持动静适度。很多传统功法都是动静结合，包括"静中有动""动中求静""以静御动""外静内动"等具体原则。同时动以练形，静以养神，可以达到形神共养的效果。因此，把动和静有机地结合起来，动静兼修，处理得当，持之以恒，才能达到养生保健的目的。

（四）辨证施养

辨证施养是指辨证地分析个体的情况，充分考虑机体当下的状态、体质差异、所处环境等的不同，给出具有针对性的、个性化的养生方案。辨证施养主要表现在因时、因地、因人制宜。也就是说养生保健要根据时令、地域以及人的体质、性别、年龄、职业、生活习惯等的不同，制定相应的方法。

二、传统养生的方法与技能

（一）精神养生

精神养生（psychological health care），是在养生学基本观念和法则的指导下，通过主动地积精全神、调气安神、四气调神、修德怡性、调志摄神等多种途径，保护和增强人的精神健康，力求达到形神统一的养生目的。

1. 保精全神 保精，是指保护、固护人体之精气。全神，是指神志健全，精神活动保持正常状态。《类经》说："善养生者，必宝其精，精盈则气盛，气盛则神全，神全则身健，身健则病少，神气坚强，老而益壮，皆本乎精也。"精，是生命产生的本源，也是维持生命活动的重要物质。只有精气充盈，才能神气健旺，健康长寿。保精之法一般包括节欲保精，饮食养精，方药补精等方法。节欲保精又包括情欲适度和减少各种妄念两方面的内容。保精还需注意避免过劳，避免七情过激，戒烟，戒酒。还可以通过饮食或方药调理脏腑，保养精气。通过这些方法以积精、养精、护精，从而达到调节情志，颐养精神的目的。

2. 调气安神 调气安神，是指通过适当的方法调养人体之气，调畅脏腑气机，以增强五脏功能，进而和调五脏之神。调息行气是调气安神的重要方法之一。调息行气，即通过调整呼吸吐纳，调动人体之气，使经络气血和调，以达到气聚神旺的目的。调息行气在传统养生功法中体现得尤为充分。很多传统养生功法都是调身、调心、调息三者的结合。其中调息又是调身、调心的基础。通过调息，人体经络通畅，气机升降有序，从而五脏安和，体健神旺。

3. 四气调神 顺应自然是养生的重要原则。因形神一体，在形体顺应四时气候变化的同时，精神情志也要顺应四时春生、夏长、秋收、冬藏的变化规律，以达到养生的目的。

4. 修德怡神 《礼记·中庸》说"大德必得其寿"。孔子在《论语·雍也》中说"仁者寿"。《素问·上古天真论篇》中也说："所以能年皆度百岁而动作不衰者，以其德全不危也。"养生以修德为首务。道德高尚之人往往表现为胸怀坦荡，光明磊落，乐善好施，豁达开朗，清心寡欲，淡泊名利，如此则神志怡然安宁，气血和调，生理功能平稳，形与神俱，得以健康长寿。因此，养生必须养德，养德就是养生。

5. 调志摄神 志，即情志，指人的各种情绪或情感。中医将人的情志活动归纳为喜、怒、忧、思、悲、恐、惊，统称"七情"。情志的变化可以改变人的行为方式，影响脏腑功能状态，从而影响机体的健康。适度的情志反应有利于各脏腑组织功能的正常进行。但过激的情志会扰乱脏腑气机，从而损害健康。如"怒则气上，喜则气缓，悲则气消，恐则气下，惊则气乱，思则气结。"因此，适当调节情志活动是精神养生的重要内容。

情志相胜法，也称以情制情法，是最具中医特色的调志摄神法。当某种情志过激时，根据情志之间的五行生克制化规律，用互相制约，互相克制的情志，转移和干扰原来对机体有害的情志，借以协调情志，恢复或重建精神平和的状态。《儒门事亲》中给出了具体的方法："悲可以治怒，以怆恻苦楚之言感之；喜可以治悲，以谑浪亵狎之言娱之；恐可以治喜，以迫遽死亡之言怖之；怒可以治思，以侮辱欺罔之言触之；思可以治恐，以虑彼忘此之言夺之。"另有移情法、升华法、暗示法、开导法、节制法、疏泄法等调志摄神之法可供选用。

（二）饮食养生

饮食养生，或称食疗，是在中医理论的指导下，调整饮食，注意饮食宜忌，合理地摄取食物，以增进健康，益寿延年的养生方法。饮食养生的目的在于通过合理而适度地补充营养，以补益精气，并通过饮食调配，纠正脏腑阴阳之偏颇，从而增进机体健康、抗衰延寿。我国人民在长期的饮食实践中，积累了丰富的知识和宝贵的经验，逐步形成了一套独特的饮食养生理论和方法。

1. 谨和五味 饮食养生需遵循一定的原则。中医认为饮食养生的原则之一即膳食全面、合理搭配，具体即表现为"谨和五味"。中医将食物的味道归纳为：酸、苦、甘、辛、咸五种，统称"五味"。五味对应五脏：酸入肝，具有柔肝缓急的作用，如山楂、乌梅；苦入心，具有清泻心火的作用，如莲子心。甘入脾，具有和中补益的作用，如饴糖；辛入肺，具有宣发肺气的作用，如葱白；咸入肾，具有滋肾固精的作用，如黑豆、黑芝麻。五味不同，对人体的作用也各有不同。五味调和，饮食调配得当，则有助于机体消化吸收，滋养脏腑、筋骨和气血，因而有利于健康长寿。

2. 饮食有节 饮食有节，就是饮食要有节制，不能饥饱无度。过饥，则气血化生之源不足，无法保证营养供给，机体就会逐渐衰弱，势必影响健康。反之，过饱，则加重胃肠负担，脾胃功能因承受过重，亦会受到损伤。历代养生家均认为食至七八分饱是饮食适量的标准。

3. 审因施膳 审因施膳，即因时、因地、因人制宜地合理选择膳食，其中因人制宜为核心内容。

（1）因人制宜：就是饮食调摄要根据不同的年龄、性别、体质等方面的差异，分别予以安排。例如：小儿脏腑娇嫩，饮食应营养全面、易于消化，禁食肥甘厚味，防止损伤脾胃。老年人脏腑功能衰退，宜食熟软，忌食生冷。女性平素易伤血，故应多食补血食品。体胖之人，多有痰湿，故饮食宜清淡；体瘦之人，多阴虚内热，故在饮食上宜多吃甘润生津的食品，辛辣燥烈之品则不宜多食。

（2）因时制宜：即随四时气候和昼夜晨昏的变化而调节饮食。如《饮膳正要》一书中说："春气温，宜食麦以凉之……夏气热，宜食菽以寒之……秋气燥，宜食麻以润其燥……冬气寒，宜食黍以热性治其寒"，概括地阐明了饮食四时宜忌的原则。至于一日之内顺时食养，民间有"上床萝卜下床姜，不用医生开药方""晨吃三片姜，赛过人参汤"等的具体运用。

（3）因地制宜：主要是根据地域环境的特点进行饮食养生。我国地域辽阔，地势、气候、水土等各有差异，"一方水土养一方人"，因此饮食养生也需坚持因地制宜的原则。例如：我国东南地势较低，气候温暖潮湿，宜食清淡通利或甘凉之品；西北地势较高，气候寒冷干燥，宜食温热滋润之品。

4. 饮食宜忌 除上述饮食养生原则之外，人们在长期的饮食实践中，还发现许多与饮食有关的宜忌事项，需在饮食养生中加以注意。

首先，应注意饮食卫生，饮食宜新鲜。《论语·乡党》中有"鱼馁而肉败，不食；色恶，不食"，告诫人们，腐败不洁和变质的食物不宜食用，食之有害。宜以熟食为主。饮食宜清淡。"膏粱之变，足生大丁"，过食肥甘易损伤脾胃，导致运化失常，形成肥胖、消渴等病变。

另外，还有"食不语""食勿大言""平日点心饭讫，即自以热手摩腹""食止、行数百步，大益人""食后不可便怒，怒后不可便食"等说法。这些饮食宜忌，至今仍有现实意义，在饮食养生中，应予以足够重视。

（三）行为养生

1. 起居有常 人生活在自然界中，其日常生活也应顺应自然界阴阳消长的变化规律，才能有益健康。一日之中有昼夜，一年之中有四时，应根据晨昏及四季的阴阳变化和个人的具体情况制订出符合生理需要的作息制度，才能使人体的生理功能保持在稳定平衡的良好状态之中，此即谓“起居有常”。

2. 劳逸适度 即体力劳动与脑力劳动，休闲与睡眠要配合得当。过劳、过逸均可伤身耗神，有害健康。葛洪《抱朴子内篇》说：不欲甚劳，不欲甚逸。合理从事一些体力劳动有利于机体气血运行，强健体魄、增强体质，适当的休息也是生理需要，是消除疲劳、恢复体力必不可少的方法。

3. 饮食有节 所谓饮食有节，是指饮食要有节制，不能随心所欲，要讲究吃的科学和方法。一是饮食要适量，二是适时，才能保证身体健康。

4. 衣着适时 衣服首先是用于防寒防暑，保护机体，防御外界理化与生物因素的侵袭，防止外伤和疾病，同时也反映人们的精神面貌。穿衣要适应外界气候的变化，才能使身体舒适。因此着装要根据个人的身体情况选择衣料，要注意服装的散湿性和透气性，宽松要适度，衣物要勤换洗，脱着随乎寒热。出汗之后，穿脱衣服尤其注意，一是大汗之时忌当风脱衣，二是汗湿之衣不可久穿。

5. 房事有节 房事，又称为性生活。房事养生，就是根据人体的生理特点和生命的规律，采取健康的性行为，以防病保健，提高生活质量，从而达到健康长寿的目的。性行为是人类的一种本能，是人类生活的重要内容之一，因此“欲不可绝”，采用科学的方法行房，有助于男女双方的身心健康。另一方面，“欲不可纵”，适度的性生活有益身心健康，但过度纵欲会损害健康，甚至导致多种疾病的发生。另外，要注意房事禁忌，如醉莫入房，七情劳伤禁欲，疲劳禁欲，病期慎欲，妇女经期禁欲，孕期早晚阶段禁欲，产期百日内禁欲等。

（四）功法养生

1. 太极拳 太极拳，以中国传统儒、道哲学中的太极、阴阳辨证理念为核心思想，集颐养性情、强身健体、技击对抗等多种功能为一体，结合易学的阴阳五行之变化，中医经络学，古代的导引术和吐纳术形成的一种内外兼修、柔和、缓慢、轻灵、刚柔相济的拳术。

太极拳具有中正舒展、轻巧灵动、圆润连贯、开合有度、刚柔相济的特点，如行云流水，自然高雅，能够很好地放松身心，达到强身健体的目的。

2. 八段锦 八段锦，是一个优秀的中国传统保健功法。古人把这套动作比喻为“锦”，意为动作舒展优美，如锦缎般优美、柔顺，又因为功法共为八段，每段一个动作，故名为“八段锦”。整套动作柔和连绵，滑利流畅；有松有紧，动静相兼；气机流畅，骨正筋柔。它动作简单易行，功效显著，适合男女老少各种人群练习。

3. 五禽戏 五禽戏是一种中国传统健身方法，由东汉末年医学家华佗创制，是模仿了虎、鹿、熊、猿、鸟五种动物的动作特点编创而成的一套健身气功功法。五禽戏是中国民间广为流传的也是流传时间最长的健身方法之一，其健身效果被历代养生家称赞。

五禽戏的动作特点：要求头身正直、体态自然、精神放松，使意随形动，气随意行，最终达到养生的目的。

以上几种功法，均是身心共调，形神共养之法，能够从本质上改善体质，强壮体魄，需勤加练习。此外，还有易筋经、六合拳、形意拳等多种功法，供不同体质的人群按照个人喜好选择练习。

（五）时令养生

时令养生，即“顺时养生”，是在中医学“天人相应”的理论指导下，按一年四季气候阴阳变化的规律和特点来调节人体，从而达到健康长寿的一种养生方法。依照不同时令，养生可分为时辰养生、四时养生、节气养生等多种方式。

1. 时辰养生 中国古代把一天划分为十二个时辰，每个时辰相当于现在的两小时；中医认为在一天之内，气血在不同的时辰流经到不同经络，血气应时而至为盛，血气过时而去为衰，这就造成不同的经络在不同的时辰值班当令。时辰养生就是根据人体气血周流的情况而调理身体的方法。例如：辰时（7～9 点），胃经最旺，此时要吃早餐，为上午的工作补充能量；午时（11～13

点)，心经最旺，最好午睡片刻有利于保护心脏；丑时(凌晨 1～3 点)，肝经最旺，要肝脏发挥解毒、造血功能，人体就需要在这个时候休息，让“血归于肝”，切忌喝酒、玩乐。

2. 四时养生　四时气候的变化对人体的生理和病理变化均存在一定的影响。因此，养生需要“顺四时而适寒暑”，即按照四季的气候特点及发病规律，采取积极主动的有针对性的预防保健措施，主要在起居、饮食、运动、情志等方面进行调养。

(1) 春季养生：《素问·四气调神大论篇》说：“春三月，……夜卧早起，广步于庭，被发缓形，以使志生；……此春气之应，养生之道也。”春令之气升发舒畅，应于肝，应节制和宣达春阳之气。精神方面应保持精神愉快，气血调畅，以使一身之阳气适应春气之萌生、勃发的自然规律。起居方面应晚睡早起，披散头发，舒展形体，在庭院中信步漫行，使意志舒畅，衣着方面既要宽松舒展，又要柔软保暖，以助人体阳气生发。饮食方面宜选辛、甘、温之品，忌酸涩；宜清淡可口，忌油腻生冷之物；多食新鲜蔬菜，如韭菜、葱蒜、大枣等。

(2) 夏季养生：《素问·四气调神大论篇》说：“夏三月，……夜卧早起，无厌于日，使志无怒，使华英成秀，使气得泄，若所爱在外，此夏气之应，养长之道也。”夏天阳气最盛，万物繁荣秀丽的季节，人体阳气外发。精神方面应神清气和，快乐欢畅，胸怀宽阔，使心神得养。起居方面应晚睡早起，顺应自然，保养阳气，适当午睡，以保持充沛的精力。饮食方面可适当用些冷饮，如西瓜、绿豆汤、赤小豆汤等，但切忌因食凉而暴吃冷饮，生冷瓜果等。

(3) 秋季养生：《素问·四气调神大论篇》说：“秋三月，……早卧早起，与鸡俱兴，使志安宁，以缓秋刑，收敛神气，……此秋气之应，养收之道也。”精神方面宜收敛神气，安神宁志。起居方面应早睡早起，适当运动，要防太过剧烈和劳累，以免阴气外泄。饮食应以滋阴、去火为主，如菊花茶、银花露、枸杞、梨等。另外运动应避免过度剧烈，致使津气耗散，以微微出汗为最佳。

(4) 冬季养生：《素问·四气调神大论篇》说：“冬三月，……早卧晚起，必待日光，使志若伏若匿，若有私意，若已有得，去寒就温，无泄皮肤，……此冬气之应，养藏之道也。”冬天阴气盛极，万物收藏，冬季养生必须避寒就温，敛阳护阴。精神应该固密心志，保养精神，多活动消除冬季烦闷。起居应谨奉天时，早睡迟起，固守元阳，以养真气。保持室内温暖，避免严寒的侵袭。饮食的基本原则是保阴潜阳，鳖、龟、藕、白木耳、芝麻、核桃等物都是有益的食品。积极参加运动锻炼，但不要起得太早，一般在太阳出来后锻炼为宜。避免在大风、大雾、大寒、大雪中锻炼。

3. 节气养生　除时辰养生和四时养生之外，还有二十四节气养生法，中医认为人体的阴阳消长变化，每个月都是不同的，应该了解每个月养生应该注意的事项，顺应天时的变化，才能达到事半功倍的效果，可按照节气的变化来调节饮食、起居，或者使用药物等方法调养身体，预防疾病。如“冬至”是个非常重要的节气，这一天白昼最短，夜晚最长，阴气盛极而衰，阳气回升，此时是进补的最佳时令，可根据每个人的体质不同选择不同的膏方进补。

(六) 药物养生

药物养生保健是在中医药理论指导下，运用药物来强身健体的方法，是中医养生的重要手段之一。药物养生具有扶正固本、补虚泻实、调和阴阳的作用。临床运用时根据其药物的性味归经，结合辨证，审因择药。同时需谨慎用药，切忌滥用，并注意结合四时气候以及个人体质选药施养。以下介绍几种常用养生药物剂型。

1. 药茶　药茶，是指某些中药用水泡制或煎制，以当茶饮用。这种剂型制作简单，使用方便，是日常生活中十分常用的一种药物养生剂型。

药茶的饮用方法主要有泡、煎、调 3 种。①泡：就是取药材捣碎或切片。取适量放置茶杯中，将煮沸的开水沏入，再用盖子盖好，焖 15～30 分钟，即可以饮用，以味淡为度。②煎：指一部分复方药茶，药味多，茶杯内泡不下，而且有一部分厚味药、滋补药的药味不易泡出。所以，须将复方药茶用砂锅煎药汁，加水煎 2～3 次，合并煎液过滤，装入保温瓶中，代茶频频饮用。③调：有的茶药方为药粉，可加入少量白开水调成糊状服用，如八仙茶等。

饮用药茶时间的选择，应根据药茶性质和疾病状况而定。如发汗解表用的药茶，宜温饮顿服，不拘时间，病除为止，发汗以微微出汗为度，不可大汗淋漓，以免虚脱。补益药茶宜在饭前服用，使之充分吸收，对胃肠道有刺激性的药茶应在饭后服用，以减轻对胃肠道的刺激。泻下药茶宜早晨空腹服用，使之充分吸收，并能观察服药后大便的次数，色质等。安神药茶，宜在晚上临睡前服用。防疫药茶，宜掌握流行季节选用。老年保健药茶，治疗慢性病的药茶，应有一定的规律，做到经常化和持久化。

2. 药酒 药酒是指以酒为溶剂，把药物按照配方比例浸泡在酒中，等到药物充分溶解或释放药性后所得到的液体制剂。具有适应证广、便于服用、吸收迅速、易于保存等优点。

药酒有冷浸法、热浸法、煎膏兑酒法、淬酒法、酿酒法等多种制作方法，家庭配制则以冷浸法最为简便。将药物适当切制或粉碎，置瓦坛或其他适宜容器中，按照处方加入适量的白酒（或黄酒）密封浸泡（经常搅拌或振荡）一定时间后，取上清液，并将药渣压榨，压榨液与上清液合并，静置过滤即得。

中医一般把药酒分为 4 类：滋补类药酒，如八珍酒、十全大补酒；活血化瘀类药酒，如调经酒、当归酒等；抗风湿类药酒，如风湿药酒、五加皮酒等；壮阳类药酒，如淫羊藿酒、参茸酒等。

服用药酒要适合病情，有针对性地服用，并注意适可而止。肝肾疾病、高血压、过敏体质、孕妇以及皮肤病患者应慎用或忌用。

3. 药膳 药膳（chinese medicated diet）是在中医辨证理论的指导下，由药物、食物和调料三者精制而成的一种既有药物功效又有食品美味，用于防病治病，强身益寿的特殊食品。中国药膳源远流长，早在远古时代中华民族就开始探索食物和药物的功用，故有“药食同源”之说。

在应用药膳的过程中，要因人、因地、因病，要根据中医的辨证理论和药物性能的变化来进行调养。其具体原则主要体现在以下几方面。

（1）辨证施膳：病证有寒热之分，食物也有寒热之分。寒证宜以热性饮食，忌食生冷，如外感风寒证，可选食适量的生姜、葱、蒜等辛散之品；热盛伤津证，可选西瓜、绿豆等寒凉滋阴之品。对于不同的部位和脏腑之病，也要根据脏腑和部位所喜所克的规律来调节饮食。如《灵枢》中所言：“病在筋，无食酸；病在气，无食辛；病在骨，无食咸；病在血，无食苦；病在肉，无食甘。”故不同的病证，所食的药膳该本着彼此相互资生、相互制约、补偏救弊的原则，使之达到治疗的目的。

（2）因时、因地、因人制宜：因时施膳指在组方施膳时要根据四时气候的变化特点以减少对人体的影响，采取相应的方法和药膳。如长夏阳热下降，水气上腾，湿气充斥，为一年之中湿气最盛的季节，故在此季节中，感受湿邪者较多，药膳用解暑汤为宜。冬天气温较低，易感受寒邪，寒主收引凝滞，侵袭人体易使气机收敛牵引作痛，药膳宜遵“寒则温之”的原则。

因地施膳指由于气候条件及生活习惯不同，人的生理活动和病变特点也不尽相同，所以施膳亦应有所差异。东南潮湿炎热，病多湿热，宜清化之品；西北地高气寒，多燥寒，宜湿润。同是温里回阳药膳，在西北严寒地区，药量宜重，而在东南温热地区，药量宜轻。

因人施膳指由于人的体质、年龄、性别、生活习惯不尽相同，在组方施膳时，就有区别。如胖人多痰湿，宜清淡化痰，忌肥甘滋腻；瘦人多阴亏津少，应滋阴生津，辛温燥热之品不宜。妇女有经血、怀孕、产后等情况，常用八珍汤、四物汤等组方配膳；老年人血衰气少，生理功能减退，多患虚证宜平补，多用十全大补汤、复元汤等组方配膳。

4. 膏方 膏方（Chinese medicine paste），又称膏剂或膏滋药，是以中医药理论为指导、辨证论治为基础，运用中药、滋补品或食品等依法熬制而成的膏类制剂。

膏方系根据患者不同的体质特点和不同症状、体征，不同的理化结果而组方，充分体现辨证论治和因人、因时制宜的个体化治疗原则，而且一人一方，针对性强。膏方体积小，携带和服用均比汤剂方便，适合现代人的生活习惯。

膏方主要适用于：慢性病患者，亚健康者，老年人，女性人群，性功能减退者及疾病康复期患者等人群。孕妇，婴幼儿，急性疾病和有发热者，肝炎、结核等传染病活动期患者，脘腹疼痛、腹泻、胆囊炎、胆石症发作者慎用膏方。

膏方服药剂量的多少，应根据膏方的性质、疾病的轻重以及患者体质强弱等情况而决定。一般每日 2 次，每次服用 1 汤匙（合 20～30g）。病情较重、体质较强的人，剂量可以稍大；病轻或老年人、妇女、儿童等用量宜小。

服药时方中有人参忌食萝卜、莱菔子、浓茶等；如遇感冒发热、咳嗽、大便溏薄或胃口不佳时，暂停数日，待病愈后再进服。忌生冷油腻及辛辣刺激性食物，以免阻碍脾胃运化，影响膏药吸收。

（七）针推养生

针灸推拿是中医学的重要组成部分，它既是一种广泛应用于临床的治疗措施，也是我国传统养生保健的重要手段。针灸推拿是以经络学说为基础，通过刺激腧穴，激发经气，调节机体阴阳，以达到防病治病、益寿延年的目的。

1. 针刺养生　针刺（acupuncture），是运用针具刺激特定穴位，并施以提、插、捻、转等补泻手法，激发经络之气，以达到疏通经络、调畅气血、防病治病、益寿延年的目的。

（1）作用机制：经络“内属脏腑，外络肢节”，是运行气血的通道，针刺选择相应的腧穴和手法能够疏通经络，促进气血运行通畅；针刺可以通过经穴配伍和针刺手法以调和机体阴阳，使机体从阴阳失衡的状态向平衡状态转化；针刺还可扶助正气，增强机体抵抗力以祛除病邪。

（2）常用穴位

1）足三里取穴：位于小腿前外侧，外膝眼下 3 寸，距胫骨前缘一横指（中指）。此穴主治甚广，为全身强壮要穴之一，可调理脾胃、补中益气、具有防病保健作用。刺法：毫针直刺 1～1.5 寸，得气后即可出针，年老体弱者可适当留针 5～10 分钟。隔日 1 次，或每日 1 次。

2）关元取穴：在下腹部，前正中线上，脐下 3 寸。此穴为保健要穴，常用具有强壮作用。刺法：毫针直刺 0.5 寸，得气后即可出针，年老体弱者可适当留针 5～10 分钟。每周针 1～2 次。

3）曲池取穴：位于肘横纹外侧端。此穴可用于治疗肩肘关节疼痛、调节高血压、防止老人视力衰退。刺法：毫针直刺 0.5～1 寸，得气后即可出针，年老体弱者可适当留针 5～10 分钟。隔日 1 次，或每日 1 次。

4）三阴交取穴：足内踝尖上 3 寸，胫骨内侧缘后方。此穴具有调理生殖系统的功能。刺法：毫针直刺 1～1.5 寸，得气后即可出针，年老体弱者可适当留针 5～10 分钟。隔日 1 次，或每日 1 次。

（3）注意事项：通常针刺养生的刺激量要小于治疗量，因此选穴要少而精。针刺手法要和缓，刺激强度要适中，不宜过大。年老体弱之人或小儿针刺深度不宜过深。针刺方法有一定的禁忌证，特别是禁针穴位，必须牢记。空腹、过饱、醉酒、惧怕针刺者不宜针刺。妇女妊娠期，腰骶部禁针，以免流产。针刺过程中，还可能出现晕针、滞针、弯针、折针、出血、内脏损伤等特殊情况应及时处理。

2. 艾灸养生　艾灸（moxa-wool moxibustion），是用艾条或艾炷在身体特定部位施灸以防病保健的方法。灸法适应证广，疗效迅速，安全可靠，易学易用，特别适合于家庭治疗和保健，是中医养生保健的重要手段。古人对艾灸的养生作用推崇备至，《扁鹊心书》云：“人于无病时，常灸关元、气海、命关、中脘……虽未得长生，亦可保百余年寿矣。”时至今日，艾灸养生仍广泛应用于临床。

（1）作用机制：首先，艾灸其性温热，故艾灸具有温通经脉、行气活血的作用，能够促进气血的运行。其次，艾灸能够培补人体之元气，从根本上起到强身健体的作用。再次，艾灸能够温运健脾，补中益气，促进消化系统功能旺盛，增加人体对营养物质的吸收，以起到防病保健的作用。现代研究表明，艾灸对人体的神经系统、内分泌系统及免疫系统均有良性的调节作用。动物实验发现，艾灸通过调节雌激素水平及脂代谢相关因子等，可以延缓更年期大鼠的衰老进程。

（2）常用方法

1）艾炷灸法：艾炷灸法分直接灸和间接灸两种方法。

直接灸：施灸时先在所灸腧穴部位涂以少量的凡士林，以使艾炷便于黏附，然后将大小适宜的艾炷直接置于腧穴上点燃施灸，当患者感到微有灼痛时，即用镊子将艾炷夹去，更换艾炷再灸。每燃一个艾炷叫一壮。根据病情决定施灸壮数，一般每穴可连续施灸 3～7 壮，灸至局部皮肤轻度红晕而不起疱为度。

间接灸：在艾炷下垫一衬隔物放在穴位上施灸的方法，称为间接灸。因其衬隔物不同，又可分为隔蒜灸、隔盐灸等。其火力温和，具有艾灸和衬隔物的双重作用，受术者易于接受，较直接灸法常用。

2）艾条灸法：艾条灸是一种用艾条在穴位上熏烤的方法。一般采用温和灸。施灸时，将艾卷一端点燃，对准应灸的腧穴部位或患处，距离皮肤 2～3cm 处熏烤，使局部有温热感而无灼痛感为宜，一般每穴灸 5～7 分钟，至皮肤出现红晕为度。

（3）常用穴位

1）神阙穴（即肚脐）：是调理脾胃的基本用穴。可用隔盐灸法，即将盐填肚脐中，上置艾炷灸之，一般可灸 3～7 壮，有温阳补气，益寿延年之功。

2）足三里：具有调理脾胃，健运脾阳，调和气血，补虚强身的作用。是最常用的保健灸穴位。常用艾炷灸 3～7 壮，艾条灸 15～30 分钟。

3）中脘穴：位于腹部正中线，脐上 4 寸。中脘穴有调胃补气、化湿和中、降逆止呕的作用。常用艾炷灸 3～7 壮，艾条灸 15～30 分钟。

4）关元穴：灸关元能培肾固本，补气回阳，常用艾炷灸 3～7 壮。

5）气海穴：位于腹部正中线，脐下 1.5 寸。灸气海有延年益寿、养生保健的作用。一般可灸 3～7 壮。

6）三阴交穴：对肝、脾、肾三脏的疾病均有防治作用，具有健脾和胃化湿，疏肝益肾，调经血，主生殖的功能。可用艾条灸 15～30 分钟。

7）膏肓穴：位于背部，当第 4 胸椎棘突下，旁开 3 寸。艾灸膏肓穴，具有强壮作用。常用艾炷灸 3～7 壮，艾条灸 15～30 分钟。

（4）注意事项：禁灸部位有面部、大血管处，孕妇腹部、腰骶部及会阴部。过饱、过劳、过饥、醉酒、大渴、大惊、大恐、大怒者，慎用灸疗。艾灸顺序一般是先背部后胸腹，先头身后四肢。灸量需由少到多。艾灸剂量一般为 3～7 壮，不宜过多。

3. 推拿养生　推拿（massage）是在中医基础理论指导下，在人体体表特定部位或穴位上，运用各种手法，以调节机体生理、病理状态，从而达到防病治病目的的一种方法。

（1）作用机制：推拿的基本作用是通过手法作用于人体体表的特定部位，具有疏通经络，促进气血运行，调整脏腑功能，舒筋滑利关节，增强抗病能力的作用。现代医学认为推拿可以促进血液循环，提高机体代谢水平，具有调节免疫功能的作用。

（2）常用手法：熟练的手法技巧应该具备持久、有力、均匀、柔和这四大基础要求，从而达到“深透”作用但又不损伤机体。临床主要有以下几种常用手法。

1）一指禅推法：用大拇指指端、指面或偏峰着力于一定穴位或部位上，沉肩、垂肘、悬腕、掌虚、指实，通过前臂与腕部的协调摆动带动拇指关节的屈伸活动，使力轻重交替、持续地作用于受术部位上的一种手法。动作要领：腕部要放松，压力、频率、摆动幅度要均匀，动作要灵活。手法频率以 120～160 次 / 分为宜。临床应用：本法接触面积较小，但渗透度大，可用于全身各部穴位。常用于头面、胸腹及四肢等处。

2）揉法：用掌根、鱼际或手指指腹在体表作环形运动，以带动皮下组织回旋运动的一种手法。动作要领：操作时以掌或指为着力点紧贴体表，腕部放松，以肘为支点，前臂主动摆动，带动腕部使掌或指作环形运动。动作应协调、用力，以使皮下组织随之回旋运动为度。手法频率 120 次 / 分。本法着力面积大，刺激量小，轻柔舒适，可用于全身各部。

3）摩法：分为掌摩法、指摩法两种。分别用掌面或食、中、环指指面附着于受术部位上，以腕关节为中心，连同前臂、掌及指作节律性的环旋运动。动作要领：操作时肘关节自然屈曲，腕部放松，指掌自然伸直，动作要缓和而协调。频率 120 次 / 分左右。本法刺激轻柔缓和，是胸腹、胁肋部常用手法。

4）抖法：用双手握住患者肢体远端，用力使患者肢体产生连续的小幅度上下颤动的一种手法。动作要领：操作时颤动幅度要小，频率要快。本法多用于四肢部，尤其常用于上肢，常作为推拿的结束手法之一。

5）捏法：用手指挤捏受术部位的一种手法。分为三指捏和五指捏：分别是用拇指与食、中两指或拇指与其余四指夹住受术部位，相对用力挤压。动作要领：动作均匀而有节奏性，循序而下。常用在头部、颈项部、四肢及背脊。

6）拿法：用拇指与其余四指对合呈钳形，夹提受术部位的一种手法。动作要领：操作时用劲要由轻而重，不可骤然用力，动作要缓和而有连贯性。常用在颈项、肩部及四肢等部位。

（3）注意事项：骨关节结核、骨髓炎、老年性骨质疏松症等骨病患者，有严重心、脑、肺疾病的患者，有出血倾向的血液病患者，局部有皮肤破损或皮肤病的患者，妊娠 3 个月以上的孕妇等禁用推拿；推拿时需放松身心，力度要适中，需先轻后重；推拿后有出汗现象时，需注意避风，以防感冒。

4. 拔罐养生 拔罐（cupping）是利用燃烧、抽吸、挤压等方法排出罐内空气，造成负压，使罐吸附于体表腧穴或患处产生刺激，以防病治病的方法。本法具有操作简便、使用安全、适应广泛等优点，临床十分常用。

（1）作用机制：中医认为，拔罐可祛除邪气、调整经络气血，使气血阴阳平衡，具有祛风除湿、温经散寒、疏通经络、活血散瘀、消肿止痛、拔毒排脓、扶正固本等作用。现代医学认为，拔罐可通过负压有效地刺激局部血管扩张而改善血供，促进新陈代谢，对机体是一种良性刺激。

（2）常用罐具：目前养生常用罐具有玻璃罐和抽气罐两种。

（3）操作方法

1）吸拔方法：根据罐具的种类，目前罐具的吸拔方法已有多种，常用的有火罐法和抽气法。

火罐法：即借燃烧火力排出罐内空气成负压，将罐吸附于体表的吸拔法。目前临床上最常用的火罐法为闪火法：用镊子夹住略蘸酒精的棉球，一手握罐体，将棉球或纱布点燃后立即伸入罐内闪火即退出，速将罐扣于应拔部位。注意蘸酒精宜少，且不能沾于罐口，以免烫伤皮肤。

抽气法：将罐具扣于应拔部位，用抽气筒将罐内空气抽出一部分，造成罐内负压而吸拔在皮肤上。此法安全易学，适用于全身绝大多数部位。

2）运用方法：养生常用拔罐方法为留罐法，又名坐罐法，拔罐后将罐留置 5～15 分钟，使浅层皮肤和肌肉吸入罐内，轻者皮肤潮红，重者皮下瘀血紫黑。留罐时间久暂视拔罐反应与体质而定，肌肤反应明显、皮肤薄弱、年老与儿童留罐时间不宜过长。

3）取罐法：一手握住罐体腰，底部稍倾斜，另一手拇指或食指按住罐口边缘的皮肤，使罐口与皮肤之间形成空隙，空气进入罐内，则罐自落。切不可硬拉或旋转罐具，否则会引起疼痛，甚至损伤皮肤。

（4）常用部位：拔罐法的应用部位很多，常用于颈项部、肩颈部、腰背部、腹部、四肢等部位。也可根据具体情况选用相应腧穴，如背俞穴，可通畅五脏六腑之经气，促进全身血液运行；大椎穴可调节机体阴阳，疏通经络，预防感冒；内关穴，对心血管疾病、胃肠道疾病等具有防治效果；另外还有三阴交、关元、气海、膻中等穴位亦为常用。

（5）注意事项：拔罐时室内须保持温暖，避免风寒侵袭；操作时避免烧灼罐口，谨防烫伤皮肤；眼区及面颊部不宜采用；体质虚弱、贫血、肿瘤患者、出血性疾病，孕妇、月经期禁用；在应用走罐时，罐口应光滑，不宜吸拔过紧，留罐时间不宜太久以免皮肤起疱，如起水疱，先刺破水疱，然后涂95%乙醇或甲紫。

5. 刮痧养生 刮痧（scrapping）是指应用光滑的硬物器具或手指、金属针具、瓷匙、古钱、玉石片等，蘸上食油、凡士林、白酒或清水，在人体表面特定部位反复进行刮、挤、揪、捏、刺等物理刺激，造成皮肤表面瘀血点、瘀血斑或点状出血，以达到防治疾病目的的一种方法。

（1）作用机制：中医认为，刮痧可以通过刺激体表皮肤及经络，改善人体气血流通状态，从而达到扶正祛邪、调节阴阳、活血化瘀、清热消肿、软坚散结等功效。现代研究证明，刮痧可以刺激神经末梢或感受器而产生效应，促进微循环，扩张毛细血管，加强机体新陈代谢，促进体内毒素排除，从而预防疾病及促进机体康复。

（2）常用器具：比较常用的刮痧器具为刮痧板和润滑剂。刮痧板可用水牛角或木鱼石制作而成，要求板面洁净，棱角光滑。润滑剂多选用红花油、液体石蜡、麻油或刮痧专用的活血剂。

（3）操作方法：操作时手持刮痧板，蘸上润滑剂，刮板与刮拭方向一般保持在45°～90°角进行刮痧。刮拭方向从上向下刮拭，胸部从内向外刮拭。刮痧时间一般每个部位刮3～5分钟。对于一些不出痧或出痧少的患者，不可强求出痧，以患者感到舒服为原则。刮痧次数一般是第一次刮完等3～5天痧退后再进行第二次刮治。然后在患者体表的一定部位按一定方向进行刮拭。刮痧时要求用力要均匀，一般采用腕力，同时要根据患者的病情及反应调整刮动的力量。

除上面介绍的刮痧方法外，还有角刮法、拍打法等方法。角刮法是用刮板的棱角和边角着力于施术的部位上，进行较小面积或沟、窝、凹陷地方的刮拭，如鼻沟、膝眼、人中等处。拍打法，即握住刮板一端，用另一端迅速均匀地拍打机体，适用于肘窝、腘窝，及肌肉较丰厚的地方，如臀部。

（4）常用部位：刮痧适用于全身。常用的刮痧部位有头部、面部、颈项部、腰背部、胸胁部、腹部及四肢。注意头部刮痧不必涂刮痧油，乳头处禁刮，关节部位不可强力重刮。

（5）注意事项：有出血倾向的疾病，危重病症，传染性皮肤病、年老体弱者、空腹及妊娠妇女的腹部、妇女经期下腹部禁刮，女性面部忌用大面积泻法刮拭。孕妇、妇女经期，禁刮下腹部及三阴交穴、合谷穴、足三里穴等穴位。

术前注意选择舒适的刮痧体位，以利于刮拭和防止晕刮；刮痧工具要严格消毒，防止交叉感染。术中注意刮拭手法要用力均匀，以求忍受为度，达到出痧为止；婴幼儿及老年人，刮拭手法用力宜轻；不可一味追求出痧而用重手法或延长刮痧时间；刮拭过程中，要经常询问患者感受。如遇到晕刮应立即停止刮痧。抚慰患者勿紧张，帮助其平卧，注意保暖，饮温开水或糖水。刮痧后嘱患者饮用温开水，以助机体排毒祛邪，一般约3小时后方可洗浴。

本章小结

本章介绍了中医治未病的基础知识、中医养生的基础知识，指出治未病是中医特色的健康管理，阐明中医体质的相关概念、体质的分类方法、9种常见体质类型特征、体质类型的判定方法、9种体质的调护措施以及中国的传统养生方法与技能。

（孟凡莉）

思考题

1. 影响体质的因素有哪些？
2. 针推养生的概念及具体内容是什么？
3. 如何运用中医的传统养生方法和技能对社区人群进行健康管理？

第五章　健康信息管理

当下，信息与材料、能源并列为社会科技发展的三大支柱，信息作为一种战略资源和决策资源，日益受到人们的重视。健康信息管理（health information management，HIM）是指为防范和解决健康风险因素，针对健康管理对象健康信息的，从信息采集、存储、传输、检索、分析和应用的一系列管理活动，支持健康监测、评估、提供健康咨询指导、干预健康风险因素的全过程。健康信息管理是医院管理、健康信息互通共享、大健康产业等蓬勃发展的重要基础。

2016 年国务院发布了《“健康中国 2030”规划纲要》，建设“健康中国”已上升为国家战略。随着大数据、云计算、移动互联、人工智能等现代信息技术在健康医疗领域的广泛应用，健康信息化对优化健康医疗资源配置、创新健康医疗服务的内容与形式产生了重要影响，已成为深化医改、推进健康中国建设的重要支撑。当前，物联网技术及应用已成为智慧医院建设的“刚需”，是医院实现“全面感知”的基础。通过物联网技术，实现患者、临床、后勤管理各类数据的自动化、高效化采集，是提高医院临床诊疗质量和精细化管理水平的创新手段之一。2022 年 11 月，《“十四五”全民健康信息化规划》出台，推动了全民健康信息化发展。

健康信息管理具有经济价值、健康价值、社会价值和学术价值。健康信息管理的质量，直接影响健康管理的水平。因此，提升健康信息管理的基础设施、系统软件、服务产品、人员素质、技术保障、法律规范、传输渠道等水准，具有重要意义。

本章通过学习健康信息管理，提高学生信息素养，培养其利用健康信息资源服务于医疗卫生工作的能力，并引导学生从信息科学的角度思考促进健康管理事业发展的途径和方式。

第一节　健康信息管理概述

一、健 康 信 息

健康信息是指有关人体生理、心理健康和体能训练的信息，通常包括与公众身心健康、疾病、营养等有关的信息。狭义的健康信息主要来源于各类卫生服务记录。常见的有三个方面：一是卫生服务过程中的各种服务记录；二是定期或不定期的健康体检记录；三是专题健康或疾病调查记录。广义上的健康信息包括任何与医疗或健康相关的信息。其不仅仅指医疗信息、基因遗传信息等，还包括经济信息、社交网络信息、心理信息、环境信息等。健康信息在公共卫生管理、公益健康促进、医学科研、商业增值和社会保障等领域具有重要价值。

健康信息资源（health information resources）是在医疗卫生社会活动中所积累的，与以健康相关信息为核心的各类信息活动要素集合。健康信息资源主要包括公共卫生、医疗服务、医疗保障、药品管理、综合管理等业务信息资源，如：①健康信息或数据；②健康信息生产者（健康或医学研究者、医务人员、数据收集与处理人员等）；③设备、设施（仪器、计算机软硬件、网络通信设备等）。

随着互联网 + 医疗时代的到来，健康信息资源在时间、空间、管理方式上都发生了巨大变化，在时间跨度上覆盖了个体从出生到死亡的全过程，在空间跨度上涉及了卫生行政机构、医疗卫生服务提供机构、公共卫生专业机构等各级各类卫生机构以及保险业、药业、健康服务业、IT企业等外部机构，在管理方式上更加高效、智能、精准。

二、健康信息技术

健康信息技术（health information technology，HIT）正在以惊人的速度发展。伴随着计算机系统、移动技术、应用软件开发、大数据、云计算、物联网、区块链、5G技术、人工智能、虚拟化等信息技术的更新迭代，HIT将成为未来IT领域中最活跃的部分。目前常见的HIT有：医院信息办公系统、移动医疗健康、共享电子病历、医学检验影像信息的存储与共享、大数据与临床数据分析、统一使用国际疾病分类（international classification of diseases，ICD）等技术。

大数据时代下，信息技术在健康信息管理的重要性更加突出。随着移动可穿戴设备技术、远程图像诊断、自动诊断脉氧仪、数据共享交换系统以及远程连接和反应软件程序的升级更新，既便捷个人健康信息的获取，也使得公众与健康服务机构的关系更加密切。此外，信息化社会里，数据挖掘技术（如数据描述、关联分析、聚类分析、异常检测、分类预测、趋势预测等算法）在健康信息管理领域的应用日渐深入，并取得佳绩。

HIT的发展趋势包括：①处在快速发展和广泛应用突破期；②为临床决策和精准医学研究提供支持；③推动个人健康管理精细化、一体化、便捷化；④服务模式向个性化和智能化转变；⑤努力实现数据开放共享与隐私安全保护的平衡。

三、健康信息管理的历史与现状

健康信息管理学是医药卫生科学与计算机科学、信息科学、管理科学等相互交叉融合而成的学科，具有综合性、交叉性和应用性。健康信息管理的过程有：健康信息的采集、存储、更新、整理和利用。健康信息管理的内涵包括：公共卫生信息管理、医疗健康信息管理、医疗保障信息管理、药品供应信息管理、大众健康信息管理等。

在美国，《公共卫生服务法案》《档案、计算机和公民权利报告》《健康保险流通与责任法案》《连通全国健康医疗：互操作医疗IT基础架构之十年愿景》《21世纪治愈法案》《卫生信息技术促进经济和临床健康法案》《患者保护与平价医疗法案》《健康信息交换和基于公共卫生目的的受保护健康信息披露指南》等陆续规范了健康信息管理。近年来，逐渐构建的互联网健康信息管理平台，推动了医患互动。

在加拿大，《隐私法》《信息获取法》《个人信息保护和电子文件法》以及各省《个人健康信息法》等法案促进了健康信息管理的规范化。

在我国，《中共中央国务院关于深化医药卫生体制改革的意见》《"健康中国2030"规划纲要》《国家信息化发展战略纲要》《促进大数据发展行动纲要》《国务院办公厅关于促进和规范健康医疗大数据应用发展的指导意见》《"十三五"国家科技创新规划》《"十四五"国家信息化规划》《"十四五"卫生健康标准化工作规划》等文件指导构建着普惠便捷的数字民生保障体系，包括公共卫生应急数字化建设、公共卫生数字化管理、早期监测预警、数据共享及可视化助力决策、免疫计划等内容。目前，健康信息管理呈现出"政、产、学、研、用"各领域深度融合与创新发展的蓬勃态势。

四、健康信息管理的任务与意义

健康信息管理的主要任务有：建立健康信息的基础设施，深度挖掘健康信息，促进机构资源整合；提高健康管理质量，提高公众疾病预防能力，保护公众健康信息安全；建立健康信息资源管理标准，制定健康信息资源管理的法律、法规和管理条例，健全人口健康信息化的重大项目投资管理制度；培养高素质、复合型健康信息管理的人才队伍。

健康信息管理的意义在于：提高医疗卫生机构和健康体检机构管理绩效，解决数据收集无效、混乱、利用不够等问题，确立信息资源在卫生医疗行业中的战略地位，使之成为知识经济时代组织文化建设的重要组成部分。

第二节 健康信息管理活动

一、健康信息管理的主体

健康信息管理的主体主要有公众、健康服务机构、国家和地方政府等，如图 5-1 所示。由于人群健康需求的广泛性，任何有能力进行健康管理项目开发及服务的机构都应该是健康信息管理的主体。医院、健康服务机构、社区以及工作场所均可在不同的层面及深度上来开展健康信息管理。另外政府也是一个广义上的健康信息管理机构，它通过政策立法来影响人们的消费行为及人群健康风险控制的策略。商业服务机构，如体检中心、医院以及保险机构的介入会提高个人参与的积极性，使健康信息管理服务能达到可持续发展的目的。企业及集体单位也会通过自主或服务外包的方式来开展健康信息管理。

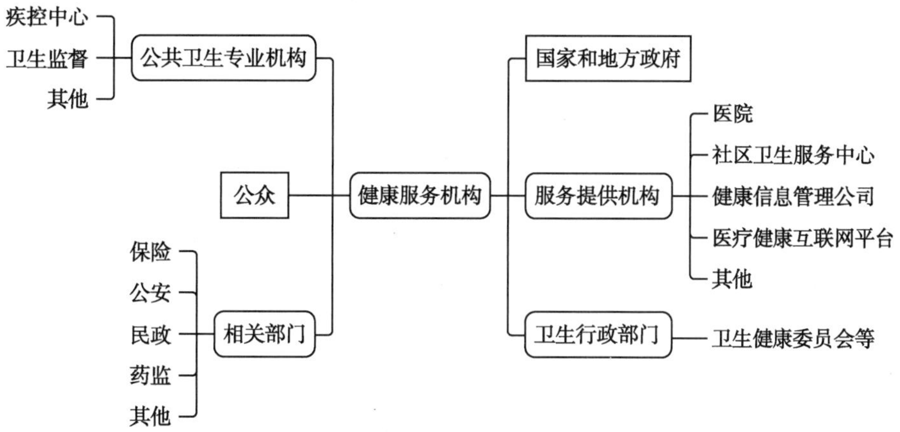

图 5-1 健康信息管理的主体

二、健康信息管理的资源

1. 相关人员 健康信息管理员除了包括具有一定医疗水平的医护人员，还包括熟悉医疗相关技术工作、掌握计算机系统和通信技术、掌握管理知识的综合型管理人员等。

2. 设施设备 设施设备是大数据时代下健康信息管理的物质基础，主要包括健康管理信息系统或其他软件，与之配套的服务器、存储设备、网络设施，以及其他的 IT 设备（如移动可穿戴设备等）。

3. 信息技术 信息技术的更新升级、匿名化、分级、加密、访问控制、防火墙、病毒查杀等均可更好地利用、保护健康信息。如今，健康信息管理大多借助健康信息管理系统和软件，综合云计算框架、基于网络的模块化组件（WebService 技术）、非关系型数据库（NoSQL 数据库）等关键技术，WebService 技术、全文搜索服务器和跨平台的移动客户端开发框架等技术，且逐渐开始与移动通信、全球定位系统（GPS）等其他技术结合发挥作用。基于大数据的健康云平台为信息共享、知识集成、多学科协作、综合性和连续性疾病的诊断治疗建立了战略部署和健康管理服务模型。

4. 信息数据 显性健康信息（容易获取并传播的健康信息数据），多从完整性、时效性、权威性、可靠性、实用性判断其质量。隐性健康信息数据（不能直接获取和传播，需要通过关联分析挖掘得到的健康信息数据），是健康信息管理的重点和难点，如相关消费订单、支付记录、浏览记录等信息。

5. 法律规范 健康信息管理离不开制度的保障和支持。我国陆续发布的《中华人民共和国个人信息保护法》《中华人民共和国基本医疗卫生与健康促进法》《中华人民共和国民法典》《中华人民共和国网络安全法》《中华人民共和国刑法》《国务院办公厅关于促进和规范健康医疗大数据应用发展的指导意见》《国家健康医疗大数据标准、安全和服务管理办法（试行）》《关于加快推进电子健康卡普及应用工作的意见》《中华人民共和国人类遗传资源管理条例》《儿童个人信息网络保护规定》《人口健康信息管理办法（试行）》《电子病历应用管理规范（试行）》《医疗机构病历管理规定（2013 年版）》《电子健康卡服务应用指南（征求意见稿）》《关于做好个人信息保护利用大数据支撑联防联控工作的通知》，各省级卫生健康委分别出台《四川省健康医疗大数据应用管理办法（试行）》《山东省健康医疗大数据管理办法》《福州市健康医疗大数据资源管理暂行办法》《“十四五”全民健康信息化规划》等规定，突出健康信息管理的创新和安全两大特色，规范着健康医疗大数据采集、存储、处理、应用、共享和开放的各个环节。

三、健康信息管理的运行机制

健康信息管理的主要服务包括：健康检测、健康评估、健康综合干预。其运行机制如图 5-2 所示。

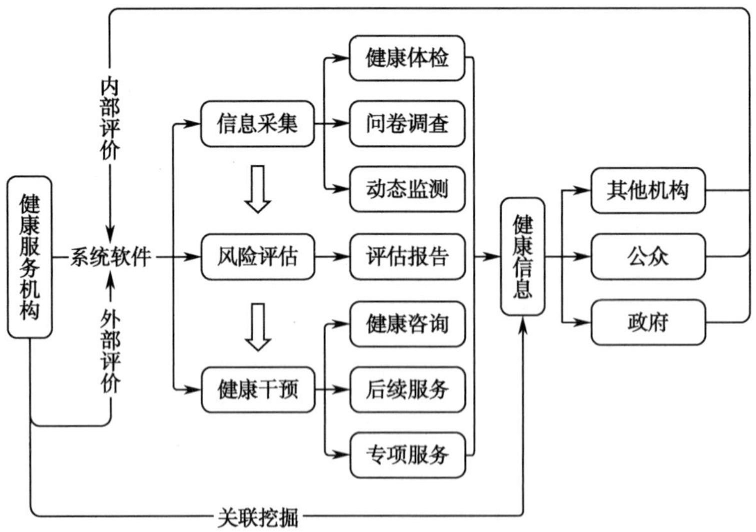

图 5-2 **健康信息管理的运行机制**

针对健康信息的采集、利用、管理、安全和隐私保护等方面，我国《人口健康信息管理办法（试行）》做了明确规定，强调任何信息利用过程都应按照授权要求，对信息的建立、修改、访问做到过程可管理、可控制、可追溯，进而规范人口健康信息的管理工作，促进人口健康信息的互联互通和共享利用，推动卫生健康事业科学发展。

1. 健康信息的内容　是指依据国家法律法规和工作职责，各级各类医疗卫生服务机构在服务和管理过程中产生的人口基本信息、医疗卫生服务信息等健康信息。

2. 采集和管理健康信息的要求　责任单位应当严格执行相关标准和程序，做到标准统一、术语规范、内容准确，按照“一数一源、最少够用”的原则，保证信息及时、完整、准确。

3. 信息的利用　责任单位应当建立人口健康信息综合利用工作制度，授权利用有关信息；不得超出授权范围利用和发布人口健康信息；应为服务管理对象提供健康信息的查询和复制服务。

4. 信息安全和隐私保护　责任单位应加强健康信息安全保障体系，制订安全管理制度、操作规程和技术规范，保障人口健康信息安全，建立痕迹管理制度，做到操作行为可管理、可控制、可追溯。

5. 健康信息管理的监督　各级卫生行政部门要加强健康信息管理工作的日常监督检查，建立通报制度、健康信息管理工作责任追究制度。对于违规者，轻则督导整改、通报批评、行政处分，重则追究刑事责任。

四、健康信息采集

在健康信息管理中，信息采集占有重要地位。信息采集得越全面、准确，健康管理的效果越好。

（一）健康信息采集内容与范围

根据医疗卫生机构的性质和工作特点，健康信息采集的基本内容主要包括医疗、公共卫生等层面，涉及内部和外部两大系统，涵盖了预防、医疗、保健、康复、健康教育等卫生服务活动信息。内部信息主要包括卫生资源、卫生服务、卫生产出、卫生管理等方面内容。外部信息主要包括居民健康状况、健康行为、环境状况等内容。健康信息采集的范围需考虑内容、时间和地域等。

（二）健康信息需求

健康信息的需求特征是：广泛性、社会性、发展性、多样性。根据信息用户类型不同，其健康信息需求各有侧重。

1. 专业技术人员的信息需求　专业技术人员的信息需求种类依其工作性质而定，如本专业知识型信息、社区个人健康档案、图书期刊信息、信息系统中的外部信息、人体生物信息等。

2. 卫生管理人员的信息需求　管理及操作层工作人员需要一定程度的内外部信息，如信息系统的内部信息、机构工作运行信息、影响组织发展的外部信息等。

（三）健康信息采集途径

1. 内部途径

（1）管理部门：卫生管理层可收集业务管理、行政管理、人事管理、财务管理、物资管理等各环节的现状信息，如各种统计资料、财务报告和文件。这些信息不仅是决策、组织、控制和监督的前提，而且通常要用适当的方式向上汇报，为上级计划、管理部门制订规划提供依据。这一途径纵横交错，上下贯通，对信息采集来说十分便利。

（2）专业部门：专业部门包括临床医技各有关科室、信息中心、图书馆等。信息来源主要是疾病监测数据、病案、个人健康保健、卫生服务、调查报告、学位论文等各种内部资料以及公开出版的专业书籍、检索工具和杂志等。由于卫生医疗与事业单位的主要任务是为社会提供卫生公共服务，这些内部资料对于制订卫生政策、做好卫生服务管理至关重要，同时也是科学研究所需的重要数据。

（3）内部信息网络：随着信息化技术的发展，愈来愈多的单位或系统设立了内部信息网络——局域网（local area network，LAN）。传统的单位内部信息网都是以 LAN 技术为基础的，通过内部局域网，实现本单位各部门的信息共享，根据不同用户的权限对信息加以采集和利用。今后将出现跨平台交换信息，以内联网（intranet）技术为核心的综合性信息网络，将各自独立的信息系统在更大的范围内形成有机统一的网络体系。例如，可以将几个医院的信息系统互连，实现信息共享。

2. 外部途径 外部途径是指本单位或部门以外的各种信息来源，主要包括以下几个方面。

（1）文献部门：文献部门是传统的外部途径，通过它可以进一步获得公开出版物，如专业杂志、图书、年鉴、文摘、目录、索引、统计资料等。一些大学或研究机构内部的图书馆一般有限制性地对外开放，也是获取专业文献的重要途径。通过专业图书与杂志则可以获取大量的外部信息。

（2）外部信息网络：当代社会正逐步走向信息时代，其主要特征之一，就是信息资源的充分开发和利用。国际互联网（internet）是世界上最大的计算机网络，互联网上拥有不计其数的网络资源，用户可以从互联网上获得所需要的信息，包括国内外一些大型科技数据库的有偿服务。

（3）大众传播媒介：通过广播、电视、报纸、杂志等可以得到各种内容的信息，其特点是报道速度快，涉及内容广。但由于它们都是面向大众的，故一般来说缺乏针对性，也比较肤浅，需要进一步分析后加以利用。

（4）社团组织及学术会议：通过学会、协会等专业和行业团体，可以收集到本系统、本行业的内部通信、专业简报、学会论文集等出版物。学术会议可以在第一时间了解本专业的最新动态和科学研究的新进展。

（5）政府部门：政府部门掌握着丰富的信息资源，其直属的卫生信息中心汇集了全国各地的卫生统计报表，掌握着用于宏观管理的各种数据，该机构发布的法规和政策性文件都是重要的信息来源。

（6）个人交往：主要指与专家、教授、顾问及有关人员的座谈和交流获得各种有用的信息。

（7）健康管理服务对象：从服务对象那里可以获得大量的卫生需求信息和反馈信息，这对于提高卫生服务水平、改进服务质量来说是不可忽视的信息来源。

（四）健康信息采集方法

通常可以采用常规和非常规两种数据采集方法获得。常规和非常规两种数据采集方法互为补充，如在免疫接种和扩大免疫规划领域，常规报告可以提供有关发放疫苗数量的数据，一次扩大免疫项目的抽样调查可以获得以人群为基础的覆盖率信息，而相关的医疗单位则可以提供有关社区接种效果的数据。

1. 常规数据采集方法 通过与医疗保健对象进行接触，由卫生医疗单位负责收集数据，可以在卫生单位内进行或通过巡诊、社区、人口登记等方式实现。这是最常用的一种类型，数据由卫生医疗机构内的工作人员在完成日常卫生医疗保健工作时进行记录，包括保健对象管理、卫生保健管理、监控资源使用、卫生医疗服务、疾病监测等。

常规数据采集有两个缺点：一是数据质量不高，二是分散于不同信息系统。要提高收集到的数据质量，可训练和监督医疗机构工作人员、收集和报告较为复杂的疾病信息等。要解决信息系统分散问题，可深化信息化建设、制订卫生信息标准、建立不同卫生领域的集约化信息系统模型和框架，使数据收集变得更为系统、完整和可靠。

2. 非常规数据采集方法 为某种特殊目的采用试验或调查的方法获得数据，它既可以是前瞻性的，也可以是回顾性的，例如，临床试验、调查（普查或抽样调查、现况调查）等。调查采用的工具一般是问卷或测量。数据质量的关键是调查表的设计和抽样框（sampling frame）的选择。

（五）健康信息采集方式

健康信息采集的方式主要可以分为问卷采集、健康档案录入和电子病历提取等 3 种方式。本节主要介绍问卷采集方式。

五、问卷采集

（一）问卷调查

信息收集是健康风险评估的第一要素，问卷调查是收集信息的基本形式和常用方法。

1. 问卷调查的分类 问卷调查分为单因素问卷及多因素问卷两类。

（1）单因素问卷：如肥胖与糖尿病问卷；性行为与艾滋病问卷。

（2）多因素问卷：为综合问卷。整体健康状况或多影响因素调查，如生活方式与健康。

2. 问卷调查的设计原则

（1）主题和变量明确：语言精练，浅显易懂，避免专业术语、俗语、缩写词，适用不同层面调查对象。

（2）题目数量适中：过于简单则信息量太小；过于复杂则扰乱思路且依从性降低，一般以15～20分钟内答完为宜。

（3）避免双重装填：一个题目混杂两个问题，如“你父母是否患高血压”“你是否嗜好可乐及油煎食物”。

（4）符合伦理，保护隐私。

（5）选择中性提问法，避免人为诱导产生信息偏差。

3. 问卷调查表的结构

（1）引言（介绍语）：说明承办调查单位、目的、意义、填写注意事项、回收时间、方式、是否匿名或保密、答谢语。一般不超过300字。

（2）一般资料：姓名（或编号）、性别、出生年月、婚姻状况、文化程度、职业、收入、住房、民族、血型、身高、体重等。

（3）问题及备选答案：问卷主导部分。一般问题不超过100个。每个问题的答案不多于5种。内容涵盖生活方式、精神压力、社会交往、工作环境、个人史、家族史、既往史、用药史及以往体检阳性数据。

4. 问卷调查质量的评估 问卷调查质量采用信度、效度进行评估。

（1）信度：表现调查问卷的稳定性和同质性。稳定指重复调查结果的一致性；同质性指问卷各题目与主题的内在相关性。

（2）效度：指调查结果与预定结果的符合程度，包括内容、结构及效标关联度（指本项研究与其他标准的关联性）。

（二）基于问卷的健康信息采集

1. 健康问卷 健康问卷是全面、准确、迅速进行个人健康风险评估的重要依据，占评估内容的5/6以上。健康问卷应特别强调真实性、私密性、个性化。

2. 健康体检 健康体检是健康管理的前置工作，是健康信息管理平台的重要内容。

（1）要严把健康体检过程的质量关：对健康体检机构的资质、专业人员的水平、所用检验试剂的质控，都应有严格的要求。优质的健康管理服务应该具有3大特点：①每个受检者数据管理的持续性（终身）；②在二级预防的基础上，达到一级预防（成效）；③努力让受检者满意（衡量服务质量好坏的权威性指标）。

（2）个性化：健康体检项目的选择，除一般健康体检项目外，应依据服务对象性别、年龄、职业特点、个人的需求等确定。切忌不是项目多就是水平高，检查项目的多与少、时间的长与短，一要依据服务对象的具体需求（个性化）；二要依据检查机构的具体条件与可能，不能一概而论。

（3）资源共享：健康管理机构一方面如何与医院分工明确；另一方面医疗服务的市场化将催生专业的影像诊断中心、临床检验中心等机构的产生。

（三）健康风险评估

1. 健康风险评估是以服务对象的健康档案为依据，由健康管理师牵头，通过专家组对服务对象的健康状况、健康危险因素及未来可能患病危险性等，进行分析及定性或定量的评价，为制定健康干预和促进方案提供依据。

2. 健康管理机构一般均采用计算机软件评估系统进行风险评估。首先把健康档案中有关健康信息（健康问卷、健康体检、动态信息等）输入计算机，按加权法、模型法进入软件分析程序，最终给出评估的结果。除综合整体评估外，还要有专项评估。如营养评估、心理评估、体能评估、脊柱评估、心肺功能评估等。根据各类评估的内容，制定相应的健康处方。

3. 仅有一次健康体检和评估意义并不大，重要的是服务对象有若干次的健康体检和健康评估，并找出相邻两次健康检查和相邻两次健康评估（健康促进效果评估）的差异，进而修订健康促进计划，进一步改善健康状态，减少健康危险因素。

4. 数据的标准化是进行健康信息分析的基础。统一的标准，将提升数据的分析和整合质量。

5. 针对健康人群和亚临床状态人群，统一的数据分析模型和评价标准将提升健康评估的科学性。

第三节　健康信息管理平台

科学完善的健康信息管理平台，是健康管理工作成功的基石。美国是构建健康信息管理平台的先行者。20 世纪 90 年代初，哈特福德基金会制定了一项名为“社区健康管理信息系统”（community health management information system）的计划，但早期发展缓慢。2009 年，在《美国复苏与再投资法》的激励下，一大批平台应运而生。这些平台主要有 4 大类：公办平台、私立平台、社区平台和电子健康档案（electronic health record，EHR）提供商创办的平台。

20 世纪 90 年代末，健康管理系统开始在我国出现。因传统的健康信息管理系统存在成本高、计算能力不足、存取速度慢、扩展性差等缺点，我国数字化健康信息管理平台陆续萌芽。2016 年，我国印发《国务院办公厅关于促进和规范健康医疗大数据应用发展的指导意见》，将国家、省、地市、县 4 级人口健康信息管理平台建设作为重点任务和重大工程；同年，中共中央、国务院印发的《“健康中国 2030”规划纲要》进一步提出，要基于区域人口健康信息管理平台建立跨部门跨领域密切配合、统一归口的健康医疗数据共享机制。2018 年，国内首个“健康管理信息交互平台”正式对外发布。该平台实现了不同智能硬件健康数据的汇总，可为居民提供整体的运动健康数据电子档案；同时形成的用户健康信息闭环，可为医疗数据接入、慢性病管理提供可操作的健康数据依据。2022 年，为推动全民健康信息化发展，国家卫生健康委员会、国家中医药局、国家疾控局制定了《“十四五”全民健康信息化规划》。

随着全球加速迈进数字化发展快车道，以数字化、网络化、智能化为特征的网络通信技术加速融入和改变人们的生产生活方式。应数字中国、智慧医疗、信息经济等战略布局，以及大数据与智能设备、网络、经济、健康深度融合的需要，我国健康信息管理进入大数据时代，并快速发展中。

现阶段，健康管理信息交互平台所构建的完整健康大数据闭环，为政府、保险、医疗、地产等诸多领域提供数据服务，使其产生巨大的跨界融合效应。政府借助健康管理信息交互平台对辖区居民的健康占比、健康数据分布、健康人群分析等多个维度进行可视化的数据分析、查询、统计；医疗机构借助健康管理信息交互平台实现就医前健康情况摸查、就医后康复状况跟踪等；保险行业借助健康管理信息交互平台实时了解客户的健康状况及生活方式，真正实现智能化动态费率调整。

一、健康信息管理平台构成

健康信息管理平台由客户健康管理自主服务、医生健康管理工作互动指导和机构数据分析处理业务工作平台三大功能平台构成。

（一）客户健康管理自主服务平台

客户健康管理自主服务平台是由健康档案、健康评估、膳食管理、运动管理、压力管理、生活方式管理、健康监测、健康工具、健康资讯、账户管理十大基本模块构成，客户可以通过这些模块进行账号注册、登录，建立个人健康档案，查看各种健康评估结果，了解自身疾病风险，通过自我记录及上传膳食、运动日志、调整生活方式以及压力释放方式，在医生指导下降低疾病风险，达到自我有效的健康管理。

（二）医师健康管理工作互动指导平台

医师健康管理工作互动指导平台是由健康管理档案、健康评估管理、健康干预管理、健康咨询管理、站内短信管理、手机短信管理等几大功能模块构成的。医生通过这些模块对客户进行档案编辑、风险疾病评估分析、膳食及运动管理评估、健康监测等，制订个性化的健康管理方案及回访跟踪记录，实现对客户综合性健康指导和干预。

（三）机构数据分析处理业务工作平台

机构数据分析处理业务工作平台是由会员管理、客户管理、数据分析、接口管理、系统管理等功能构成，将个人及群体的体检数据与相关信息在后台进行数据分析整合处理，进行科学的疾病风险评估，从而量化健康风险，提供个性化的健康风险管理方案。平台通过量化的膳食处方、运动处方等指导方案，按照质量管理的PDCA循环（即Plan，Do，Check，Act）管理理论，通过阶梯式强化管理，使医生及客户进行有效互动式健康管理指导咨询。平台同时具备健康管理效果统计、医生权限配置、系统角色管理、客户信息配置、系统信息维护等功能。

二、健康信息管理平台服务内容与功能模块

（一）问卷

规范化问卷问诊可以提高疾病的早筛率，对医疗质量控制十分有效。智能问诊功能以中华医学会健康管理学分会发布的《健康体检基本项目专家共识》为依据，采用信息化方式提供规范化问卷问诊，全面采集受检者的膳食、运动、健康状况、睡眠等健康信息，利用智能数据分析算法对问卷问诊数据进行综合分析，为参检人员提供基础项目加个性化项目，即“1＋X”健康体检套餐。智能问诊功能保障了问卷问诊的规范化和准确性，可以深度挖掘受检者的健康信息，为健康风险评估、健康干预提供全面客观依据。结合健康信息管理平台数据分析需要而设计，主要包括几方面：基本信息、个人疾病史、疾病家族史、吸烟、膳食、运动、睡眠、心理状况、居住环境、体检信息等。

（二）档案

利用信息化手段可完善健康档案的闭环管理，实现可追溯化。在对接患者主索引（enterprise master patient index，EMPI）的基础上，对接集成平台整合受检者在医院的历次体检和诊疗数据，通过规范各类数据的标准储存格式，形成患者健康档案；通过集成视图进行可视化展现和定位受检者各项目的进展，实现体检信息状态实时跟踪可追溯，形成健康的闭环管理，保证患者诊疗信息的连续性和完整性，为医生有效分析受检者的健康状况提供支撑。

（三）评估

健康信息管理平台评估模块是基于循证医学研究成果，通过数学建模，进一步开发研究形成

计算模型。此计算模型以是否发病或死亡作为因变量，以危险因素为自变量，采用量表形式提前识别个人健康风险及风险等级。其评估具有疾病专一、量化评估和个体化等特点。评估系统服务内容包括以下几项。

1. 生活方式疾病风险评估 主要包括缺血性心脑血管疾病、糖尿病、高血压，各种癌症如肺癌、胃癌、肝癌、肠癌等。

2. 生活方式与心理健康评价 包括健康年龄评价、尼古丁依赖评价、体力活动水平评价、膳食宝塔吻合度评价、症状自测量表心理评价、婚姻质量评价、人际信任评价、抑郁自我评价、老年抑郁评价、焦虑自我评价、社交回避或苦恼。

3. 健康管理干预手段评估 膳食习惯评估、运动处方效果评估等。

（四）管理

健康管理是对个体和群体健康进行全面监测、分析、评估、提供健康咨询和指导及对健康危险因素进行干预的过程。针对获取的健康信息数据，在检后开展健康指导和管理具有积极的意义。

健康信息管理平台利用计算机网络技术与电讯技术智能化结合，从而对客户进行有效健康管理和干预，最终达到预防和控制慢性疾病的发生、发展，改善个人健康状况的目的。其服务系统包括电话呼叫中心系统、平台网络短信系统、手机短信系统、电子邮件系统、互联网查询及数据上传、疾病追踪回访等方式，实现全面、可持续的双向交流和健康管理干预。

（五）计划

健康信息管理平台通过与体检系统软件、医院信息系统、检验科信息系统、影像归档和通信系统等进行数据联接，利用平台健康评估数据库、膳食处方数据库、运动处方数据库等信息化手段对客户资料进行综合分析和评估，为客户制订合理科学、个性化的健康管理计划，系统主要包括运动、饮食、心理等方面的管理计划和慢性病干预以及就医指导计划等。

（六）监测和跟踪

通过健康信息管理平台数据层对客户资料进行量化处理分析，形成直观发展趋势图，得出引起健康风险的主要因素，然后有的放矢地进行定期监测跟踪，包括引起疾病风险的医学指标如血压、血脂、胆固醇、血糖、甘油三酯等；一般生活习惯所致的危险指标如体重、腰围、体重指数（BMI）、食物、运动方式等。

随访功能根据受检者信息进行自动随访设置和提醒，为受检者提供个性化随访问卷和随访计划。可通过电话、短信等方式对其进行回访，记录回访内容、回访明细，且提供语音录音功能；可按不同科室、医生、病种等进行完整、详细的统计、分析、查询。

（七）营养和运动处方

通过健康信息管理平台计算机分析手段，为管理客户制订不同的膳食处方和运动处方。系统的功能包括以下几项。

1. 膳食处方系统 根据科学的膳食指南及研究结果，在疾病膳食指导原则的指导下，利用膳食处方系统进行分析、调整，从而制订不同客户不同阶段的膳食营养处方。

2. 运动处方系统 根据人体运动时体内三大物质代谢机制，结合科学性的能耗仪器，建立能耗消耗模型，利用平台运动处方运算系统进行分析及调整、评价，从而制订不同客户不同阶段的运动处方。

（八）效果评价

对健康风险、干预目标、膳食结构、运动能耗以及精神压力量化式、互动式、阶段性管理后，利用健康平台进行数据化分析，从而得出科学、综合的健康效果评价。包括膳食习惯总体评价、运动方式总体评价，以及通过管理之后客户健康状况改善评价，干预前后疾病危险因素对比评价，生活方式评价、疾病发病风险评价等，了解健康管理的量和质的完成情况，以及进一步需要健康管理的重点和计划。

三、健康信息管理平台实施与管理

（一）健康信息管理平台的实施流程

1. 填写问卷　客户填写问卷，由健康管理信息采集医师上传到健康信息管理平台，同时协助客户在健康信息管理平台注册客户个人账号。

2. 建立健康档案　健康管理师协助客户在平台上填写或修改资料，包括客户基本信息、疾病史、家族史、生活习惯以及体检记录等，建立个人完整的健康档案。同时根据客户健康档案信息，健康管理师对客户进行疾病风险等级分类。

3. 进行健康评估　建立客户健康档案后，对客户进行专业化综合性健康评估，明确客户相关疾病危险因素及健康发展趋势、膳食习惯及运动方式，向客户解读健康评估报告，实现健康信息动态管理。

4. 制订健康管理计划　分析客户各种评估结果，针对健康改善需求确定慢性病预防、用药指导、膳食处方、运动处方、监测重点等干预目标，将可控制指标定为管理重点，按不同阶段制订个性化的健康管理计划。

5. 实施健康干预　健康管理师根据客户健康管理计划，定期、定性地通过网络平台与客户互动，利用短信、电话、上访等方式阶段性跟踪维护，指导客户调整饮食、促进合理运动，指导慢性病用药、定期体检，帮助客户进行健康改善，从而达到健康目标。

6. 健康管理效果评价　健康管理结束，对客户阶段性健康管理效果进行综合评价，分析汇总，存档备案。

（二）健康信息管理平台的管理

与信息管理系统相比，健康信息管理系统有以下几个特点：一是涉及面广，管理部门多。健康信息具有“横到底、纵到边、全生命周期”的特点，涵盖个人全生命周期中经济、社会、环境、教育等各方面关联因素。二是数据量大，覆盖面广。目前，一个三级甲等医院年产生、存储的数据量在100TB以上，且在持续增加。三是数据种类多，结构复杂。数据包括管理、医疗、健康及人口健康关联因素等内容，呈现结构化、半结构化及非结构化数据结构。四是专业性强。涉及专业的健康、疾病、治疗等信息，为行业内外有关部门提供专业的数据支持。因此，健康信息管理平台的管理显得格外重要。健康信息管理平台的管理可分为以下三方面。

1. 质量管理　健康信息管理平台使用者一般为医疗卫生服务机构。第一，为保证健康信息管理平台正常顺畅运行，需要良好的硬件建设以及相关医疗IT软件方面物质支持；第二，使用健康信息管理平台对客户群进行有效管理，必须依据网络架构、工作任务、工作性质和有关规定科学编制工作人员，建立基层健康管理人员、健康信息管理平台质量把关人员以及根据需要聘请相关顾问等合理的专业人员结构，明确任务划分，健全岗位职责和各项规章制度，从人员组织上保证健康信息管理平台服务质量。

2. 人员组织管理　利用平台开展健康管理服务至少需要两方面人才。第一，具有一定医疗水平的医护人员；第二，熟悉医疗相关技术工作以及掌握计算机系统和通信技术、掌握管理相关知识的综合型管理人员，以对平台使用和服务质量进行技术把关。对所有参加健康信息管理平台的工作人员，一律进行严格的岗前业务培训。

3. 资料管理　健康信息管理平台的资料主要包括患者病史资料、登录信息资料、网络互动咨询资料以及健康管理服务情况登记信息等图文资料。第一，对于资料的收集、整理、登记、备份保存需要加强管理、妥善合理保管，同时建立健康管理服务情况的统计数据库并与病案管理相结合，将客户相关健康管理资料纳入正规的档案管理工作中；第二，对所有客户资料的保密工作尤其重要，对客户档案资料调阅、移出、销毁等应严格按规定手续办理，必须经指定负责人审批，认真履行登记、签字手续，任何人无权擅自调阅，确保客户档案私密安全性，根据国家相关法规制订保密制度。

健康信息管理平台功能框架如表 5-1 所示。

表 5-1 健康信息管理平台功能框架

序号	功能模块	内容
1	健康档案	个人档案、家庭档案、老年人档案、妇女档案、儿童档案、残疾人专项、重大疾病专项
2	疾病管理	传染病管理、肺结核专项管理、高血压规范管理、糖尿病管理、肿瘤管理、精神病管理、残疾管理、其他通用慢性病管理与随访
3	妇女保健	孕妇综合、孕期保健随访、分娩登记、产后访视、转入代访、妇女保健报表
4	儿童保健	健康卡管理、疾病登记、随访管理、儿童保健报表、评价表
5	全科诊疗	业务处理、挂号收费管理、信息查询、报表统计、药品管理、化验管理、检查管理、基础维护
6	计划免疫	近日工作、接种管理、临时接种、不良反应登记、疫苗管理、计划免疫报表、基础维护
7	健康教育	健康教育、服务管理、社区康复、公共卫生
8	生育支持	生育规划、婚前检查、检查报表
9	绩效考核	社区公共卫生绩效考核管理、社区医疗卫生服务绩效考核、双向转诊服务绩效考核
10	统计分析	统计分析报表
11	系统维护	用户管理、权限管理、系统初始化、社区档案、数据字典
12	网络传输	乡镇卫生院与各村卫生室数据传输

四、健康信息管理平台发展的现状与形势

近年来，卫生健康行业大力推进健康中国、数字中国两大战略融合落地，深入实施健康管理信息化发展，加快健康医疗大数据规范应用和“互联网 + 医疗健康”创新发展，为支撑健康管理事业高质量发展发挥了重要作用。

（一）制度规范的顶层设计基本形成

国家出台《国务院办公厅关于促进和规范健康医疗大数据应用发展的指导意见》《关于促进“互联网 + 医疗健康”发展的意见》，制定实施“十三五”全民健康信息化发展规划和安全规划，初步形成以信息化建设为基础、以大数据发展和“互联网 +”服务为引领的“一体两翼”发展格局。国家卫生健康委员会印发《关于加强全民健康信息标准化体系建设的意见》，制定实施医院、基层医疗卫生机构和公共卫生信息化建设标准与规范、省统筹区域全民健康信息平台和医院信息平台应用功能指引、医院信息化建设应用技术指引，推进病案首页书写规范、疾病分类与代码、手术操作分类与代码、医学名词术语“四统一”，发布 220 多项卫生健康信息化标准，逐步实现信息化建设“书同文”“车同轨”。

（二）互联互通的平台基础逐步夯实

国家全民健康信息平台初步建成，省统筹区域全民健康信息平台不断完善，实现各级平台联通全覆盖。建立健全全员人口信息、居民电子健康档案、电子病历和基础资源等数据库，强化医疗服务、医疗保障、药品供应等应用系统数据集成和业务协同。积极推动公立医院逐步接入区域全民健康信息平台，依托平台推动不同医疗机构之间诊疗信息互通共享。全国建成 1 700 多家互联网医院，7 000 多家二级以上公立医院接入区域全民健康信息平台，260 多个城市实现区域内医疗机构就诊“一卡（码）通”，2 200 多家三级医院初步实现院内互通。

（三）疫情防控的应急能力全面提升

大数据在疫情防控、监测分析、病毒溯源、物资调配等方面发挥着重要作用。跨部门数据共享平台的搭建，强化了部门协同、信息联动、数据共享，降低社会风险。“互联网＋医疗健康”发挥突破时空限制免接触优势，在保障患者就医需求、降低患者感染风险等方面发挥了重要作用。运用大数据追踪风险人群，提高排查工作精准性、及时性，支撑做到早发现、早报告、早预警、早处置。

（四）便民服务的应用成效不断凸显

推进业务协同体系建设，全国二级及以上医院全面推进落实“互联网＋医疗健康”10项服务30条措施，深化便民惠民“五个一”服务行动，全国各级医院普遍开展互联网健康咨询、分时段预约就诊、诊间结算、医保联网、检查检验结果查询、移动支付等线上服务，优化改造就医流程，看病就医“三长一短”问题得到有效缓解。全国远程医疗协作网覆盖地级市和所有原国家级贫困县，实现优质医疗资源下沉基层特别是偏远农村地区，有力促进“重心下移、资源下沉”。推动政务服务事项跨地区远程办理、跨层级联动办理、跨部门协同办理，构建便民服务“一张网”，“互联网＋政务服务”效能大幅提升。

（五）网络安全的防护能力明显增强

贯彻《中华人民共和国网络安全法》等相关法律法规要求，印发《国家健康医疗大数据标准、安全和服务管理办法（试行）》，制定卫生健康行业关键信息基础设施认定规则。建立卫生健康行业网络信息与数据安全责任制。健全网络安全治理体系，制定网络安全事件应急预案，完成重大活动期间网络安全保障任务，全面提升网络安全防护能力。加大网络安全管理和技术培训力度，组建网络安全专家队伍和技术支撑队伍，举办卫生健康行业网络安全技能大赛，开展全行业网络安全监测，不断提高快速处置网络安全事件能力，切实提升网络安全保障水平。

总体来看，“十三五”期间我国健康信息化建设成效显著，但目前仍处在夯台垒基、爬坡过坎的关键时期，在基础设施、共享应用、投入保障、网络安全等方面还存在短板与弱项，特别是统筹协调机制还不健全，法规标准建设有待强化，信息化建设投入机制有待完善，专业人才较为匮乏，数据要素价值潜力尚未充分激活，“数字鸿沟”“数据壁垒”依然存在，网络安全形势严峻复杂，数据治理能力有待进一步提升。从国际上看，全球加速迈进数字化发展快车道，特别是新冠疫情深刻冲击和挑战全球医疗卫生体系，数字技术在卫生健康领域的应用更加广泛、影响更加深刻。面对数字化变革带来的机遇与挑战，必须进一步夯实全民健康信息化新基建，培育卫生健康服务新业态，提升卫生健康行业发展新动能，构建数据要素治理新格局，努力实现健康信息化建设更高质量、更有效率、更加公平、更可持续、更为安全的发展新局面。

五、健康信息管理平台发展的思路

（一）指导思想

健康信息管理平台需紧密结合卫生健康行业应用需求和新一代信息技术发展大势，把握问题导向、需求导向和应用导向，统筹发展和安全，强化系统思维，以引领支撑卫生健康事业高质量发展为主题，促进全民健康信息服务体系化、集约化、精细化发展，进一步畅通全民健康信息“大动脉”，以数据资源为关键要素，以新一代信息技术为有力支撑，以数字化、网络化、智能化促进行业转型升级，重塑管理服务模式，实现政府决策科学化、社会治理精准化、公共服务高效化，为防范化解重大疫情和突发公共卫生风险、建设健康中国、推动卫生健康事业高质量发展提供坚强的技术支撑。

（二）基本原则

坚持统筹集约，共建共享。坚持统筹布局，深化共建共用，增强全民健康信息化发展的系统性、整体性和协调性，以构建大平台、大系统、大目录为导向，加大信息化建设统筹力度，加强信息化基础设施集约化建设，巩固政务信息系统整合成果，进一步破除数据共享壁垒，畅通数据共享通道，推进数据全生命周期管理。

1. 坚持服务导向，业务驱动 坚持以人民为中心的发展思想，以信息赋能为关键，以优质服务为导向，以智慧决策为基础，以协同治理为手段，形成应用牵引建设、服务促进联通的发展机制，推进信息与业务深度融合，进一步降低服务成本，缩小“数字鸿沟”，发展和推广便民惠民服务，推动工作重心下移、优质资源下沉，提升卫生健康服务均等化、普惠化、便捷化水平。

2. 坚持开放融合，创新发展 充分发挥新一代信息技术的优势，构建基于数据驱动的生态系统，强化区域数据汇聚应用，推进跨部门、跨地域、跨层级、跨系统、跨业务的技术融合、数据融合、业务融合，创新数据供给方式，深化数据开发利用，促进行业转型升级，推动关键技术和服务模式创新，推进健康医疗数据资源和基础设施开放共享，不断提高卫生健康行业治理水平。

3. 坚持规范有序，安全可控 树立科学的网络安全观，坚持发展与安全并重，把安全治理贯穿全民健康信息化建设管理应用全过程，划定监管底线和红线，构建权责可界定、过程可追溯、安全可审计的制度规则，切实防范化解风险，建立健全平台经济治理体系，规范资本参与和监管，促进公平和有序竞争，确保数据安全和网络安全。

（三）发展目标

到 2025 年，初步建设形成统一权威、互联互通的全民健康信息管理平台支撑保障体系，基本实现公立医疗卫生机构与全民健康信息管理平台联通全覆盖。加速推进高速泛在、云网融合、智能敏捷、集约共享、安全可控的全民健康信息化基础设施建设。依托国家电子政务外网、互联网、光纤宽带、虚拟专线和 5G 等网络建设完善卫生健康行业网。全民健康信息化统筹管理能力明显增强，全国医疗卫生机构互通共享取得标志性进展，二级以上医院基本实现院内医疗服务信息互通共享，三级医院实现核心信息全国互通共享。全员人口信息、居民电子健康档案、电子病历和基础资源等数据库更加完善。数字健康服务成为医疗卫生服务体系的重要组成部分，每个居民拥有一份动态管理的电子健康档案和一个功能完备的电子健康码，推动每个家庭实现家庭医生签约服务，建成若干区域健康医疗大数据中心与“互联网 + 医疗健康”示范省，基本形成卫生健康行业机构数字化、资源网络化、服务智能化、监管一体化的全民健康信息服务体系。

六、健康信息管理平台建设的主要任务

1. 集约建设信息化基础设施支撑体系 统筹推动全民健康信息管理平台建设，鼓励地方结合实际，探索多种方式，采取“国家和省两级部署，国家、省、市、县四级应用”总体框架，集约建设各级全民健康信息管理平台和传染病监测预警与应急指挥信息平台，全面推进医疗卫生机构信息化建设提档升级，全方位提升卫生健康信息化基础设施水平。完善国家全民健康信息管理平台功能；加强省统筹区域全民健康信息管理平台建设；构建传染病监测预警与应急指挥信息平台；全面推进医院信息化建设提档升级。

2. 健全全民健康信息化标准体系 落实《中华人民共和国标准化法》，坚持“统筹规划、急用先行、规范有序、协同高效”的原则，逐步形成统一权威、全面协调、管理规范、自主可控的全民健康信息化标准体系。完善全民健康信息化应用基础标准；加强全民健康信息化标准应用推广；深化全民健康信息化标准服务管理。

3. 深化“互联网 + 医疗健康”服务体系 完善“互联网 + 医疗健康”服务体系，进一步拓展“互联网 + 医疗健康”服务模式；加强“互联网 + 政务服务”；规范服务保障与监管体系。

4. 完善健康医疗大数据资源要素体系 加强健康医疗大数据创新应用与行业治理；强化数据全流程质控和数据治理；推进健康医疗大数据中心建设。

5. 推进数字健康融合创新发展体系 加快数字健康发展和新型基础设施建设，构建数字健康战略发展新格局；重塑数字健康管理服务新模式；培育数字健康经济产业新业态。发展基于数字技术的健康服务，鼓励发展区域检查检验、在线健康咨询、智能慢性病管理等多元化、个性化健康服务，催生一批有特色的数字健康管理服务企业。规范发展第三方机构搭建社会化行业服务平台，完善数字健康产业链、供应链和创新链，打造创新发展的数字健康产业生态。提升数字健康行业治理新水平。

6. 拓展基层信息化保障服务体系 坚持以基层为重点，加快补齐基层医疗信息化短板，融通汇聚县域内数据，强化数据分析运用，推动基层卫生健康信息化综合治理能力显著提升。强化基层信息化便民服务；强化基层信息化基础设施建设保障；强化基层综合服务监管体系建设。

7. 强化卫生健康统计调查分析应用体系 健全卫生健康统计调查体系，强化信息化在提升统计数据质量、推进统计数据共享应用、发挥统计监督职能等方面的作用。持续完善统计调查体系；加强统计数据质量控制；强化统计数据共享应用；全面提升统计监督效能。

8. 夯实网络与数据安全保障体系 坚持发展与安全并重，全面落实网络安全和数据安全相关法规标准；完善网络安全和数据安全责任体系和管理制度；构建卫生健康行业网络可信体系。

七、健康信息管理平台发展的组织实施

1. 加强组织领导，强化统筹协调 坚持党对网络安全和信息化工作的集中统一领导，把信息化发展摆到工作全局更加突出的位置，发挥网络安全和信息化工作领导小组决策和统筹协调作用，构建数据资源一体化统筹管理体系，协调推进各项重大任务、重点工程和优先行动。

2. 完善规章制度，健全政策体系 统筹全民健康信息化制度建设，制订与发展相匹配的医学伦理、数据确权、数据交易、网络安全等规章制度，健全全民健康信息化建设发展的政策体系，完善适应卫生健康信息化行业特点的技术创新、知识产权、数据共享、安全保障等标准规范。

3. 加强队伍建设，强化人才支撑 注重拓宽人才培养渠道，充分发挥高等院校、科研院所特别是国家健康医疗大数据研究院等机构在健康信息化工作中的智力支撑作用，加快建立适应行业特点的新一代信息技术创新应用人才队伍培养体系。

4. 严格监督评估，强化任务落实 支持将医院信息化互联互通情况纳入医院绩效考核、医院等级评审等工作中，将健康信息化建设发展情况纳入卫生健康部门的考评范围，与经费拨付、设备配置、绩效评价和人员考核相结合。

5. 深化国际交流，实现共赢发展 坚持安全发展、协同共进的原则，参与全球数字健康国际合作，注重对国际卫生健康信息化应用标准的跟踪、评估和转化，不断提升我国健康信息化应用水平、产业核心竞争力和国际影响力。

第四节 居民健康档案及其管理

为推进健康中国建设，提高人民健康水平，建成统一权威、互联互通的人口健康信息管理平台，覆盖全生命周期的防、治、康、养和自主健康管理一体化的国民健康信息服务，居民健康档案与健康管理系统的应用会日益广泛。

一、居民健康档案

居民健康档案（resident health records，RHR）是医疗卫生机构为城乡居民提供医疗卫生服务

过程中的规范记录，是以居民个人健康为核心、贯穿整个生命过程、涵盖各种健康相关因素的系统化文件记录。

（一）居民健康档案的管理

建立健康档案的主体为卫生服务部门的门诊、住院、预防保健等科室的医务人员。居民健康档案不由患者自行保管，也不由医院病案室保管，而是由基层卫生服务机构医务人员兼管和利用。同时，多省市正在向居民个人开放其电子健康档案。

1. 居民健康档案的内容 居民健康档案主要包括家庭基本信息和个人基本信息、个人生活行为习惯及预防接种情况、周期性健康体检表、健康评价及处理意见、服务记录表、健康问题目录、重点人群健康管理记录和其他医疗卫生服务记录等。

2. 居民健康档案管理的基本原则 科学、规范地进行健康档案的管理包括健康档案的建立、保管和使用三个方面。其基本原则有以下几项。

（1）在自愿与引导结合的原则下建立居民健康档案，在居民健康档案的使用过程中要着重保护居民的个人隐私。

（2）卫生服务部门应通过多种信息采集方式建立居民健康档案，要及时更新，以保持健康信息的连续性。

（3）应以国家统一的行政区划编码为基础，对居民健康档案统一采用17位编码制进行编码，保证每一份居民健康档案都有唯一编码。

（4）居民健康档案的填写应规范、完整、真实、准确。各类检查报告单据和转诊、会诊的记录都应留存归档。

（5）居民健康档案的保存必须按照要求妥善保管健康档案，指定专（兼）职人员负责健康档案管理工作，保证健康档案完整、安全。

3. 居民健康档案的建立、保管和使用

（1）居民健康档案的建立：居民健康档案通常由乡镇卫生院、社区卫生服务中心、村卫生室、社区卫生服务站等卫生服务部门的医务人员建立，可采用群体建档和个体分别建档相结合的方式。基本流程是先确定建档对象，接着对建档对象进行个人健康检查、家庭调查等方法获取基本资料，然后填入个人健康档案和家庭健康档案信息。如果有新居民加入，则采取个别建档和更新家庭成员基本情况的方式建档。具体操作上，可结合健康体检、日常医疗卫生服务内容、入户调查等，来建立居民健康档案。

（2）居民健康档案的保管：居民健康档案的排列顺序为：个人一般情况、主要健康问题目录、周期性检查记录、接诊记录或重点管理人群的随访记录、会诊和转诊记录、辅助检查资料等。这些资料最好以活页的形式装订成册，便于补充记录，合订本的最后应留有空白页，供辅助检查资料的粘贴。居民健康档案的存放和保管可根据其规模、人员编制和人员素质情况而定，原则上由乡镇卫生院、社区卫生服务中心、村卫生室、社区卫生服务站等卫生服务部门保管。存放档案的柜子要符合防尘、防火的要求，档案应按编号顺序排放。

（3）居民健康档案的使用：居民健康档案首次建档在居民首次接受健康体检或就诊时，为同意建立健康档案的居民建立健康档案并发放居民健康档案信息卡，以备复诊或随访时使用。疾病复诊居民在复诊时出示居民健康档案信息卡，由医护人员根据信息卡调取健康档案并转给接诊医生。接诊医生按本次随访情况填写相应健康档案内容，并与管理对象约定下一次随访日期，记入管理随访记录表。整理责任医生或护士应当在每年年底将所负责的家庭和居民的所有健康档案进行核查、补充、更新。

居民健康档案管理流程图详见图5-3。

（二）居民健康档案的标准化

建立健康档案是一个跨业务系统、跨生命时期、跨行政区域，持续积累、动态更新、共建共用

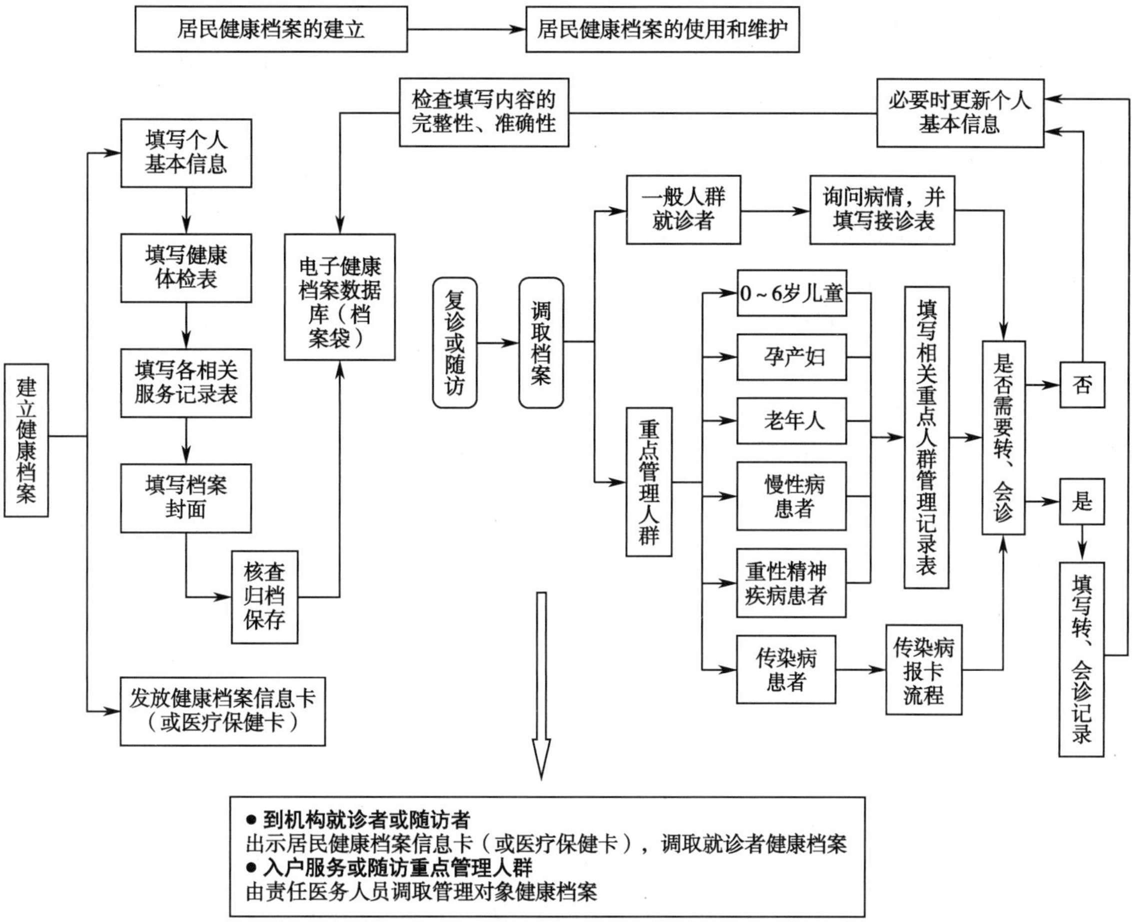

图5-3　居民健康档案管理流程图

的一个长期过程。因此，制订全国统一、科学合理、满足基层、灵活适用的健康档案数据标准，是建立健康档案的关键。我国2009年颁布《健康档案基本架构与数据标准（试行）》、2011年出台《国家基本公共卫生服务规范》、2012年《城乡居民健康档案基本数据集》（WS 365—2011）、2017年《国家基本公共卫生服务规范（第三版）》，均是从标准层面在全国范围内统一规范居民健康档案填写项目的元数据属性，指导城乡居民健康档案的信息收集、存储、共享及健康档案系统的建设。

健康档案数据标准目前主要包括：健康档案相关卫生服务基本数据集标准、健康档案公用数据元标准、健康档案数据元分类代码标准。

二、电子健康档案

电子健康档案（electronic health record，EHR）是人们在健康相关活动中形成的具有保存备查价值的电子化历史记录。电子健康档案本质上是居民医疗健康信息的集成数据库，在实现分级诊疗、在线医疗、智慧医疗服务、个人健康管理等方面发挥基础性支撑作用，建立电子健康档案是一项涉及面较广的系统性民生工程。目前，我国正在实现人人拥有一份与电子病历无缝衔接的连续、动态、实用的居民电子健康档案，并与智慧医院、互联网＋医疗健康、数字健康等模式协同发展。《全民健康信息化调查报告——区域卫生信息化与医院信息化（2021）》分析了全民健康信息化发展基础、地区发展差异、资金投入情况，对当前的平台建设、数据资源、基础设施等进行了梳理，从便民惠民、业务应用和使用效果等方面分析了建设情况。

《“健康中国2030”规划纲要》提出“2030年人人拥有规范化的电子健康档案”。

（一）电子健康档案的组成

根据《健康档案基本架构与数据标准（试行）》规定，电子健康档案的主要组成部分包括个人基本信息和主要卫生服务记录。在一份居民电子健康档案中，具体由以下六部分组成。

1. 个人基本信息 这是电子健康档案中最基本的要素信息，电子健康档案系统通过个人信息的识别，可以判定就诊人员的身份，其中包括姓名、性别、身份证号、文化程度、婚姻状况、户籍性质、联系方式、工作单位、子女数、父母亲姓名、血型、医疗保险类别、医疗保险号码、残疾证号码等信息内容。

2. 个人病史记录 通过查看个人病史记录有利于提高医生确诊的准确率，其中包括过敏史、既往疾病、家族遗传病史、残疾情况、重大手术记录等内容。

3. 个人保健活动记录 居民进行自我保健活动的记载可称为个人保健活动记录，这部分内容可以按照不同生理年龄划定生命周期进行分类，如婴儿期、幼儿期、学龄前期、学龄期、青春期、青年期、中年期、老年期。

4. 个人诊疗记录 个人诊疗记录中既包括身体上的诊疗记录，也包括精神上的诊疗记录，其中包括就诊时间、地点、主治医生、疾病种类、诊断报告、检查影像和医嘱处方等内容。

5. 个人用药记录 个人用药记录是医生对病情准确诊断的一项决策支持，关乎疾病的控制；正常情况下用药是和疾病紧密联系的，个人用药记录体现了居民的健康状况，对医生的判断决策起到辅助性作用。

6. 费用记录 此类信息属于账单凭证性材料，可记录医疗花费。

（二）居民电子健康档案建设现状

1. 居民电子健康档案建设情况 《全民健康信息化调查报告——区域卫生信息化与医院信息化（2021）》显示，省、市、县三级平台居民电子健康档案库建档率主要集中在 70% 以上。东、中、西部省级平台建档率达到 90% 以上的，分别占比为 18.2%、37.5% 和 80.0%；总体而言，44.8% 的省级平台建档率达 90% 以上。

2. 居民电子健康档案库数据来源 居民电子健康档案库数据来源分为“下级区域卫生信息平台”“出生医学证明”“死因登记”“基层机构信息系统”“疾控业务系统”“妇幼业务系统”“平台电子病历库”和“其他”8 类。调查结果显示，省、市、县三级平台居民电子健康档案库的主要数据来源是基层机构信息系统，分别占 83.3%、83.5% 和 83.6%，其次是下级区域卫生信息平台和平台电子病历库。

3. 居民电子健康档案库更新频率 居民电子健康档案库的数据更新情况显示，省级区域居民电子健康档案库以至少每天一次更新为主，市、县级以实时更新为主。其中，县级的实时更新比例最高，为 55.2%；省、市级实时更新比例分别为 30.0% 和 41.9%。

4. 居民电子健康档案库调阅量 在省、市级平台中，居民电子健康档案数据共享 / 调阅数最高的是东部地区，中西部地区次之。在县级平台中，共享 / 调阅数最高的是中部地区，其次是东部和西部地区。

（三）电子健康档案存在的问题

电子健康档案的互联互通、隐私保护和信息安全问题是其管理、共享和利用的最大障碍。目前，我国电子健康档案存在的具体问题有以下几方面。

1. 数据集中存储，存在安全风险 我国电子健康档案由各级医疗卫生服务系统记录和保存，多基于中心化存储。档案数据集中存储客观上为黑客攻击和人为操纵提供了便利，存在数据被篡改、窃取、攻击和丢失等隐患。

2. 数据共享困难，制约价值生成 电子健康档案共享困难的原因除了因信息安全和隐私泄露风险导致的社会性忧虑外，还包括纳入标准不健全、存储标准不统一、记录方式和数据格式不相同以及共享机制不完善等因素。数据孤岛阻碍了医疗服务连续性，其中所蕴含的大量诊断治疗经验、创新性疾病诊疗方法以及医疗管理经验等方面的价值难以被挖掘利用。

3. 权益分配不完善，掣肘深度合作 各地电子健康档案的建设与管理归属于不同的医疗机构和行政部门，各方的权、责、利不同，常态化协同机制尚不完善。

4. 数据再利用难，限制潜能发掘 电子健康档案在医疗卫生各领域应用价值的挖掘必须具备三个条件：一是打破数据孤岛，形成真正的医疗大数据；二是这些大数据能够便捷再利用；三是健康信息的真实可信。然而，截至目前这三个条件都不够完备，限制了电子健康档案潜能挖掘。

（四）电子健康档案的发展与挑战

1. 电子健康档案的发展

（1）大数据技术为电子健康档案的开发利用提供了广阔前景：物联网、云计算、大数据分析技术均有利于电子健康档案的采集、存储、分析、利用。

（2）电子健康档案建设已成为国家医疗信息化重点任务：《2011—2015 年卫生信息化发展规划》《"十三五"国家政务信息化工程建设规划》《"十四五"国家信息化规划》等政策为电子健康档案健康、持续发展提供了保障。

（3）多方参与实现电子健康档案发展的共赢：政府、医院、企业乃至公民个人的共同参与，更有利于其提高效率、节约成本、分担风险。

总之，要让居民电子健康档案真正发挥健康管理数据库的作用，需要坚持"一实、二活、三准"。一实，就是内容实；二活，就是管理活、使用活；三准，就是疾病管理准、需求把握准、流向追踪准。

2. 电子健康档案的挑战 电子健康档案的数据安全保护、全国一体化系统整合、应用绩效提升机制以及健康档案数据产业化等问题，既是未来发展机遇，也是面临的重大挑战。

（1）数据安全与隐私保护问题：解决电子健康档案数据安全与隐私保护难题是一个系统工程，需要从支撑技术、法律规范、管理机制等方面协同保障。

（2）全国一体化整合问题：技术标准不统一、协作机制不畅、区域数据分散割裂、共享效率低下，这都制约了电子健康档案的价值潜能发掘和应用生态生成。完善我国一体化电子健康档案系统，这是又一重大挑战。

（3）应用绩效提升问题：电子健康档案除了技术革新问题，还需重视档案再利用价值。如何平衡数据提供者和使用者的权、责、利，如何调动医疗机构、医生、患者以及服务提供商的积极性和主动性，如何将不同利益诉求下的元动力凝聚成强大合力，从而保障电子健康档案应用高绩效也是未来必然面临的一大挑战。

（4）数据产业化问题：数据不仅有应用价值，而且有产业价值。以电子健康档案为核心的医疗数据产业化应用具有较高经济价值和强烈市场需求。国家已有政策提出"加快构建健康医疗大数据产业链，推动其产业化发展"的新要求。如何将电子健康档案信息融入健康服务产业，尤其是融入互联网健康医疗服务新模式，加速形成以电子健康档案为基础的互联网医疗服务新生态，也是未来研究和实践的重大挑战。

（5）配套法律制度正在健全：电子健康档案的管理涉及政府的各个部门，还有企业和医院的参与。各地正在陆续出台居民电子档案服务规范，如《上海市居民电子健康档案服务规范（2020版）》等。

三、健康管理系统

（一）慢性病管理系统

慢性病管理系统是一种为医院、养老院、社区医疗和相关服务行业等开发设计的慢性疾病管理网络系统。它全面导入疾病管理的概念，针对常见慢性病的诊疗与科研，帮助科室快速实现慢性病病历的系统管理，辅助医生护士的日常诊疗护理工作，并为医护人员向患者提供多样化诊疗服务创造条件。慢性病管理系统通过与区域信息平台、医院信息系统对接，构建医院、社区、家庭三位一体的慢性病管理服务模式，实现远程监测、慢性病评价、个性干预、再监测 - 再评价 - 再干预，动态的、长期的、闭环的慢性病管理流程。

慢性病管理系统的目标疾病主要针对高血压、糖尿病、血脂异常、高尿酸血症、骨质疏松症等，帮助目标人群在减少慢性病发生概率，延缓慢性病的发生发展过程，同时也解决区域慢性病筛查、预防和治疗信息化和决策支持等问题。慢性病管理系统的主要功能有：慢性病档案、风险评估、干预方案、可穿戴设备、用药管理、医患互动等。

（二）妇幼保健系统

我国妇幼保健工作的信息化已经历时十余年，取得了一定的成果。其中孕产妇保健信息管理系统和儿童保健信息管理系统最为常用。

1. 孕产妇保健信息管理系统 孕产妇保健信息管理系统主要记录早孕登记、产前复查、分娩情况、产后访视等相关功能，记录孕妇从怀孕到分娩再到产后访视的全过程。同时还提供产前筛查、高危管理、死亡监测等异常情况处理功能。孕产妇保健信息要在医疗服务机构之间进行及时的交换，如查出妇女怀孕的医院应将妇女怀孕数据及时传送到怀孕妇女所在地的社区卫生服务机构，由社区卫生服务机构的医生提供产前保健服务，社区卫生服务机构将产前保健数据传送给助产机构，助产机构将产前检查、分娩数据传送回社区卫生服务机构，社区卫生服务机构可获知产妇分娩并及时上门进行产后访视服务。具体功能有：基本情况登记、产前检查管理、高危孕产妇预警与确诊、分娩记录管理、产后访视管理、新生儿访视、孕产妇保健管理结案、查询等。

2. 儿童保健信息管理系统 儿童保健信息管理系统通过记录保健儿童定期检查情况，采用WHO 标准和国标两种类型的量表，得出科学的生长发育检测与评价结果，对儿童的疾病、缺点、缺陷做到早预防、早发现、早治疗。对孩子的体格及精神发育能作出全面评估，对营养与膳食、早期教育、疾病防治及护理提供相应指导，特殊儿童可专案管理。具体功能有：儿童基础档案、基本资料、体检资料、生成预约日期、评价生长发育情况、自动绘制发育曲线、专案儿童管理、预约管理与追访管理等。

（三）重症精神疾病信息管理系统

在重症精神疾病信息管理系统中，本着分级负责与属地管理的原则进行重症精神病的报告，由责任报告单位的责任报告人负责填写基本数据的相关表格，并由数据质控员进行患者信息的审核、基本数据录入及质量的管理。具体功能有：用户分配及权限职责、信息上报、信息整理及统计、精神卫生管理简报、考核与评估等。

（四）家庭医生签约服务信息管理系统

家庭医生签约服务信息管理系统是基于人力社保和卫生健康业务需求，将双方原有签约服务系统进行融合，形成统一的签约服务系统，可实现参保人员和非参保人员签约、解约、续约、变更等业务的在线办理和查询、统计的信息化管理平台，让居民选择家庭医生服务更加便捷高效。

家庭医生签约服务信息管理系统建立“签约机构数据库”“签约居民数据库”“医联体数据库”以及“服务项目数据库”，可随时查询、分析签约工作进展情况，并满足签约医保结算和考核评价需求，夯实签约管理基础。家庭医生签约服务信息管理系统依托“互联网 +”和大数据技术，完成预约诊疗、诊间结算、双向转诊等功能，通过健全签约服务“闭环”，不断提升家庭医生签约服务的便利性，让签约居民享受更加优质的医疗服务。其功能主要有：签约管理、任务管理和居民服务管理。

本章小结

本章对健康信息管理系统知识、健康信息采集与组织、健康信息管理平台、居民健康档案及其管理进行了介绍。从健康管理的需求出发，对健康信息的采集内容、方式以及健康信息管理平台的基本原理和功能架构进行了介绍。对居民健康档案的架构、信息模型、信息内容和居民健康档案的信息标准进行了系统全面的描述，为健康信息管理的相关理论与实践奠定了基础。

（邓 玮）

思考题

1. 健康信息管理平台应该具备哪些基本功能？
2. 健康信息管理的发展前景有哪些？
3. 电子健康档案系统存在哪些挑战与机遇？

第六章　健康风险评估

健康风险评估（health risk assessment，HRA）是健康管理的核心环节，是根据个体或群体的健康风险因素并利用预测模型来确定其目前的健康状况及发展趋势，了解其未来患病和/或死亡危险性的量化评估，是人类对健康与疾病问题深入认识的结果。

健康管理是针对影响个体和人群健康的危险因素进行全面管理的过程，是对健康人群、高危人群、疾病人群的健康危险因素进行全面监测、分析评估和预测，提供健康咨询和指导，以及对健康危险因素进行干预的全过程。其中健康信息收集是基础，风险评估与干预是关键，健康促进与改善是目的。健康风险识别和评估可以增加个体对健康危险因素的认识，帮助个体改变不健康行为，对群体实施分层管理等，已经成为健康管理服务的重要内容之一。

第一节　风险与风险管理

一、风 险 概 述

（一）风险定义

所谓风险，是指未来的不确定性。广义而言，人们使用“风险”来描述结果不确定的状况。当实际结果与预期结果存在差异时，风险就产生了。风险是由风险因素、风险事故和损失三者构成的统一体。风险因素（risk factor）是使某一特定风险事故发生、增加损失机会或加重损失程度的原因或条件。物质风险因素：是指有形的，并能直接影响事物物理功能的因素，如地震、恶劣的气候造成的房屋倒塌，因疾病传染导致人群的死亡等。道德风险因素：故意行为促使风险事故发生、增加损失机会或加重损失程度，以致引起财产损失和人身伤亡的原因或条件。心理风险因素：人们不注意、不关心、存在某些侥幸或依赖心理，促使风险事故发生、增加损失机会或加重损失程度，以致引起财产损失和人身伤亡的原因或条件。

风险事故（peril），又称风险事件，是指风险可能成为现实，以致造成人身伤亡或财产损害的偶发事件。例如，火灾、地震、洪水、龙卷风、雷电、爆炸、盗窃、抢劫、疾病、死亡等都是风险事故。也是损失的直接的或外在的事件，是损失的媒介。例如，若台风造成房屋倒塌，交通事故造成人员伤亡，则台风、交通事故就是风险事故。损失是指非故意的、非预期的和非计划的经济价值的减少、健康的损害等。因此，风险因素引起或增加风险事故，风险事故发生造成损失。

“损失发生的不确定性”是风险管理中普遍采用的风险定义。它简单而明确，其要素为不确定性和损失这两个概念，排除了损失不可能存在和损失必然发生的情况。也就是说，如果损失发生的概率是0或1，就不存在不确定性，也就没有风险。

（二）风险的基本特征

1. 客观性　不管人们是否意识到，风险是客观存在的，风险是一种不以人的意志为转移，独立于人的意识之外的客观存在。人们只能在一定范围、一定时期内改变风险形成和发生的机制，降低风险事故发生的概率，减少风险带来的损失，但无法彻底消除风险。

2. 损害性和不确定性　风险的发生总是伴随着相应的损失，风险具有损害性。人们如此关注风险，很大程度上是由于风险会造成财产的损失和人员的伤亡。不确定性有两方面的含义，一方面表现为后果严重程度的不确定，另一方面表现为风险发生的不确定性。例如传染病疫情的流行，人们不能完全知道它什么时候流行、在什么地方流行、流行的强度有多大、会感染哪些人群、引起多少病例住院甚至死亡等情况。但可以通过监测、疫苗研究及高危人群接种、防控关键措施的落实等风险控制措施，来降低风险发生的可能性和后果的严重性。

3. 可变性和社会性 风险的可变性是指风险不是一成不变的。风险因素条件的改变，如道路加宽、车辆控制、行人分离等，可以降低交通事故的发生：安全带的使用在一定程度上可以降低交通事故中死亡的发生，即降低后果严重性，也就是说，风险是可以改变的，风险的社会性表现为风险的后果往往具有很大的社会影响。

二、风 险 管 理

（一）定义

风险管理是指面临风险者进行风险识别、风险估测、风险评价、风险控制，以减少风险负面影响的决策及行动过程。风险管理的本质是事前管理，其常用策略包括预防、转嫁、对冲、补偿等，无论采用何种方法，风险管理总的原则都是以最小的成本获得最大的保障，其最主要的目标都是控制与处置风险，以防止和减少损失的发生。

（二）风险管理的内容

风险管理一般包括以下几个内容。

1. 识别风险 识别风险是衡量风险、控制风险的前提，没有发现风险，衡量风险、控制风险就无从谈起。对健康风险而言，早期发现具有非同寻常的重要意义，掌握风险识别标准和技术是识别风险的关键。

识别风险是风险管理的基础，是在进行了实际调查研究之后，运用各种方法对尚未发生的潜在的及存在的各种风险进行系统归类，并总结出面临的所有风险。风险识别所要解决的主要问题是：风险因素、风险的性质以及后果、识别的方法及其效果。

2. 评估风险 风险评估就是对风险存在及发生的可能性以及风险损失的范围与程度进行估计和衡量。其基本内容是运用概率统计方法对风险的发生及其后果加以估计，得出一个比较准确的概率水平，为风险管理奠定可靠的数学基础。风险评估的具体内容包括 3 方面：首先要确定风险事件在一定时间内发生的可能性，即概率的大小，并且估计可能造成损失的严重程度；其次，根据风险事件发生的概率及损失的严重程度估计总体损失的大小；最后，根据以上结果，预测这些风险事件的发生次数及后果，为决策提供依据。

这一阶段的核心内容包括对每种已经被识别出来的风险进行评价，确定风险来源，衡量风险程度，预计风险造成的直接或间接损失。

3. 风险管理的实施与反馈 风险管理的要旨是要在认识风险的基础上，对可能的风险加以防范和控制。因此制订和实施风险管理方案十分重要，没有方案，风险管理无的放矢。有了方案后，还要在实施过程中不断总结经验，在风险发生的全过程，即事前、事中和事后及时反馈信息，提高风险管理的效率。

第二节 健康相关危险因素

健康管理的核心和基础内容是针对健康危险因素所开展的评估和干预、管理活动。从广义上来讲，健康相关危险因素也称健康危险因素，是指机体内外存在的使疾病发生和死亡概率增加的诱发因素，包括个人特征、环境因素、生理参数、疾病或亚临床疾病状态等。个人特征包括年龄、性别、健康行为与生活方式（如吸烟、酗酒、运动不足、膳食不平衡、吸毒、迷信、破坏生物节律等）、职业等；遗传因素如疾病家族史等；环境因素包括暴露于不良的生活环境和生产环境等；生理参数包括体重、身高、血压及有关实验室检查结果（如血糖、血脂）和其他临床资料（如超声、X线、心电图异常）等。

一、健康危险因素的种类

（一）生活方式相关的危险因素

现代医学认为，影响健康的因素成千上万，但归纳起来主要有生活方式 / 行为因素、环境因素、生物学因素、健康服务因素四大类。生活方式是一种特定的行为模式，这种行为模式受个体特征和社会关系所制约，是在一定的社会经济条件和环境等多种因素之间相互作用下形成的。建立在文化继承、社会关系、个性特征和遗传等综合因素基础上稳定的生活方式，包括饮食习惯、社会生活习惯等。2018年，WHO报道提出烟草使用、缺乏运动、不健康饮食及有害使用酒精等会增加患非传染性疾病的风险，但这些行为是可以改变的。早期WHO便明确指出，影响全球的十大健康危险因素是：营养不良、不安全性行为、高血压、吸烟、酗酒、不安全饮用水及不良生活设施和卫生习惯、铁缺乏、室内烟尘污染、高胆固醇肥胖等，并提到控制非传染性疾病的一个重要方式就是将重点放在减少与这些疾病有关的危险因素方面。

1. 体重与体重指数（BMI） 超重（肥胖）的人罹患高血压、高胆固醇血症或其他脂质代谢紊乱、2型糖尿病、心脏病、脑卒中和某些癌症的危险性也较大。一个人的体重受多种因素影响，包括遗传、激素代谢以及膳食和体力活动等。中国人肥胖控制指南中设定的男、女性超重标准为BMI＞24kg/m^2。

2. 不合理的膳食 采用健康膳食有助于控制慢性疾病的多种危险因素。健康饮食的目标是保持恒定理想体重、预防疾病和摄入充足、平衡的各种营养素。为了达到这个目标，膳食中的食物种类应该尽可能地多。摄入丰富的谷类、蔬菜、水果和豆类（含膳食纤维和多种营养素，而且脂肪含量较低，不含胆固醇）及食用低脂低胆固醇、低盐、低钠和低糖膳食。

3. 缺乏身体活动 / 运动 多进行身体活动将有助于降低胆固醇水平、升高高密度脂蛋白胆固醇（HDL-C）水平，并且还能缓解高血压，所有这些都有助于降低罹患心脏病的危险，也有助于降低发生其他慢性疾病的危险，例如糖尿病和脑卒中的危险性。进行身体活动的另一项好处是能够消耗掉多余的热量，有助于保持体重。一定强度的锻炼（有氧运动）还能改善心肺功能。因此，经常性地从事一定强度的运动对于减肥并保持体重是必需的。

4. 吸烟 吸烟会增加患严重肺部疾病、癌症、心脏病、脑卒中和其他慢性病的危险性。吸烟越多，危险性就越大。几乎是只要一停止吸烟，肺部也就开始恢复健康，心脏病的危险性就会降低。戒烟10～15年之后，危险性就会降至与非吸烟者几乎相同的水平。

5. 酗酒 酗酒会暂时性地使血压升高并会导致高血压的发生。饮酒过多还会引起其他一些健康问题，例如肝病和胰腺疾病、脑部和心脏损害，并使发生多种癌症的危险性增加以及导致胎儿酒精综合征和车祸。酒精的热量密度较高，因此必须严格限制饮酒。

6. 心理或精神压力 压力是面临挑战和需求时机体的体能、精神和感情方面的综合反应。没有及时缓解的压力会增加脑卒中、心脏病和其他慢性疾病如偏头痛、过敏反应、哮喘和背痛的危险性。压力能够暂时性地使血压升高。若这种状况持续较长时间，就会导致高血压。对自身压力能够充分认识并采取合理而健康的途径及时给予缓解，就可以极大地减轻压力造成的后果。

（二）生物遗传危险因素

影响健康的危险因素还有由于人类生物遗传因素造成的危险因素。随着分子生物学和遗传基因研究的进展，遗传特征、家族发病倾向、成熟老化和复合内因学说等都已经在分子生物学的最新成就中找到客观依据。例如，人们发现无论是传染病还是慢性病的发生都与遗传因素和环境因素的共同作用密切相关。

（三）环境危险因素

环境主要包括原生环境、次生环境和社会环境。自然和社会环境中的很多因素对人类健康也有重要影响。但由于人类对自然环境的过度改造，不仅严重地破坏了赖以生存的生态系统，而且导致大量的危险因素进入人们的生存环境，对人类社会的整体生存带来严重的影响。

社会环境对健康的影响，已经逐渐为人们所清醒地认识。随着社会现代化、网络化和信息化步伐的不断加快，社会环境因素对人类健康的影响越来越大。国家间、地区间和群体间的健康差距呈现出逐步加大的趋势。在贫困国家和贫困人口，许多健康危险因素出现了一定的聚合之势。这些健康危险因素相互叠加、互为因果，最终落入贫困影响健康的境地，反过来不健康又致更贫困的恶性循环产生。

（四）医疗卫生服务中的危险因素

医疗卫生服务影响健康的危险因素是指医疗卫生服务系统中存在的各种不利于保护并增进健康的因素。如医疗质量低、误诊、漏诊和医院交叉感染等都是直接危害健康的因素。医疗卫生服务系统的布局、卫生保健网络的健全程度、人力的资格水平和卫生资源的配置合理程度等都是可能影响健康的因素。例如，医疗行为中诱导过度和不必要的医疗消费，滥用抗生素和激素等。

健康危险因素是健康风险评估的依据，按是否可以纠正分为不可改变的危险因素（non-modifiable risks）和可改变的危险因素（modifiable risks）。通常，慢性病的危险因素由不可改变和可改变的危险因素组成。不可改变的危险因素主要包括：家族遗传史、老龄化与性别、环境等。可改变的危险因素主要包括：心理不健康、不良生活方式（吸烟、身体运动不足、膳食不平衡）、腰围超标（肥胖或超重）、血脂异常、血糖 / 血压 / 血尿酸偏高等，这些因素与个人健康状况和 / 或个人慢性病风险有密切的联系。因此，对个体或群体进行健康危险因素评估，确定健康危险因素对健康的危害程度，对可改变的危险因素进行有效健康干预，降低健康危险因素暴露水平，有助于提高个体和人群健康水平，促进人群健康。

二、健康危险因素的特点

1. 潜伏期长　在危险因素暴露与疾病发生之间常存在较长的时间间隔，人们一般要经过多次、长期的接触后才会发病，这个间隔期就是慢性病的潜伏期。潜伏期因人、因地而异，并且受到很多因素的影响。潜伏期长使危险因素与疾病之间的因果联系不易确定，这是对判断病因和疾病预防工作不利的一面；但由于潜伏期长，可在期间采取有效的防治措施，这又为阻断危险因素的危害提供了时机。

2. 特异性弱　危险因素对健康的作用，往往是一种危险因素与多种疾病有联系，也可能是多种危险因素引起一种慢性病。如吸烟既是肺癌的危险因素，又是支气管炎、心脑血管系统疾病和胃溃疡等疾病的危险因素；又如高脂、高热量饮食、盐摄入量过多、吸烟、紧张和静坐作业方式和肥胖等都对导致冠心病的发生起到重要作用。

3. 联合作用明显　随着大量危险因素越来越多地进入了人类的生产、生活环境，导致了人类健康危险因素的多重叠加。一因多果、多因一果、多因多果，因果关系链的研究和因果网络模型的提出，提示人们多种危险因素联合作用的大量存在。

4. 广泛存在　危险因素广泛存在于人们日常生活和工作环境之中，各因素紧密伴随、相互交织。而且这些因素对健康的危害作用往往是潜在的、不明显的、渐进的和长期的，这无形中增加了人们对危险因素的发现、识别、分析和评价的难度。尤其是当不利于健康的一些思想观念已经固化成为人们的文化习俗，并成为人们的思维定式时，甚至当不利于健康的行为已经成为人们的生活方式和习惯时，对这种危险因素的干预将是非常困难的。

由于健康素养的缺乏，人们往往对生活方式疾病认识不足。因而，生活方式疾病的真正危害不仅来自疾病本身，由于人们还没有“健康生活方式”的概念，加上慢性病的发生和发展缓慢，人们会在慢性病发生发展的进程中仍然麻痹大意，这是生活方式疾病对人类造成的双重威胁。预防慢性病的最好方法是改善生活方式，减少导致这些慢性病的危险因素。健康教育和健康管理都是帮助人们改善健康的重要手段。

第三节　健康风险评估原理和内容

健康风险评估就是根据个体或群体的健康风险因素与健康状况，来预测个人的寿命与其慢性病、常见病的发生率或死亡率。并通过数理模型，对可改变危险因素作出定量调整，而重新估测人的寿命与发病率。健康风险评估也称为健康危害评估，是一种分析方法或工具。其目的在于估计特定事件发生的可能性，而不在于作出明确的诊断，从而促进人们改变不良行为，减少危险因素，提高健康水平。

一、健康风险评估的研究目的

1. 研究看起来健康而且没有任何疾病症状的人，其可能具有未来发生某种疾病或导致死亡的潜在风险。

2. 研究如何能够将导致风险的危险因素识别出来。

3. 研究如何减少或控制这些能够预防或减弱疾病的致病因素，达到预防疾病或延迟疾病发生的作用。

二、健康风险评估的基本原理

健康风险评估包括三个基本模块：个人信息收集、危险度计算、评估报告（图 6-1）。目前，绝大多数健康风险评估都已计算机化。下面分别对这三个模块进行阐述。

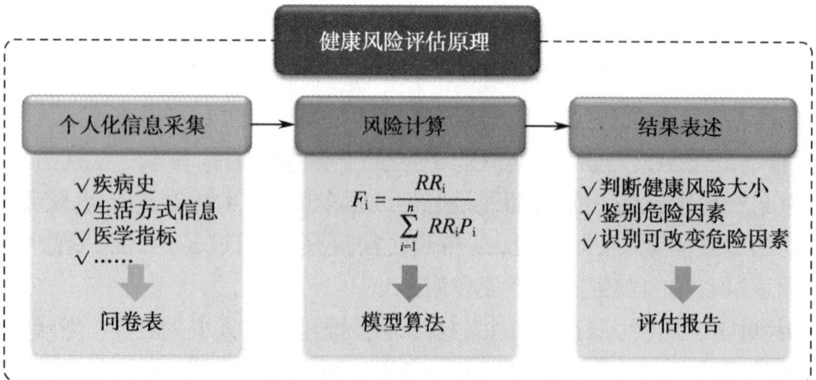

图 6-1　健康风险评估原理

1. 个人信息收集　问卷是健康风险评估进行信息收集的一个重要手段，根据评估的重点与目的不同，所需的信息会有所差别。一般来讲，问卷的主要组成包括：①生理、生化数据，如身高、体重、血压、血脂等；②生活方式数据，如吸烟、膳食与运动习惯等；③个人或家族健康史；④其他危险因素，如精神压力；⑤态度和知识方面的信息（有时候需要）。这些信息可由个人自行填报或由医务人员帮助提供，无论通过何种途径取得数据，其准确性都是首先需要保证的，它直接关系着后续的风险度计算及其结果，故应分清和强调各方提供问卷数据的责任和义务。

2. 风险的计算　健康风险评价是估计具有一定健康特征的个人会不会在一定时间内发生某些疾病或健康的概率。常用的健康风险评价一般以死亡为结果，由于技术的发展及健康管理需求的改变，健康风险评估已逐步扩展到以疾病为基础的危险性评价；因为后者能更有效地使个人理解危险因素的作用，并能更有效地实施控制措施和减少费用。

在疾病危险性评价及预测方面一般有两种方法。

第一种是建立在单一危险因素与发病率的基础上，将这些单一因素与发病率的关系以相对危险性来表示其强度，得出的各相关因素的加权分数即为患病的危险性。由于这种方法简单实用，不需要大量的数据分析，是健康管理发展早期的主要危险性评价方法，目前也仍为很多健康管理项目使用。比较典型的有美国卡特中心（Carter center）及美国糖尿病协会（ADA）的评价方法。很多健康管理公司都是在这些方法的基础上进行改进而推出自己的评价工具。

第二种方法是建立在多因素数理分析基础上，即采用统计学概率理论的方法来得出患病危险性与危险因素之间的关系模型。为了能包括更多的危险因素并提高评价的准确性，这种以数据为基础的模型在近几年得到了很大发展。所采取的数理手段，除常见的多元回归外，还有基于模糊数学的神经网络方法及基于 Monte Carlo 的模型等。这种方法的典型代表是 Framingham 的冠心病模型，它是在前瞻性研究的基础上建立的，因而被广泛使用。Framingham 模型也被很多机构作为建立其他模型的基础，并由此演化出适合自己项目的评价模型。

相对危险性反映的是相对于一般人群危险度的增减量。一般人群的危险度是按照人口的年龄性别死亡率来计算的。如果把一般人群的相对危险性定成 1，那么其他的相对危险性就是大于 1 或小于 1 的值。个人的相对危险性乘以一般人群的相对危险性就是若干年后死于某种疾病的概率。如果引起死亡的危险因素有多个，除了相对危险性外，还要用更准确的方法来估算。例如，在心血管疾病中，很多健康评估用基于 Framingham 心脏疾病研究的 Logistic 回归方程来计算危险性。

除用相对危险性来表示风险评估的结果外，按病种的评估方法一般都是以发病率为表示方法，也就是未来若干年内患某种疾病的可能性，又称为绝对危险性。

图 6-2 就表示了这两种方法的区别。

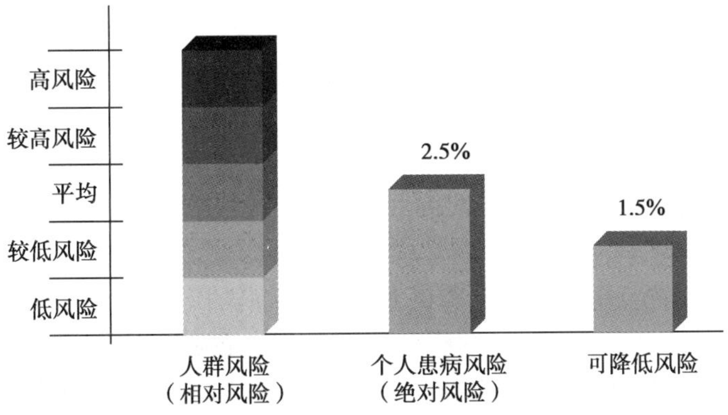

图6-2　**健康风险评价方法**

3. 评估报告　健康风险评估报告应与健康风险评估的目的相对应，个人报告一般包括健康风险评估的结果和健康教育信息。人群报告则一般包括对受评估群体的人口学特征概述、健康危险因素总结、建议的干预措施和方法等。

评估结果是健康风险评估报告的主要内容，如图6-3所示，其表达方式可以是多种多样的。为方便个人理解，评估提供者一般都会辅之以报告的简要解释和医生的详细解读，健康教育信息则依据个人的评估结果针对性地给出，其形式也可以是多种多样的。可以预见的是，随着互联网的不断普及，由于其具有受众广、更新快、可及性强等特点，通过网络发布健康教育信息会成为一种重要的教育形式。

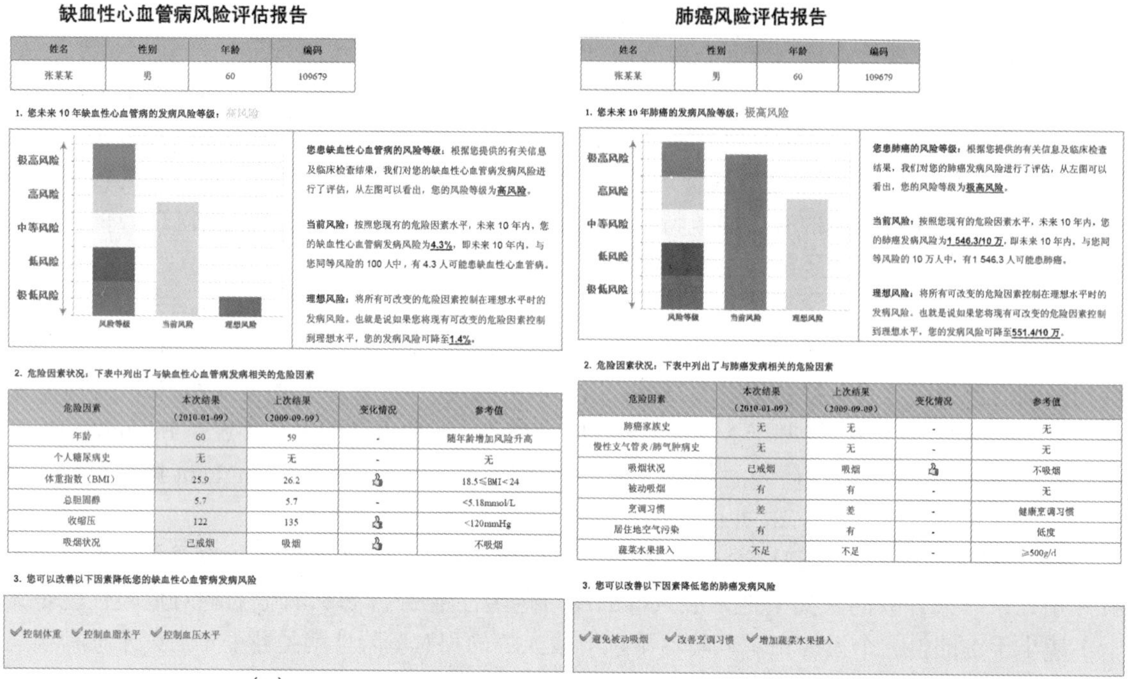

缺血性心血管病风险评估报告

姓名	性别	年龄	编码
张某某	男	60	109679

1. 您未来10年缺血性心血管病的发病风险等级：高风险

您患缺血性心血管病的风险等级： 根据您提供的有关信息及临床检查结果，我们对您的缺血性心血管病发病风险进行了评估，从左图可以看出，您的风险等级为高风险。

当前风险： 按照您现有的危险因素水平，未来10年内，您的缺血性心血管病发病风险为4.3%，即未来10年内，与您同等风险的100人中，有4.3人可能患缺血性心血管病。

理想风险： 将所有可改变的危险因素控制在理想水平时的发病风险。也就是说如果您将现有可改变的危险因素控制到理想水平，您的发病风险可降至1.4%。

2. 危险因素状况：下表中列出了与缺血性心血管病发病相关的危险因素

危险因素	本次结果（2010-01-09）	上次结果（2009-09-09）	变化情况	参考值
年龄	60	59	-	随年龄增加风险升高
个人糖尿病史	无	无	-	无
体重指数（BMI）	25.9	26.2		18.5≤BMI<24
总胆固醇	5.7	5.7	-	<5.18mmol/L
收缩压	122	135		<120mmHg
吸烟状况	已戒烟	吸烟		不吸烟

3. 您可以改善以下因素降低您的缺血性心血管病发病风险

✔控制体重 ✔控制血脂水平 ✔控制血压水平

（1）

肺癌风险评估报告

姓名	性别	年龄	编码
张某某	男	60	109679

1. 您未来10年肺癌的发病风险等级：极高风险

您患肺癌的风险等级： 根据您提供的有关信息及临床检查结果，我们对您的肺癌发病风险进行了评估，从左图可以看出，您的风险等级为极高风险。

当前风险： 按照您现有的危险因素水平，未来10年内，您的肺癌发病风险为1 546.3/10万，即未来10年内，与您同等风险的10万人中，有1 546.3人可能患肺癌。

理想风险： 将所有可改变的危险因素控制在理想水平时的发病风险。也就是说如果您将现有可改变的危险因素控制到理想水平，您的发病风险可降至551.4/10万。

2. 危险因素状况：下表中列出了与肺癌发病相关的危险因素

危险因素	本次结果（2010-01-09）	上次结果（2009-09-09）	变化情况	参考值
肺癌家族史	无	无	-	无
慢性支气管炎/肺气肿病史	无	无	-	无
吸烟状况	已戒烟	吸烟		不吸烟
被动吸烟	有	有	-	无
烹调习惯	差	差	-	健康烹调习惯
居住地空气污染	有	有	-	低度
蔬菜水果摄入	不足	不足	-	≥500g/d

3. 您可以改善以下因素降低您的肺癌发病风险

✔避免被动吸烟 ✔改善烹调习惯 ✔增加蔬菜水果摄入

（2）

图6-3 风险评估报告

三、健康风险评估的分类

健康风险评估因评估的对象、范围、目的不同，有多种分类和方法。广义的健康风险评估可分为：临床评估（包括体检、门诊、住院、治疗的评估等）、健康与疾病风险评估（包括健康、亚健康、非健康/疾病评估等）、健康过程及结果评估（患病危险性、疾病并发症及预后的评估等）、生活方式和健康生活行为评估（包括膳食、运动、心理、卫生观念的评估等）、公共卫生与人群健康评估（包括环境、食品安全、职业卫生的评估等）。狭义的健康风险评估可分为：一般健康风险评估、疾病风险评估、生命质量评估等。

（一）一般健康风险评估

一般健康风险评估主要是对危险因素和可能发生疾病的评估。危险因素评估包括生活方式和/或行为危险因素评估（主要是对吸烟状况、体力活动、膳食状况的评估）、生理指标危险因素评估（主要是对血压、血脂、血糖、体重、身高、腰围等指标的评估），以及个体存在危险因素的数量和危险因素严重程度的评估，发现主要问题以及可能发生的主要疾病，对危险因素进行分层管理，如高血压危险度分层管理、血脂异常危险度分层管理等。

生活方式/行为评估（life style and behavioral health assessment）是对个体或群体当前的行为生活方式进行评估，目的是帮助人们识别不健康的行为方式，并针对性地提出改进措施。

生活方式评估主要从以下几方面来考虑。

1. 行为习惯 包括吸烟、饮酒以及睡眠等因素。

2. 体力活动 主要的指标包括体力活动的强度、持续时间、频率。常用的采集方法有体力活动日记、体力活动回顾等，可通过一些工具帮助进行能量消耗的监测，如运动心率表、计步器等，但需综合考虑其准确性、敏感性和方便性。

3. 膳食习惯与摄入量 主要指标包括膳食习惯和摄入量。膳食调查的方法主要有24小时膳食回顾、膳食日记、食物频率问卷（food frequency questionnaires，FFQ），优缺点各异。

4. 心理与精神压力 目前国外采用的精神压力评估以自报法为主，包括应激源评价、心理反应性评价和认知评价。国际上已经有比较成熟的量表，对生活事件（如离婚、升迁）焦虑、抑郁及认知等方面进行评估。

生活方式评估由于评估的原理不同，其表示方法会有不同，但通常以积分的方法来表示结果。表6-1的报告显示了经汇总分析个体的生活方式信息后产生出的报告。报告表明目前有多个生活方式因素潜在地影响了个体的健康，并依据人群数据估计了由此带来的寿命影响状况。目的是通过阅读此报告，发现不健康的习惯，激励个体开始采取行动，控制健康风险。

表6-1 生活方式评估的表示方法

危险因素	目前情况	参考值	立即改善	继续改善	努力保持	本次得分	上次得分
体重指数（BMI）	25.9kg/m²	18.5kg/m²≤BMI＜24kg/m²		√		3/10	3/10
体力活动水平	中等	充分		√		10/20	10/20
吸烟状况	不吸烟	不吸烟			√	10/10	10/10
饮酒情况	过量	酒精量≤25g/d	√			0/5	0/5
肉类摄入情况	过多	50～75g/d	√			0/10	0/10
谷类摄入情况	不足	250～400g/d	√			0/5	0/5
蔬菜摄入情况	不足	300～500g/d	√			2.1/10	2.1/10
水果摄入情况	不足	200～400g/d	√			0.7/10	0.5/10
心理状况	良好	良好			√	10/10	10/10
睡眠状况	差	良好	√			0/10	0/10
生活方式评分	差	80～100分				35.8	35.6

在表6-1的计算方法下，得分越高，说明目前的生活方式越健康，对于寿命的影响越积极。生活方式得分的一般水平是50，但一般水平并不是期望水平。得分在60分以上可认为拥有良好的生活习惯，得分在80～100分被认为是最佳范围。该个体的生活方式评估得分为35.8，属于较低的水平，说明该个体有不健康的生活方式，需要引起重视。

（二）疾病风险评估

特定疾病风险评估（disease specific health assessment）的目的区别于一般的健康风险评估，是对未来特定疾病发病风险的评估。

疾病风险评估主要使用前瞻性队列研究和对以往流行病学研究成果的综合分析及循证医学方法。前者包括生存分析法、寿命表分析法等，后者包括meta分析、合成分析法等。从大的方面来讲，疾病风险评估主要有四个步骤：选择要预测的疾病（病种）、不断发现并确定与该疾病发生有关的危险因素、运用适当的预测方法建立疾病预测模型及评估模型的正确性和准确性。

（三）生命质量评估

生命质量(quality of life)又称生存质量、生活质量，是人们在社会经济、文化背景和价值取向的基础上对自己的身体状态、心理功能、社会能力以及个人整体情形的一种感觉体验。因此，生命质量是一个内涵丰富的概念，是人们对自己生活状态的感受和理解，它包括许多内容，如个人的生理健康、心理素质、自立能力、社会关系、个人信念等。由于文化观念、价值观念等的不同，对生命质量的理解会因人而异。健康相关生命质量是指在病伤、医疗干预、老年化和社会环境改变的影响下，人们的健康状态以及与其经济、文化背景和价值取向等相联系的主观体验。

对生命质量及健康相关生命质量的研究伴随着人们对健康、疾病及生命意义认识的不断深入而产生，其研究目的主要在于：测量个体患者及人群的健康状况；定量比较个体患者及人群健康状况的变化；评价疾病带来的负担和对生活质量的影响；对治疗进行临床及经济学的评价，选择最佳方案；通过生命质量评估，为卫生政策制订和卫生资源的合理利用提供依据。

生命质量评估的基本内容包括躯体健康、心理健康、社会功能、疾病状况、对健康的总体感受等。

1. 躯体健康 躯体健康是个体体能和活力的反映，它对生命质量产生直接影响，是提高生命质量的基础。躯体健康主要包括活动受限、体力活动适度性、卧床时间和自感体力状况。活动受限是指有无生活自理能力、有无躯体活动和走动方面的限制以及受限的程度；体力活动适度性是指个人在日常生活中表现出来的疲劳感、无力感和虚弱感，如登山、爬楼、举(搬)重物的能力等；卧床时间是指由于健康原因不得不卧床的时间，如过去30天内因健康原因卧床或每天大部分时间卧床的天数；自感体力状况是指个人对自身体力和自理能力的主观评价。

2. 心理健康 心理是人类大脑反映外界客观事物的过程，它由认识、情感和意志三种活动过程组成。认识包括感觉、知觉、记忆、想象及思维。情感则是满意、愉快、忧伤、愤怒及烦恼等态度体验。在认识和情感体验的基础上，人类为了满足某种需要，自觉地确定目的，制订计划，克服困难而努力达到目的的过程则为意志。所有的疾病和损伤都会给患者带来心理变化，只是程度不同。

3. 社会功能 社会功能是人类生活的一种基本需求，是衡量一个人生活是否正常的指标之一。相对于躯体和心理健康的测量，社会功能研究得较少，主要包括社会交往和社会支持两个概念。

社会交往强调交往的范围和数量、社会资源的充分程度，但不强调交往的效果和质量。社会资源是指个人的社会网络和社会联系，包括网络的数量与质量，前者指可能交往的朋友、亲属、邻居、同事等的数目；后者指各种人际关系的密切程度。社会支持是指社会交往和社会资源对个人的支持程度，包括情感支持和物质支持，其中情感支持对于健康和生命质量具有更重要的作用。社会支持的测量较为简单，即通过接受支持者个人的判断来获得。社会支持的测量结果代表了个人对某相互关系充分性的评价，包括可信赖并能向其倾诉心里话的人以及提供社会支持的数量。个体的社会健康状况体现在体验到他人的关心，自己对他人有用以及能够参与社会生活等方面。

4. 疾病状况 疾病的特征性表现和患者的主观感受即为疾病状况。疾病状况包括主诉、体征以及生理测定、病理检查。其中主诉是指自诉症状、感觉、疼痛等健康问题，自我报告疾病，这些主观指标更为重要。

5. 对健康的总体感受 对健康的总体感受是指对自身健康状况的评价和主观满意度及幸福感。对自身健康状况的评价可以是个人对自己目前综合健康状态的自我评价，也可以是对自己将来健康状态发展的自我评价，它是一种综合评价，反映了个体生命质量的总变化。主观满意度及幸福感则反映了个人特定需求的满足程度及对自身生活的综合感觉状态，包括的内容与健康状态的各方面直接相连，如经济状况、婚姻状况、家庭生活、职业、闲暇活动、社会生活等。因此，对健康的总体感受是生命质量评价中较为主观的指标，一般与个人的文化背景和价值观念的关系极为密切。

生命质量评估的方法：生命质量评估多采用各种量表进行测量，主要有以下三类。

（1）一般性生命质量调查问卷：这是一种通用的生命质量调查表，可用于不同类型不同严重程度疾病的治疗，与疾病的特异程度无关。常见的主要是健康调查量表36（36-Item Short Form Health Survey，SF-36）和诺丁汉健康量表（Nottingham Health Profile，NHP）。其中，运用最为广泛的是SF-36量表，它是在1988年Stewarts研制的医疗结局研究量表（Medical Outcomes Study-Short Form，MOS-SF）的基础上，由美国波士顿健康研究所发展而来。与其他生命质量评估量表相比，SF-36量表有短小、灵活、易管理、信度与效度令人满意和敏感性较高的优点。1998年浙江大学医学院社会医学教研室翻译了中文版的SF-36量表。

（2）临床生命质量测定方法：这一类主要包括罗瑟 / 金德指数（Rosser/Kind Index，RKI）、健康生存质量量表（Quality of Well-being Scale，QWB）、健康相关生命质量指数（Index of Health Related Quality of Life，IHRQL）、生活质量与健康问卷（Quality of Life&Health Questionnaire，QLHQ）、澳大利亚生活质量量表（Australian Quality of Life，AQOL）、欧洲生活质量五维量表（EuroQol Five-Dimension Scale，EQ5-D）等。

（3）特殊病种生命质量调查表：主要是针对特殊病种的调查表，如帕金森病生命质量调查表、慢性心力衰竭调查表、严重心力衰竭生命质量调查表、糖尿病患者生命质量特异性量表、肝癌患者生存质量测定量表。

下面以SF-36量表为例，介绍如何进行生命质量评估。SF-36量表含8个维度，36个条目，分属"生理健康"和"精神健康"两大类。SF-36量表的总分计分方法：量表条目2为"与上一年比较，自我报告的健康状况变化"，不参加量表得分计算。其余35个条目归为8个维度，根据各个条目相应的权重赋分计分，总分为145分，分值越高，代表健康生命质量越好（表6-2）。SF-36量表各个维度的计分方法：SF-36量表8个维度中，除躯体职能和情感职能两个维度的问题回答为"是""否"外，其余问题的回答分为4～5个等级，每个问题根据其代表功能损害的严重程度，赋予了相应的权重或分值，最后将各个维度的得分转化为百分制。一个维度最大得分为100分，最小为0分，得分越高，生命质量就越高。

每个维度得分计算公式：

各维度转换得分 =（实际得分 − 最低可能得分）/（最高可能得分 − 最低可能得分）× 100

表6-2　SF-36量表各领域及计分方法

维度	条目数	得分范围	计分方法
生理健康	10	10～30	3a+3b+3c+3d+3e+3f+3g+3h+3i+3j
生理职能	4	4～8	4a+4b+4c+4d
躯体疼痛	2	2～12	7+8
总体健康	5	5～25	1+11a+11b+11c+11d
活力	4	4～24	9a+9e+9g+9i
社会功能	2	2～10	6+10
情感职能	3	3～6	5a+5b+5c
精神健康	5	5～30	9b+9c+9d+9f+9h

注：a、b、c、d、e、f、g、h、i、j等分别代表SF-36量表（1）、（2）、（3）、（4）、（5）、（6）、（7）、（8）、（9）、（10）等条目序号。

第四节　健康风险评估方法

一、健康风险评估发展历程

20 世纪 50 年代初延续至今的美国弗莱明翰心脏病研究（Framingham Heart Study）作为最经典的对心脏病长期临床跟踪的社区研究，奠定了健康风险评估模式的雏形。前文提到的早期参与这一研究的心脏医生 Lewis Robbins 博士，在 20 世纪 60 年代创立了以流行病学为主要研究手段的预测医学（Prospective Medicine），首次提出了健康风险评估的概念，推算出了弗莱明翰心脏病预测模式，从而估算出得心脏病的可能性及死于心脏病的危险程度。20 世纪 70 年代，Robbins 医生和 Jack Hall 医生等共同编写了《如何运用前瞻性医学》（*How to Practice Prospective Medicine*）一书，阐述了健康危险因素与健康状态之间的量化关系，确定了多种致病、致死的心脏病危险因素。他们通过生物统计学家 Harvey Geller 和健康保险学家 Norman Gesner 制定的 Geller-Gesner 心脏病的风险因素分数转换表，确定了心脏病的风险因素及量化标准，提出了以个人危险因素来预测其死于心脏病的概率的方法，并提供了完整的健康风险评估工具包，包括问卷表、健康风险计算以及反馈沟通的方法等，奠定了预测医学的理论基础。20 世纪 90 年代，美国 Framingham 心脏研究建立了冠心病绝对风险预测模型，健康危险因素评价方法也受到国内专家的关注。至此，健康风险评估在我国进入大规模应用和快速发展的时期。

二、健康风险评估方法的内容

20 世纪 70 年代末，随着计算机技术的发展与普及，国外总结了对于健康风险评估方法的 10 年研究成果，推出了用于大型计算机的第一代成年人健康风险评估软件，成为健康危险评估的第一代技术软件，一直延续使用至今。

（一）健康风险的几种表示方法

1. 危险度　危险度的计算是在基于对慢性疾病和前期暴露因素的流行病学研究基础上得出的。前期暴露因素是指已经被科学研究所证实的，与一种或几种健康结果之间有定量关系的因素。前期暴露因素包括行为（如吸烟）、临床测量（如血脂）和历史因素（如乳腺癌家族史）。健康结果可以是病死率，也可以是患病率。一个前期暴露因素与一种健康结果之间的关系可以有多种方法进行计算，但最普遍的方法就是计算相对危险度（relative risk）。

相对危险度表示的是与人群平均水平相比，危险度的升高或降低。人群平均危险度来自以年龄和性别为基础的人口疾病别死亡或发病数据。如果把人群平均危险度定为 1，则其他相对危险度就是大于 1 或小于 1 的数字。表 6-3 就是一个被广泛使用的美国卡特中心病死率计算的例子。

表 6-3　25 岁以下男性死于肺癌的相对危险度

暴露因素	与人群平均水平相比的相对危险度	与基线水平相比的相对危险度
不吸烟者	0.14	0.00
人群平均水平	1.00	7.14
每天吸烟 1～9 支	1.02	7.28
每天吸烟 10～19 支	1.23	8.81
每天吸烟 20～39 支	2.10	15.03
每天吸烟≥40 支	2.18	15.55

将每个人的相对危险度与人群平均水平危险度相乘，就得到了未来10年内死于肺癌的概率。将所有前期暴露因素和所有健康结果进行类似的计算后，就可以合计得到未来10年内死亡的总危险度。这个危险度就称为评估（得到的）危险度（appraised risk）。必须记住的重要一点是：评估危险度适用于一个具有共同前期暴露因素的若干个人组成的人群，而不能看作是某一个人死亡的危险。

当一个死亡的原因有多种前期暴露因素，就要从多因素的角度来判断基本疾病的风险了。例如对于心血管疾病，很多HRA使用基于Framingham心脏研究中的Logistic回归方程来计算危险度。对于其他引起死亡的原因，如艾滋病，由于从应答者处获取准确的危险因素数据比较困难，或者由于目前的研究水平还不足以有效、可靠地量化相对危险度，则普遍的做法就是简单的使用人群平均病死率来表示。

2. 理想危险度　HRA的一个基本目标就是鼓励人们修正不健康的行为。为了计算每一种不健康行为的负面影响，可以对危险度进行二次计算。第二次计算的基础是假设个人已经将每个不健康行为修正到了一个目标水平。例如，吸烟者已经戒了烟，高血压患者已经将其血压降到了138/88mmHg以下。如此将所有前期暴露因素修正到目标水平计算出来的危险度称为理想危险度（achievable risk）。

3. 评估分值　对绝大多数HRA报告来说，给受评估者个人的报告有一些共同因素，这就是评估分值。几乎所有的HRA都包括一个健康评估的整体分值。该评分通过某种方法从评估危险度计算而来。“危险年龄”或“健康年龄”是最常见的整体评分。无论使用的是何种评分，评估分值（或健康年龄）都是根据受评估者在问卷上报告的现在的健康状况而得出的。

4. 目标分值　报告评估分值时所使用的计分机制也常被用于计算目标分值，即假设受评估者成功地实现了所有建议其做的改变后而得到的分值。如果受评估者的问卷信息显示出他和HRA建议的所有目标已经达到吻合了，则HRA不再向其推荐任何改变，目标分值也就和评估分值一样了。

5. 健康年龄　健康年龄是指具有相同评估总分值的男性或女性人群的平均年龄。为得到健康年龄，受评估者的评估危险度要和同年龄、同性别人群的平均危险度相比较。可以获得的健康年龄通过比较他可以修正的危险度和人群平均危险度之间的差距而得来。评估得到的健康年龄和可获得的健康年龄之间的差距，反映了某人可能争取的空间。通常，HRA报告会将“可争取的年数”分配到建议修正的各个前期暴露因素上。

（二）健康风险评估步骤

1. 收集相关信息　健康风险评估所需收集的资料主要包括当地目标人群危险因素、个人健康危险因素和危险分数资料。

（1）当地目标人群危险因素：健康风险评估要阐明危险因素与疾病发病率及死亡率之间的关系。一般选择影响当地目标人群最重要的且具有明确危险因素的前10位主要死亡原因中具有可定量的危险因素作为研究对象进行评估。当地性别、年龄别、疾病别的死亡率等资料收集，可以通过死因登记报告、疾病监测资料、居民健康档案等途径获得，也可以通过回顾性的社区居民健康咨询抽样调查获得。这部分资料主要用于计算同性别、同年龄别的死亡率的平均水平，在评估时作为比较的标准。使用时必换算为10年的死亡概率，以提高评估的稳定性。

（2）个人健康危险因素：一般用询问调查或自填式问卷方式收集评估对象的生活行为方式、环境、医疗服务中的危险因素，同时，进行体格检查、询问疾病史和实验室检查。个人健康危险因素包括：行为生活方式、环境因素、生物遗传因素、医疗卫生服务、疾病史和家族疾病史等。

（3）危险分数资料：危险因素与死亡率之间的数量关系是通过危险因素转换为危险分数这个关键环节来实现的。危险分数是根据人群的流行病学调查资料，如各个危险因素的相对危险度（RR）和各个危险因素在人群的发生率（P），经过一定的数理统计模型，如Logistic回归模型、综合危险分数模型等计算得到。如果缺乏人群的流行病学调查资料或危险因素在人群的发生率资料，可采用经验评估的方法，即邀请有关专家，根据危险因素与死亡率之间的联系及有关资料，提出将不同水平疾病存在的危险因素转换为各个危险分数的指标。

2. 风险计算 健康风险评估是根据所收集的个人健康信息，对个人的健康状况及未来所患疾病死亡的危险性用数学模型进行量化评估。其特征是估计具有一定健康特征的个人在一定时间内发生某种健康状况或疾病的可能性。健康风险评估的目的是帮助个体综合认识健康风险，鼓励和帮助人们纠正不健康的行为和习惯。

风险计算主要有以下几个步骤。

(1) 将危险因素转换为危险分数：针对个体危险因素的指标值，查阅相关的“危险分数转换表”，得到各项危险分数。当被评估个体的危险因素相当于某地人群平均水平时，其危险分数定为 1.0，即个体发生某病死亡的概率大致相当于当地死亡率的平均水平。危险分数大于 1.0，即个体发生某病死亡的概率大于当地死亡率的平均水平。危险分数小于 1.0，即个体发生某病死亡的概率小于当地死亡率的平均水平。危险分数越高，死亡率概越大；危险分数越低，死亡率概越小。

(2) 计算组合危险分数：一种危险因素可能对多种疾病产生作用，多种危险因素可能对同一种疾病产生并发或联合的影响，且对疾病的影响程度更加强烈。计算组合危险分数能够较好地反映危险因素之间的并发或联合作用。计算方法主要有单因素加权计算法和多因素数理模型分析计算法。

单因素加权计算法主要用于单项危险因素计算。单因素加权计算法建立在评估单一健康危险因素与发病概率的基础上，将这些单一因素与发病或死亡之间关系以相对危险性来表示其强度，得出的各种相关因素的加权分数即为某种疾病发病或死亡的危险性。由于这种方法简单实用，不需要大量的数据分析，是健康管理发展早期的主要健康风险评估方法。

多因素加权计算法主要用于多项危险因素计算。多因素数理模型分析计算法是在多因素数理分析基础上，采用流行病学、数学和统计学概率理论的方法建立疾病发病或死亡的危险性与各个健康危险因素之间的关系模型，得出某种疾病发病或死亡的危险性。所采用的数理方法，包括多元回归法、基于模糊数学的神经网络方法及蒙特卡罗（Monte Carlo）模型等。

计算组合危险分数的步骤：第一步，参照危险分数转换表得到各项危险分数。第二步，计算相加项之和，即将危险分数大于 1.0 的各项分别减去 1.0 后的剩余数值作为相加项分别相加求和。第三步，计算相乘项之积，即将危险分数小于或等于 1.0 的各项作为相乘项分别相乘求积。第四步，将相加项和相乘项的结果相加就得到该死亡原因的组合危险分数。

(3) 计算存在死亡危险：存在死亡危险表明是在某一种组合危险分数下，因某种疾病死亡的可能危险性。

第一步，有明确危险因素的死亡原因，分别计算存在死亡危险，其余死亡原因都归入其他原因一组，计算存在死亡危险（存在死亡危险 = 某种平均死亡率 × 组合危险分数）。第二步，计算总的存在死亡危险。总的存在死亡危险等于各种死亡原因存在危险之和。第三步，用总的存在死亡危险值查健康评价年龄表，得到某地某性别评价年龄数。

(4) 计算评价年龄：评价年龄是根据年龄与死亡数之间的函数关系，按个体所存在的危险因素计算的预期死亡数求出的年龄。具体的计算方法是将各死亡原因的存在死亡危险相加，并且加上其他死因的存在死亡年龄，其结果就是总的存在死亡危险。然后用总的存在死亡危险查健康评价年龄表（表 6-4），即可得出评价年龄。

(5) 计算增长年龄：增长年龄又称预期年龄。是根据已存在的危险因素提出可能降低危险因素的措施后计算得到的死亡概率推算出的一个理论年龄。如果评价年龄理解为“初评价年龄”，那么增长年龄可理解为“再评价年龄”，增长年龄应小于评价年龄。

表6-4　**健康评价年龄表**

男性存在死亡危险	实际年龄最末一位数					女性存在死亡危险	男性存在死亡危险	实际年龄最末一位数					女性存在死亡危险
	0	1	2	3	4			0	1	2	3	4	
	5	6	7	8	9			5	6	7	8	9	
530	5	6	7	8	9	350	4 510	38	39	40	41	42	2 550
570	6	7	8	9	10	350	5 010	39	40	41	42	43	2 780
630	7	8	9	10	11	350	5 560	40	41	42	43	44	3 020
710	8	9	10	11	12	360	6 160	41	42	43	44	45	3 280
790	9	10	11	12	13	380	6 830	42	43	44	45	46	3 560
880	10	11	12	13	14	410	7 570	43	44	45	46	47	3 870
990	11	12	13	14	15	430	8 380	44	45	46	47	48	4 220
1 110	12	13	14	15	16	460	9 260	45	46	47	48	49	4 600
1 230	13	14	15	16	17	490	10 190	46	47	48	49	50	5 000
1 350	14	15	16	17	18	520	11 160	47	48	49	50	51	5 420
1 440	15	16	17	18	19	550	12 170	48	49	50	51	52	5 860
1 500	16	17	18	19	20	570	13 230	49	50	51	52	53	6 330
1 540	17	18	19	20	21	600	14 340	50	51	52	53	54	6 850
1 560	18	19	20	21	22	620	15 530	51	52	53	54	55	7 440
1 570	19	20	21	22	23	640	16 830	52	53	54	55	56	8 110
1 580	20	21	22	23	24	660	18 260	53	54	55	56	57	8 870
1 590	21	22	23	24	25	690	19 820	54	55	56	57	58	9 730
1 590	22	23	24	25	26	720	21 490	55	56	57	58	59	10 680
1 590	23	24	25	26	27	750	23 260	56	57	58	59	60	11 720
1 600	24	25	26	27	28	790	25 140	57	58	59	60	61	12 860
1 620	25	26	27	28	29	840	27 120	58	59	60	61	62	14 100
1 660	26	27	28	29	30	900	29 210	59	60	61	62	63	15 450
1 730	27	28	29	30	31	970	31 420	60	61	62	63	64	16 930
1 830	28	29	30	31	32	1 040	33 760	61	62	63	64	65	18 560
1 960	29	30	31	32	33	1 130	36 220	62	63	64	65	66	20 360
2 120	30	31	32	33	34	1 220	38 810	63	64	65	66	67	22 340
2 310	31	32	33	34	35	1 330	41 540	64	65	66	67	68	24 520
2 520	32	33	34	35	36	1 460	44 410	65	66	67	68	69	26 920
2 760	33	34	35	36	37	1 600	47 440	66	67	68	69	70	29 560
3 030	34	35	36	37	38	1 760	50 650	67	68	69	70	71	32 470
3 330	35	36	37	38	39	1 930	54 070	68	69	70	71	72	35 690
3 670	36	37	38	39	40	2 120	57 720	69	70	71	72	73	39 250
4 060	37	38	39	40	41	2 330	61 640	70	71	72	73	74	43 200

增长年龄的计算方法：首先将评估对象可能改变的危险因素填入健康分析评估表中。然后将降低或改变了的危险因素的指标值，即查表或计算所得的新危险分数、新组合危险分数、新的存在死亡危险值分别填入相应的栏目中，新的存在死亡危险值等于新组合危险分数与危险降低量（%）的乘积，也就是用采取降低危险因素的措施后计算得出的死亡率再算出一个相应年龄。对于危险分数大于 1 且危险因素属于行为生活方式的评估对象建议其改变危险因素，根据新的指标值查阅危险分数转换表，重新计算得到新的存在死亡危险，所得出的年龄为增长年龄。

（6）计算危险因素降低程度：危险因素降低程度是指评估对象根据医生建议改变了现有的危险因素后，死亡危险可能降低的程度。可用存在死亡危险降低的绝对量占改变前总的存在死亡危险值的比例表示。

危险降低量 = 存在的死亡危险 − 新存在死亡危险

危险降低程度 =（危险降低量 / 总存在死亡危险）× 100%

3. 评估报告的撰写 健康风险评估报告旨在帮助受评估者预测未来患某种疾病的可能性，相对于同年龄、同性别一般人群的相对危险性，并提示受评估者可努力改善的空间。健康风险评估包括简单的个体健康风险分级方法和复杂的群体健康风险评估模型。疾病与健康评估根据生化物理体检指标、个性化健康检测及健康汇总问卷 3 项数据进行交叉论证，得出健康风险性评估报告。

同时依据被评估者存在的健康危险因素，通过评估系统计算可以得出相应的个性化膳食和运动干预指导处方，以便进行评估后的后续干预。需要注意的是，计算的结果只提供趋势性分析，评估系统也不能作为诊断工具，软件生成的评估报告应该辅以医生的详细解读，健康教育信息则依据个人的评估结果针对性地给出。一般常见的健康风险评估报告及形式如下。

（1）个人健康信息汇总报告：本报告是受评估者的个人健康信息概况。可以清晰地看到受评估者的主要健康信息（包括个人疾病史、家族史、吸烟、运动情况、膳食情况）及体检指标的本次汇总及与上次评估所录入的健康信息进行前后对比，可作为受评估者的健康现状及变化情况的参考，但不要与相关医疗诊断进行关联。

（2）疾病风险评估报告：一般按照病种的形式来展示，如缺血性心血管疾病、肺癌、糖尿病、高血压等慢性病的风险评估。报告内容包括疾病风险评估结果、危险因素状况、可改善的危险因素提示三部分内容。

风险评估结果：以风险等级（相对危险性）和发病率（绝对危险性）两种方式来表达个人在未来发生某种疾病的风险大小。

1）风险等级（相对危险性）：根据前述相对危险性的表述方法，报告中将与受评估者同年龄、同性别的人群危险性分为 5 个等级（图 6-3 中以 5 种深浅度表示），将计算出的受评估者的相对危险性大小与人群水平比较，来判断其未来患某种疾病的风险等级的高低。图 6-4 中"当前风险"和"理想风险"所对应的风险等级分别表示根据目前的危险因素状况所评估出的风险等级和控制各项可改善的危险因素后风险等级可能达到的理想状况。

2）发病率（绝对危险性）：绝对危险性是以发病率的方式来表示未来若干年内发生某种疾病的可能性。报告中"当前风险"所对应的发病率表示根据当前的危险因素状况计算出未来若干年内发生某种疾病的可能性大小，"理想风险"所对应的发病率表示控制各项可改变的危险因素后，未来若干年内发生某种疾病的可能性大小。"当前风险"和"理想风险"之间的差值，即是受评估者的健康改善空间。如果受评估者已患某种疾病或已达到疾病诊断标准，则报告中不再显示风险评估结果。

3）危险因素状况：以列表形式呈现各疾病相关的危险因素、受评估者前后两次评估中各危险因素的变化情况以及与参考值的对比，如图 6-5 所示。

4）可改善的危险因素提示：使受评估者了解可通过控制哪些可改变的危险因素来有效控制

或降低疾病发病风险，同时也为后续个性化干预和健康指导服务提供依据和切入点。针对“危险因素状况”列表，如果受评估者不存在可改变的危险因素，则不显示“可改善的危险因素提示”这一部分内容（图 6-6）。

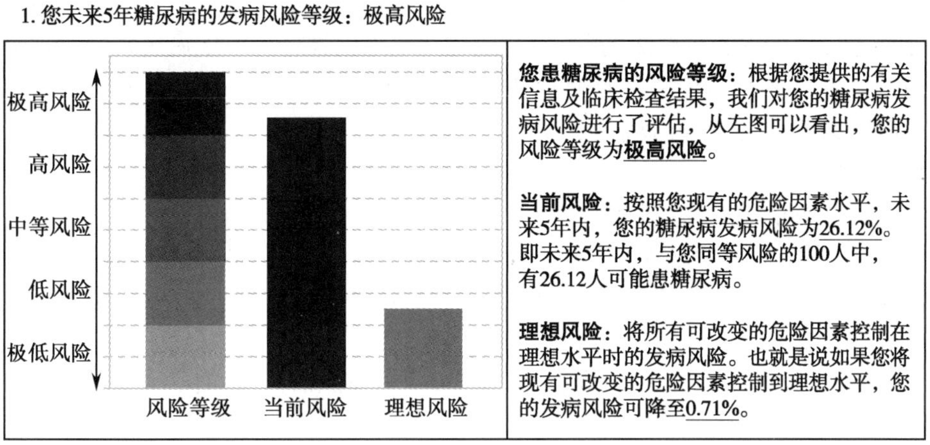

1. 您未来5年糖尿病的发病风险等级：极高风险
极高风险
高风险
中等风险
低风险
极低风险
风险等级
当前风险
理想风险
您患糖尿病的风险等级：根据您提供的有关信息及临床检查结果，我们对您的糖尿病发病风险进行了评估，从左图可以看出，您的风险等级为极高风险。
当前风险：按照您现有的危险因素水平，未来5年内，您的糖尿病发病风险为26.12%。即未来5年内，与您同等风险的100人中，有26.12人可能患糖尿病。
理想风险：将所有可改变的危险因素控制在理想水平时的发病风险。也就是说如果您将现有可改变的危险因素控制到理想水平，您的发病风险可降至0.71%。

图 6-4　风险等级

危险因素	本次结果（2010-01-09）	上次结果（2009-09-09）	变化情况	参考值
年龄	60	59	–	随年龄增加风险升高
糖尿病家族史	有	有	–	无
高血压病史	无	无	–	无
体重指数（BMI）	25.9	26.2		18.5≤BMI<24
腰围	92	93		<85cm
空腹血糖	6.0	6.3		<5.6mmol/L
甘油三酯	2.18	2.18	–	<1.7mmol/L
HDL胆固醇	0.8	0.8	–	≥1.04mmol/L
蔬菜水果摄入	不足	不足	–	≥500g/d
体力活动水平	中等	不足		充分
吸烟状况	已戒烟	吸烟		不吸烟

图 6-5　危险因素状况

✓控制体重　✓降低空腹血糖　✓控制血脂水平　✓增加体力活动水平　✓增加蔬菜水果摄入

图 6-6　可改善的危险因素提示

（3）健康生活方式评估报告：根据所提供的个人健康信息，对受评估者的整体生活方式及健康年龄进行评价。生活方式评分是对个人的生活方式信息进行全面分析后得到的数值。根据得分不同来评价个人生活方式的健康程度，得分在 60 分以上可认为拥有良好的生活习惯，得分在 80～100 分被认为是最佳范围。健康年龄是指具有相同评估总分值的男性或女性人群的平均年龄。它是通过比较受评估者的评估危险度与同年龄、同性别人群的平均危险度而得到的。如果某个人的评估危险度与人群平均危险度相等，则他的评价年龄就是其实际生理年龄，如果某人的

评估危险度高于 / 低于人群平均危险度，则他的评价年龄大于 / 小于其实际生理年龄。报告中显示的“评价年龄”和“理想健康年龄”分别表示了根据当前生活方式状况计算出的健康年龄和将所有需要改善的生活方式控制至理想水平时的健康年龄，“评价年龄”与“理想健康年龄”这二者的差值既是受评估者的寿命延长空间，也是健康管理可努力的空间。

（4）危险因素重点提示：可以专门列出受评估者目前存在的可改变的健康危险因素，并提供对应的理想范围、这些因素对健康的危害、控制这些危险因素对降低疾病风险的贡献幅度等，这些信息有助于进一步促使受评估者明确健康改善目标。

（三）健康风险评估操作流程

1. 条件

（1）风险评估表格、软件或网站。

（2）计算机：基本配置和录入软件程序等。

（3）体重计、血压计、体检设备及常规生化实验检查设备。

2. 内容和方法

（1）个人健康信息管理：包括疾病史、家族史、膳食及生活方式、体力活动、体格测量、心电图检查和临床实验室检查等个人健康信息（附调查问卷）。

（2）个人疾病危险性评价：对个体患者主要慢性疾病（肥胖、高血压、冠心病、糖尿病、脑卒中等）的危险性进行计算，得出未来若干年内患某种疾病的可能性（绝对危险性），以及与同年龄、同性别的人群平均水平相比，个人患病危险性的高低（相对危险性）。

（3）个人健康指导：制订以降低及控制个人危险因素为目标的个体化健康管理处方及相应的健康促进措施并进行跟踪；按疾病危险程度分级，对高、中、低危的评估对象随访时间，跟踪危险因素的变化，对健康促进的效果进行评估，并及时调整健康促进措施。

3. 方法和步骤

（1）采集个人健康有关信息，进行有关医学检查：评估对象填写“个人健康及生活方式信息记录表”，内容包括疾病史、家族史、膳食及生活方式、体力活动等，并进行体格测量、心电图检查和临床实验室检查等，检查结果由健康管理医生填入问卷。

（2）信息录入及报告打印：上述信息收集完成后，由负责医生利用互联网评估系统或计算机软件进行核实录入并打印“个人健康信息清单”、按病种分类的“疾病危险性评价报告”及“个人健康管理处方”等报告。

（3）解释报告内容：完成报告打印后，健康管理医生可向评估对象解释“个人健康信息清单”“疾病危险性评价报告”及“个人健康管理处方”的有关内容及意义，评估对象也可咨询有关问题。

（4）跟踪指导：健康管理医生将评估的结果，包括健康信息清单、现患疾病及家族史、疾病危险性评价结果、疾病危险程度分级、健康管理处方等信息定期与评估对象保持联系，提醒评估对象按健康管理处方及健康行动计划落实。评估对象也可通过电话、门诊咨询等方式与健康管理医生保持联系。

4. 随访（再次评价） 按疾病危险程度分级，对高度危险的评估对象可以每 3 个月随访一次，中度危险的评估对象的随访时间为每 6 个月一次，低度危险的评估对象的随访时间为每年一次。

随访的一个重要目的是对信息进行补充更新，评估对象再次提供“个人健康及生活方式信息记录表”，“个人健康管理日记”也可作为随访的信息来源，如膳食、运动量等方面的内容。并将评估结果与上一次评价进行比较。

5. 效果考核与评价 从个人和健康管理服务医生两方面都可以进行考核。在个人方面，包括：个人健康危险信息的知晓度；参加个人的健康改善知识、行为变化；危险因素的控制情况；不同病种的控制率和有效率。而在健康管理服务医生方面，考核的内容包括工作量（管理人数、工作记录等）、参加者对服务的满意度（问卷调查）等。

三、常用的健康风险评估的模型介绍

健康风险评估是健康管理的关键步骤，传统的风险评估模型得到广泛的运用，随着大数据时代的来临，健康大数据逐渐应用于健康风险评估中。大数据是指无法使用传统数据处理方法来进行分析、检索、解释或存储的大规模数据集。健康大数据包括标准化电子健康档案、组学数据（如基因组学、代谢组学、蛋白质组学）、社会人口学统计、环境和生活方式相关因素、可穿戴设备、手机应用程序、社交媒体以及来自精准医学的数据医药平台。利用健康大数据进行健康风险评估，能够识别疾病的新型基因型或表型，评估疾病的发生风险，实现精准健康管理。

（一）传统风险评估模型

1. Logistic 回归模型 Logistic 回归属于概率性非线性回归，是研究二分类结局变量（如患病 / 未患病）与一些因素之间关系的一种多变量分析方法。当出现阳性结果赋值 $Y=1$，出现阴性结果赋值 $Y=0$，记出现阳性结果的概率为 $P(Y=1|X)$ 或简记为 P，表示在 m 个自变量作用下阳性结果发生的概率，出现阴性结果的概率为 $1-P$，以说明该事件发生的阳性率 P 与自变量间的关系。在自变量数目较多时，需要对自变量进行筛选，利用似然比检验或 Wald 法选择最优模型。例如 Framingham 心脏病研究在构建冠心病风险评分的前 20 年，主要就是利用 Logistic 回归模型评估冠心病发病风险。在回归模型中各预测变量的回归系数可用于计算测量关联强度的大小。

2. 比例风险回归模型 在医学研究中，常对研究对象进行随访观察，记录各个时点上事件的发生情况。对于随访资料，存在截尾数据，生存分布种类繁多难以确定，常利用比例风险回归模型（Cox 模型）来建立评估模型。很多疾病的风险评估模型都是利用 Cox 模型建立的，如自 1990 年后 Framingham 心脏病研究开始利用 Cox 模型建立新的冠心病风险评估模型，估计冠心病风险。同 Logistic 模型类似 Cox 模也需要考虑变量之间共线性的问题，如果变量间高度相关，则会影响 Cox 模型的参数估计，造成不稳定。

（二）人工智能技术

人工智能（artificial intelligence，AI）是一种计算机科学技术，它能模仿人类的思维过程学习能力以及知识存储、处理各种复杂问题。随着各类健康大数据（如电子健康档案数据、生物组学数据、社交媒体和影像等）的快速积累，AI 技术在利用健康大数据进行风险评估方面有着巨大的潜力。

1. 机器学习 机器学习通过识别大数据中各个变量间的交互模式来解决复杂问题，是 AI 中的一个备受关注的子学科，包含了多种技术。一般来说，机器学习包括 3 个步骤：将全部数据分为训练集和测试集，在训练集中建立模型，在测试集中对模型进行验证。建立有效的机器学习模型需要足够的训练数据集（即足够的样本量）和适合的算法。在建模过程中，应该尽量避免拟合不足（劣质数据）或过度拟合（噪声数据）。相对于训练数据集的大小，当模型过于复杂时（即包括太多参数时），通常会发生过度拟合，在测试数据集中表现较差。

机器学习包括 3 种类型：有监督学习、无监督学习和增强型学习。有监督学习利用标记后的数据集来构建预测模型，常用于分类和回归。无监督学习利用未标记的数据，试图从数据的隐藏模式中识别新的疾病机制、基因型或表型。

2. 深度学习 各类 AI 技术学习是一种新的机器学习技术，在图像识别等领域发挥着至关重要的作用（如面部识别、自动驾驶、语音识别等）。深度学习可以对数据进行变换，常使用多层技术，获得比传统机器学习技术更好的预测效果。如深度学习使用多层人工神经网络模拟人类大脑的运作，这些神经网络可以根据输入（训练数据集）生成自动预测。神经网络算法的深度学习包括：递归神经网络、卷积神经网络和深度神经网络。

3. 认知计算 认知计算是使用机器学习、模式识别和自然语言处理的自学系统，模仿人类的思维过在认知计算中，通过机器学习或深度学习算法训练系统，创建自动化反应模型，在无需人工协助的情况下解决问题。认知计算还可以创造性地推理数据、模式和情境，并使用新数据内容来扩展模型。认知计算可以利用机器学习来帮助医生发现原本无法观察到的诊断模式。认知计算系统中的深度学习可用于识别疾病基因型或表型，或识别未知药物 - 药物相互作用。

第五节　健康风险评估的应用

一、健康风险评估的具体应用

1. 帮助个体综合认识健康危险因素　通过阅读评估结果以及医生的解释，个人能够充分了解机体内外存在的使疾病发生和死亡概率增加的诱发因素，包括个人特征、环境因素、生理参数、疾病或临床前疾病状态等。个人特征包括不良的行为（如吸烟、酗酒、运动不足、膳食不平衡、吸毒、迷信、破坏生物节律等）、疾病家族史、职业等；环境因素包括暴露于不良的生活环境和生产环境等；生理参数包括有关实验室检查结果（如血脂异常）、体格测量（如超重、肥胖）和其他资料（如心电图异常）等。

2. 鼓励和帮助人们修正不健康的行为　健康风险评估的概念最早是被当作健康教育的一个工具而提出来的，它为医生与患者之间沟通疾病预防方面的信息提供了一个很有说服力的工具。健康教育不是简单的健康宣教，它是通过有计划、有组织、有系统的教育活动和社会活动，促使人们自愿地改变不良的健康行为和影响健康行为的相关因素，消除或减轻影响健康的危险因素，预防疾病、促进健康、提高生活质量。健康教育的核心任务就是促使个体或群体改变不健康的行为和生活方式。健康风险评估通过个性化、量化的评估结果，帮助个人认识自身的健康危险因素及其危害与发展趋势，指出了个人应该努力改善的方向，有利于医生制订针对性强的系统教育方案，帮助人们有的放矢地修正不健康的行为。

3. 制订个体化的健康干预措施　通过健康风险评估，可以明确个人或人群的主要健康问题及其危险因素，接下来应对评估结果进行仔细分析和判断。例如：区分引起健康问题的行为与非行为因素、可修正和不可修正因素（不可修正因素如年龄、性别、疾病家族史和遗传特质）；区分重要行为与非重要行为（行为与健康问题相关的密切程度及是否是经常发生的行为）；区分高可变性行为与低可变性行为（即通过健康干预，某行为发生定向改变的难易程度）等。由于健康问题及其危险因素往往是多重的，故健康干预的内容和手段也应该是多方位的。对健康风险评估结果的详细分析，有利于制订有效且节约成本的健康干预措施。

4. 评价干预措施的有效性　评价是指客观实际与预期结果进行的比较，其实质是不断地进行比较，包括结果的比较、实施情况的比较等，只有比较才能找出差异、分析原因、修正计划、完善执行，使工作取得更好的效果。而要进行评价，测量是必需而重要的手段，这里的测量包括对健康干预依从性的测量、对健康评价指标及经济评价指标的定量定性测量，以及对参与者满意度的测量等。准确的信息是评价成功的保障，必须具备完善的信息系统，准确地收集、分析和表达资料。健康风险评估通过自身的信息系统，收集、追踪和比较重点评价指标的变化，可对健康干预措施的有效性进行实时评价和修正。

5. 健康管理人群分类　健康风险评估的一个重要用途是根据评估结果将人群进行分类。分类的标准主要有两类：健康风险的高低、医疗花费的高低。前者主要根据健康危险因素的多少、疾病危险性的高低等进行人群分组，后者主要根据卫生服务的利用水平、设定的阈值或标准等进行人群划分。不难理解的是，高健康风险的人群其医疗卫生花费通常也处于较高水平。

如个体的健康风险的高低可以通过比较实际年龄、评价年龄和增长年龄三者之间的差别来进行。一般来说，评价年龄高于实际年龄，说明被评价者所存在的危险因素高于平均水平，死亡率可能高于当地死亡率平均水平。增长年龄与评价年龄之差，说明降低危险因素后用年龄表达的死亡概率降低水平。年龄之间差值的大小一般以 1 岁为标准，大于 1 岁为大（或多），小于或等于 1 岁为小（或少）。

根据实际年龄、评价年龄和增长年龄三者之间的关系不同，一般可将个体分为四种类型。

（1）健康型：个体评价年龄小于实际年龄。

（2）自创性危险因素型：这一类型个体，评价年龄大于实际年龄，并且评价年龄与增长年龄之差大。说明危险因素平均水平较高。由于这些危险因素多是自创的，是可以去除的，降低危险因素其健康状况可得到更大的改善，死亡率有较大的降低，可以较大程度地延长预期寿命。

（3）难以改变的危险因素型：个体的评价年龄也大于实际年龄，但评价年龄与增长年龄之差较小。这种类型说明个体的危险因素主要来自既往病史或生物遗传因素，不容易降低和改变这些因素，即使稍有改变，效果也不显著，死亡危险不可能有大的改变。

（4）一般性危险因素型：个体的评价年龄接近实际年龄，死亡水平相当于当地的平均水平，他们个人存在的危险因素类型和水平接近当地人群的平均水平。降低危险因素的可能性有限，故增长年龄与评价年龄也比较接近。

根据上述分析，可以有针对性地对不同类型的个体采取不同的预防措施，健康教育、行为干预对第二种类型的个体作用较大。除了对上述改变所有危险因素后三种年龄之间的关系进行分析外，尚可针对某一种危险因素进行分析。例如，仅减少吸烟的危险因素，或控制超重的危险因素，用同样方法计算增长年龄，从评价年龄的差值大小说明某一种危险因素对个体预期寿命可能影响的程度。危险因素对个体预期寿命影响的程度，同样可以用改变危险因素后，危险因素降低程度来说明。

对于不同人群的危险程度首先进行个体评价，根据实际年龄、评价年龄和增长年龄三者之间关系将被评价者划分为健康型、自创性危险因素型、难以改变的危险因素型和一般性危险因素型四种类型。进行不同人群的危险程度分析时，可以根据不同人群危险程度性质区分为健康组、危险组和一般组三种类型。然后，根据人群中上述三种类型人群所占比重大小，确定不同人群的危险程度，将危险水平最高的人群列为重点防治对象。一般而言，某人群处于危险组的人越多，危险水平则越高。可以根据不同性别、年龄、职业、文化和经济水平等人群特征分别进行危险水平的分析。

分类后的各个人群，由于已经有效地鉴别了个人及人群的健康危险状态，故可提高干预的针对性和有效性，通过对不同风险的人群采取不同等级的干预手段，可达到资源的最大利用和健康的最大效果。换句话说，健康风险评估后的各个人群，可依据一定的原则采取相应的策略进行健康管理。

6. 在健康保险中的应用 健康风险评估收集的相关数据对健康保险机构进行产品的研发具有重要的参考价值，影响着健康保险精算人员对健康风险发生概率的预测和健康保险产品费率（价格）的确定。一旦风险实际发生概率高于预测概率，将导致预计利润无法实现，甚至出现保费收入不足以弥补赔付支出的经营危机；而风险实际发生概率低于预测概率，意味着产品费率过高，损害了参保人的利益。另外，健康风险评估是健康保险机构，尤其是商业健康保险机构核保的重要工具。为了避免（潜在的）被保险人的逆向选择，控制经营风险和不必要的合同纠纷，商业健康保险公司必须进行风险选择，即对（潜在的）被保险人的健康风险进行评估，以确定是否承保，以及保费、保额等。

7. 其他应用 健康危险因素评估作为一种健康促进的技术、预防疾病的一项有效手段，广泛应用于各个领域。如传染病风险评估、职业病风险评估、卫生服务需求与利用评估、健康危险因素与降低医疗费用关系的评估。在公共卫生等方面，健康危险因素评估也发挥了十分显著的作用，如对吸烟、乙醇滥用、伤害风险的评估。信息技术的迅速发展，为健康风险评估的发展提供了新的活力。通过计算机技术建立社区居民的健康档案和居民健康管理系统，实现健康数据资源共享，有利于对居民健康风险的监测、统计和危险因素分析和居民的健康服务咨询。

二、健康风险评估与临床诊断的关系

临床诊断即确诊个体所患疾病的过程和采取的手段，即根据实际情况，调查了解影响个体健康的环境因素，对个体进行全面检查，采用先进的仪器设备和实验室检查，找出发病原因、疾病的性质、个体的功能障碍情况等，以及判定患者的预后和确定防治的方法。而健康风险评估是对个人的健康状况及未来患病或死亡危险的量化评估。两者区别在于以下几个方面。

1. 出发点不同 临床诊断立足于个体身体的异常症状，查找病因，以便确诊所患疾病。而健康风险评估立足于个体或群体健康危险因素的收集，以便进行风险评估。

2. 手段不同 临床诊断主要通过临床医生的观察和相关仪器设备及实验室检查，而健康风险评估资料的收集也需要实验室的检查，但更多的是通过问卷调查收集相关信息。

3. 目的不同 临床诊断的最终目的是对症治疗，而健康风险评估的最终目的是根据评估结果进行健康干预。

4. 对象不同 临床诊断的对象往往是一种或几种疾病，而健康风险评估针对的是引起疾病的全部危险因素。

临床诊断的体检资料以及实验室检查数据可以作为健康风险评估的重要信息，健康风险评估的结果也可以为临床疾病的诊断提供参考依据。健康风险评估是一种技术和方法，也是一项积极有益的工作，它不必求全责备，也不必看得过高过难，可以依据自身条件，至少在生活方式评估等某一方面尝试就能获得显著效果。

三、科学使用健康风险评估的基本原则

1. 健康信息的完整性 无论是针对个体还是针对群体的健康风险评估，全面、完整的健康危险因素等健康相关信息的收集是科学、准确进行健康风险评估的前提。

2. 评估方法的适宜性 健康风险评估的方法有目前相对成熟的美国疾控中心和卡特中心的健康危险因素评价方法、哈佛癌症风险指数评价方法等，也有国内学者新研究的一些疾病评估模型。在评估中，要针对不同的个体或群体特征，有针对性地选择合适的评估方法，使评估结果更具科学性和参考价值。

3. 评估结果的客观性 健康风险评估的结果是制订健康管理方案，进行健康干预的依据。评估结果的客观与否不仅关系到个体或群体健康风险因素的识别，关系到不正确健康行为的修正，更直接关系到健康干预的效果。

四、健康风险评估的局限性

目前，健康风险评估的工具越来越多，越来越多的健康相关数据（包括健康风险评估信息）被收集、分析和储存。不同的信息使用者（受评估者个人、医生、研究人员、健康教育者、保险组织等）对健康风险评估信息的使用角度和目的各不相同，但在使用时应该遵守一些共性的原则。从伦理学的角度来说，健康评估信息应该被有效保密、可得并可控制；从信息交流的角度来说，健康评估信息应该能够清楚、准确地传达评估结果，并对改善健康具有影响力。

目前，不少学者和机构开发了对冠心病、脑卒中、糖尿病、癌症等许多疾病的评估和预测模

型。如何评价这些模型的使用价值呢？其实，对未来疾病风险的预期和自然科学领域里对天气、地震等自然现象的预测颇为相似，疾病的预测就是一个“健康天气预报”，对于不同疾病的预测，其准确性或吻合率与对不同自然现象的预测一样，会有较大的差别。疾病的预测模型中比较成熟、准确的是对常见慢性病的预测，如对缺血性心脏病的预测、糖尿病的预测和脑卒中的预测等，就像天气预报中对气温和降雨的预测一样，有很大的参考价值；对癌症发生的预测就像对地震的预测一样准确性差，因为肿瘤发病率低，发病机制尚有许多未明了的部分，因此，在健康管理实践中开展肿瘤发病的定量预测使用意义不大，但针对肿瘤的危险因素进行定性的健康教育仍然有很大的预防价值。

五、健康风险评估的发展策略

1. 大数据助力健康危险因素评估发展 目前我国开展的健康危险因素评价大多出于个人研究方向选择，主要集中在小规模调查研究，且重复研究多，资源浪费严重。现在已经进入大数据时代，医疗数据快速激增和电子数字化，如电子健康档案、电子病历等大量电子化的在线健康信息和危险因素信息。这些电子化信息的存在和数据分析手段的发展为从大数据中挖掘和提取有价值的健康相关信息提供了可能，为流行病预测、疾病诊断、治疗方案确定、医学科研和药物副作用分析等医学研究及应用提供了可靠的科学依据。随着强大的数据存储能力云计算平台及移动互联网的发展，为探索环境与生物遗传交互作用、健康和疾病关联的机制研究提供了强大的支持，推动健康危险因素评估的快速发展。

2. 健康危险因素评价研究的全面化、完整化 一方面，在疾病、死亡与健康危险因素的关系研究成果的基础上，还应加大对伤残及健康结局早期阶段与健康危险因素的关系及相关问题研究；另一方面，目前健康危险因素评价大多是以疾病或其他不健康结局为出发点寻找其影响因素，这种思路对疾病或不良健康结局的影响因素虽然考虑得较为全面，但仍存在一定的局限性。未来评估的出发点将立足于危险因素，对每一个危险因素引起不同疾病的危险度进行量化评估，有助于健康危险因素评价研究的全面性、完整性。

3. 健康风险评估促进精准医疗、精准预防 健康风险评估在卫生领域需求较高，国内虽然有目前 5 000 多家健康管理机构，但大多数仅从事单纯体检，缺乏与健康风险评估的结合，因而针对性差。随着对基因变异、蛋白变异和代谢变异与疾病因果关系研究的进展，医学开始步入精准医学时代。随着健康危险因素精准评估的发展，必将推进精准预防和精准医疗，能够快速、高效、准确地制订最佳的医学干预方案。

党的二十大报告提出健全社会保障体系，推进健康中国建设，为健康风险评估发展指明了前进的道路和方向。随着我国疾病谱的改变以及人民健康需求的提高，预防性医疗卫生体系替代现有的“重治轻防”医疗卫生体系成为发展的必然趋势。而健康风险评估符合预防为主的医学理念，与医疗卫生体系发展相匹配；另外，从卫生经济学的角度看，健康风险评估可以在满足健康促进的需求下降低医疗费用，具有较好的成本效益。因此，在新的医学模式下，健康风险评估无疑是健康管理的重要研究方向，具备广阔的发展前景。

本章小结

健康风险评估在国外已经有几十年的实践应用，在国内也日渐受到重视。影响健康的危险因素有些是无法改变的，如年龄、性别或家族史，但是有些危险因素却是能够调整的，例如体重、血脂、增加运动量、改变压力和其他生活方式等。健康管理的目的就是控制那些可以改变的危险因素，从而降低疾病的风险。健康风险评估的数据能够帮助对人群进行分类，从而可以针对不同的群组（风险类别）开展有针对性的干预措施。健康风险评估在个性化干预服务的设计上，还能起到很好的引导作用，健康管理医生可以根据健康风险评估的情况来实施个性化的管理策略。

未来健康风险评估的智慧化将体现在业务流程的智慧化，通过体检软件、智能导诊等来实现健康信息的收集同时实现资源的智能调配；健康信息收集、健康风险评估与评价实现多维度交互和智能精准。从卫生经济学的角度看，健康危险因素评价可以在满足健康促进的需求下降低医疗费用，具有较好的成本效益。因此，在新的医学模式下，健康风险评估无疑是健康管理的重要研究方向，具备广阔的发展前景。

（王婷婷）

思考题

1. 健康风险评估的三个模块是什么？
2. 简述健康危险因素的分类。
3. 请介绍人工智能技术在健康风险评估中的应用。
4. 如何理解健康风险评估的科学基础？
5. 如何理解健康风险评估和健康管理的关系？
6. 健康风险评估的目的是什么？

第七章　健康教育学

健康教育与健康促进是与健康管理联系最为密切的学科。两者在分析问题、解决问题的思路上非常相似，只是它们产生的背景和工作重点有所区别。健康教育与健康促进是20世纪80年代随着一些国际机构的传染病、妇幼卫生的援助项目在中国的开展而发展起来的学科，所以有较浓厚的公益项目色彩，以人群教育、干预为主。而健康管理这个职业与学科是进入21世纪后随着慢性病患病的不断上升而兴起的，它以个体健康教育、干预和管理为主，它的运作方式主要是商业模式。但二者的工作内容都是以健康资料收集—健康教育和干预实施—效果评价为主线。而且，健康教育和健康促进本身就是健康管理干预实施过程中的主要手段。因此，学习健康教育的理论与方法对理解、丰富健康管理的理论和实践、提高健康管理的效果大有帮助。本章将介绍健康教育与健康促进的基本概念、健康传播的基础知识、健康行为改变的基本理论，以及健康管理计划的设计、实施与评价。

第一节　健康教育与健康促进概述

20世纪70年代以来，健康教育在全球迅速发展，完整的学科体系已逐步形成。尤其是近20年来，全球性健康促进活动的兴起，健康教育与健康促进在卫生保健总体战略中的地位得到了全世界的关注，健康教育与健康促进的内涵、特征、研究领域等诸多问题正处于不断的探讨发展和完善之中。

一、健康教育与健康促进的涵义与联系

（一）健康教育的涵义

健康教育（health education）是通过信息传播和行为干预，帮助个人和群体掌握卫生保健知识、树立健康观念，自愿采纳有利于健康行为和生活方式的教育活动与过程。其目的是消除或减轻影响健康的危险因素，预防疾病，促进健康和提高生活质量。健康教育的着眼点是促进个人或群体改变不良的行为与生活方式。行为的改变以知识、信念、健康观的改变为基础，因此要使个体或群体掌握卫生保健知识，提高认知水平和技能，建立起追求健康的理念，并为此自觉自愿地而不是勉强地改善自己的行为与生活方式。

健康教育实践经验表明，行为改变是个长期的复杂的过程，许多不健康行为生活方式仅凭个人的主观愿望仍难以改变，要达到改变行为的目标必须依赖于支持性的健康政策、环境、卫生服务等相关因素。单纯的健康教育在许多方面已显得力度不足，满足不了社会进步与健康发展的新需要，在这种情况下，健康促进开始迅速发展。

（二）健康促进的涵义

美国健康教育学家格林（Lawrence W. Green）指出："健康促进（health promotion）是指一切能促使行为和生活条件向有益于健康改变的教育与环境支持的综合体。"其中环境包括社会的、政治的、经济的和自然的环境，而支持即指政策、立法、财政、组织、社会开发等各个系统。1995年

WHO 西太平洋区域办事处发表《健康新视野》(*New Horizons in Health*)重要文献，指出“健康促进是指个人与其家庭、社区和国家一起采取措施，鼓励健康的行为，增强人们改进和处理自身健康问题的能力”。健康促进的基本内涵包含了个人和群体行为改变，以及政府行为(社会环境)改变两方面，并重视发挥个人、家庭、社会的健康潜能。

1986 年，在首届国际健康促进大会通过的《渥太华宪章》中指出，健康促进涉及 5 个主要活动领域。

1. 建立促进健康的公共政策 健康促进的含义已超出卫生保健的范畴，各部门、各级政府和组织的决策者都要把健康问题提到议事日程上。明确要求非卫生部门建立和实行健康促进政策，其目的就是要使人们更容易作出更有利健康的抉择。

2. 创造健康支持环境 健康促进必须为人们创造安全的、满意的和愉快的生活和工作环境。系统地评估快速变化的环境对健康的影响，以保证社会和自然环境有利于健康的发展。

3. 增强社区的能力 确定问题和需求是社区能力建设最佳的起点。社区人民有权、有能力决定他们需要什么以及如何实现其目标。因此，提高社区人民生活质量的真正力量是他们自己。充分发动社区力量，积极有效地参与卫生保健计划的制订和执行，挖掘社区资源，帮助他们认识自己的健康问题，并提出解决问题的办法。

4. 发展个人技能 通过提供健康信息，教育并帮助人们提高作出健康选择的技能，来支持个人和社会的发展。这样，就使人们能够更好地控制自己的健康和环境，不断地从生活中学习健康知识，有准备地应对人生各阶段可能出现的健康问题，并很好地应对慢性病和外伤。学校、家庭、工作单位和社区都要帮助人们做到这一点。

5. 调整卫生服务方向 健康促进中的卫生服务责任由个人、社会团体、卫生专业人员、卫生部门、工商机构和政府等共同分担。他们必须共同努力，建立一个有助于健康的卫生保健系统。同时，调整卫生服务类型与方向，将健康促进和预防作为提供卫生服务模式的组成部分，让最广大的人群受益。

(三) 健康教育与健康促进的联系

健康教育是通过传播科学的健康信息、提供有效的行为干预方法而改变人们的知识、信念和行为的教育活动，是健康促进的基础和先导。而健康促进是一个综合地调动教育、社会、经济和政治的广泛力量，创造有利于健康的大环境、改善人群健康的活动过程；它不仅包括一些增强个体和群体知识技能的健康教育活动，更着力于那些改变社会、经济和环境条件的活动，以减少它们对个体和大众健康的不利影响。通过政府的承诺、政策、法律、组织等社会支持条件和社会、自然环境的改善以实现对健康教育强有力的支撑，增强健康教育的效果，保障健康教育的目标得以实现。

二、健康教育在健康管理中的应用

(一) 健康教育与健康管理的区别及联系

从健康教育和健康管理的理念和基本操作步骤来看，两者都运用了基线资料收集—计划—实施—评价的管理过程，在计划前研究和评估中，都会采用定量的问卷调查和一些定性的方法寻找问题的原因和可能解决问题的办法，只不过健康教育主要侧重于知识、态度、信念、行为方面，而健康管理还重视从体格检查的资料获得信息，对目前的健康状况开展评估，对未来可能发生的健康风险进行科学预测，同时强调对于生活方式和行为的长期、连续的管理。在制订计划中，健康教育更加重视目标人群的知识、态度和行为的改变，而健康管理的计划要在风险评估的基础上，提出针对个人的个性化措施。在实施的过程中，健康教育常常是公益行为，通常运用教育、传播乃至政策的策略，针对目标人群进行教育和干预，而健康管理一般是商业收费的模式，对个体或群体进行生活方式的干预以及开展健康维护、健康咨询指导和疾病预防。在评价方面，健康教育分为过程评价、效应评价和结局评价，比较、评估健康教育前后健康知识、态度、行为方面的改变；健康管理也类似，只是评价内容更侧重于行为的改变、健康风险的变化，以及健康指标、健康结局的改善。

（二）健康教育在健康管理中的作用

健康管理是把健康监测和维护、健康相关行为以及治疗和康复都纳入管理并实施干预，干预手段主要是非临床的方法，即教育和管理。因此，健康教育无论是针对个体的健康管理还是针对群体的健康管理，都是最基本和重要的方法和策略。

1. 在个体健康管理中的作用　针对个体的健康信息收集问卷的设计原理与健康教育常用的问卷相似，内容中所包含的行为和生活方式相关问题以及健康教育需求等问题在健康教育的问卷中也经常问及。在对个体进行的健康教育干预时，要应用健康教育中常用的人际传播和行为干预策略，因此，熟悉和掌握健康教育的理论和实践技能是实现有效的个体健康管理的基础。

2. 在群体健康管理中的作用　在健康管理领域，健康管理师除了要做个体化的健康管理外，还面临着社区、企事业单位、学校等以场所、人群为基础的群体健康干预。健康教育和健康促进是群体健康管理工作的重要工具、方法和策略。健康教育计划设计、实施和评价的基本步骤与健康管理的信息收集—健康风险评估—教育干预—效果评价基本一致。与个体信息收集相类似，群体信息收集的问卷内容也与健康教育常用的问卷相近。在群体健康干预中，健康管理师要运用到比针对个体更加全方位、多样化的手段，创造有利于健康的社会 / 社区环境以及工作和家庭氛围，包括健康促进的社会动员策略、群体行为干预的理论与方法、大众传播和人际沟通的技巧与方法。

第二节　健康相关行为改变的理论

健康教育和健康管理都非常关注健康相关行为和生活方式的干预。行为与生活方式是一系列复杂的活动，是长期的生活过程中形成的习惯，已经深深融入个体的性格特征之中，因此，行为和生活方式的改变是一个相当复杂、艰苦的过程，是一件说起来容易，做起来艰难并且痛苦的事。为了帮助健康管理师在工作中成功地实施行为干预，给大家介绍一些常用的行为改变理论，帮助健康管理师充分地理解行为的规律，找到有效改变行为的方法、途径。

行为改变理论是研究健康相关行为的发生、发展和改变的规律。多年来，各国学者通过对健康相关行为及干预效果的研究，借鉴社会学和行为科学的理论发展出了多个可用于健康行为干预的理论和模式，这些理论和模式不仅帮助解释和预测健康相关行为的演变，分析内外部影响因素对行为的影响，探索行为改变的动力和过程，而且还给专业人员设计和评价健康教育、健康促进以及健康管理项目提供了科学的依据。根据这些理论关注的重点和行为影响因素的模式，行为改变理论分为三类。

1. 个体水平的行为改变理论　这些理论重点是对影响行为的个体因素的解释。如“知信行”模式（KABP 或 KAP 模式）、健康信念模式、自我效能理论（self efficacy theory）、行为改变的阶段理论（stages of change model，SCM）等。

2. 人际水平的行为改变理论　这些理论重点是对影响人们行为的人际因素的解释。如社会认知理论（social cognitive theory）、社会网络、社会支持理论等。

3. 群体水平的行为改变理论　这些理论强调对影响行为的组织与社区因素的解释。如创新扩散理论（diffusion of innovation theory）、群体动力论等。

一、“知信行”模式

知信行是知识、信念和行为的简称，健康教育的知信行模式（knowledge，attitude，belief，and practice，KABP或KAP模式）实质上是认知理论在健康教育中的应用。知信行模式认为：卫生保健知识和信息是建立积极、正确的信念与态度，进而改变健康相关行为的基础；而信念和态度则是行为改变的动力。只有当人们了解了有关的健康知识，建立起积极、正确的信念与态度，才有可能主动地改变危害健康的行为，建立有益于健康的行为。

知信行模式可以简单地表示为图7-1。

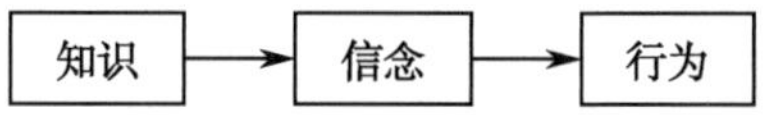

图7-1 知信行模式

例如，吸烟作为个体的一种危害健康的行为已存在多年，并形成了一定的行为定式。要改变吸烟行为，使吸烟者戒烟，首先需要使吸烟者了解吸烟对健康的危害，戒烟的益处，这是使吸烟者戒烟的基础。具备了知识，吸烟者才会从内心里相信吸烟确实有害于健康，形成吸烟有害健康的信念，进而对戒烟持积极态度，这标志着吸烟者已经有意愿、有动力去采取行动（戒烟）。

但是，要使知识转化为行为改变，仍然是一个漫长而复杂的过程，有很多因素可能影响知识到行为的顺利转化，任何一个因素都有可能导致行为形成/改变的失败。在健康教育实践中，常常遇到“知而不信”“信而不行”的情况。“知而不信”的可能原因在于：所传播信息的可信性、权威性受到质疑，感染力不强，和现实情况不符，不足以激发人们的信念。例如，大部分吸烟者知道吸烟有害健康，但内心深处并不相信吸烟会损害自己的健康，因为现实中也确实是只有部分吸烟者最终发生心血管疾病或癌症，不少人吸烟多年而未受影响。“信而不行”的可能原因在于：人们在建立行为或改变行为中存在一些不易克服的障碍，或者需要付出较大的代价，这些障碍和代价抵消了行为的益处，因此不产生行动。如吸烟者听说、看到或亲身经历了戒烟而产生的戒断症状的痛苦而放弃行动。由此可见，知道不等于相信，相信了也不见得付诸行动。只有让教育对象掌握正确的健康知识，进而从内心里相信、认同健康信念，最终落实到行动上，即改变不健康行为，这才是一个成功的健康教育。

二、健康信念模式

健康信念模式（health belief model，HBM）理论强调感知（perception）在决策中的重要性。该理论认为信念是人们采纳有利于健康行为的基础，人们如果具有与疾病、健康相关的信念，他们就会采纳健康行为，改变危险行为。人们在决定是否采纳某健康行为时，首先要对疾病的威胁进行判断，然后对预防疾病的价值、采纳健康行为对改善健康状况的期望和克服行动障碍的能力作出判断，最后才会作出是否采纳健康行为的决定（图7-2）。健康信念模式主要解释了人们的健康信念或健康价值观在什么时候、什么情况下容易受到影响，容易接受别人的健康建议、劝告而改变行为；同时，也阐述了在改变行为时会遇到的问题或影响（包括自身自我效能的影响、正向效益的鼓励及负面效应的障碍）。

在健康信念模式中，是否接受健康建议、采纳有利于健康的行为与下列因素有关。

（一）感知疾病的威胁

感知疾病的威胁（perceived threat）由对疾病易感性的感知和对疾病严重性的感知构成。对疾病易感性和严重性的感知程度高，即对疾病威胁的感知程度高，是促使人们产生行为动机的直接原因。

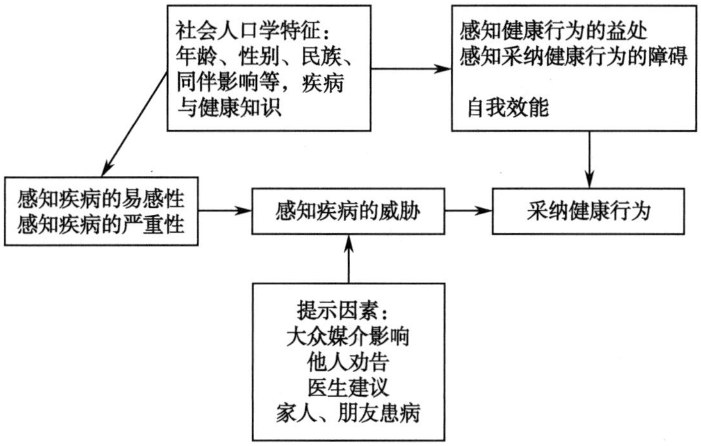

图 7-2 **健康信念模式**

1. 感知疾病的易感性（perceived susceptibility） 指个体对自身患某种疾病或出现某种健康问题的可能性的判断。人们越是感到自己患某种疾病的可能性大，越有可能采取行动避免疾病的发生。

2. 感知疾病的严重性（perceived severity） 疾病的严重性既包括疾病对躯体健康的不良影响，如疾病会导致疼痛、伤残和死亡；还包括疾病引起的心理、社会后果，如意识到疾病会影响到工作、家庭生活、人际关系等。人们往往更有可能采纳健康行为，防止严重健康问题的发生。

（二）感知健康行为的益处和障碍

感知健康行为的益处（perceived benefits of action）指人体对采纳行为后能带来的益处的主观判断，包括对保护和改善健康状况的益处和其他边际收益。一般而言，人们认识到采纳健康行为的益处，或认为益处很多，则更有可能采纳该行为。

感知健康行为的障碍（perceived barriers of action）指个体对采纳健康行为会面临的障碍的主观判断，包括行为复杂、时间花费、经济负担等。感觉到障碍多，会阻碍个体对健康行为的采纳。

因此，个体对健康行为益处的感知越强，采纳健康行为的障碍越小，个体采纳健康行为的可能性越大。

（三）自我效能

自我效能是后被补充到健康信念模式中的一个因素，强调自信心、自我控制能力对行为改变的作用。

（四）提示因素

提示因素指的是诱发健康行为发生的因素，如大众媒介的疾病预防与控制的宣传、医生建议采纳的健康行为、家人或朋友患有此种疾病等，都有可能作为提示因素诱发个体采纳健康行为。提示因素越多，个体采纳健康行为的可能性越大。

（五）社会人口学因素

社会人口学因素包括个体特征，如年龄、性别、民族、人格特点、社会阶层、同伴影响，以及个体所具有的疾病与健康知识。具有卫生保健知识的人更容易采纳健康行为。对不同类型的健康行为而言，不同年龄、性别、个性特征的采纳行为的可能性相异。

总结健康信念模式理论的操作过程：为了让干预对象采取行动、改变行为，首先应提示、引导，让他感知到确实存在疾病的威胁，即疾病的易感性和严重性，而当他开始行动后，则帮助他分析行为改变带来的益处和障碍，帮助他认清好处，并提出可以克服困难、障碍的措施；同时，应促进、提高干预对象的自我效能，从而使其真正达到行为改变这一目的。

下面以高血压患者的低钠盐饮食行为为例，介绍健康信念模式的应用。某患者 60 岁，近期查体发现患有高血压，由于几十年来饮食口味很咸，医生建议他要把每天的钠盐摄入量降下来。如果他认识到自己口味很咸的饮食习惯会导致高血压（感知疾病的易感性），高血压可能导致脑卒中，脑卒中可能带来严重的后遗症甚至导致死亡（感知疾病的严重性），他相信控制钠盐的摄入对控制血压有好处（感知健康行为的益处），同时他觉得改掉多年来养成的饮食习惯太难了（感知健康行为的障碍），但是他相信自己通过努力可以逐渐把口味变淡（自我效能），在这种情况下，医生的建议（提示因素）帮助他作出减盐的决定，综合以上因素，这位患者可能逐渐采纳低钠盐饮食行为。

健康信念模式的局限性：此模式是心理学的行为改变模型，强调当事者的主观因素，未考虑到其他因素对他（她）行为的影响，比如环境因素、经济因素、社会因素等；也未考虑社会规范、同伴及周围的人对行为的影响。实践工作中应该同时运用其他行为理论来互补其局限性。

三、自我效能理论

自我效能是美国心理学家班杜拉在 1977 年提出来的。自我效能（self-efficacy）指个体对自己组织、执行某特定行为并达到预期结果能力的主观判断。即个体对自己有能力控制内、外因素而成功采纳健康行为并取得期望结果的自信心、自我控制能力。自我效能是人类行为动机、健康和个体成就的基础，是决定人们能否成功地改变行为的一个重要因素。因为只有人们相信他们的行动能够达到预期结果，才愿意付诸行动，并将行动坚持下去；否则人们在面对困难时就不会有太强的动机，也不愿长期坚持。自我效能高的人，更有可能采纳所建议的有益于健康的行为并坚持下去。

自我效能可以通过以下 4 种途径产生和提高。①自己成功完成过某行为：一次成功能帮助人们增加其对熟练掌握某一行为的期望值，是表明自己有能力执行该行为的最有力的证据；②他人间接的经验：看到别人成功完成了某行为并且结果良好，而增强了自己通过努力和坚持也可以完成该行为的自信心；③口头劝说：通过别人的劝说和成功经历的介绍，对自己执行某行为的自信增加；④情感激发：焦虑、紧张、情绪低落等不良情绪会影响人们对自己能力的判断，因此，可通过一些手段消除不良情绪，激发积极的情感，从而提高人们对自己能力的自信心。

四、行为改变的阶段理论

1982 年，美国心理学家 Prochaska 和 DiClemente 首次提出行为改变的阶段理论（stage of change model，SCM），描述和解释了吸烟者在戒烟过程中行为变化的各阶段以及在每个阶段主要的变化过程。该理论的主要依据是：人的行为变化是一个过程而不是一个事件，而且每个改变行为的人都有不同的需要和动机，只有针对其需要提供不同的干预帮助，才能促使教育对象向下一阶段转变，最终采纳有益于健康的行为。

行为改变的阶段理论，把行为改变分为 5 个阶段，对于成瘾行为来说，还有第 6 个阶段即终止阶段。

1. 无打算阶段（pre-contemplation stage） 在最近 6 个月内，没有考虑改变自己的行为，或者有意坚持不改变，他们不知道或没有意识到自己存在不利于健康的行为及其危害性，对于行为转变没有兴趣，或者觉得浪费时间，或者认为自己没有能力改变自己的行为。处于该阶段的人不喜欢阅读、谈论或考虑与自身行为相关的问题或内容，有些人甚至有诸多理由为自身的行为辩解。

2. 打算阶段（contemplation stage） 在最近 6 个月内，人们开始意识到问题的存在及其严重性，意识到改变行为可能带来的益处，也知道改变行为需要代价，因此在益处和代价之间权衡，处于犹豫不决的矛盾心态。

3. 准备阶段（preparation stage） 在最近30天内，人们郑重地作出行为改变的承诺，如向亲属、朋友宣布自己要改变某种行为，并有所行动，如向别人咨询有关行为改变的事宜，购买自我帮助的书籍，制订行为改变时间表等。

4. 行动阶段（action stage） 在6个月内，人们已经开始采取行动，但是由于许多人的行动没有计划性，没有设定具体目标、实施步骤，没有社会网络和环境的支持，最终导致行动失败。

5. 维持阶段（maintenance stage） 改变行为已经达到6个月以上，人们已经取得行为转变的成果并加以巩固，防止复发。许多人在取得了行为改变的初步成功后。由于自身的松懈、经不起外界的诱惑等原因造成复发。

6. 终止阶段（termination stage） 在某些行为，特别是成瘾行为中可能有这个阶段。在此阶段中，人们不再受到诱惑，对行为改变的维持有高度的自信心。可能有过沮丧、无聊、孤独、愤怒的情绪，但能坚持、确保不再回到过去的行为习惯上去。研究表明，一般20%的人会达到这个阶段，一旦经过了这个阶段，一般不会复发。

处在不同阶段的人，以及从前一个阶段过渡到下一个阶段时，会发生不同的心理变化过程。从无打算阶段到打算阶段，主要经历对原有不健康行为的重新认识，产生焦虑、恐惧的情绪，对周围提倡的健康行为有了新认识，然后意识到应该改变自己的不健康行为；从打算阶段到准备阶段，主要经历自我再评价，意识到自己应该摒弃不健康的行为；从准备阶段到付诸行动阶段，要经历自我解放，从认识上升到改变行为的信念，并作出改变的承诺；当人们一旦开始行动，需要有许多支持条件来促使行动进行下去，如建立社会支持网络、社会风气的变化、消除促使不健康行为复发的事件、激励机制等。

行为的干预首先要确定目标人群所处的阶段，然后有针对性地采取干预措施，才能取得预期的效果。表7-1中以戒烟为例，提出了针对不同阶段使用的干预策略。

表7-1 戒烟干预在不同阶段使用的干预策略

变化阶段	干预策略
无打算阶段	普及吸烟对健康危害的知识，让人们对吸烟行为感到恐惧、焦虑、担心等，意识到在自己周围环境中，吸烟已经成为一种不健康行为
打算阶段	刺激人们尽快行动，让他们充分认识吸烟的坏处，应该改变这种行为
准备阶段	要求人们作出承诺，使他们的行动得到监督
行动阶段	了解戒烟有哪些困难和阻碍，如何克服
维持阶段	建立社会支持网络，取得家庭成员、同事和朋友的支持；对家庭、工作场所的戒烟行为给予奖励，或举办戒烟竞赛，形成一种以不吸烟为荣的社会风气
终止阶段	较长期的随访，当戒烟者遇到其他生活问题时给予他们支持，帮助防止反复

在实践中，为保证行为干预的有效性，健康管理师必须先了解人们在不同行为阶段的不同需求，然后有针对性地采取措施帮助他们进入下一阶段。在第一、二阶段，应重点促使人们进行思考，认识到危险行为的危害、权衡改变行为的利弊，从而产生改变行为的意向、动机；在第三阶段，应促使他们作出决策，尽快开始改变危害健康的行为；在第四、五阶段，应改变环境来消除或减少诱惑，通过自我强化和学会信任来支持行为改变。如干预效果不理想或不成功，对象的行为会停留在某一阶段甚至倒退。

五、人际水平的健康相关行为改变的理论

从人际水平看，有社会网络与社会支持理论（social networks and social support）等。社会网

络关注人们之间的互动和联系，社会关系网，包括朋友、同学、生意伙伴等；社会支持是社会网络的功能之一，是人们从个人的社会网络中获得的支持，包括情感性、物质性、信息支持等；社会网络理论认为，个体、群体和组织的健康行为都会受到各种社会网络的影响，社会网络与社会支持能提高个人能力，促进行为改变，如同伴支持。

个人的社会网络和社会支持被认为是影响人们行为改变和健康状况的重要因素之一。研究表明，社会支持与糖尿病患者的血糖控制、合理饮食、适量运动及良好的健康状况呈正相关。而且，社会支持越大，糖尿病患者自我管理行为越好。朋友、同事、家庭成员、社区卫生工作者等对糖尿病患者自我管理都是很重要的支持者。

六、群组水平的健康相关行为改变的理论

从群组水平看，有创新扩散理论（diffusion of innovation theory）等。创新扩散指一项新事物（新思想、新工具、新发明、新产品和新技术等）通过一定的传播渠道在社区或某个人群内扩散，逐渐被社区成员或该人群成员所了解与采纳的过程。

研究认为，根据对新的生活方式或理念的接受情况，可把人们分为先行者（innovators）、早期少数（early adopters）、早期多数（early majority）、晚期多数（late majority）和滞后者（laggards）五种。先行者受过良好教育，有探索精神，信息来源广泛，勇于冒险，对新生事物非常敏感，他们最早注意到并很快接受这些新的发明和理念，这些人约占人群的 2.5%。早期少数一般是受过良好教育的领导者或公众人物，他们也能够较快地接受新的发明或理念，这些人占全人群的 13.5%。早期多数（34%）在面对新生事物的时候会表现得谨慎小心、深思熟虑，但他们会有很多非常规的社会交往活动，会接触到创新。晚期多数（34%）是人群中的怀疑派，他们乐于保守传统，一般来说，他们的社会经济状况较低。滞后者的主要信息来源是邻居或朋友，对新生事物和改变现状有着恐惧心理。

创新在人群中的扩散取决于以下三方面变量。

（1）新事物本身的特性：该事物具有先进性并能适合于目标人群和当地情况。

（2）目标人群的特点：分析目标人群和当地情况，发现“先行者”和潜在的“早期使用者”。

（3）传播策略、渠道和方法：根据实际情况选择正确的传播策略、渠道和方法。

在应用此理论推广一项新生事物时，要努力去发现“先行者”和潜在的“早期使用者”。这些人是项目推广中的示范者，可以让他们成为同伴教育者，对更多的目标人群进行现身说法式的经验传播。也可以根据实际情况分析目标人群和当地情况，发现“先行者”和潜在的“早期使用者”，选择正确的传播策略、渠道和方法来实施行为干预或推广新的健康生活方式。

第三节 健 康 传 播

健康传播（health communication）是健康教育、健康管理重要的干预措施之一。要成功地达到预防疾病、促进健康的目标，必须依赖于个体和社会的有效参与，因此需要广泛、深入地开展健康传播活动。

一、传播的基本概念与模式

（一）传播的基本概念

传播一词的本义为“共同分享”，它通常是指人与人之间通过一定的符号进行的信息交流与

分享，是人类普遍存在的一种社会行为。健康传播是传播学的一个分支和部分，它是指以“人人健康”为出发点，运用各种传播媒介渠道和方法，为维护和促进人类健康的目的而制作、传递、分散、交流、分享健康信息的过程。健康传播是健康教育与健康促进的重要手段和策略。

（二）传播模式

美国著名社会学家、政治学家、传播学的奠基人之一哈罗德•拉斯韦尔（H.D.Lasswell），在1948年提出了一个被誉为传播学研究经典的传播过程的文字模式，即“一个描述传播行为的简便方法，就是回答下列5个问题：①谁（who）？②说了什么（says what）？③通过什么渠道（through what channel）？④对谁（to whom）？⑤取得什么效果（with what effect）？”这就是拉斯韦尔五因素传播模式（又称5W模式，图7-3）。

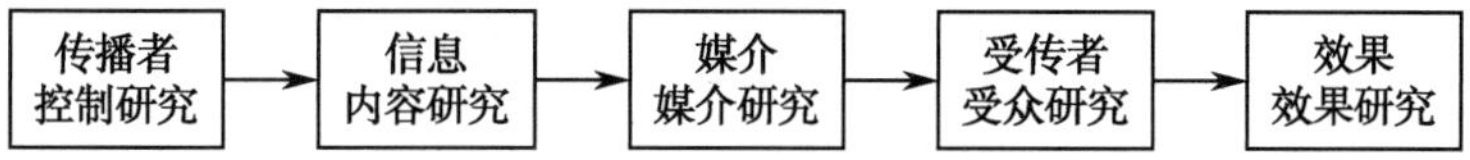

图7-3　拉斯韦尔五因素传播模式

1. 传播者（communicator）　是指在传播过程中“传”的一端的个人（如有关专家、医生、演讲者、节目主持人、教师等）或团体（如报社、电台、电视台等）。传播者是信息传播的主动发出者和媒介的控制者。

2. 信息与讯息（information and message）　信息泛指情报、消息、数据、信号等有关周围环境的知识；而讯息是由一组相关联的信息符号所构成的一则具体信息，是信息内容的实体。信息必须转变为讯息才能传播出去。但在一般情况下，“信息”和“讯息”两者常混用，实际上就是传播者所要传播的而受传者所要接受的内容。

3. 媒介渠道（media and channel）　是讯息的载体，传递信息符号的中介、渠道。一般特指非自然的电子类、印刷类及通俗类传播媒介。如纸条、传单、信件、挂历、书刊、杂志、报纸、广告牌、电话机、传真机、收音机、电视机、移动存储、计算机互联网络及手机短信等新型的流媒体。人际传播是一种借助自然媒介传播信息的渠道。

4. 受传者（audience）　是指在传播过程中“受”的一端的个体或团体的谈话者、听众、观众的总称。受传者一般被视为信息传播中的被动者，但其却拥有接受或不接受和怎样接受传播的主动选择权。个人或个别团体的受传者称为受者、受方，若多数则简称为受众。

5. 效果（effect）　指受传者接受信息后，在情感、思想、态度、行为等方面发生的反应。

二、人际传播

（一）人际传播的概念

人际传播也称人际交流，是指人与人之间进行直接信息沟通的一类交流活动。这类交流主要是通过语言来完成，但也可以通过非语言的方式来进行，如动作、手势、表情、信号（包括文字和符号）等。人际传播可以分成个人之间、个人与群体之间、群体与群体之间3种形式。

（二）人际传播的特点

1. 直接的人际传播不需要任何非自然的媒介。因此，人际传播简便易行，不受机构、媒介、时空等条件的限制。所以在健康教育的传播活动中，人际传播是广泛应用的基本传播形式。

2. 就传播活动中信息的发出者和接受者而言，在同一次人际传播活动中交流的双方可以互为传播者和受传者。

3. 由于人际传播中的反馈及时，所以双方的交流也就容易充分。交流的双方都可以及时了解对方对信息的接受情况和自己的传播效果，这样就能够及时调整自己的传播策略和技巧，以提高传播的针对性。在健康管理的人际传播活动中，健康管理师应该根据传播的目的、信息内容和传播对象的反馈随时了解传播效果，随时调整传播技巧，以提高传播效果，实现传播目标。这种在传播活动过程中及时收集反馈、及时调整传播技巧的特点在大众传播中就无法做到。

4. 相对大众传播而言，人际传播的信息量比较少；覆盖的范围比较小；传播的速度也比较慢。在一定时限内，人际传播的信息覆盖人群远不及大众传播。

5. 在人际传播活动中，特别是在多级的人际传播活动中，信息容易走样。这是因为接受者的理解能力、知识背景、接受习惯，以及记忆力等原因造成的。因此，在开展人际传播活动时要特别注意对传播者的培训，使其理解、记忆和掌握信息的内容，并在传播活动的实际开展过程中注意对信息质量的监测。

三、大 众 传 播

（一）大众传播的涵义

大众传播是指职业性信息传播机构和人员通过广播、电视、电影、报纸、期刊、书籍等大众媒介和特定传播技术手段，向范围广泛、为数众多的社会人群传递信息的过程。

（二）大众传播的特点

1. 传播者是职业性的传播机构和人员，并需要借助非自然的特定传播技术手段。

2. 大众传播的信息是公开的、公共的，面向全社会人群。

3. 大众传播信息扩散距离远，覆盖区域广泛，速度非常快。

4. 大众传播对象虽然为数众多，分散广泛，互不联系，但从总体上来说是大体确定的。

5. 大众传播是单向的，很难互换传、受角色，信息反馈速度缓慢而且缺乏自发性。

但随着大众传播中“热线”形式的开通与流行，部分弥补了传、受双方信息反馈的不足。利用大众传播渠道开展健康教育，可以使健康信息在短时间内迅速传及千家万户，提高人们的卫生意识。加强对大众传播的特点和客观规律的研究，将有助于改变健康传播的质量，提高健康传播的效果。

四、传播材料制作

健康传播材料是指配合健康教育与健康促进活动使用的印刷材料与声像材料。在制订健康传播计划时，首先应考虑在现有的传播材料中选择可利用的材料，使用这些材料可以节约时间和资源。但是，在现有的信息或材料不充足时，需要制作新的传播材料，材料制作应遵循以下 6 个程序。

（一）分析需求和确定信息

在制订传播材料之前，首先需要以查阅文献、受众调查等方法对目标人群所处的外部环境、有关政策、组织机构能力、媒介资源、文化背景、生活习俗和健康需求等进行调查分析，为初步确定符合目标人群需求的健康传播材料提供依据，从而保证传播材料的针对性和可行性。

（二）制订计划

在需求分析基础之上，根据信息内容和技术、资源条件等，制订出详细的材料制作计划，计划应包括确定目标人群、材料种类、数量、使用范围、发放渠道、使用方法、预试验与评价方案、经费预算、时间进度等。

（三）形成初稿

初稿的设计过程就是讯息的研究与形成过程。要根据确定的信息内容和制作计划，设计出材料初稿，印刷材料的初稿包括文字稿和画稿；录像带的初稿应有文字稿和重点画面；录音带初稿也应有文字稿。医护健康教育人员在初稿形成过程中要把好信息关，并根据目标人群的文化程度和接受能力，决定信息复杂程度和信息量的大小。

（四）传播材料预试验

预试验是指在材料最终定稿和投入生产之前，健康教育传播材料设计人员一定要在一定数量目标人群的典型代表中进行试验性使用，从而系统收集目标人群对该讯息的反应，并根据反馈意见对材料进行反复修改的过程。预试验的目的是通过了解目标人群是否理解材料传播的信息内容，是否喜欢材料的表现形式和视觉舒适度，以及讯息的易读性、实用性、可接受性、趣味性等，以便为修订、完善和确定健康材料提供反馈意见，从而保证材料制作的质量和传播效果。

传播材料预试验的方法有多种。大多数预试验可以通过在目标人群的典型代表中进行小范围的预调查。预试验的方法主要采用定性研究的快速评估方法，包括重点人群专题小组讨论、中心场所阻截式调查、可读性测试、个人访谈、把关人调查、音像资料观摩法等。根据传播材料的性质不同，需采用不同的预试验方法。一般而言，凡是适用于群体教育的材料，都可以用专题小组访谈的形式，如宣传画、画册、歌曲、广播稿、电视录像片、幻灯片、戏剧及其他形式的文艺节目等。对于文化层次较高的文字材料，可以先发给大家单独阅读，再组织小组讨论，这是由于有文化素养的人常常更加自信，不易受到小组中其他成员的影响。而用于文盲、半文盲人群的印刷性材料或折页，则应个别地进行预试验。

（五）材料的生产发放与使用

预试验结束后，将材料终稿交付有关负责人员审阅批准，按照计划安排制作和生产。确定和落实材料的发放渠道，以保证将足够的材料发放到目标人群手中，同时对材料的使用人员（社区积极分子、专兼职健康教育人员）进行必要的培训，使他们懂得如何有效地使用这些材料。

（六）监测与评价

在材料使用过程中，认真监测材料的发放和使用情况，在实际条件下对材料的制作过程、制作质量、发放与使用状况、传播效果等作出评价，以便总结经验，发现不足，用于指导其他传播材料制作活动和计划。如此循环往复，形成健康传播材料制作的不断循环发展的过程。参与评价的工作人员最好不是直接的材料制作者和相关人员，以利于评价结果的公正性。

五、常用人际传播形式与传播媒介

（一）人际传播的应用

1. 讲课 讲课指健康管理师充当“教师”，主要通过语言和文字的方式，向目标人群传达健康知识、信息、技能，启发目标人群的健康意识、动机的过程。

（1）讲课准备：首先要了解教育对象的特点，如年龄、职业、文化程度，关注哪些健康问题，目前的健康知识、技能水平等。根据教育对象的特点，设计培训内容和方法。查阅资料，包括知识、信息、数据、图片、图表等。将讲授内容按照便于培训对象学习、理解的逻辑关系制作成幻灯片（PPT）。PPT 在讲授过程中，既能成为讲授者把握内容和时间的依据，也是培训对象重要的学习材料。

（2）PPT 设计与制作：选择庄重、明快的幻灯片设计，如背景颜色为蓝色、白色，页面设计简单；文字颜色与背景颜色反差大，文字显示效果好；每页文字不宜过多，字号大小适宜，便于阅读；适当修饰页面，如加入装饰图案、插图、动画，增加观赏性。

2. 同伴教育 所谓同伴，指的是年龄相近、性别相同，或具有相同背景、共同经验、相似生活状况，或由于某种原因使其有共同语言的人，也可以是具有同样生理、行为特征的人（如孕妇、吸烟者、吸毒者、某种疾病的患者）。同伴教育就是以同伴关系为基础开展的信息交流和分享。同伴教育有正式与非正式之分，非正式的同伴教育可以随时发生，但目的并不十分明确，也没有事先确知的教育目标。非正式的同伴教育可以发生在任何人们感到方便的地方，如办公室、宿舍、车间、社区，甚至街头巷尾。正式的同伴教育有明确的目标，较为严格的设计和组织，正在成为健康教育与促进项目中的一种以人际交流为基础的教育干预方法。下面主要介绍正式同伴教育的组织实施方法。

（1）征募同伴教育者：同伴教育者应具备如下的品质和能力：①在与同伴交流时，思维敏捷、思路清晰，并且有感召力；②具备良好的人际交流技巧，包括倾听技巧；③具有与目标人群相似的社会背景，如年龄、性别、社会地位等；④应为目标人群所接受和尊敬，并成为目标人群中的一员；⑤应持客观态度、公正立场；⑥有实现项目目标的社会责任感；⑦充满自信，富有组织和领导才能；⑧有一定的时间和精力投入工作；⑨对同伴教育所涉及的内容有符合社会健康观的认识，在同伴中应成为行为的典范。

（2）培训同伴教育者：通过对教育目的、教育内容和人际交流技巧培训，使同伴教育者达到如下目标：①了解项目目标，干预策略与活动，了解同伴教育在其中的作用，以及如何与其他干预活动进行配合；②掌握与教育内容有关的卫生保健知识和技能；③掌握人际交流的基本技巧和同伴教育中使用的其他技术，如组织游戏、辩论，电脑使用、幻灯片的放映等。

（3）实施同伴教育：以一定的组织方式在社区、学校、工作场所等地开展同伴教育。在活动开始前，应注意场地、桌椅、使用仪器设备等的准备和调试，保证同伴教育活动质量。

（4）同伴教育评价：主要关注同伴教育实施过程和同伴教育者的工作能力，可以采用研究者评价、同伴教育对象评价、同伴教育者自我评价的形式进行。

3. 演示与示范　演示（或示范）是教育者结合教育内容，采用实物或模型，进行实际操作演示，使教育对象学习掌握规范的操作步骤的教育方法。

（1）演示的准备

1）实物（模型）的准备：教育者需要首先列出演示过程清单，然后准备清单上所需实物或模型，并根据演示程序将实物（模型）摆放整齐，将相关仪器调试完毕。比如演示正确的洗手方法，最好选择有洗手池的地方，并准备好肥皂（洗手液）、毛巾（纸巾）等所需物品。另外，也可以准备消毒湿巾，以便演示洗手的替代方法。如果没有洗手池，可以准备盆、桶和舀水的工具（如水瓢），教会培训对象如何运用这些工具实现流动水洗手。

2）演示场所准备：演示场所应该有足够的空间，方便学员围绕在教育者周围进行近距离观察。有条件时，可以把操作过程拍摄下来制作成视频，在培训时直接播放，这样可以节省实物的消耗，也避免了对演示场所的特殊要求。

（2）演示过程：教育者按照操作规程，将每一步操作进行分解示范，同时讲解操作要领。操作过程也可以由其他有经验的人进行。在操作过程中，演示者应面对教育对象，便于他们观察操作步骤和细节，同时操作节奏应放慢，关键环节可以适当进行强调和重复，同时用语言强调相关步骤，便于学员学习和领会。操作演示结束后，培训者应向培训对象提问，了解他们是否有不清楚的地方，并对学员的提问作出回答。也可以通过提问，考察学员对操作要点是否掌握。为了进一步巩固学员的知识和对操作要点的把握，最后还应对关键知识点和操作要点进行小结。

（二）针对个体的传播材料

传单、折页、小册子等供个人阅读观看的材料都属于面向个体的材料。

1. 传单　传单设计、制作简单，成本较低，有时由卫生机构设计制作后发放至社区，也可由社区卫生服务机构自行设计制作。传单主要由文字形成简单的信息，用于传播健康知识，倡导健康理念。

（1）适用场所：放置于社区卫生服务机构，当居民来就诊时发放到他们手中；直接入户发放，每户一份；在开展义诊、举行大型健康讲座时发放。

（2）设计制作要点：主题突出，一张传单最好只宣传一方面的信息，如一种疾病的预防。内容简洁，最好不是一段一段的文字，而是一条一条的信息，使传单看上去内容清晰明了。每句话文字简明，通俗易懂，便于居民阅读、理解。印刷传单的纸张不能太薄、太粗糙，这样不便于保存，反倒容易被丢弃，最终既无法发挥其作用，又造成了浪费和环境破坏。

2. 折页 常用的折页有二折页和三折页，通常彩色印刷，图文并茂、简单明了、通俗易懂，适合文化程度较低的居民，可以宣传知识、倡导理念，也可以具体指导某项操作技能，便于携带和保存。折页可以放置在卫生服务机构的候诊区、诊室、咨询台，供居民自取；也可以门诊咨询或入户访视时发给居民，并进行讲解或演示；还可以组织居民围绕折页的内容进行小组讨论、有奖问答。

3. 小册子 小册子大多由专业卫生机构编写、印刷，其形式类似于书籍，以文字为主，信息量大，内容丰富，系统完整，通常包含较多的健康知识、健康行为指导等，有些手册还有完整的故事情节，可读性强。健康手册（小册子）信息量大，适合初中及以上文化程度的居民系统学习某一方面的知识、技能，如《高血压预防手册》。适用于较为系统、全面地传播健康知识、信息、技术；以文字为主，适于有阅读能力的人群使用；可发放到有阅读能力并且愿意与周围人分享的人手中，如社区骨干，这样可以更好地发挥小册子的作用。

（三）针对群体的传播材料

宣传栏、招贴画/海报、标语/横幅、视频、报纸/杂志、广播、电视等都属于大众传播材料或媒介。

1. 宣传栏 宣传栏是社区、医疗卫生机构置于室外、悬挂于走廊墙壁等处的常用的健康教育形式。宣传栏的使用要点如下。

（1）适于宣传目标人群共同需要的卫生知识，由于内容可以及时更新，所以能及时跟进健康问题的动态，如国家卫生政策法规、季节性疾病、社区健康问题、重大疾病、重点人群健康教育、不同时期的热点问题、突发公共卫生事件等。

（2）宣传栏要做到字迹清楚、字体大小适合近距离阅读，整体版面美观，适当配以插图美化版面，但不能喧宾夺主。

（3）定期更换，一般1～3个月要进行一次更新。黑板报、没有玻璃橱窗的宣传栏，最好一个月就进行更换，否则可能因为字迹不清而影响阅读效果；有橱窗的宣传栏可以持续3个月。

（4）放置地点要选择人们经常通过而又易于驻足的地方，如候诊室、街道旁等；放置高度应以成人看阅时不必过于仰头为宜；同时应是光线明亮的位置，如果挂在医院走廊里，需要有照明。

2. 招贴画/海报 招贴画/海报的画面通常由少量文字和较为突出的主题图构成。由于招贴画/海报的特点，决定了这种类型的宣传材料更适于唤醒人们对健康问题的关注，有时也具有传播健康知识的作用。

招贴画/海报适合使用的场所较为广泛，可以张贴在社区、医院的宣传栏中，也可以张贴在居民楼道、电梯里，以及社区卫生服务中心（站）室内。

招贴画/海报的设计和制作要点如下。

（1）信息简洁、突出。

（2）内容中最好有图示，字数不宜过多。

（3）字体大小合适，站在距离1m处能看清宣传栏的文字。

（4）书写规范，字迹清晰，不写错别字，繁体、异体字；尽量不要竖写，如果要竖写，应自右而左，标题居右。

（5）数字一般用阿拉伯数字，尽量不要用英文、化学名称、学术用语。

3. 标语/横幅 标语和横幅这种形式一般都是以制造舆论、渲染气氛而采用，也可以用来传播卫生知识中的关键信息，或者是传播与目标受众健康密切相关的政策内容。标语和横幅这种形式的特点是文字少，字号大，既可以用来做短期挂放，如纸质标语、布质横幅等，也可以长期保留，如农村常见的墙体标语等。

制作标语和横幅的关键是信息内容的选择和制作。一般就要选择最重要的信息进行传播，必须选择与目标受众健康利益密切相关的，对群众认知疾病、预防疾病、保护健康有直接帮助的信息内容，信息还需要简练、通俗，同时，这些信息内容是让群众直接懂得最关键的知识，懂得应该怎么做，而且要制作出一看就懂的一句宣传语，只有这样才能取得好的效果。

4. 视频 视频属于影像材料，其特点是直观、生动，以声音和影像的形式传播健康知识、技能，指导人们的行为。此外，视频材料可以重复使用，传播的信息稳定，避免在人际传播中信息的损失或由于传播者自己理解的局限性而造成的信息偏误。

（1）适用场所：在卫生服务机构的候诊区域、健康教育室播放；发放至企事业单位、学校、社区等场所组织播放；如果内容针对不方便外出的目标人群，如幼儿辅食添加、伤残康复等，可以发放至目标人群家庭使用。

（2）使用要点：适用于健康行为、操作技能的教育、培训与指导，当然也可以用于健康知识的传播、教育；在使用中需要适当的空间，摆放设施设备和座椅，供人群观看。环境应尽可能具备人文关怀精神，方便、舒适，安静，没有干扰；高度适宜（平视可以看到）、距离合适；需要有配套的设施设备如影碟机，有专人管理。

（四）针对大众的传播媒介

1. 报纸/杂志 报纸的优点是种类多，发行量大，内容深浅适宜，信息量大；读者对内容的选择有主动权；内容可以反复阅读，有利于积累效果；便于保存、检索、方便灵活，随时可读，价格较低廉。缺点是不适于文化水平低的人群；不如电视、广播及时；与电视、电影相比，不够生动、活泼、逼真，缺少感染力。

杂志的优点是专业性强，内容比报纸更深入、详尽，具有学术和史料价值；信息量大；有比较固定的读者队伍；比报纸更易长久保存；携带方便，易检索。缺点是出版周期长，不够及时；要求读者有一定的文化水平和一定的专业知识。

2. 广播/电视 广播的优点：传播速度快，覆盖面广，不受空间的限制，能最广泛地接受听众；传播对象不受文化程度限制；节目制作简易、方便、迅速。缺点是信息稍纵即逝，听众稍不注意便无法寻找；如不及时录音，内容无法保存，因此缺少记录性，无图像，不直观。

电视的优点是既有音响又有图像，生动活泼，观众有真实感和现场感，能留下比较深刻的印象；覆盖面广，在电视发射范围内可自由观看；视频文件可多次重复播放，可复制。缺点是设备昂贵；播放时间、内容固定，观众处于被动收看地位。

（五）新型媒介的应用

随着科技的发展和社会的进步，互联网、智能手机等媒体已经成为开展健康教育的新型手段。

1. 互联网

（1）网站：网站是网络健康教育方式和手段的综合应用，健康教育网站的建立与管理过程通常是委托网络工程师或网络公司一起完成，从建站目的、建站方向、建站方针、目标访问者等方面入手提出需求、设想、内容。网络干预包括电子邮件、网页、在线视频、游戏和论坛等诸多形式。网络干预更像是一个巨大的信息库，人们通过浏览信息来进行自我教育。网站提供信息相比较于传统的手册、宣传单等媒介更多更丰富，互动性也在不断增强，专业咨询人员可以在论坛上提出问题并与浏览者共同探讨，或者通过邮件来咨询和回答问题，这些形式都受到了网民们的普遍欢迎。

（2）健康管理互动平台：相对于普通的健康网站，健康管理互动平台更具有互动性和针对性。互动平台是互联网支持下的以健康生活方式管理为核心的互动平台系统，近几年发展迅速。健康管理互动平台的管理服务系统架构通常包括以下几个方面。

1）使用者操作页面：为个人用户提供自我健康监测及管理功能，为健康管理师/医生提供风险筛查及追踪监控指导流程，为管理者提供后续的客户关系管理及统计分析功能等。

2）健康档案管理模块：用于储存健康体检资料及服药情况等。

3）健康风险评估模块：通过个人化的信息采集与分析来鉴别健康危险因素，估算个人未来的疾病发病风险，以图形化呈现健康趋势分析，并通过与干预措施的衔接来达到维护健康和预防疾病的效果。

4）智能化膳食、运动管理数据库：用于整合分析个人健康信息，产出个性化膳食处方、运动处方，分析反馈相关数据并产生分析报告，动态更新处方。

5）个人健康教育资料库：为个人提供不同类别的健康教育知识及建议。

6）依从性提醒及互动功能：有助于健康管理师及时指导个人执行健康改善行动及建立健康管理师与个人之间的紧密关系。

2. 智能手机 随着智能手机的普及和功能的提升，手机管理平台的应用近年来也被应用到健康管理领域。患者利用手机应用程序（APP）输入个人信息，将个人的数据无线传输到手机平台。手机平台具有高度的便携性，利用手机短信、微信方式进行信息传播已经成为常用的手段。短信通常分为一般短信和个性化短信。一般短信是由专家根据大多数人的一般情况设计的健康信息短信；个性化短信是根据人群特征的不同（如性别、年龄、教育程度等）制订有针对性的短信内容。

通过手机短信、微信进行信息传播有一定的优越性。

（1）阅读方便：具有一定的持久性，可以随时翻出短信来阅读，以提醒自己。

（2）即时性：短信具有即时性，可以根据患者的时间适时发送，还可以通过短信随时进行咨询。

（3）成本低：短信在最初设计阶段需要大量的调查和专家讨论等工作，但是一旦短信系统开发成功后，系统便可自动发送短信，对操作人员的医学专业水平要求相对较低。

当然，短信也有其不足。短信一次只能发送有限的文字，相对简单的内容有时不能完整表达干预的信息，进而影响干预效果。

第四节 健康教育与健康管理的计划设计

一、概 述

健康管理是对个体或群体的健康进行全面监测，分析、评估、提供健康咨询与指导以及对健康危险因素进行干预的全过程。由此可见，健康管理的实质，是一个确定健康状况，发现存在的健康问题，然后有针对性地应对、解决存在问题，维护和促进健康的过程。在这个过程中，需要有系统地分析和判别，需要以问题为基础制订有针对性的干预方案，也需要适时评估干预效果，进而发现新问题，修订干预方案使其更为符合实际需要。健康教育与健康管理在干预计划设计方面，其理念和方法完全相同，只是健康教育在理论和实践方面更加成熟。美国健康教育学家Lawrence W. Green提出的格林模式（precede-proceed model）给健康教育的计划设计提供了较好的思路，是健康教育领域里应用广泛、比较权威的模式。本节将以此为基础介绍健康教育的计划设计、实施与评价。

（一）计划设计概念

计划设计（planning）是一个组织机构根据实际情况，通过科学的预测和决策，提出在未来一定时期内所要达到的目标及实现这一目标的方法、途径等所有活动的过程。一个完整的健康干预计划应该包括计划制订、实施及评价三个阶段，这三个阶段是一个连续的过程，相互影响，缺一不可。任何一个良好的健康干预计划还有待严谨、认真的落实，才可能产生预计的效果，当然，计划是否真正奏效，又需要通过评价进行检验。这一过程周而复始循环运转，最终形成了连续的、不断深入和持续发展的健康管理项目，把健康教育、健康管理不断推向前进。

计划是科学管理的体现，它能帮助明确目标和作用方向；由于健康管理涉及医务人员、目标人群、其他健康服务机构、社会保障与服务等多方面，因此，计划也能指导和协调各有关部门和人员共同行动，提高资源的利用效率。同时，计划也是质量控制的标尺和效果评价的依据，只有在计划中明确各项活动的具体要求以及所要达成的效果，在健康管理项目（或工作）实施与评价中，才能据此衡量活动质量、评价效果。因此，需要以相关理论和方法为指导，使健康管理计划更有科学性、预见性，更适合于我国国情。

（二）计划设计原则

1. 目标原则 计划设计必须自始至终坚持以目标为导向，使计划活动紧紧围绕目标开展，以保证计划目标的实现。健康干预计划应有明确、可行的目标，只有这样才能体现计划的整体性和特殊性，才能保证以最小的投入取得最大的成功。

2. 整体性原则 健康管理是维护和增进个体、群体健康的重要策略之一，也有其独特的理论体系。因此，在制订健康管理计划时首先要确保计划本身的完整性，能站在提高综合健康水平、提高目标人群生活质量的高度上设计计划。其次，还需要考虑健康管理与我国当前卫生保健重点领域、主要工作相结合，使之融入区域范围的卫生保健政策与活动中，服务于卫生事业发展。

3. 前瞻性原则 一切计划都是面向未来的，为此，在制订健康管理计划时需要考虑未来发展的趋势和要求。前瞻性表现在目标要体现一定的先进性，如果目标要求过低，将失去计划的激励功能；在干预活动设计中则要体现新型、现代干预技术和方法的应用。

4. 动态性原则 计划有一定的时间周期，在这一时间周期内，无论群体还是个体，其健康状况、影响健康的因素处于动态变化之中，因此，在制订计划时要尽可能预计到在计划实施过程中可能发生的变故，要留有余地并预先制订应变对策，以确保计划的顺利实施；而在计划实施阶段，要不断追踪计划的进程，根据目标人群 / 个体的变化情况作出相应调整。但遵循动态原则并不意味着随意更改计划，只有经过评价与反馈，有修改计划的指征，认为确有修改的必要时才能进行调整。

5. 从实际出发原则 遵循一切从实际出发的原则，一要借鉴历史的经验与教训，二要做周密细致的调查研究，因地制宜地提出计划要求。同时，要清晰地掌握目标人群的健康问题、认识水平、行为生活方式、用药情况、经济状况等一系列客观资料，实行分类指导，提出真正符合具体实际，有可行性的健康管理计划。

6. 参与性原则 鼓励社区卫生工作者、目标人群及其他相关部门积极参与健康干预计划的制订及确定适宜的干预活动。社区卫生工作者和目标人群从早期参与需求分析，能把目标人群关心的问题和他们喜欢的干预活动直接纳入计划中，能够更好地吸引目标人群的参与，在项目实施中也能得到他们更多的支持，并收到预期效果。

二、计划设计的基本程序

在科学研究和工作实践中，不同的学者、卫生项目工作者采用了不同的理论或工作框架进行计划设计，归纳这些项目计划的思维逻辑和系统工作方法框架可以看到，健康干预计划设计需要遵循以下基本程序：①需求评估；②确定干预目标；③制订干预策略；④编制干预计划的预算；⑤干预计划的实施；⑥干预计划的评价。

本节主要介绍基本程序的①～④，基本程序的⑤与⑥将在本章第五节介绍。

（一）需求评估

健康教育需求评估又称为健康教育诊断。在制订健康教育、健康管理项目计划时，首先要考虑的是目标人群的需求，即了解他们存在哪些健康问题，其中哪些问题最为迫切、需要优先解决，这些优先健康问题中有哪些是可以通过健康管理得到改善的；以往是否开展过健康管理干预，存在什么问题需要改进；开展健康管理的资源有哪些；目标人群适宜的干预措施有哪些等。进行了充分的信息收集与分析，是为设计科学、合理的健康管理计划奠定基础的工作，只有这样，才能使健康管理项目最大可能地取得良好的效果。

1. 健康问题分析　健康问题分析的目的在于客观地确定目标人群的主要健康问题，并最终确定优先干预的健康问题。在这个过程中，需要了解个体或群体存在哪些健康问题，健康问题的严重性，健康问题对人群的生活质量、家庭和社会经济等方面的影响等。

在健康问题分析阶段常用的方法为流行病学、统计学方法，描述人群的躯体健康问题、心理健康问题、社会健康问题以及相对应的各种危险因素的发生率、分布、频率、强度等。国外有学者提出具有综合性的“5D”指标，即死亡率（death）、发病率（disease）、伤残率（disability）、不适（discomfort）和不满意（dissatisfaction），以确定健康问题的相对重要性，以及揭示健康问题随年龄、性别、种族、生活方式、住房条件和其他环境因素变化而变化的规律。

关于健康问题是什么、健康问题严重性及其危害的信息，也可以通过查阅卫生行政部门的统计信息、医疗卫生机构的数据统计、社区诊断资料或者是专门的调查获得。很多情况下，会发现无论群体还是个体，存在的健康问题可能不止一个，这就需要通过对数据的分析，依据健康问题的严重性、危害的大小，以及目标人群的关注程度，是否可以通过健康管理方法有效预防控制等方面进行权衡，最终确定一个或一组问题为重点干预的健康问题。

2. 健康问题的影响因素分析　健康问题的影响因素主要包括 4 方面：遗传与生物因素、环境因素、卫生服务因素和行为生活方式因素。进行健康影响因素分析，就是分别分析个体、群体健康问题的各类影响因素有哪些，进而确定优先干预的影响因素。

（1）遗传与生物因素：遗传因素与个体的遗传基因、胎儿期的生长发育状况等有关，如基因特点、性别、年龄等。遗传与生物学因素对健康的影响除了表现在典型的遗传疾病外，还表现为一些慢性非传染性疾病如高血压、糖尿病、乳腺癌等的家族遗传性，而发育畸形、寿命长短也有遗传方面的原因。再如由于男性与女性生物学特点的差异，致使女性增加了与生育相关的健康风险以及女性生殖系统肿瘤的风险。遗传与生物因素对于个体健康的影响明显，在慢性病的健康管理中，有慢性病家族史的人应成为需要关注的重点人群。

此外，引起传染病和感染性疾病的各类病原微生物，也可以归为生物性致病因素。随着科学技术的发展与进步，人们也在不断探索利用遗传与生物因素的特点，进行疾病预防控制的手段，如疫苗的研制与使用，健康风险评估与管理等。

（2）环境因素：自然环境指的是人们生活的物质环境，也是人类赖以生存的物质基础，与人们的生活、工作息息相关，如食物、水、空气、土壤，也包括居住条件、社区环境、工作环境等人们学习、生活、工作“圈子”的条件。在传统上，人们对于室外环境对健康影响的认识较多，如大气污染、基本卫生设施缺乏、没有安全饮用水等对健康造成的危害。近年来，人们也越来越多地重视室内环境对健康的影响，如在许多低收入国家，妇女在室内从事做饭及其他家务劳动，由于居室通风条件差，室内烟尘极大地增加了妇女患呼吸系统疾病及哮喘的风险。此外，在职业环境中还大量存在着不安全的环境因素，如粉尘、有害化学物质等，当工作环境和防护措施缺位时，极大地增加了人们特别是低收入流动人口暴露于职业伤害的风险。从更为广泛的视角看，全球生态环境的变化正在带来直接和间接的健康效应，如气候变化引起的光化学污染物和空气变应原的暴露增加而导致的对呼吸系统的影响，虫媒传染病范围和活动性的变化、土地退化造成的食品安全问题等。自然环境因素对健康危害的机制比较复杂，一般具有浓度低、效应慢、周期长、范围大、人数多、后果重，以及多因素协同作用等特点。

社会环境的内涵丰富，包括了社会经济、政策、教育、人们所处的社会阶层、民族、文化、社会性别准则、社会支持等，也被认为是健康的社会决定因素。疾病的发生和转化直接或间接地受社会因素的影响和制约，而且健康与社会发展的相互作用已被不少国家和地区的实践所证实。例如受教育程度高的人更容易采纳有益于健康的行为生活方式，如减少吸烟，控制体重，更积极有效地利用卫生保健服务等。

（3）卫生服务因素：卫生服务系指卫生机构和卫生专业人员为了防治疾病、增进健康，运用卫生资源和各种手段，有计划、有目的地向个人、群体和社会提供必要服务的活动过程。缺医少药、低下的卫生服务能力、缺乏医疗卫生保障及昂贵的医疗费用会极大阻碍人们对卫生服务的可及性与利用，导致广泛的健康损害。为此，需要建立健全卫生保健服务体系、医疗卫生保障体系，提供以人为本的高质量的医疗卫生服务，确保适宜的卫生服务价格，才能有效担负起卫生服务体系对健康的责任，促进人群的健康。如看病费用高会影响到人们对卫生服务的利用，可能导致有就医需要的人因难以承受高昂的价格而放弃就医。

（4）行为生活方式因素：不健康的行为和生活方式对健康的影响巨大。健康行为与发病、死亡、失能密切相关，而这些健康相关行为和生活方式涉及范围十分广泛，如不合理饮食、吸烟、酗酒、久坐而不锻炼、性乱、吸毒、药物依赖、驾车与乘飞机不系安全带以及不按照医嘱服药等，使得行为生活方式因素在近年来得到了越来越广泛的关注和重视。欧洲一些国家运用教育与政策引导等策略，在改变不健康生活方式和降低慢性病发病率方面有所成效，如芬兰北卡地区于1972 年开始，在全区实施从改变不健康生活方式入手的全方位干预计划，经过 15 年努力，取得明显成绩，总吸烟率从 52% 下降到 35%，吸烟量净下降 28%，血清胆固醇水平下降 11%，中年男性缺血性心脏病死亡率下降 38%。

事实上，行为生活方式与健康的关系不仅表现在作为慢性非传染性疾病的危险因素，同时也与感染性疾病的预防与控制以及疾病治疗密切相关。如孕妇能够按要求进行产前检查，高血压患者遵从医嘱坚持用药，糖尿病患者能根据医务人员的建议改善个人的饮食与运动行为等，可直接影响到患者对卫生服务的利用，对慢性病的自我管理及疗效。可见，行为与生活方式对健康的影响具有举足轻重的意义。

需求评估的另一项任务是分析影响健康相关行为的因素，为制定健康教育、健康管理干预策略提供依据，也称之为教育诊断。在格林模式中，将影响健康相关行为的因素分为三大类：倾向因素、促成因素和强化因素。

倾向因素（predisposing factor）：先于行为，是产生某种行为的主观动机、愿望，或是诱发某行为的因素。倾向因素包括知识、态度、信念和价值观，也可包括个人技巧。

促成因素（enabling factor）：是指促使某种行为动机或愿望得以实现的因素，即实现某行为所必需的技术和资源。包括保健设施、医务人员、诊所、医疗费用、交通工具、个人保健技术。行政的重视与支持，法律政策等也可归结为促成因素。在教育过程中只强调目标人群主观的倾向因素而不为其创造客观的条件，行为和环境改变的目标是难以实现的。

强化因素（reinforcing factor）：是激励行为维持、发展或减弱的因素。主要来自社会的支持、同伴的影响；上级、亲属以及保健人员的劝告和奖励，也包括对行为后果的感受。这种感受有社会效益型的，如受到社会的承认与赞扬；有生理效益型的，如通过体育锻炼后感到食欲增强，舒适；也有心理效益型的，如改变精神面貌，增强自尊等。此外，强化因素也可以是实质性的奖励。

3. 确定优先干预的健康问题 通过需求评估，很多时候发现目标人群或个体的健康需求是多方面、多层次的，而一些健康需求往往互相关联，满足一项优先的需求实际上可以解决多个问题；另外，可供开展健康管理的资源又是有限的。因此，有必要对需要解决的健康问题进行分类、排序，把有限的资源应用于群众最关切、干预最有效的项目上。

确定优先干预的健康问题，通常可以遵循以下原则。

（1）对人群健康威胁的严重性：①该疾病发病率高，受累人群比例大。②该疾病致残、致死率高。③与该疾病相关的危险因素分布广。④该疾病的危险因素与疾病的结局关系密切。

（2）危险因素（包括生物性、环境、卫生服务、行为因素）的可干预性：①该因素是明确的与健康问题相关的因素。②该因素有明确的客观指标，可以定量地评价消长，能够长期进行随访观察。③该因素是预防措施之一，且有明确的健康效益。④该因素的干预措施操作简便易行，易为干预人群所接受。

总之，确定优先干预的健康问题应能最大限度地反映群众的需求和愿望，同时，它应该是通过健康管理可以预防或者控制疾病、减少并发症最有效的问题。

（二）确定干预目标

任何一个健康管理计划，无论针对个体还是针对群体，都必须有明确的目标，它是健康管理计划实施和进行效果评价的根据，如果缺乏明确的目标，整个计划将失去意义。

1. 总体目标（goal）　健康干预计划的总体目标是指计划理想的最终结果。它是宏观的，只是给计划提供一个总体上的努力方向。例如，高血压健康管理计划，其总体目标可以是"控制高血压，减少高血压并发症，提高高血压患者的生活质量"。

2. 具体目标（objective）　健康干预计划的具体目标是对总体目标进行的具体化、量化的表述，包含明确、具体、量化的指标。其要求可归纳为"SMART"5 个英文字母：S-special 具体的，M-measurable 可测量的，A-achievable 可完成的，R-reliable 可信的，以及 T-time bound 有时间性的。具体地说，计划目标必须能回答以下 5 个问题，即 5 个"W"。

Who——对谁？

What——实现什么变化（知识、行为、发病率等）？

When——在多长时间内实现这种变化？

Where——在什么范围内实现这种变化？

How much——变化程度多大？

【示例 1】　某社区高血压患者健康管理项目实施 1 年后，65% 的高血压患者能有效地控制血压。

【示例 2】　某社区高血压患者健康管理项目实施 1 年后，80% 的高血压患者能够遵医嘱服用降压药。

3. 具体目标的分类制订　人群或个体的健康干预通常可以产生如下后果，健康状况改善、行为生活方式的变化，以及健康知识、自我保健技能等的增加。为此，健康干预的具体目标一般可以分为健康目标、行为目标和教育目标（实现行为改变所必须具备的知识、技能等）。

（1）健康目标：从执行健康管理计划到目标人群健康状况的变化，需要的时间不同。如通过健康管理，只需要几个月就可以看到体重的控制和血压的控制，但是需要若干年才能看到人群高血压患病率的变化。因此，不同的健康管理项目要根据干预的健康问题、项目周期确定健康目标。上述【示例 1】即为健康目标。

（2）行为目标：行为目标反映的是健康管理实施后，人群或个体行为生活方式的改善，如减少盐的摄入、能做到有规律的运动、每月测量一次血压、遵从医嘱服用降压药等。上述【示例 2】即为行为目标。

（3）教育目标：教育目标主要阐述通过健康管理，目标人群或个体在健康知识、技能方面的变化。众所周知，人们健康相关行为生活方式的改变，有赖于目标人群、个体对健康信息的了解、理解以及技能，具备了这些，才有可能真正采纳健康行为。由此可见，教育目标是健康管理的一个中间产出。教育目标可以表述为"某社区高血压患者健康管理项目实施 1 年后，90% 的高血压患者知晓高血压的危害"。

（三）制订干预策略

健康教育、健康管理项目的干预策略的制订，需要综合考虑目标人群需求、健康教育与管理机构的资源与能力、目标人群所在场所的重视程度与能力，以及区域卫生服务机制与能力等因素，最终进行确定。健康教育、管理机构在制订健康干预策略时，不能仅限于健康知识传播，还应该纳入行为指导、环境改善、服务提供等。

常用的健康干预策略包括以下几项。

1. 教育策略 目标人群 / 个体能力建设，目的在于提高其健康意识、健康知识水平，增加自我保健、健康管理的能力。常用的干预方法有以下几种。

（1）随诊指导：在就诊过程中，由医务人员根据个人的健康状况、行为状况、认知状况等，给予有针对性的服务，提供信息、技术、行为指导。

（2）举办专门的讲座、培训：可以将目标人群集中在一起，根据他们的共同需求，举办讲座、培训，增加目标人群的知识和技能。通常一次讲座的人数可以在几十人，以普及知识、传递信息为主；也可以是十几人，进行专门的技能训练，如高血压患者如何在家进行血压的测量，准妈妈如何为母乳喂养做准备等。

（3）小组讨论：由医务人员或目标人群中的“领袖人物”组织带领其他人一起，围绕大家关心的健康问题展开讨论、分享信息、介绍经验，用目标人群中榜样的力量影响其他人。

（4）发放印刷类健康教育材料：折页、小册子等形式的印刷类健康教育材料，比较适宜用于健康干预。材料形式小巧，便于携带和保存，内容通常图文并茂，既包含健康知识、信息，也可以包括行为图解，帮助目标人群掌握行为操作技能。印刷类材料可以单独使用，也可以在随诊指导、讲座、培训时同时发放，帮助目标人群理解和掌握相关信息与技术。此外，不同的健康干预项目还可以根据具体情况设计印刷类材料，如指导辅食添加的材料可以是月历形式，既包含了不同月龄儿童辅食添加的知识与技能，也可以留出空白，便于儿童家长记录孩子食用辅食的实际情况，每月身高、体重的变化情况，使得材料更为生动，也可以使之成为孩子成长过程中的一份纪念。

（5）电子类材料：随着科学技术的发展，电脑、手机的普及率越来越高，其使用者已不局限于年轻人，中老年人也越来越多地开始接触这些新型媒体。因此，通过社区卫生服务机构网站、手机等，提供健康信息与行为指导，提醒按医嘱服药，定期进行血压 / 血糖监测，按时带孩子进行预防接种等，得到了越来越普遍的适用。

在进行人群能力的建设中，可以适用的方法较多，还可以将上述方法有机组合在一起。在选择具体的教育、指导方法时，要注重人群的特点，根据其年龄、文化特点、个人喜好，以及拥有的资源进行选择，这样才能提高健康干预的成效。

（6）社区活动：在目标人群工作、生活的场所或社区，组织社区活动，如广播操比赛、烹饪大赛、健康演讲等，唤起目标人群对健康的关注，促使目标人群养成良好的行为生活方式。

2. 环境策略 形成支持健康干预的环境。

（1） 改善环境：在目标人群工作、生活的场所或社区，通过工会、社区组织，改善社会环境和物质环境，使环境条件更有利于人们健康行为生活方式的采纳。如协同社区组织，帮助居民区建设健身场所，组织健身活动。

（2）提供服务：健康管理机构、社区卫生服务机构能够主动向目标人群、社区居民提供健康服务，并将健康服务的信息广泛发布，增加人们对于健康服务的利用率。如开展免费测量血压服务、测量血糖后提供免费早餐服务、为目标人群预约健康查体服务等。

3. 政策策略 通过制订政策、法规，建立制度来到达健康干预的目的。

（1）社会策略，即通过制订政策、法规、制度以及开展社会动员等作用于人群健康行为的策略，包括政府、学校、企业制订的正式和非正式的规定。政策可以支持并促使健康行为得以实现，例如，在降低孕产妇死亡率、消除新生儿破伤风项目中采纳了减免住院分娩费用的政策，直接促使孕产妇到医院分娩。此外，政策策略还可以通过影响资源配置、环境改善从而促进健康行为乃至健康：如在企业开展预防心脑血管病的健康教育项目中，有了职工运动健身的愿望，有了必要的设施和场地，如果没有调整工作时间的政策支持，人们依然难以真正去运动，因此，需要制订有关工间操制度、轮班制度，确保员工有时间做运动。

（2）建立制度：在目标人群工作、生活的场所或社区，通过工会、社区组织，建立相关的健康制度，用制度规范人们的行为。如制订单位食堂限盐、减油制度，制订不在办公场所吸烟的制度，帮助员工采纳有益于健康的行为。

（四）编制干预计划的预算

预算的编制依据是干预活动，首先要将每一项活动进行细分，确定活动中涉及哪些费用，费用标准以及活动要求达到的数量，进而计算出每一项活动的费用。然后再将每一项活动的费用累加在一起，形成健康干预项目的总预算。例如，假定设计制作一份小折页的平均费用为 1.5 元，在社区内以户为单位发放，社区有 1 万户居民，计划覆盖 70% 的家庭，则至少需要制作印刷 7 000 份，1.5 元 / 份 × 7 000 份 = 10 500 元。依此类推，这样可以得到总预算。

一种计划书是用于申请项目经费的，所以可以根据项目设计的要求去做预算。而另一种计划书可能是已经确定了经费额度，那么就需要在设计项目活动时对预算有所考虑，然后根据项目活动做预算，如果作出的预算与预计经费额度有差异，需对活动进行调整，直至符合经费要求。

第五节　健康教育与健康管理项目的实施与评价

健康教育和健康管理项目的实施与评价基本相同，都是将科学的计划付之于行动的过程（以下就以健康管理为重点进行论述）。如果没有高质量的各项健康干预活动，就无法实现健康管理或教育的目标，那么再好的计划也只是一纸空文，不能产生社会效果和经济效益。因此，在健康管理的实施阶段，特别强调组织与落实的过程，强调每一项工作的质量，具体来说，就是在组织、人员、条件齐备的基础上，严格按照各项活动的时间进度和质量完成各项活动。

健康管理的评价与健康教育的评价相似，是一个系统地收集、分析、评价资料的过程，从而确定健康管理策略、项目的价值，帮助决策。对于开展健康管理项目的人员而言，评价包括两部分，一是对健康管理活动和措施执行进度与质量的全面评估，二是对健康管理计划的效果和价值进行评价。如何开展健康管理过程与效果评价，需要在健康管理计划制订阶段就予以确定，从这个意义上讲，评价贯穿于整个健康管理项目过程的始终。通过评价，可以总结经验和教训，不断改进、完善健康管理的理论和实践。

一、健康管理计划的实施

健康管理计划的实施是将科学的计划落实为具体操作的过程，是健康管理项目耗费时间最长、动用经费和人力最多的环节，是一个多部门合作，协调行动的复杂过程，也是确保健康管理项目实现其目标的关键。尽管每一个具体健康管理项目的项目目标、目标人群与场所、干预内容与方法可能存在差异，但在实施程序以及在实施过程中要注意的问题非常相似，有共同的特点与规律。通常，在健康管理项目的实施阶段，要完成五方面的工作：制订实施的工作时间表、建立实施的组织机构、培训相关工作人员、配置必要的设备和物件，进行项目活动的质量控制。

（一）制订实施的工作时间表

制订项目实施的具体工作时间表的意义在于使各项活动在项目周期内得到合理安排，并且使项目人员能够遵循时间表协调一致地开展活动，从而保障项目的时间进度，为项目的顺利实施与完成奠定基础。

在项目实施时间表中，通常要明确开列以下内容。

1. 活动内容 即每一项项目活动的具体内容，明确工作范围，如“召开协调会”“培训项目实施人员”“举办健康讲座”等。

2. 活动指标 在工作指标中主要体现项目活动应该达到的要求和标准，如“培训项目实施人员”的要求包括：培训对象有哪些人，培训者是谁，培训多长时间，培训哪些内容等。明确上述工作指标的主要目的是确保项目工作内容落到实处，并便于检查考核。

3. 活动时间 指项目活动在什么时间进行，可以是具体的时间点，也可以是一个时间段。如“举办讲座”为每个月最后一个周五，而“培训项目实施人员”可以确定为某年某月。

4. 负责人员 指项目活动由哪个部门或具体的哪个人负责，以及活动中的工作人员包括哪些。如“召开协调会”的负责人为项目办公室主任，“培训项目实施人员”的负责人为培训部负责人。

5. 活动资源 明确开展上述活动需要的经费、设施设备，确保活动如期顺利实施。如“召开协调会”需要预先确定会议室、多媒体投影仪等设施设备；“培训项目实施人员”需要确定培训场所、教材等。

（二）组织机构建设

人群健康管理项目取得成功的影响因素是多方面的，要想有效动员目标人群参与，把各项干预活动落到实处，需要组织保障以及政策环境的支持，也可能需要多部门合作。因此，建立健康管理实施的组织网络是必不可少的环节。

1. 领导机构 健康管理的领导机构通常建立在人群所在工作场所或社区，其全面对项目工作进行管理和协调，可以以工作场所、社区已有的负责人群与健康相关的科室、机构进行整合，在原有行政管理机构的基础上单独成立或兼任。例如，在国家基本公共卫生服务项目中开展健康管理服务，是在政府卫生部门的统一领导下进行，那么健康管理的领导机构则为卫生行政部门。领导机构的职能是审核实施计划和预算，对项目给予政策支持，协调有关部门和机构协同工作，研究解决项目实施过程中的问题和困难。

2. 执行机构 健康管理项目的执行机构指具体负责实施和运行各项项目活动的机构，一般情况下由具体的业务机构担任（如健康管理机构、社区卫生服务机构、疾病预防控制中心、健康教育机构、妇幼保健机构等），对于在企事业单位、学校等场所开展的健康管理项目，在场所内也需要有相应的执行机构（科室，如医务室、工会等）。执行机构的专业人员需要具备开展项目工作和活动必备的专业技能，大多在实施项目前和实施过程需要对有关人员进行专业技术技能培训，达到项目的要求。执行机构人员的数量则需要依据项目工作量来确定，其职责是按照项目计划实施每一项工作任务和活动。

3. 组织间协调 健康管理项目在一些情况下，还需要与社区其他组织机构、企事业单位内不同科室协调，以确保项目各项活动的落实。如企业的各个科室要组织员工参加健康管理项目设计的活动。因此，要明确领导机构或执行机构负有组织间协调的职能，动员多部门参与，并协调有关部门在项目中发挥积极作用。

4. 政策支持 政策与环境支持是改变人们行为生活方式的有效方法，也是健康管理项目取得成效的必要保障。通过项目领导机构和协调机制，可以有效促成社区、企事业单位、学校等开展健康管理项目的场所利用已有的健康相关政策，或制订有益于项目实施以及目标人群健康的政策，并通过政策动员资源投入，营造有益于项目实施的环境，也是项目组织机构的任务之一。

（三）实施人员培训

对健康管理项目实施人员进行培训，从狭义而言可以为项目的成功建立并维持一支有能力、高效率的工作队伍；从广义而言，也可以加强健康管理人员的能力建设，全面提升健康管理工作的质量。

在健康管理项目实施阶段，首先是健康管理、社区卫生人员自身能力的建设，其次是对开展健康管理项目的社区、企事业单位、学校的相关人员的培训。在开展培训前，首先要确定人员必备的知识与能力，如负责人员需要全面了解项目，而具体实施人员更强调开展相关活动的知识和技能。为此，需要制订全面的技能发展培训计划，有组织、有步骤地对相关人员进行培训。培训的内容通常包括以下几方面。

1. 项目背景与目标　帮助项目工作人员对项目的意义、目的有比较全面的了解与理解，这样才能充分发挥项目管理人员和实施人员在实施计划过程中的能动性，使项目活动更好地为实现项目目标服务。

2. 专业知识与技能　不同的健康管理项目需要的专业理论和知识不尽相同，如慢性病管理项目侧重于高血压、糖尿病等常见慢性病预防与控制知识、技能，而在学校开展的传染病预防健康管理项目，则需要实施项目人员掌握必要的传染病知识，特别是学校防控传染病的政策与技能。通过培训，可以使项目实施人员对各种健康问题本身的知识和预防技能有全面掌握。此外，在健康管理项目实施中，也需要项目实施人员不断更新理念，掌握人际沟通方法和技巧，如参与式培训技术、同伴教育方法、人际沟通技巧、传播材料使用技巧等，也有助于项目的有效实施。

3. 项目管理知识与技能　使项目工作人员，特别是项目管理人员了解项目管理的意义与基本理念，明确本职工作中进行项目管理的职责与任务，能够在项目实施阶段做好每一个环节的项目管理工作，如做好活动记录、项目资料的管理等，而不是单纯地完成项目活动，为实现全面的项目管理提供信息和技术保障。

健康管理项目人员培训的对象，通常是具有一定实践经验的成人，培训目的与内容非常明确，不是专业知识和能力的系统教育。因此，要充分发挥培训对象已经具备一定经验的特点，使之在原有基础上学习，分享中进步。常用培训方法包括以下几种。

(1) 头脑风暴法：使学员在没有预先准备的情况下即刻回答问题，促使学员快速思考，积极应对，有助于集中学员的注意力，促使学员开动脑筋。

(2) 角色扮演法：事先设计情景，请学员扮演其中的角色，在表演结束后引发讨论。该方法能充分调动学员的积极性，形式活泼生动，能给学员留下深刻印象，可用于增强学员的沟通技巧和决策技巧，也有助于转变学员的态度和观念。

(3) 小组讨论法：组织学员分小组就特定的问题展开讨论，各抒己见，分享经验，其作用与角色扮演基本一致。

(4) 案例分析法：将现实中的项目故事编写成典型案例，从案例中分析该项目科学、合理的部分，成功的经验，剖析不足与失败的教训，帮助学员增加决策能力，案例也可以成为学员在今后工作的范例。

（四）设施设备与健康传播材料

在健康管理项目实施阶段，为了确保项目工作与活动的顺利进行，相关设施设备是必要的条件。这些设施设备通常分为以下几类。

1. 运用于目标人群的设施设备　这类设施设备因项目不同而可能存在比较大的差异，如社区高血压预防控制项目可能需要血压计、盐勺、体重计、计步器、健身设施等，而学校健康管理项目中可能需要眼睛模型、牙齿模型、身高体重计等。

2. 运用于人员培训的设备与设施　笔记本电脑、多媒体投影仪、黑板、幻灯机、激光笔等。

3. 日常办公用品　电话机、传真机、照相机、录音机（笔）、摄像机、复印机、电脑、打印机、文具纸张等。

4. 交通工具　各类车辆。

5. 健康传播材料　在健康管理项目中，健康传播材料也是常用到的开展干预活动最基本的用品。材料的类型较多，包括音像材料（录像带、录音带、光盘等）、印刷材料（招贴画、折页、传单、小册子等），以及承载健康教育相关信息的日常用品（如水杯、扑克、围裙、纸巾、笔记本、日历等)。开发制作或选择使用已有的健康传播材料时，要对目标人群的文化程度、生活习惯、对材料的喜好以及媒介的可及性和项目可用于生产或购买材料的资源有所了解，然后基于目标人群的特点去开发或选择材料，避免盲目性，从而提高材料的使用率，确保干预成效。

（五）实施的质量控制

质量控制的目的是确保项目各项活动的质量都达到要求，符合质量标准。在各个健康管理项目中，不同的干预活动有不同的质量要求和标准，即使是同样的活动，可能因为种种原因而有不同的要求和标准。因此，在做项目计划时，就需要明确各项干预活动的数量、质量指标。例如，在社区举办健康大课堂的质量标准可以是：参加对象为某居民区的高血压患者 30 人，参与率达到 90% 以上，参与者对大课堂的满意程度要达 85% 以上。只有制定出这样的质量标准，才便于进行质量检测和控制。

1. 质量监测内容 健康管理项目活动质量监测通常包含以下几方面内容：进度监测、内容监测、活动数量与覆盖范围监测、费用监测以及目标人群监测。

（1）进度监测：主要关注项目活动进度是否与项目计划一致，是否在特定的时期完成了特定的工作或活动。如果项目活动有所延误，延误了多久、延误的原因是什么、如何进行弥补等。

（2）内容监测：内容监测关注的是项目活动内容是否属于项目计划，有无额外添加或更改的活动，添加或更改的理由是什么。从原则上讲，项目计划一经确定，活动内容随即也得到了认定，各项目执行机构和个人应遵照执行。但在现实中可能发现实际情况与预期要求不完全一致，需要根据实际情况对项目工作和活动内容进行必要调整。

（3）活动数量与覆盖范围监测：工作、活动数量与范围是项目工作质量监测的重点内容，也是项目工作质量的基础。如在“实施人员培训”中，需要监测培训人员的数量是否达到计划要求的数量，培训覆盖范围是否与计划一致。

（4）费用监测：项目经费是经过了严格预算和审核的，因此，每一项工作或活动都有其特定的预算，只有每一项活动严格执行预算，才能确保整个项目的经费得到合理使用，既杜绝浪费，又能确保活动质量。

（5）目标人群监测：随时了解目标人群参与项目的情况，对项目的满意程度及建议，目标人群认知、行为的变化，可以帮助更好地对项目活动作出更加符合目标人群需要的调整，有益于项目成功和扩大影响。

2. 质量控制的方法

（1）记录与报告方法：实施记录可以反映实施过程、实施内容、实施方法、实施的现场情况，这对于项目负责人掌握实施的过程和控制实施质量及最后的总结都有着重要意义。定期或不定期的报告制度有利于领导小组和实施负责人了解实施情况，监控实施质量。

（2）现场考察和参与方法：为了监测实施过程和控制实施质量，主管人员或监督小组人员可以对实施活动进行现场考察，或者亲自参与实施活动，在考察和参与中了解实施工作情况，发现问题、解决问题。通过考察和参与所掌握的第一手资料，是指导实施工作的可靠依据。实施负责人应该尽量多到实施现场，多参与实施活动。

（3）审计方法：审计方法主要用于财务方面的监测。审计的目的是监测经费的管理和使用情况，审计的结果可以用来指导经费的管理和分配，调整预算，保证经费的使用质量。亦可以用来向资助人报告经费的使用情况，在经费不足时争取补充经费。

（4）调查方法：通过调查来获取资料，监测实施过程和控制实施质量也是一种常用的方法。

二、健康管理项目的评价

不同学者从不同学科领域或角度来理解评价，并给出许多有关评价的概念，但都公认评价是客观实际与预期目标进行的比较。健康管理评价是一个系统收集、分析、表达资料的过程，旨在确定健康管理项目的价值，帮助健康教育中的决策。

泛义而言，评价具有以下几个方面的特性。

（1）评价是管理的重要组成部分，贯穿于项目的始终。评价不仅关注项目的产出、成效，是否实现目标，达到预期效果，还关注项目计划的科学性、可行性和适宜性，以及项目实施的进度和质量，即在项目设计、实施和效果评价的全过程中都存在评价。

（2）评价的基本原理是比较。评价是一个不断进行比较的过程，包括人群的认知、技能、行为及健康现状与理想状态的比较，干预活动的实施情况与计划方案的比较，项目客观结果与预期目标的比较等。通过比较才能找出差异，进而分析原因，修正计划、完善执行，使项目取得更好效果。

（3）确定价值标准是评价的前提。在比较的过程中，必须确定评价的标准，即将客观现状与什么进行比较。通常而言，运用比较的标准既可以是公认的所谓“金标准”，如血压正常值、BMI标准等，也可以是项目投资者或管理者确定的“标准”，还可以将项目活动计划或预期目标作为标准，用于与实际情况进行比较。

（4）测量是评价的重要手段，准确的信息是评价成功的保障。所谓测量，就是按一定的规则确定目标人群相关指标水平的过程，在健康管理中经常需要对健康相关行为现状、健康指标等进行测量。设计科学合理的测量方法、选择或开发适宜的测量工具、对测量者进行培训、在测量过程中遵守规范的操作程序，是最终得到准确测量信息的保障。测量方法可分为定量测量和定性测量。其中，定量测量包括问卷调查、生理生化指标测量等，也可以通过收集已有的资料、数据，通过对二手资料的分析得到测量结果；定性测量，多用于对政策、环境、社会文化等影响健康、影响行为因素的测量，可采用小组讨论、个别访谈、观察等方法进行定性测量。

健康管理评价可以依据目的不同，分为形成评价、过程评价和效果评价3种类型。

（一）形成评价

形成评价（formative evaluation）是一个为形成和发展健康管理项目计划而进行的评价，其目的在于为制订计划提供全面、完整的信息，如目标人群健康风险、健康管理需求、政策、环境、资源等，同时也是为了评估健康管理项目计划的科学性、合理性、可操作性，从而确保项目最后可能取得成功。例如在计划实施开始之前，请专家及相关人员对计划的科学性、可行性进行评估，使其具有最大的成功机会。

1. 了解目标人群健康管理需求　如卫生保健知识水平、态度、健康相关行为、健康状况、健康风险等。

2. 了解开展健康管理项目的资源　企业、社区的环境、有利因素与障碍、开展健康管理活动的条件和资源等。

在形成评价中，可采用多种技术为上述问题提供答案，以进行相应内容的评估。方法有文献与档案及资料的回顾、专家咨询、专题小组讨论、目标人群调查、现场观察、试点研究等。形成评价的指标一般包括计划的科学性、政策的支持性、技术上的适宜性、目标人群对策略和活动的接受程度等。

（二）过程评价

过程评价（process evaluation）起始于健康管理项目实施开始之时，贯穿于项目实施的全过程。过程评价的目的是通过对项目进度、质量等进行监测与控制，确保项目目标成功实现。完善的过程评价资料可以为解释项目的产出提供丰富信息。

过程评价内容包括以下两个层面。

1. 针对项目干预活动进行的监测　包括：①哪些个体参与了健康管理项目？②在项目中运用了哪些干预策略和活动？③这些活动是否按计划进行？计划是否做过调整？为什么调整？是

如何调整的？④目标人群对干预活动的反应如何？是否满意并接受这些活动？是用什么方法了解目标人群的反应的？⑤目标人群对各项干预活动的参与情况如何？⑥项目资源的消耗情况是否与预计相一致？不一致的原因是什么？⑦对上述各方面的改进建议。

2. 针对组织过程进行的监测 包括：①项目涉及了哪些组织（科室）？②各组织（科室）间是如何沟通的？他们参与项目的程度和决策力量如何？③是否需要对参与的组织（科室）进行调整，该如何调整？④是否建立了完整的信息反馈机制？项目执行档案、资料的完整性、准确性如何？

过程评价方法可以分为查阅档案资料、目标人群调查和现场观察 3 类。例如，项目活动进度、目标人群参与情况、费用使用情况可以通过查阅资料获得；目标人群参与情况、满意度等可以通过目标人群定性、定量调查获得；此外，干预活动执行情况、目标人群参与情况、满意度等还可以通过现场观察来了解。

（三）效果评价（effect evaluation）

详见本节“三、健康管理的效果评价”。

综上所述，评价贯穿于整个健康管理项目的始终。健康管理评价的目的和意义包括：①评价是健康管理项目取得成功的必要保障。通过形成评价确定适宜的干预内容和方法，可以确保健康管理项目计划的先进性与合理性；通过过程评价，可以保证计划实施的质量和进度。②评价可以科学地说明健康管理项目的价值。通过效果评价，能够科学地说明健康管理项目对健康行为、健康风险及健康状况的影响，确定健康管理计划是否达到预期目标，其可持续性如何，明确项目的贡献与价值。③项目进程中是否存在混杂因素，混杂因素的影响程度如何。④向公众和投资者说明项目结果，扩大项目影响，改善公共关系，以取得目标人群、社区、投资者的更广泛支持与合作。⑤评价可以丰富健康管理人员的经验，总结健康教育项目的成功经验与不足，提高其健康管理理论与实践水平。

三、健康管理的效果评价

如前所述，健康管理的效果评价（effect evaluation）指的是健康管理项目实施后，通过有效的数据，对项目产生的成效进行判断，从而科学地说明健康管理项目是否达到预期目标，其可持续性如何，明确项目的贡献与价值的过程。

（一）健康管理效果评价内容与指标

健康管理的最终目的是改善人群健康状况、提高生活质量，其主要策略是通过提供健康管理服务，促使人们采纳预防保健行为以降低疾病发生风险，促使已经患病的人们遵从医嘱、规范用药、及时复诊，以控制疾病的发展和并发症的发生。基于此，健康管理效果评价可以分为行为影响因素评价、行为生活方式评价、健康风险评价、健康状况评价、生活质量评价以及社会经济评价。

1. 行为影响因素评价 健康行为研究表明，人的健康行为生活方式的形成和发展会受到个体因素和环境因素双重影响，人体因素主要包括人们的卫生保健知识、健康价值观、对健康相关行为的态度，对疾病易感性和严重性的信念，采纳促进健康行为的动机、行为意向，以及实现健康行为生活方式所必需的技能，这是个体、群体采纳健康行为生活方式的基础，决定人们是否了解健康行为、是否有意愿采纳健康行为、是否有能力采纳健康行为。环境因素指的是促进或阻碍人们的健康行为形成和保持的因素，如物质资源、运动条件、他人影响等，会影响到人们的健康行为意愿是否能够转变为现实。对于每一个人而言，要实现健康的行为生活方式，既要有个人的意愿、动机，也需要外在的支持。例如要采纳均衡营养、合理膳食，不仅需要人们了解营养知识，还需要人们具备搭配、烹饪食物的技术，而市场供应低钠盐以及丰富的食物品种，则可以促进人们采纳健康饮食习惯的形成；同时，如果单位食堂、餐馆能够提供低油、低盐饮食，也是对人们健康饮食意愿的极大支持。另外，人们采纳合理膳食的行为是否会得到与其关系密切的人的支持也是重要影响因素，如果同伴、家人给予理解和支持，则有助于人们行为的形成和巩固。

常见的从个体角度评价影响行为因素的指标有：

（1）健康知识知晓率 = 知晓（正确回答）健康知识题目数 / 健康知识题目总数 × 100%

（2）健康行为技能水平：可以根据个体操作技能的表现进行评判。

（3）健康素养水平：健康素养指人们获取、理解、实践健康信息和服务，并利用这些信息和服务作出正确的判断和决定，促进自身健康的能力，包括与健康相关的阅读、计算、交流、获得信息、对获取的健康信息加以分析判断，以及将健康知识运用到日常事件和生活中的能力。在国外已经形成了较为稳定的健康素养测量工具，我国的测评工具正在研制开发过程中。运用专门测量工具，可以测量个体的健康素养水平。

常见的从人群角度评价影响行为因素的指标包括：卫生知识均分、卫生知识合格率、卫生知识知晓率（正确率）、信念持有率，以及环境、服务、条件、公众舆论等方面的改变（如安全饮用水普及率）等。其中：

（1）卫生知识均分 $=\dfrac{\text{受调查者知识得分之和}}{\text{被调查者总人数}}$

（2）卫生知识合格率 $=\dfrac{\text{卫生知识达到合格标准人数}}{\text{被调查者总人数}}\times 100\%$

（3）卫生知识知晓率（正确率）$=\dfrac{\text{知晓（正确回答）某卫生知识的人数}}{\text{被调查者总人数}}\times 100\%$

（4）信念持有率 $=\dfrac{\text{持有某种信念的人数}}{\text{被调查者总人数}}\times 100\%$

（5）社区行动与影响：如社区参与程度、社区能力发展程度、社会规范和公众舆论。

（6）健康政策：政策条文、法律法规等的出台，财政资源配置等。

（7）环境条件：如卫生服务提供情况、卫生设施、自然环境条件等。

政策、环境、服务、条件方面的改变，大多数难以用定量指标来反映，通常表现为定性指标，其中部分指标可以用定量指标，如安全饮用水普及率。

$$\text{安全饮用水普及率}=\frac{\text{某地使用安全饮用水户数}}{\text{当地总户数}}\times 100\%$$

2. 行为生活方式评价　行为生活方式是影响健康的重要因素之一，也是健康管理重点的干预内容，如增加运动、控制饮食、戒烟限酒，从而减少发生心脑血管疾病、糖尿病的风险。可见，改善人们的行为生活方式是健康管理的任务，因而也是健康管理效果评价的指标。在健康管理效果评价中进行行为生活方式评价的目的在于观察项目实施前后目标人群、个体的健康相关行为发生了什么样的改变，各种变化在人群中的分布如何，如烟草使用、食物选择、运动锻炼等。

由于个体行为改变只是一个人自身的变化，无法用率、比例表示，通常对于个体某一特定行为生活方式进行评价，只用是否存在某行为表示，如是否吸烟、是否能达到每天 6 000 步的身体活动等。此外，当测量一组行为时，可以采用的指标为健康行为生活方式总评分。

健康行为生活方式总评分：是一种综合评估行为生活方式改变的指标。首先根据每一种健康行为生活方式对某健康问题的重要性对行为生活方式赋权重，即该行为是某健康问题的重要因素，则权重较高，若不是重要因素，则权重可以低一些。赋权重的过程可以通过特尔斐法进行。然后对于测量的每一个行为进行评分，并进行加和，最终得到行为生活方式总评分。

常用的群体行为指标包括：

（1）某行为流行率 $=\dfrac{\text{有特定行为的人数}}{\text{被调查者总人数}}\times 100\%$

（2）某行为改变率 $=\frac{\text{在一定时期内改变某特定行为的人数}}{\text{观察期开始有该行为的人数}}\times 100\%$

（3）健康行为生活方式合格率：首先确定健康行为生活方式的合格水平，如健康行为生活方式总评分达到满分的 60% 为合格，当然也可以根据实际情况确定达到合格的标准，如达到满分的 70%、75%、80% 等，然后统计合格率。

健康行为生活方式合格率 = 达到健康行为生活方式合格水平的人数 / 测量总人数 × 100%

3. 健康风险评估 参见第六章。

4. 健康状况评价 健康状况的改善是健康管理的本质，但是对于不同的健康问题，通过健康管理能达到的健康目标并不一致。如在学校实施健康管理项目，通过改变饮食、运动等行为降低超重、肥胖的发生，可能在数个月就可以观察到健康结局，可以观察到儿童超重、肥胖等健康问题的改善，但无法看到由于超重、肥胖减少导致的心脑血管病患病的变化。但是在中老年群体开展的健康管理项目，一方面可以看到超重、肥胖比例的变化，另一方面也能看到血压、血脂、血糖控制情况的变化，如果项目坚持的时间足够长，还可以看到心脑血管病患病情况的变化。所以不同群体、个体的健康干预重点不同，针对的健康问题也有差异，评价指标也不尽相同。建议尽可能找到相对敏感的健康指标进行测量。

常见的个体健康指标为反映躯体各器官、系统健康状况的指标，包括：

（1）体重、腰围、体重指数（BMI）。

（2）血压、血糖、血脂、血红蛋白等。

（3）心电图、B 超、X 线片等。

常见的反映群体健康状况的指标包括：

（1）超重（肥胖）率 = 测量人群中超重（肥胖）人数 / 测量总人数 × 100%

（2）高血压患病率 = 测量人群中患高血压人数 / 测量总人数 × 100%

（3）贫血患病率 = 测量人群中患贫血人数 / 测量总人数 × 100%

（4）两周患病率 = 测量人群中近两周患病人数 / 测量总人数 × 100%

（5）婴儿死亡率、5 岁以下儿童死亡率、孕产妇死亡率。

5. 生活质量评价 尽管健康管理的目的是改善健康状况，但对于个人、家庭、企事业单位和社会而言，健康不是终极目标，而是资源。健康是个人发展、实现自我价值的基础，是家庭幸福的保障，是企事业单位创造产值、服务社会的资源，是社会进步与发展的力量。因此，无论健康管理效果中的生活质量评价还是社会经济评价，都是对健康管理项目导致的社会、经济影响的评价。

目前大多数测量生活质量的工具，都是运用相关量表基于个体水平的测量，可以获得每一被测个体的生活质量现状。包括：①生活质量指数。②美国社会健康协会指数。③日常活动量表评分。④生活满意度指数。

群体生活质量指标大多由个体指标派生而来，包括：①生活质量平均指数：生活质量指数的算术平均数。②日常活动评分均分。③生活满意度平均指数。④日常活动评分合格率：达到日常活动评分合格水平的比例。

6. 社会经济评价 社会经济评价观察的是健康管理项目实施后对于目标个体、群体社会参与度、经济花费等方面的改变的评价。

常见的个体评价指标为：①月（年）度病假天数。②年住院日。③年门诊花费。④年住院花费。

常见的群体社会经济评价指标包括：①月（年）度患病总人数、总天数。②年住院总人数、总天数。③年医疗保健支出、年健康保险支出。

（二）健康管理效果评价方法

1. 影响评价结果可靠性的因素 评价健康管理项目的效果，是希望能科学、准确地说明健康管理项目本身导致的影响目标个体与人群行为的因素、行为生活方式因素、健康状况、生活质量以及社会经济的改变，但是由于项目实施有一定的时间周期，在项目周期内可能存在混杂因素加剧或削弱上述变化，如突发公共卫生事件、重大自然灾害等大环境变化，国家、地方健康相关政策的变化等。另一方面，健康管理项目的目标人群、项目实施者的能力和表现也会在一定程度上左右项目的产出。只有真正认识这些混杂因素，才能采取适宜措施有效避免混杂因素对评价结果的干扰。常见的混杂因素包括以下几种。

（1）时间因素：又称为历史因素，指在健康管理项目执行或评价期间发生的重大的、可能对目标人群健康相关行为及其影响因素产生影响的因素，如与健康相关的公共政策的出台、重大生活条件的改变、自然灾害等。历史因素不属于干预活动，但却可以对目标人群的行为、健康状况等产生积极或消极影响，以致加强或减弱健康教育 / 健康促进项目本身的效果。此外，随着社会的发展，经济、文化等因素的变化，人群的行为、健康状况也会发生相应的改变。因此，当健康管理项目周期长时，这些历史事件也会作为时间因素影响到对项目真实效果的确认。

（2）测试或观察因素：指的是由于测试（或观察）不准确而出现的对效果的误判。测量与观察的真实性、准确性取决于测试（观察）者、测量工具、测量对象（目标人群）三个方面。如测量者或评价者的言谈、态度、行为等使目标人群受到暗示，则目标人群可能按照测量者的希望进行表现，这时就无法得到目标人群的真实情况。此外，随着项目的进展，测量者及其他项目工作人员能越来越熟练地开展项目活动，运用测量工具和技术，从而出现测量偏倚，表现为即使是用同样的工具测量同样的内容，早期的测试结果不同于后期的测试结果。对于目标人群而言，当他们得知自己正在被研究或观察时可能表现出与平时不同的状况，也可能影响对项目效果的客观反映。

（3）回归因素：指由于偶然因素，个别被测试对象的某特征水平过高或过低，在以后又恢复到实际水平的现象。回归因素的影响不像其他因素一样比较容易识别，可采用重复测量的方法来减少回归因素对项目效果的影响。

（4）选择因素：指的是在对目标人群进行测量的过程中，由于人为选择而不是通过随机方法，致使选择出来接受测量的样本不能很好地代表目标人群总体。或者设立的对照组的主要特征指标与干预组的特征不一致，而无法有效发挥对照组的作用。

（5）失访：指在健康教育项目实施或评价过程中，目标人群由于各种原因不能被干预或评价。当目标人群失访比例高（超过 10%）或是非随机失访，即只是其中有某种特征的人失访时，会影响评价结果。为此应努力减少失访，并对应答者和失访者的主要特征进行比较，以鉴别是否为非随机失访，从而估计失访是否会引起偏倚及偏倚程度。

为了科学地评价健康管理项目的效果，在健康管理项目计划制订阶段，就必须对如何进行效果评价进行规划，包括确定效果评价方案、确定评价指标、分析可能存在的混杂因素并制订消除或控制混杂因素的对策、测量中的伦理学考虑与做法等。

2. 健康教育、健康管理效果评价方案　常用的评价方案有 5 种：①不设对照组的前后测试（干预组自身前后比较）；②非等同比较组设计；③实验研究设计；④简单时间系列设计；⑤复合时间系列设计。选择哪个方案主要取决于评价的目的以及干预项目的具体情况，如项目周期、资源、技术等。在这些方案中，②③⑤三种由于设立对照组，因此说服力强一些，科学研究的色彩也浓一些，如果是健康管理的研究项目，可以选择这些方案。事实上，以服务为主要目的的健康管理，不设立对照组也无妨，也可以在一定程度上说明问题。另外，由于健康管理本身拥有行为监测和体格检查的监测数据，因此比较适合采用简单的时间系列设计来评价健康管理的效果。

（1）不设对照组的干预前后测试（before-after test）：这是评价方案中最简单的一种，其基本思想是实施健康教育干预前，对目标个体、人群的有关指标（认知、技能、行为、健康状况、生活质量、社会经济等）进行测量，然后实施健康管理干预，之后再次对目标个体、人群的有关指标进行测量，比较项目实施前和实施后有关指标的情况，从而确定健康管理项目的效果。例如在大学生的健康管理项目中，可以在新学期开始的时候，对新生的吸烟行为、运动、膳食及其影响因素、体能等进行调查，然后开始为期一学年的健康管理综合干预，在干预周期结束时，再次对这些学生的吸烟行为、运动、膳食及影响因素、体能等进行调查，然后比较干预前后新生吸烟率、吸烟量、戒烟率、烟草危害知识水平、运动频次、运动量、膳食状况、体能状况等指标，确定综合健康干预对新生健康相关行为及健康状况产生了何种影响，这种影响是否达到预期的目标。

该评价方案的优点在于方案设计与实际操作相对简单，能节省人力、物力资源，也是现实中健康管理项目最常用的效果评价方案。然而，由于项目实施后目标人群的表现可能除了受到干预的影响外，还同时受到时间因素、目标人群成熟程度的影响，而不设对照组的自身前后测试无法控制这些因素的影响，影响到了对效果的准确认定。因此，这一方案比较适用于周期比较短或资源有限的健康管理教育项目效果的评价。此外，当健康管理项目更加注重目标个体、群体健康相关行为生活方式、健康状况、社会经济是否发生预期改变，而不是十分注重这种改变是否完全源于项目自身，则不设对照组的干预前后测试是评价的最佳方案。

（2）非等同比较组设计（nonequivalent control group design）：非等同比较组设计属于准实验设计（quasi-experimental design），其设计思想是设立与接受干预的目标人群（干预组）相匹配的对照组，在健康教育干预实施前，对干预组和对照组人群的有关指标进行测量，然后仅对干预组（即目标人群）实施健康干预活动，对照组则不进行干预；干预周期结束后再次对干预组和对照组人群的相关指标进行测量，通过对干预组、对照组在项目实施前后变化的比较，评价健康教育项目的效应和结局。

同样以大学生健康管理项目为例，非等同比较组设计的做法是在开展大学生综合健康干预前，为该大学选择一个各方面条件相当（如男女生比例基本一致、学生家庭经济状况相当、学校性质相同、学校所处社会环境相近等）的另一所高校作为对照学校，首先对两所大学的新生都进行吸烟行为、运动、膳食及其影响因素、体能等的调查，然后在实施健康管理项目的学校开始为期一学年的健康综合干预，而对照学校不开展任何干预活动。在干预周期结束时，再次对两校新生的各个指标进行调查，然后比较干预前后两校新生吸烟率、吸烟量、戒烟率、烟草危害知识水平、运动频次、运动量、膳食状况、体能状况等指标。通过干预组和对照组的比较，可以从干预学校学生有关指标的变化中，扣除对照学校学生有关指标变化的量，得到的结果就是消除了历史因素等混杂因素影响后的学生变化，即可以将这些变化认定为健康管理项目的结果，从而使健康管理项目效果评价结果更加科学和准确。

该评价方案的优势在于通过干预组与对照组的比较，可以有效地消除一些混杂因素，如时间因素、测量与观察因素、回归因素等对项目效果和结局的影响，从而更科学、准确地确定健康管理项目对人群卫生保健知识、行为、健康状况、生活质量、社会经济的作用。在非等同比较组设计中，对照组的选择会在很大程度上影响方案的精确性。选择各主要特征十分接近干预组的人群作为对照组，可以保证两组的可比性，也能有效避免选择因素对项目效果的准确评估。此外，要保持对照组与干预组的观察时间一致，即在对干预组进行基线观察及进行干预效果观察时，对照组也同时进行观察，并应用与观察干预组完全相同的方法和内容观察对照组。一般情况下，在健康管理研究中，为了科学地说明健康干预策略和活动的有效性，说明健康管理项目效果，建议采用非等同比较组的评价设计方案，在基层的日常工作中则可以采用前述不设对照组的前后测试方案。

（3）实验研究设计（classical experimental design）：本评价方案的特点是将研究对象随机分为干预组和对照组，充分地保证了干预组与对照组之间的齐同性，故可以有效控制选择偏倚，同时又克服了历史因素、测量与观察因素的影响。

例如，在某社区开展的高血压患者健康管理项目中，可以将前来体检或就诊的高血压患者编号，从中筛选出没有严重并发症，愿意参加健康管理项目的患者。然后将全部患者随机分成两个组，随机确定其中的一组为干预组，另一组为对照组。对于干预组的患者，在常规的用药与行为指导外，增加富有特色的健康干预活动，而对照组患者仍维持常规的用药和行为指导。在干预周期结束后，分别对两组高血压患者进行有关知识、行为、血压水平、高血压并发症、医疗费用、生活质量等的测量，并比较干预组和对照组的变化，从而评价健康管理项目的效果。

在这个评价方案中，由于干预组和对照组是随机确定的，最大限度地保障了这两个组的可比性，与非等同比较组设计方案相比，避免了人为确定对照组造成的两个组不一致的情况。从理论上讲，实验研究设计是最为理想的评价方案，但在实际的健康管理项目中操作难度大，特别是在社区、学校、工作场所这类场所中，主要是随机化不易实现，但仍有一些评价研究可以根据具体情况选择此方案。

（4）简单时间系列设计（simple time-series design）：这种方案不设对照组，在对目标人群进行多次观察之后，实施干预，干预过程结束后再进行多次观察。因为教育干预可能有多次，并需要不断巩固。此方案的特点是可以了解目标人群在没有实施干预时健康相关行为等的自然变化规律，并了解干预后目标人群各项指标的变化规律，有可能揭示干预与行为改变之间的计量 - 反应关系，时间延续得越长，越可能找出规律。这种设计方案是以群体为出发点的，但同样也可以用于个人的健康管理，个人长期的体检指标变化可以反映健康管理的效果。

（5）复合时间系列设计（multiple time-series design）：融合了简单时间系列设计与非等同比较组设计，在设计思想上既设立了对照组，又进行多个时间点的观察。复合时间系列设计同时兼具简单时间系列设计和非等同比较组设计的优势，但由于观察点多，特别是需要在没有干预的情况下对对照组进行多点观察，不仅增加了资源的消耗，也增加了对照组研究对象失访的可能性。在健康管理中，如果可以找到这样的对照组，可以采用这样的方案设计，说服力很强，但是不可忽略其中的伦理学问题。

此外，在组织实施健康管理效果评价中，还应该注重以下几个方面。

（1）调查对象对目标人群的代表性，采取规范的抽样方法获得调查对象，避免和控制选择因素的影响。

（2）对参与调查、测量的工作人员进行技能培训，确保调查与测量的质量，这也是效果评价获得科学、有效结果的基础。

（3）在调查中遵守伦理原则，做到知情同意，保护目标人群隐私。此外，在选用有对照组的评价方案时，要考虑干预活动本身对目标人群是有益的，但在项目中可能仅惠及干预组而没有惠及对照组，可以通过在评价后再对对照组提供干预的方式，照顾到对照组的利益。

（4）在调查与测量实施中，考虑目标人群的生活节奏与习惯，提高应答率和参与率，控制和减少失访，提高项目效率。

本章小结

健康管理是通过非临床的手段，即通过生活方式的干预和管理而改善、促进健康状况的过程，而非临床手段的主要内容是健康教育，因此，健康教育是健康管理的基本方法。健康教育相比健康管理在理论上和方法上更为成熟，所以，应该充分地把行为改变理论、健康传播模式、健康干预计划设计及评价等健康教育的理论和方法运用到健康管理的实践中去。但是由于健康管理以商业运营为主，服务的主要对象是个体，而且是长期连续服务，与健康教育领域常见的公益性活动或短期的健康教育项目有所区别，所以在实施教育中要量体裁衣，注意个性化原则，避免空泛的说教和缺乏实际操作性的干预；同时，在教育、改变服务对象的健康信念时，要努力探索教育对象的核心价值观，通过有效的影响核心价值观的教育来改变教育对象的健康理念和行为，达到最大的健康教育、健康管理效果。

（王培玉）

思考题

1. 健康教育与健康管理有哪些相似之处？有哪些不同之处？
2. 各健康相关行为改变理论之间有无联系？是否能指出某些联系？
3. 行为改变理论可以给予健康管理工作者什么启示？
4. 如何运用行为相关改变理论指导制订健康干预计划？
5. 人际传播和大众传播在健康管理实践中各有什么用途？
6. 影响健康相关行为的倾向因素、强化因素和促成因素分别是什么？
7. 简述制订健康干预计划的基本程序。
8. 在健康教育需求评估的信息收集与分析过程中应关注哪些问题？
9. 简述开展健康教育／健康管理项目评价的目的。
10. 简述健康管理效果评价的内容与指标。
11. 简述影响评价结果的因素及解决办法。

第八章　生活方式的健康管理

生活方式指人们在价值观念指导下，各种生活活动的形式，包括人们的物质生活、精神生活、政治生活和社会生活。健康生活方式是指有益于健康的习惯化的行为方式。健康生活方式主要包括：合理膳食、适量运动、戒烟限酒、心理平衡、充足睡眠等多个方面。本章就营养与膳食、营养干预、身体活动分别予以简要讨论。

第一节　营养学基础知识

膳食与营养是人类在整个生命进程中提高和保持健康状况的重要因素。为了获得维持健康所需要的各种营养成分，膳食搭配是否合理，营养是否平衡非常关键。均衡膳食是合理营养的基础，是通向健康的捷径。随着我国社会经济的发展和居民生活水平的提高，人们对营养与健康日渐重视，讲究科学饮食、合理营养、促进健康已成为社会的基本需求。

近年来，我国居民膳食质量明显提高，城乡居民能量及蛋白质摄入得到满足，肉、禽、蛋等动物性食物消费量明显增加，优质蛋白质摄入比例上升。但是，我国居民膳食结构还存在很多不合理之处：畜肉类及油脂、盐消费过多；碳水化合物供能比下降，谷类食物消费偏低，膳食纤维摄入不足；奶类、豆类制品摄入过低，钙、铁、维生素 A、维生素 D 等微量营养素缺乏，这是我国城乡居民普遍存在的问题。

营养学基础主要研究人体所需营养素的生理功能、消化、吸收、代谢过程和食物来源，以及缺乏和过剩对人体健康的影响，确定营养素的需要量和推荐摄入量以及营养素之间的相互作用与平衡关系，如何搭配平衡膳食，达到合理营养的目的。

一、营养素分类

1. 营养素　营养素（nutrient）是维持机体生存、生长发育、体力活动和健康，以食物形式摄入的一些人体需要的物质。人体所需的营养素包括：碳水化合物、脂类、蛋白质、矿物质、维生素、水和膳食纤维。

2. 宏量营养素　碳水化合物、脂类和蛋白质因为人体需要量多，在膳食中所占的比重大，故称为“宏量营养素”（macronutrient）。又称产能营养素（energy-yielding nutrient）。

3. 微量营养素　维生素和矿物质因需要量相对较少，在膳食中所占比重也较小，故称为微量营养素（micronutrient）。维生素分为水溶性维生素（包括维生素 C 和 B 族维生素）和脂溶性维生素（包括维生素 A、D、E、K）；矿物质中有 7 种（钙、镁、钾、钠、磷、氯、硫）在人体内含量较多，称为常量元素；还有 8 种矿物质（铁、碘、锌、硒、铜、钼、铬、钴）在人体内含量较少，称为微量元素。

4. 植物化学物　近 20 多年来，现代营养学对多吃富含蔬菜和水果的膳食有益于健康的认识逐渐加深。研究表明，植物性食物中除了某些营养素外，还有一些生物活性成分，具有保护人体健康、预防心脑血管疾病和癌症等慢性非传染性疾病的作用，这些生物活性成分统称为植物化学物(phytochemical)。按照植物化学物的结构或功能特点等分类，主要包括：类胡萝卜素、植物固醇、多酚、有机硫化物、植物雌激素、皂苷、萜类化合物、植酸等。

二、蛋 白 质

蛋白质(protein)被称为生命的物质基础，是化学结构复杂的一类有机化合物。生命的产生、存在和消亡都与蛋白质有关。人体内的蛋白质终身处于不断分解和合成的动态平衡之中，从而达到组织蛋白质更新和修复的目的。

1. 蛋白质的功能

(1) 构成人体组织细胞的重要成分：构成人体组织细胞是蛋白质最重要的生理功能。身体的生长发育就是蛋白质不断积累的过程，对生长发育期的儿童尤为重要。人体内各种组织细胞中的蛋白质始终在不断更新。只有摄入足够的蛋白质才能维持组织的更新。身体受伤后也需要蛋白质作为修复材料。

(2) 调节生理功能：蛋白质在体内构成多种具有重要生理活性物质的成分，参与调节生理功能，保证人体生命活动能够有条不紊地进行。

(3) 供给能量：蛋白质在体内被蛋白酶分解成氨基酸，然后被氧化分解，同时释放能量，是人体的能量来源之一。每克蛋白质在体内被氧化后可供给人体16.7kJ(4kcal)能量。但蛋白质的这种功能可以由碳水化合物、脂肪所代替。供给能量是蛋白质的次要功能。

2. 蛋白质的组成 蛋白质是一大类有机物质，无论是动物还是植物组织中提取出的蛋白质，经过元素分析，其组成大致为碳、氢、氧、氮及硫元素；有些蛋白质还含有磷、铁、碘、锰、锌及硒等元素。蛋白质是人体内氮元素的唯一来源。

氨基酸(amino acid)是组成蛋白质的基本单位。组成人体蛋白质的氨基酸有20多种，但绝大多数人体蛋白质只由20种氨基酸组成。在营养学上根据人体对氨基酸的必需性分为必需氨基酸(essential amino acid)、非必需氨基酸(nonessential amino acid)和条件必需氨基酸(conditional essential amino acid)。

必需氨基酸指不能在人体内合成或合成速度不够快，必须由食物供给的氨基酸。成人的必需氨基酸有8种：异亮氨酸、亮氨酸、赖氨酸、蛋氨酸、苯丙氨酸、苏氨酸、色氨酸和缬氨酸；还有组氨酸是婴幼儿的必需氨基酸。

非必需氨基酸并非人体不需要，只因可在人体内合成，食物中暂时缺乏也无妨。半胱氨酸和酪氨酸在体内可分别由蛋氨酸和苯丙氨酸转变而成，如果膳食中能直接提供这两种氨基酸，则人体对蛋氨酸和苯丙氨酸的需要量可分别减少。所以半胱氨酸和酪氨酸称为条件必需氨基酸或半必需氨基酸。

3. 蛋白质的食物来源 蛋白质的食物来源可分为植物性蛋白质和动物性蛋白质两大类。营养学上根据食物蛋白质所含氨基酸的种类和数量将食物蛋白质分成3类。

(1) 完全蛋白质：又称为优质蛋白质。它们所含的必需氨基酸种类齐全，数量充足，比例适当。这一类蛋白质不仅可以维持人体健康，还可以促进生长发育。奶、蛋、鱼、禽、肉中的蛋白质都属于完全蛋白质。

(2) 半完全蛋白质：这类蛋白质所含氨基酸虽然种类齐全，但其中某些氨基酸的数量不能满足人体的需要。如小麦中的蛋白质含赖氨酸很少。食物中所含与人体所需相比有差距的某一种或某几种氨基酸称为限制氨基酸。谷类蛋白质中赖氨酸含量较少，所以谷类的限制氨基酸是赖氨酸。

(3) 不完全蛋白质：这类蛋白质不能提供人体所需的全部必需氨基酸，单纯靠它们既不能促进生长发育，也不能维持生命。如肉皮中的胶原蛋白是不完全蛋白质。

两种或两种以上食物的蛋白质混合食用，其中所含有的必需氨基酸可取长补短，相互补充，达到较好的比例，从而提高蛋白质的利用率，称为蛋白质互补作用。如谷类中赖氨酸含量较低，但大豆中赖氨酸含量较高。

为充分发挥食物蛋白质的互补作用，在调配膳食时，应遵循以下3个原则。

（1）食物的生物属性应不同，如动物性食物和植物性食物混合搭配比单纯几种植物性食物混合搭配要好。

（2）膳食搭配的食物种类愈多愈好。

（3）不同食物食用时间愈近愈好，同时食用最好。

为改善膳食蛋白质质量，在膳食中应保证有一定数量的优质蛋白质。一般要求动物性蛋白质和大豆蛋白质应占膳食蛋白质总量的50%左右。

4. 蛋白质的需要量 成人按每天0.8～1.0g/kg的标准摄入蛋白质，即可维持身体的正常功能。若按提供的能量计算，蛋白质摄入量应占总能量摄入量的10%～15%。《中国居民膳食营养素参考摄入量》（2023版）指出：成年人蛋白质每日推荐摄入量（RNI）为：男性65g/d，女性为55g/d。占每日总能量的10%～20%。

三、脂 类

脂类（lipids）是脂肪（fat）和类脂（lipoid）的总称，是一大类具有重要生物学作用的化合物。

1. 脂肪的组成 脂肪约占脂类的95%。脂肪由一分子甘油和三分子脂肪酸组成，故称三酰甘油或甘油三酯（triglyceride）。脂肪大部分分布在皮下、腹部的大网膜、肠系膜以及肾周围等脂肪组织中，常以大块脂肪组织形式存在。人体内脂肪含量受膳食营养状况和身体活动等因素的影响，而有较大的变动。如果多吃碳水化合物和脂肪，体内脂肪含量增加，减肥或饥饿时体内脂肪会下降。

脂肪酸（fatty acid，FA）是构成甘油三酯的基本单位。常见的分类如下。

（1）按脂肪酸碳链长度分类：长链脂肪酸（long-chain fatty acid，LCFA），含14～24个碳原子；中链脂肪酸（medium-chain fatty acid，MCFA），含8～12个碳原子；短链脂肪酸（short-chain fatty acid，SCFA），含2～6个碳原子。

（2）按脂肪酸饱和程度分类：饱和脂肪酸（saturated fatty acid，SFA），其碳链中不含双键；单不饱和脂肪酸（monounsaturated fatty acid，MUFA），其碳链中只含1个不饱和双键；多不饱和脂肪酸（polyunsaturated fatty acid，PUFA），其碳链中含2个或多个双键。

（3）按不饱和脂肪酸所含第一个双键的位置分类：可分为ω-3、ω-6、ω-9（又称为n-3、n-6、n-9）等系列脂肪酸。不饱和脂肪酸的第一个不饱和双键所在碳原子的序号是3，则为ω-3（或n-3）系脂肪酸，依此类推。

（4）按脂肪酸空间结构分类：顺式脂肪酸（cis-fatty acid），其联结到双键两端碳原子上的两个氢原子在碳链的同侧。而反式脂肪酸（trans-fatty acid），双键两端碳原子上的两个氢原子在碳链的不同侧。

由于动物油脂中的饱和脂肪酸可能会增加心脑血管疾病的发生，植物油又有高温不稳定及无法长时间储存等问题，于是采用科学技术将不饱和脂肪酸的不饱和双键与氢结合变成饱和键，随着饱和程度的增加，植物油可由液态变为固态，这一过程称为氢化（hydrogenation），即往植物油中加氢可将顺式不饱和脂肪酸转变成室温下更稳定但含有反式脂肪酸的固态脂肪。与动物油相比，氢化植物油价格更低廉。食品制造商通常利用这个原理生产人造黄油，在食品中使用氢化植物油可增加产品货架期并稳定食品的风味。在氢化植物油发明前，食品加工中用来使口感松软的“起酥油”多用猪油等动物油，后来被氢化植物油取代。与天然动物油脂中的饱和脂肪酸一样，长期大量食用反式脂肪酸可升高人体的低密度脂蛋白胆固醇（low-density lipoprotein cholesterol，LDL-C），降低高密度脂蛋白胆固醇（high-density lipoprotein cholesterol，HDL-C）水平，从而增加罹患冠心病的风险。

食物包装上的标签，若原料成分中有“代可可脂”“植物黄油（人造黄油、麦淇淋）”“氢化植物油”“部分氢化植物油”“氢化脂肪”“精炼植物油”“氢化菜油”“氢化棕榈油”“固体菜油”“人造酥油”“雪白奶油”或“起酥油”等，即说明含有反式脂肪。

含不饱和脂肪酸的食物被反刍动物（如牛、羊等）消化时，脂肪酸在动物瘤胃中可被细菌部分氢化。牛奶、乳制品、牛肉和羊肉的脂肪中都能发现反式脂肪酸，可占 2%～9%。鸡和猪也通过饲料吸收反式脂肪酸，反式脂肪酸因此进入猪肉和家禽产品中。动物性食物中天然含有的反式脂肪酸对人体基本无害。

我国食品安全国家标准《食品安全国家标准预包装食品营养标签通则》（GB 28050—2011）（2013 年 1 月 1 日实施，2022 年进行了修订）中明确规定：食品中若含有反式脂肪酸，必须在食品营养标签中明确标示。并指出每天摄入反式脂肪酸不应超过 2.2g，应少于每日总能量的 1%。过多摄入反式脂肪酸可使血液胆固醇增高，从而增加心血管疾病发生的风险。

2. 必需脂肪酸 必需脂肪酸（essential fatty acid，EFA）指人体不能自行合成，必须由膳食供给的脂肪酸。必需脂肪酸只有亚油酸（ω-6 脂肪酸）和 α- 亚麻酸（ω-3 脂肪酸）两种。亚油酸在人体内可以作为其他 ω-6 系列脂肪酸的前体，并在体内转变生成 γ- 亚麻酸、花生四烯酸等 ω-6 系列的长链多不饱和脂肪酸。α- 亚麻酸可作为 ω-3 系脂肪酸的前体，在体内可转变生成二十碳五烯酸（EPA）、二十二碳六烯酸（DHA）等 ω-3 系列的长链脂肪酸。

3. 类脂的组成 类脂主要有磷脂、糖脂、固醇类等。

（1）磷脂（phospholipid）：是构成细胞膜的物质并与机体的脂肪运输有关。卵磷脂主要来源于蛋黄，存在于人体血浆中。神经鞘磷脂存在于神经鞘中。

（2）糖脂（glycolipid）：包括脑苷脂类和神经苷脂，是构成细胞膜所必需的成分。

（3）固醇类（sterols）：常见的有动物组织中的胆固醇和植物中的植物固醇（如豆固醇、谷固醇）。

类脂在体内的含量较恒定，即使在肥胖患者体内含量也不增多；反之，在饥饿状态也不减少，故有“固定脂”或“不动脂”之称。

（4）胆固醇：胆固醇（cholesterol）是所有体细胞的构成成分，并大量存在于神经组织中；胆固醇还是体内很多生理活性物质和激素的前体物，如胆汁中的胆酸、皮肤中的 7- 脱氢胆固醇（在紫外线的作用下可转变成维生素 D_3）、性激素、黄体酮、前列腺素、肾上腺皮质激素等。胆固醇是机体不可缺少的营养物质，不能因为担心血脂增高而拒绝进食含胆固醇的食物。

4. 脂肪的功能

（1）供给能量：每克脂肪在体内被氧化后可供给人体 37.7kJ（9kcal）能量。

（2）提供必需脂肪酸：亚油酸和 α- 亚麻酸。

（3）促进脂溶性维生素（维生素 A、D、E、K）吸收。

（4）维持体温和保护脏器。

（5）增加饱腹感：脂肪在胃内停留时间较长，使人不容易感到饥饿。

（6）提高和改善膳食的感官性状：使一日三餐增味添香。

5. 脂肪的食物来源 脂肪的食物来源主要是烹调油、各类干果和种子及动物性食物。必需脂肪酸的最好食物来源是植物油类。胆固醇只存于动物性食物中，畜肉中胆固醇含量大致相近，肥肉比瘦肉高，内脏比肥肉高，脑组织含量最高，鱼类的胆固醇和瘦肉相近。

胆固醇可直接被吸收，如果食物中的胆固醇和其他脂类呈结合状态，则先被水解成游离的胆固醇再被吸收。胆固醇除来自食物外，大部分由人体组织自行合成。肝脏合成胆固醇的能力很强，同时还有使胆固醇转化为胆汁酸的特殊作用，人体每天可合成胆固醇 1～1.2g。

6. 不同人群的脂肪摄入量　中国营养学会参考各国不同人群的脂肪推荐摄入量，结合我国膳食结构的实际情况，提出了中国成人膳食脂肪摄入可接受范围（表 8-1）。

表 8-1　**中国成人膳食脂肪摄入可接受范围**

	脂肪	SFA	PUFA	MUFA	EPA+DHA
成人	20～30%E	<10%E	2.5～9%E	0.5～2.0%E	0.25～2.0g

注：%E，表示脂肪能量占总能量的百分比。

四、碳水化合物

碳水化合物（carbohydrate）是一大类有机化合物，主要由主食提供，又称为糖类。

1. 碳水化合物的分类　根据联合国粮食及农业组织 / 世界卫生组织（FAO/WHO）的报告，碳水化合物根据其聚合度可分为糖、寡糖和多糖 3 类（表 8-2）。

表 8-2　**碳水化合物分类**

分类（聚合的糖分子数）	亚组	组成
糖（1～2 个单糖）	单糖	葡萄糖，半乳糖，果糖
	双糖	蔗糖，乳糖，麦芽糖，海藻糖
	糖醇	山梨醇，甘露糖醇
寡糖（3～9 个单糖）	异麦芽低聚寡糖	麦芽糊精
	其他寡糖	棉子糖，水苏糖，低聚果糖
多糖（≥10 个单糖）	淀粉	直链淀粉，支链淀粉，变性淀粉
	非淀粉多糖	纤维素，半纤维素，果胶，亲水胶质物

引自：FAO/WHO，1998。

2. 碳水化合物的功能

（1）储存和提供能量：每克碳水化合物在体内氧化可以产生 16.7kJ（4kcal）的能量。维持人体健康所需要的能量中，50%～65% 应由碳水化合物提供。碳水化合物在体内释放能量较快，供能快，是神经系统和心肌的主要能源，也是肌肉活动时的主要燃料，对维持神经系统和心脏的正常供能，增强耐力，提高工作效率都有重要意义。

（2）构成组织及重要生命物质：人体的每个细胞都有碳水化合物；此外，糖结合物还广泛存在于各组织中。

（3）节约蛋白质作用：摄入足够量的碳水化合物能预防体内或膳食中的蛋白质消耗，不需要动用蛋白质来供能。碳水化合物供应充足，体内有足够的腺苷三磷酸（ATP）产生，有利于蛋白质分解后氨基酸的主动转运。

（4）抗生酮和解毒作用：当膳食中碳水化合物供应不足时，体内脂肪或食物脂肪被动员并加速分解为脂肪酸来供应能量。在这一代谢过程中，由于脂肪酸不能被彻底氧化，将在体内产生过多的酮体（ketone body），酮体不能及时被氧化而在体内蓄积，导致酮血症和苯丙酮尿症。膳食中如果有充足的碳水化合物，可以防止上述现象的发生。

碳水化合物经糖醛酸途径代谢生成的葡萄糖醛酸（glucuronic acid），是体内一种重要的解毒剂，在肝脏中能与许多有害物质如细菌毒素、乙醇、有害元素砷等结合，以消除或减轻这些物质的毒性或生物活性，从而起到解毒作用。

（5）增强肠道功能：碳水化合物中的非淀粉多糖类，如纤维素、果胶、抗性淀粉、功能性低聚糖等，不能在小肠内消化吸收，直接到达大肠，刺激肠道蠕动，增加在结肠的发酵，增强肠道的排泄功能。

益生菌（probiotic）：指对人体健康有益的活性微生物。最常见的益生菌包括乳酸菌、双歧杆菌、嗜酸乳杆菌、酵母菌等。益生菌可由发酵制成的食品（如酸奶、发酵豆制品等）或膳食补充剂中获取。

益生元（prebiotic）：是指一些不容易被消化的食物成分（主要是碳水化合物），通过选择性刺激肠道中益生菌的生长而对人体产生有益的影响，从而改善人体健康的物质。益生元主要包括各种功能性低聚糖，代表性成分有低聚果糖、低聚木糖、菊粉、非淀粉多糖、抗性淀粉等。

3. 碳水化合物的食物来源 人体摄入的碳水化合物应包括复合碳水化合物淀粉、不消化的抗性淀粉、非淀粉多糖和低聚糖等碳水化合物；尽量限制纯能量食物如糖（如单糖、双糖）的摄入量，以保障人体能量和营养素的需要，并可改善胃肠道环境和预防龋齿。膳食中淀粉的主要来源是粮谷类和薯类食物。单糖和双糖的主要来源是蔗糖、糖果、甜食、糕点、甜味水果、含糖饮料和蜂蜜等。

4. 不同人群的碳水化合物摄入量 人体对碳水化合物的需要量，常以占总供能量的百分比来表示。中国营养学会给出膳食总碳水化合物的参考摄入量（可接受范围）为：占总能量的50%～65%。

食物血糖生成指数（glycemic index，GI），简称血糖指数，指餐后不同食物血糖耐量曲线在基线内面积与标准糖（葡萄糖）耐量面积之比。计算公式为GI＝某食物在食后2小时血糖曲线下面积/相等含量葡萄糖食后2小时血糖曲线下面积，以百分比表示。此概念于1981年由David J.Jenkins和他的同事在加拿大多伦多大学研究最适合糖尿病患者食物时提出。血糖生成指数在55以下的为低GI食物，55～70的为中GI食物，在70以上的为高GI食物。高GI食物进入胃肠后消化快、吸收率高，葡萄糖释放快，进入血液后血糖峰值高；低GI食物在胃肠中停留时间长，吸收率低，葡萄糖释放缓慢，进入血液后血糖峰值低、下降速度慢。利用食物血糖生成指数可合理安排膳食，对于调节和控制人体血糖有好处。

五、维 生 素

维生素（vitamin）是维持身体健康所必需的一类有机化合物，在体内既不是构成身体组织的原料，也不是能量的来源，但在物质代谢中起重要作用。维生素不能在体内合成或合成量不足，所以虽然需要量很少（每日仅以毫克或微克计算），但必须经常由食物供给。

1. 维生素的分类和功能 维生素的种类很多，化学结构差异极大，通常按溶解性质将其分为脂溶性和水溶性两大类。

（1）脂溶性维生素（lipid-soluble vitamin）：主要有维生素A、维生素D、维生素E、维生素K。

（2）水溶性维生素（water-soluble vitamin）：主要有B族维生素和维生素C。B族维生素有维生素B_1（硫胺素）、维生素B_2（核黄素）、维生素B_6、维生素B_{12}、叶酸、烟酸（维生素PP）、泛酸、生物素和胆碱。

2. 维生素的主要食物来源（表8-3）

表 8-3　维生素的主要食物来源

维生素名称	主要食物来源
维生素 A	最好的食物来源是各种动物的肝脏、鱼肝油、全脂奶、蛋黄等。植物性食物含 β- 胡萝卜素，最好的来源为深色蔬菜，如菠菜、胡萝卜、韭菜、雪里蕻等，柑橘类以及杏、柿子等橘黄色水果。
维生素 D	天然食物来源的维生素 D 不多，脂肪含量高的海鱼、动物肝脏、蛋黄、奶油和干酪等中相对较多。鱼肝油中的天然浓缩维生素 D 含量很高。
维生素 E	维生素 E 只能在植物中合成。绿色植物中的维生素 E 含量高于黄色植物，如麦胚、葵花籽、玉米和大豆都富含维生素 E。蛋类、鸡鸭的肫、绿叶蔬菜中有一定含量；动物性食品、水果及其他蔬菜含量很少。
维生素 K	绿色蔬菜含量丰富，动物肝脏、鱼类也较高，而水果和谷物含量较少，肉类和乳制品含量中等。蒜苗、韭菜、芹菜叶、菠菜、辣椒、芥菜、莴苣叶、西蓝花等绿色蔬菜中含量较高。发酵食品中维生素 K_2 含量高。
维生素 C	主要来源于新鲜蔬菜和水果。辣椒、茼蒿、苦瓜、白菜、豆角、菠菜、土豆、韭菜等蔬菜中含量丰富；酸枣、鲜枣、草莓、柑橘、柠檬等水果中含量最多；在动物的内脏中也含有少量的维生素 C。
维生素 B_1	广泛存在于天然食物中，含量随食物种类而异，受收获、贮存、烹调、加工等条件影响。最为丰富的来源是葵花籽、花生、大豆、瘦猪肉；其次为小麦粉、小米、玉米、大米等谷类食物；鱼类、蔬菜和水果中含量较少。建议经常食用碾磨度不太精细的谷物如全谷类，可防止维生素 B_1 缺乏。
维生素 B_2	广泛存在于天然食物中。动物内脏如肝、肾、心等含量高；其次是蛋类、奶类；大豆和各种绿叶蔬菜也含有一定数量，其他植物性食物含量较低。
维生素 B_6	广泛存在于动植物食物中，其中豆类、畜肉及肝脏、鱼类等食物中含量较丰富，其次为蛋类、水果和蔬菜，乳类、油脂等食物中含量较低。
维生素 B_{12}	主要食物来源为肉类、动物内脏、鱼、禽、贝类及蛋类，乳及乳制品中含量较少。植物性食物基本不含维生素 B_{12}。发酵豆制品中有一定含量。
烟酸	植物性食物中主要含烟酸；动物性食物中以烟酰胺为主。烟酸和烟酰胺在肝、肾、瘦畜肉、鱼以及坚果类中含量丰富；乳、蛋中的含量虽然不高，但色氨酸较多，可转化为烟酸。谷类中的烟酸 80%～90% 存在于种皮中，故加工程度影响较大。
叶酸	富含叶酸的食物为动物肝脏、肾、鸡蛋、豆类、酵母、绿叶蔬菜、水果及坚果类。

3. 膳食维生素推荐摄入量或适宜摄入量（表 8-4）

六、矿　物　质

人体内的元素除碳、氢、氧、氮以有机物的形式存在外，其余的统称为矿物质（mineral）。矿物质分为常量元素和微量元素，共有 20 多种。

1. 常量元素（macroelement）　有些矿物质人体内含量较多（>0.01% 体重），每日膳食需要量都在 100mg 以上者，称为常量元素，有钙、镁、钾、钠、磷、氯和硫 7 种。

2. 微量元素（microelement）　是指体内含量小于体重的 0.01%，每人每日膳食需要量为微克至毫克级的矿物质。人体必需的微量元素包括碘（I）、铁（Fe）、锌（Zn）、硒（Se）、铜（Cu）、钼（Mo）、铬（Cr）、钴（Co）共 8 种；锰、硅、镍、硼、钒属于可能必需微量元素；而氟、铅、镉、汞、砷、铝、锡和锂是具有潜在毒性但低剂量可能具有功能作用的微量元素。

3. 膳食矿物质推荐摄入量或适宜摄入量　见表 8-5。

表 8-4 膳食维生素推荐摄入量(RNI)或适宜摄入量(AI)

年龄/阶段	维生素 A/(μgRAE·d^{-1})		维生素 D/(μg·d^{-1})	维生素 E/(mgα-TE·d^{-1})	维生素 K/(μg·d^{-1})	维生素 B_1/(mg·d^{-1})		维生素 B_2/(mg·d^{-1})		烟酸/(mgNE·d^{-1})		维生素 B_6/(mg·d^{-1})	叶酸/(μgDFE·d^{-1})	维生素 B_{12}/(μg·d^{-1})	泛酸/(mg·d^{-1})	生物素/(μg·d^{-1})	胆碱/(mg·d^{-1})		维生素 C/(mg·d^{-1})
	RNI		RNI	AI	AI	RNI		RNI		RNI		RNI	RNI	RNI	AI	AI	AI		RNI
	男	女				男	女	男	女	男	女						男	女	
0 岁～	300(AI)		10(AI)	3	2	0.1(AI)		0.4(AI)		1(AI)		0.1(AI)	65(AI)	0.3(AI)	1.7	5	120		40(AI)
0.5 岁～	350(AI)		10(AI)	4	10	0.3(AI)		0.6(AI)		2(AI)		0.3(AI)	100(AI)	0.6(AI)	1.9	10	140		40(AI)
1 岁～	340	330	10	6	30	0.6		0.7	0.6	6	5	0.6	160	1.0	2.1	17	170		40
4 岁～	390	380	10	7	40	0.9		0.9	0.8	7	6	0.7	190	1.2	2.5	20	200		50
7 岁～	430	390	10	9	50	1.0	0.9	1.0	0.9	9	8	0.8	240	1.4	3.1	25	250		60
9 岁～	560	540	10	11	60	1.1	1.0	1.1	1.0	10	10	1.0	290	1.8	3.8	30	300		75
12 岁～	780	730	10	13	70	1.4	1.2	1.4	1.2	13	12	1.3	370	2.0	4.9	35	380		95
15 岁～	810	670	10	14	75	1.6	1.3	1.6	1.2	15	12	1.4	400	2.5	5.0	40	450	380	100
18 岁～	770	660	10	14	80	1.4	1.2	1.4	1.2	15	12	1.4	400	2.4	5.0	40	450	380	100
30 岁～	770	660	10	14	80	1.4	1.2	1.4	1.2	15	12	1.4	400	2.4	5.0	40	450	380	100
50 岁～	750	660	10	14	80	1.4	1.2	1.4	1.2	15	12	1.6	400	2.4	5.0	40	450	380	100
65 岁～	730	640	15	14	80	1.4	1.2	1.4	1.2	15	12	1.6	400	2.4	5.0	40	450	380	100
75 岁～	710	600	15	14	80	1.4	1.2	1.4	1.2	15	12	1.6	400	2.4	5.0	40	450	380	100
孕早期	—	+0	+0	+0	+0	—	+0	—	+0	—	+0	+0.8	+200	+0.5	+1.0	+10	—	+80	+0
孕中期	—	+70	+0	+0	+0	—	+0.2	—	+0.1	—	+0	+0.8	+200	+0.5	+1.0	+10	—	+80	+15
孕晚期	—	+70	+0	+0	+0	—	+0.3	—	+0.2	—	+0	+0.8	+200	+0.5	+1.0	+10	—	+80	+15
乳母	—	+600	+0	+3	+5	—	+0.3	—	+0.5	—	+4	+0.3	+150	+0.8	+2.0	+10	—	+120	+50

注:“—”表示未涉及;“+”表示在相应年龄阶段的成年女性需要量基础上增加的需要量。

表8-5 膳食矿物质推荐摄入量(RNI)或适宜摄入量(AI)

年龄/阶段	钙/(mg·d⁻¹)	磷/(mg·d⁻¹)	钾/(mg·d⁻¹)	钠/(mg·d⁻¹)	镁/(mg·d⁻¹)	氯/(mg·d⁻¹)	铁/(mg·d⁻¹)		碘/(μg·d⁻¹)	锌/(mg·d⁻¹)		硒/(μg·d⁻¹)	铜/(mg·d⁻¹)	氟/(mg·d⁻¹)	铬/(μg·d⁻¹)		锰/(mg·d⁻¹)		钼/(μg·d⁻¹)
	RNI	RNI	AI	AI	RNI	AI	RNI		RNI	RNI		RNI	RNI	AI	AI		AI		RNI
							男	女		男	女				男	女	男	女	
0岁～	200(AI)	105(AI)	400	80	20(AI)	120	0.3(AI)		85(AI)	1.5(AI)		15(AI)	0.3(AI)	0.01	0.2		0.01		3(AI)
0.5岁～	350(AI)	180(AI)	600	180	65(AI)	450	10		115(AI)	3.2(AI)		20(AI)	0.3(AI)	0.23	5		0.7		6(AI)
1岁～	500	300	900	500～700[a]	140	800～1 100[b]	10		90	4.0		25	0.3	0.6	15		2.0	1.5	10
4岁～	600	350	1 100	800	160	1 200	10		90	5.5		30	0.4	0.7	15		2.0	2.0	12
7岁～	800	440	1 300	900	200	1 400	12		90	7.0		40	0.5	0.9	20		2.5	2.5	15
9岁～	1 000	550	1 600	1 100	250	1 700	16		90	7.0		45	0.6	1.1	25		3.5	3.0	20
12岁～	1 000	700	1 800	1 400	320	2 200	16	18	110	8.5	7.5	60	0.7	1.4	33	30	4.5	4.0	25
15岁～	1 000	720	2 000	1 600	330	2 500	16	18	120	11.5	8.0	60	0.8	1.5	35	30	5.0	4.0	25
18岁～	800	720	2 000	1 500	330	2 300	12	18	120	12.0	8.5	60	0.8	1.5	35	30	4.5	4.0	25
30岁～	800	710	2 000	1 500	320	2 300	12	18	120	12.0	8.5	60	0.8	1.5	35	30	4.5	4.0	25
50岁～	800	710	2 000	1 500	320	2 300	12	10[c] 18[d]	120	12.0	8.5	60	0.8	1.5	30	25	4.5	4.0	25
65岁～	800	680	2 000	1 400	310	2 200	12	10	120	12.0	8.5	60	0.8	1.5	30	25	4.5	4.0	25
75岁～	800	680	2 000	1 400	300	2 200	12	10	120	12.0	8.5	60	0.7	1.5	30	25	4.5	4.0	25
孕早期	+0	+0	+0	+0	+40	+0	—	+0	+110	—	+2.0	+5	+0.1	+0	—	+0	—	+0	+0
孕中期	+0	+0	+0	+0	+40	+0	—	+7	+110	—	+2.0	+5	+0.1	+0	—	+3	—	+0	+0
孕晚期	+0	+0	+0	+0	+40	+0	—	+11	+110	—	+2.0	+5	+0.1	+0	—	+5	—	+0	+0
乳母	+0	+0	+400	+0	+0	+0	—	+6	+120	—	+4.5	+18	+0.7	+0	—	+5	—	+0.2	+5

注：[a]1岁～为500mg/d，2岁～为600mg/d，3岁～为700mg/d。
[b]1岁～为800mg/d，2岁～为900mg/d，3岁～为1 100mg/d。
[c]无月经。
[d]有月经。
“—”表示未涉及；“+”表示在相应年龄阶段的成年女性需要量基础上增加的需要量。

七、膳 食 纤 维

膳食纤维（dietary fiber）可分为可溶性膳食纤维与非可溶性膳食纤维。前者包括部分半纤维素、果胶和树胶等，后者包括纤维素、木质素等。膳食纤维有很强的吸水能力或与水结合的能力。可使肠道中粪便的体积增大，加快其转运速度，减少其中有害物质接触肠壁的时间。膳食纤维还具有结合胆酸和胆固醇的作用。

1. 膳食纤维的功能

（1）有利于食物的消化过程：增加食物在口腔咀嚼的时间，可促进肠道消化酶分泌，同时加速肠道内容物的排泄，有利于食物的消化吸收。

（2）降低血清胆固醇，预防冠心病：可结合胆酸，故有降血脂作用，以可溶性纤维果胶、树胶、豆胶的降脂作用较明显，非可溶性膳食纤维无此种作用。

（3）预防胆石形成：大部分胆石是由于胆汁内胆固醇过度饱和所致，膳食纤维可降低胆汁和胆固醇的浓度，使胆固醇饱和度降低，从而减少胆石症的发生。

（4）促进结肠功能，预防结肠癌。

（5）防止能量过剩和肥胖。

（6）维持血糖正常平衡，防治糖尿病。

2. 膳食纤维参考摄入量 建议我国成年人膳食纤维的适宜摄入量（AI）为25～30g/d。过多摄入对机体无益，还会影响微量营养素的吸收利用，因为膳食纤维可与钙、铁、锌等结合，从而影响这些元素的吸收利用。

3. 膳食纤维的食物来源 主要来源是植物性食物，如全谷类（小麦、大米、燕麦、荞麦、黑麦、小米和高粱等）、豆类、蔬菜、水果和坚果等。整谷粒含有大量的膳食纤维，包括抗性淀粉和不可消化性低聚糖，同时还富含营养成分和一些植物化学物质（如多酚化合物、植物雌激素和植物甾醇等）。麸皮和米糠中含有大量纤维素、半纤维素和木质素；柑橘、苹果、香蕉、柠檬等水果和白菜、甜菜、苜蓿、豌豆、蚕豆等蔬菜含有较多的果胶。除了天然食物所含自然状态的膳食纤维外，近年还有多种以粉末状、单晶体等形式从天然食物中提取的膳食纤维。

八、水

水（water）是维持生命的重要物质基础。断水比断食的威胁更为严重，人若断食但饮水时可生存数周；如若断水，则只能生存数日，一般断水5～10天即可危及生命。成年男性体内水约为体重的60%，女性为50%～55%；总体水量随机体脂肪含量的增多而减少，因为脂肪组织含水量较少，仅10%～30%，而肌肉组织含水量较多，可达75%～80%。女性体内脂肪较多，故水含量不如男性高。

1. 水的生理功能

（1）构成细胞和体液的重要组成成分：血液中含水量占80%以上，水广泛分布在组织细胞内外，构成人体的内环境。

（2）参与人体内新陈代谢。

（3）调节人体体温：在37℃体温的条件下，蒸发1g水可带走2.4kJ的能量。在高温下，体热可随水分经皮肤蒸发散热，以维持人体体温的恒定。

（4）保护器官：在人体的关节、胸腔、腹腔和胃肠道等部位都存在一定量的水分，对器官、关节、肌肉、组织能起到缓冲、润滑、保护的作用。

2. 水摄入不足对人体的影响 水摄入不足或水丢失过多，可引起体内失水，称作脱水。

(1) 高渗性脱水：特点是以水的丢失为主，电解质丢失相对较少。当失水量占体重的2%～4%时，为轻度脱水，表现为口渴、尿少、尿比重增高及工作效率降低等。失水量占体重的4%～8%时，为中度脱水，除上述症状外，还可见皮肤干燥、口舌干裂、声音嘶哑及全身软弱等表现。如果失水量超过体重的8%，即为重度脱水，可见皮肤黏膜干燥、高热、烦躁、精神恍惚等。失水量若达体重的10%以上，则可危及生命。

(2) 低渗性脱水：以电解质丢失为主，水的丢失较少。脱水特点是循环血量下降，血浆蛋白质浓度增高，细胞外液低渗，可引起脑细胞水肿，肌肉细胞内水过多并导致肌肉痉挛。早期多尿，晚期少尿甚至闭尿，尿比重降低，尿中钠离子(Na^+)和氯离子(Cl^-)降低或缺乏。

(3) 等渗性脱水：临床上较为常见的一类脱水，水和电解质按比例丢失，体液渗透压不变。特点是细胞外液减少，细胞内液一般不减少，血浆钠离子(Na^+)浓度正常，兼有上述两型脱水的特点，有口渴和尿少表现。

3. 不同人群的水摄入量　水的需要量主要受体内代谢情况、年龄、体力活动、环境温度、膳食等因素的影响，故水的需要量变化很大。

正常成人每日水的来源和排出处于动态平衡，每日维持在2 500ml左右(表8-6)。体内水的来源包括饮水、食物中的水和身体内生水三大部分。通常每人每日需饮水约1 200ml，食物中含水约1 000ml，内生水约300ml。内生水主要来源于蛋白质、脂肪和碳水化合物代谢时产生的水。

表8-6　正常成人每日水的出入量平衡量

来源	摄入量/ml	排出形式	排出量/ml
饮水或饮料	1 200	肾脏(尿)	1 500
食物	1 000	皮肤(蒸发)	500
内生水	300	肺(呼气)	350
		大肠(粪便)	150
合计	2 500	合计	2 500

体内水的排出以经肾脏为主，约占60%，其次是经肺、皮肤和粪便。一般成人每日尿量为500～4 000ml，若低于300～500ml，可引起代谢产生的废物在体内堆积，影响细胞的功能。皮肤以出汗的形式排出体内的水，出汗量与运动量、劳动强度、环境温度和湿度等因素有关，特殊情况下，每日出汗量可达10L以上。经肺和粪便排出水的比例相对较小，但在特殊情况下，如高温、高原环境以及胃肠道炎症引起的呕吐、腹泻时，可造成大量失水。

《中国居民膳食营养素参考摄入量》(2023版)指出：我国成年人膳食水的适宜摄入量(AI)为：男性1.7L/d，女性1.5L/d。

第二节　合理营养与平衡膳食

一、人群的营养需要

1. 合理营养　合理营养(rational nutrition)是指人体每天从食物中摄入的能量和各种营养素的量及其相互之间的比例能满足在不同生理阶段、不同劳动环境及不同劳动强度下的需要。

2. 营养失衡　营养失去平衡将导致营养不良(malnutrition)，营养不良是指由于一种或一种以上营养素缺乏或过剩所造成的机体健康异常或疾病状态。营养不良包括营养缺乏(nutrition deficiency）和营养过剩（nutrition excess）。

各种营养素的缺乏都可产生相应的缺乏病。目前世界上仍在流行的营养缺乏病包括：蛋白质-能量营养不良、缺铁性贫血、缺碘性疾病、维生素A缺乏症等；此外，还有钙和维生素D缺乏导致的佝偻病，维生素B_1缺乏导致的脚气病，维生素C缺乏导致的维生素C缺乏症（坏血病）等。

3. 膳食营养素参考摄入量 膳食营养素参考摄入量（dietary reference intake，DRI）是一组每日平均膳食营养素摄入量的参考值，各国公认的DRI包括以下4个营养水平指标。

（1）平均需要量（estimated average requirement，EAR）：根据个体需要量的研究资料制订，是根据某些指标判断可以满足某一特定性别、年龄及生理状况群体中50%个体需要量的摄入水平。这一摄入水平不能满足群体中另外50%个体对该营养素的需要。EAR是制订RNI的基础。

（2）推荐摄入量（recommended nutrient intakes，RNI）：是指可以满足某一特定性别、年龄及生理状况群体中绝大多数个体（97%～98%）需要量的摄入水平。长期摄入RNI水平，可以满足机体对该营养素的需要，维持组织中有适当的营养素储备和保持健康。与EAR相比，RNI在评价个体营养素摄入量方面的用处有限，当某个体的营养素摄入量低于RNI时，并不一定表明该个体未达到适宜营养状态。

（3）适宜摄入量（adequate intakes，AI）：是基于对健康人群所进行的观察或实验研究而得出的具有预防某种慢性病功能的摄入水平。它的数值一般大于EAR，也可能大于RNI。在缺乏肯定的资料作为EAR和RNI的基础时，AI可作为营养素供给量目标。

（4）可耐受最高摄入量（tolerable upper intakes，UL）：系指在生命某一阶段和性别人群，几乎对所有个体健康都无任何副作用和危险的每日最高营养素摄入量。它的制订是基于最大无作用剂量，再加上安全系数（人体试验结果则无需安全系数），目的是为了限制膳食和来自强化食物及膳食补充剂的某一营养素的总摄入量，以防止该营养素引起的不良作用。

4.《中国居民膳食营养素参考摄入量》从2013版起新增三项指标

（1）宏量营养素可接受范围（acceptable macronutrient distribution range，AMDR）：AMDR指脂肪、蛋白质和碳水化合物理想的摄入范围，该范围可以提供人体对这些必需营养素的需要，并且有利于降低慢性病的发生危险，常用占能量摄入量的百分比表示。AMDR的显著特点是具有上限和下限，如果一个个体的摄入量高于或低于推荐的范围，可能引起罹患慢性病的风险增加，或导致必需营养素缺乏的可能性增加。

（2）预防非传染性慢性病的建议摄入量（proposed intakes for preventing non-communicable chronic disease，PI-NCD，简称建议摄入量，PI）：膳食营养素摄入量过高或过低导致的慢性病一般涉及肥胖、糖尿病、高血压、血脂异常、脑卒中、心肌梗死以及某些癌症。PI-NCD是以非传染性慢性病（NCD）的一级预防为目标，提出的必需营养素的每日摄入量。当NCD易感人群某些营养素的摄入量接近或达到PI时，可以降低他们发生NCD的风险。

（3）特定建议值（specific proposed level，SPL）：近几十年的研究证明营养素以外的某些膳食成分，其中多数属于植物化学物，具有改善人体生理功能、预防慢性疾病的生物学作用。某些疾病易感人群膳食中这些成分的摄入量达到或接近SPL时，有利于维护人体健康。

5. 平衡膳食（balanced diet） 是指提供给人体的营养素种类齐全，数量充足，比例搭配合理，能保证机体各种生命活动需要的膳食。能使人体的营养需要与膳食供给之间保持平衡状态，能量及各种营养素满足人体生长发育、生理及体力活动的需要，且各种营养素之间保持适宜比例。

要做到平衡膳食，要求从膳食合理搭配做起，也就是要吃多样化食物。没有一种天然食物能满足人体所需的全部营养素，因此，膳食必须由多种食物组成。同时，要保证三大宏量营养素的合理比例，即碳水化合物提供的能量占总能量的50%～65%，蛋白质提供的能量占10%～15%，脂肪提供的能量占20%～30%。还必须做到蛋白质和脂肪的食物来源组成合理以及各种营养素摄入量均达到供给量标准。

中国营养学会制定的《中国居民膳食指南（2022）》为帮助人们如何选择与搭配食物，采用平衡膳食，以达到合理营养，促进健康目的提供了很好的指导意见。

食物可分为五大类。

第一类为谷类及薯类，谷类包括米、面、杂粮，薯类包括马铃薯（土豆）、红薯、芋头、木薯等，主要提供碳水化合物、蛋白质、膳食纤维及B族维生素。

第二类为蔬菜、水果和菌藻类，主要提供膳食纤维、矿物质、维生素C、胡萝卜素、维生素K及有益健康的植物化学物质。

第三类为动物性食物，包括肉、禽、鱼、奶、蛋等，主要提供蛋白质、脂肪、矿物质、维生素A、B族维生素和维生素D。

第四类为豆类和坚果，包括大豆、其他干豆类及花生、核桃、杏仁等坚果类，主要提供蛋白质、脂肪、膳食纤维、矿物质、B族维生素和维生素E。

第五类为烹调油和盐，纯能量食物包括动植物油、淀粉、食用糖和酒类，主要提供能量。动植物油还可提供维生素E和必需脂肪酸。

人体必需的营养素有40多种，而各种营养素的需要量又各不相同（多的每天需要数百克，少的每日仅是几微克），并且每种天然食物中营养成分的种类和数量也各不相同，所以必须由多种食物合理搭配才能组成平衡膳食，即从食物中获取营养成分的种类和数量应能满足人体的需要而又不过量，使蛋白质、脂肪和碳水化合物提供的能量比例适宜。“中国居民平衡膳食宝塔”就是将五大类食物合理搭配，构成符合我国居民营养需要的平衡膳食模式。

6. 膳食指南和平衡膳食宝塔 膳食指南（dietary guidelines）是根据营养学原则，结合国情制定的，是教育居民采用平衡膳食，以摄取合理营养、促进健康的指导性意见。世界上许多国家均根据自己的国情制定膳食指南，其基本要点是提供多样化食物和平衡膳食，避免摄入过多能量、脂肪和盐等，引导居民进行合理的食物消费。

《中国居民膳食指南（2022）》是根据营养科学原则和人体营养需要，紧密结合我国居民膳食消费和营养状况的实际情况，结合当地食物供应情况制定的，是指导广大居民实践平衡膳食，获得合理营养的科学文件。其目的是帮助我国居民合理选择食物，并进行适量的身体活动，以改善人们的营养和健康状况，减少或预防慢性疾病的发生，提高国民的健康素质。《中国居民膳食指南（2022）》由一般人群膳食指南、特定人群膳食指南、平衡膳食模式和膳食指南编写说明三部分组成。一般人群膳食指南共有8条准则，适合于2岁以上的健康人群。

特定人群膳食指南包括：备孕和孕期妇女膳食指南、哺乳期妇女膳食指南、0～6月龄婴儿母乳喂养指南、7～24月龄婴幼儿喂养指南、学龄前儿童膳食指南、学龄儿童膳食指南、一般老年人膳食指南、高龄老年人膳食指南和素食人群膳食指南。除了24个月以下的婴幼儿和素食人群外，其他人群都需要结合《中国居民膳食指南（2022）》平衡膳食八大准则而应用。其中各特定人群的膳食指南是在一般人群膳食指南的基础上形成的建议和指导。

《中国居民膳食指南（2022）》郑重遴选8条基本准则，作为2岁以上健康人群合理膳食的必须遵循原则，强调了膳食模式、饮食卫生、三餐规律、饮水和食品选购、烹饪的实践能力。平衡膳食八条准则如下：

（1）食物多样，合理搭配。

（2）吃动平衡，健康体重。

（3）多吃蔬果、奶类、全谷、大豆。

（4）适量吃鱼、禽、蛋、瘦肉。

（5）少盐少油，控糖限酒。

（6）规律进餐，足量饮水。

（7）会烹会选，会看标签。

（8）公筷分餐，杜绝浪费。

为了帮助人们在日常生活中实践《中国居民膳食指南（2022）》的主要内容，同时制定了中国居民平衡膳食宝塔（图 8-1），对合理调配平衡膳食进行具体指导，直观地告诉居民每日应摄入的食物种类、合理数量及适宜的身体活动量，以便为居民合理调配膳食提供可操作性的指导。

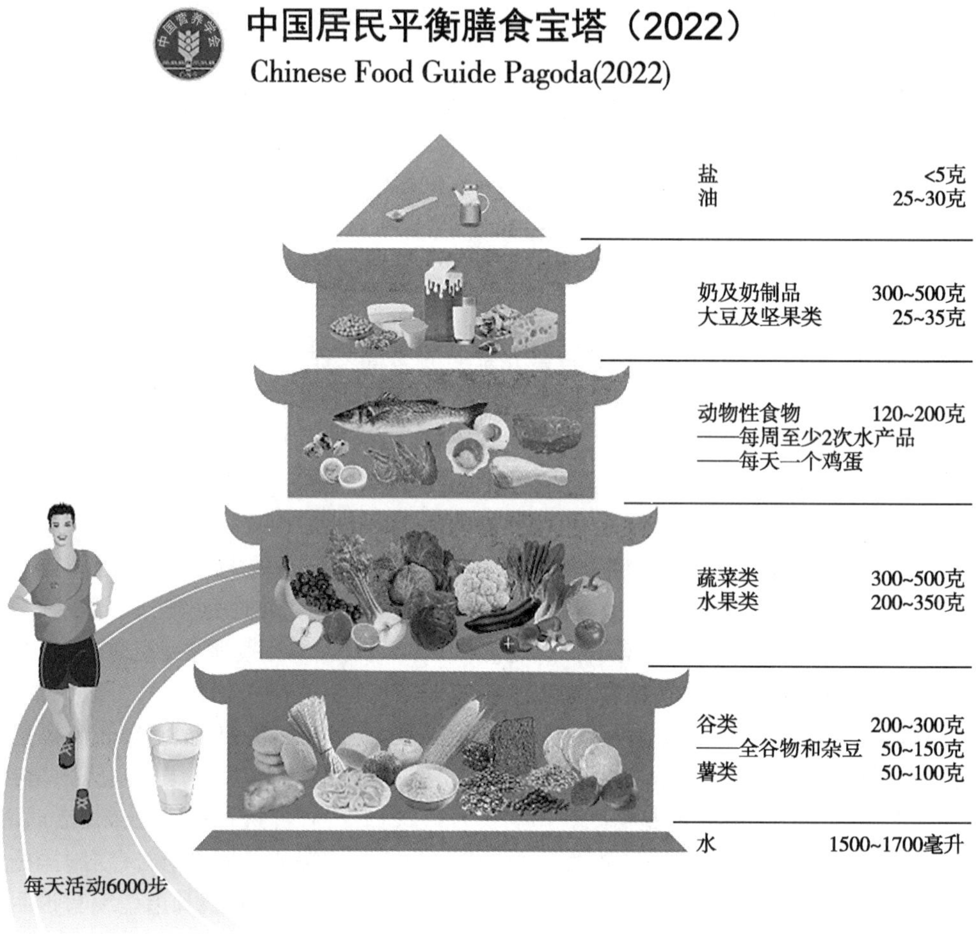

图 8-1　中国居民平衡膳食宝塔（2022）

膳食宝塔共分 5 层，包含每天应摄入的主要食物种类。膳食宝塔利用各层位置和面积的不同，反映了各类食物在膳食中的地位和应占的比重。谷类和薯类食物位居底层，每人每天应摄入谷类 250～300g，其中包括全谷物和杂豆 50～150g；薯类 50～100g。蔬菜类和水果类居于第二层，每天应分别摄入 300～500g 和 200～350g。动物性食物（鱼、禽、肉、蛋等）位于第三层，每天应摄入 120～200g，每周至少摄入 2 次水产品，每天一个鸡蛋。奶及奶制品、大豆及坚果类食物合居第四层，每天应摄入相当于液体奶 300～500g 的奶及奶制品，大豆及坚果类 25～35g。第五层塔顶是烹调油和食盐，每天烹调油不超过 25～30g，食盐不超过 5g。由于我国居民现在平均糖摄入量不多，故膳食宝塔没有建议食糖的摄入量，但多吃糖有增加龋齿的危险，儿童、青少年不应吃太多的糖和含糖高的食品及饮料。

2022 版膳食宝塔还有水和身体活动的形象，强调足量饮水和增加身体活动的重要性。在温和气候条件下生活的轻体力活动成年人每日至少饮水 1 500～1 700ml（7～8 杯）；在高温或强体力劳动条件下应适当增加。饮水不足或过多都会对人体健康带来危害。饮水应少量多次，要主动，不应感到口渴时再喝水。目前我国大多数成年人身体活动不足或缺乏体育锻炼，应改变久坐少动的不良生活方式，养成天天运动的习惯，坚持每天多做一些消耗体力的活动。建议成年人每天进行相当于步行 6 000 步以上的身体活动，如果身体条件允许，最好进行 30 分钟中等强度的运动。

要做到平衡膳食，必须根据营养学原则合理选择和搭配各种食物。合理营养是健康的物质基础，而平衡膳食是合理营养的根本途径。根据《中国居民膳食指南（2022）》的条目并参照膳食宝塔的内容来安排日常饮食和身体活动，是通往健康的光明之路。

二、营养干预

营养干预（nutrition intervention）是对人们营养上存在的问题进行相应改进的对策，是改善人们营养状况的重要措施。大量的动物实验与人群营养干预研究表明，营养干预能有效降低营养不良、肥胖、维生素缺乏的发病率，同时防止糖尿病、高血压、高血脂等慢性病的发生，降低癌症的发病率。营养干预是防治营养相关慢性病有效并且经济的重要方法。

1. 明确主要的营养问题　进行营养干预前，先要调查拟干预区域内存在的营养问题，并对现有的营养问题或疾病进行原因分析并研究，明确主要的营养问题。

首先收集待干预地区内与之相关的人口、土地与水资源、地理状况与气候变化、食物生产与供给、医疗服务设施与水平、家庭收入、社会福利与保障、教育状况、环境与卫生状况、社会经济状况等资料，并对该地区进行营养与社会调查，确定有营养问题的人群、地区及产生原因，扩展内容包括疾病患病率，年龄、性别、职业分布与特点，直接与间接原因，影响因素等。

其次确立项目目标，应有衡量的标准，这些标准应该灵敏、易判定、可操作性强、有效，能衡量项目活动结果。

最后建立项目计划，应针对主要问题制订出项目与活动目标，选择干预地区、项目合作伙伴与干预人群，选择干预方法与途径，建立干预策略与活动，制订计划活动安排与经费预算，列出所需资源与设备，以使工作有条不紊地实施，到达项目目标。

2. 采取干预措施　目前，我国经济社会快速发展，科学技术不断进步，许多疾病已经被有效控制，甚至被消灭，但同时，一些与营养密切相关的慢性病已成为严重威胁居民健康的主要因素。一方面，营养过剩现象广泛存在，高血压、高血脂、肥胖、糖尿病等患者人数众多，高盐、高油、高糖等不健康饮食行为随处可见；另一方面，营养缺乏现象在很多贫困地区仍然存在，使得很多脆弱群体如儿童、孕妇、老年人等人群的健康得不到有效的保障。

我国一些地区人群的维生素 A、维生素 D 缺乏以及妇女缺铁性贫血问题广泛存在。鉴于世界公认的 3 种微量营养素缺乏防控方法，即膳食多样化、营养补充剂、食物强化，前两种方法的实施推行存在一定难度和局限性，目前的干预工作重点是食物强化。食物强化是全球公认的经济、有效、易行的营养改善方法。我国已经开展的食物强化项目包括碘盐、铁强化酱油、强化面粉、维生素 A 强化油、婴幼儿营养包、营养强化大米等。

三、保健食品

保健食品（health food）又称功能食品（functional food），是指声称具有特定保健功能或者以补充维生素、矿物质为目的的食品，即适宜于特定人群食用，具有调节机体功能，不以治疗疾病为目的，并且对人体不产生任何急性、亚急性或者慢性危害的食品。

1. 我国保健食品的分类　我国的保健食品主要分为两类。

（1）营养素补充剂（nutrient supplement）：营养素补充剂以补充一种或多种人体所必需的营养素为目的，内容包括维生素和矿物质，尚未将三大营养素（碳水化合物、蛋白质和脂肪）包括在内。申报这类保健食品备案注册即可，不必进行动物实验和人体功能试验。

（2）声称具有特定保健功能的食品：功能设置要符合以下原则：①以中国传统养生保健理论和现代医学理论为指导，以满足群众保健需求、增进人体健康为目的；②功能定位应为调节机体功能，降低疾病发生的风险因素，针对特定人群，不以治疗疾病为目的；③功能声称应被科学界所公认，具有科学性、适用性、针对性，功能名称应科学、准确、易懂；④功能评价方法和判断标准应科学、公认、可行；⑤功能调整和管理应根据科学发展、社会需求和监管实际，按照相关程序，实施动态管理。

2. 保健食品功能设置 2003 年国家确定评价保健食品功能的项目共有 27 项：增强免疫力功能、辅助降血脂功能、辅助降血糖功能、抗氧化功能、辅助改善记忆功能、缓解视疲劳功能、促进排铅功能、清咽功能、辅助降血压功能、改善睡眠功能、促进泌乳功能、缓解体力疲劳、提高缺氧耐受力功能、对辐射危害有辅助保护功能、减肥功能、改善生长发育功能、增加骨密度功能、改善营养性贫血、对化学肝损伤有辅助保护功能、祛痤疮功能、祛黄褐斑功能、改善皮肤水分功能、改善皮肤油分功能、调节肠道菌群功能、促进消化功能、通便功能和对胃黏膜损伤有辅助保护功能。

3. 保健食品功能范围的调整 国家市场监管总局、国家卫生健康委员会、国家中医药管理局于 2023 年联合发布《允许保健食品声称的保健功能目录 非营养素补充剂（2023 年版）》及配套文件公告，规范保健功能声称管理，落实企业保健功能声称和研发评价主体责任，促进产业创新和高质量发展。将原来的 27 种保健功能调整为 24 种，删除了“改善生长发育”“促进泌乳”“改善皮肤油分”等 3 种共识程度不高、健康需求不明晰的保健功能，将功能评价方法由强制方法调整为推荐方法，落实企业研发评价主体责任，充分发挥社会资源科研优势。

4. 我国对保健食品实行备案和注册审评制度 保健食品注册，是指国家市场监管总局下辖的特殊食品安全监督管理司根据申请人的申请，依照法定程序、条件和要求，对申请注册的保健食品的安全性、有效性、质量可控性以及标签说明书内容等进行系统评价和审查，并决定是否准予其注册的审批过程；包括对产品注册申请、变更申请和技术转让产品注册申请的审批。

国家市场监管总局特殊食品安全监督管理司主管全国保健食品注册管理工作，负责对保健食品的审批。省、自治区、直辖市（食品）药品监督管理部门受国家市场监管总局委托，负责对国产保健食品注册申请资料的受理和形式审查，对申请注册的保健食品试验和样品试制的现场进行核查，组织对样品进行检验。

国家市场监管总局特殊食品安全监督管理司确定的检验机构负责申请注册保健食品的安全性毒理学试验、功能学试验（包括动物实验和 / 或人体试验）、功效成分或标志性成分检测、卫生学试验、稳定性试验等；承担样品检验和复核检验等具体工作。凡声称具有保健功能的食品必须经国家市场监管总局审查确认。国家市场监管总局对审查合格的保健食品发放《保健食品批准证书》，获得《保健食品批准证书》的食品准许使用规定的保健食品标志，标志图案见图 8-2。

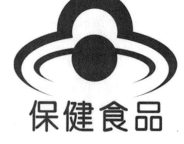

图 8-2 保健食品标志图案

保健食品必须符合下列要求。

（1）经必要的动物和 / 或人群功能试验，证明其具有明确、稳定的保健作用。

（2）各种原料及其产品必须符合食品卫生要求，对人体不产生任何急性、亚急性或慢性危害。

（3）配方的组成及用量必须具有科学依据，具有明确的功效成分。如在现有技术条件下不能明确功能成分，应确定与保健功能有关的主要原料名称。

（4）标签、说明书及广告不得宣传疗效作用。

第三节　食品安全与食物中毒

食品安全（food safety）是指食物在规定的使用方式和用量的条件下长期食用，对食用者不产生不良反应的实际担保。食品安全涉及食品卫生（food hygiene）、食品质量（food quality）、食品营养（food nutrition）等相关方面的内容以及食品（食物）种植、养殖、加工、包装、贮藏、运输、销售、消费等环节。这里的不良反应包括由于偶然摄入所导致的急性毒性和长期少量摄入所导致的慢性毒性，如致癌和致畸作用等。

一、食源性疾病

食用不安全食品后，使食品中的各种致病因子通过摄食方式进入人体内引起具有感染或中毒性质的一类疾病，则称为食源性疾病（foodborne disease）。

食源性疾病既包括急性中毒和慢性中毒，也包括食源性肠道传染病（如伤寒）和寄生虫病。食源性疾病按致病因子分为细菌性食源性疾病、食源性病毒感染、食源性寄生虫感染、食源性化学性中毒、食源性真菌毒素中毒、动物性毒素中毒和植物性毒素中毒。按发病机制分类分为食源性感染和食源性中毒。通常讲的食物中毒属食源性疾病的范畴，是食源性疾病中最为常见的疾病。

二、食 物 中 毒

食物中毒（food poisoning）是一类最重要的食源性疾病，指摄入含有生物性或化学性有毒有害物质的食品或把有毒有害物质当作食品摄入后所出现的非传染性急性、亚急性疾病。食物中毒不包括因暴饮暴食引起的急性胃肠炎、食源性肠道传染病（如伤寒）和寄生虫病（如旋毛虫病）；也不包括因一次大量或长期少量多次摄入某些有毒、有害物质而引起的以慢性毒害为主要特征（如致癌、致畸、致突变）的疾病。

1. 食物中毒的特点　食物中毒发生的病因各不相同，但发病具有以下共同特点：①季节性：食物中毒的季节性与食物中毒的种类有关，细菌性食物中毒多发生在夏季，化学性食物中毒全年均可发生；②暴发性：发病潜伏期短，来势急剧，短时间内可能有多人发病，发病曲线呈突然上升趋势；③相似性：患者有食用同一食物史，临床表现基本相似，以恶心、呕吐、腹痛、腹泻为主要症状；④非传染性：流行波及范围与污染食物供应范围相一致，停止污染食物供应后，流行即告中止，人与人之间无直接传染。

2. 食物中毒的分类　食物中毒通常是由于食用了被致病菌或毒素污染的食品，被有毒化学品污染的食品，或食品本身含有有毒成分。一般按病原分为以下几类。

（1）细菌性食物中毒：食用被致病菌或毒素污染的食品引起的食物中毒，是食物中毒中的常见类型。其特点是发病率通常较高，但病死率较低；发病有明显的季节性，5～10月最多；引起细菌性食物中毒的主要食品为肉及肉制品，禽、鱼、乳、蛋也占一定比例。根据我国食源性疾病监测网的资料，细菌性食物中毒发病数依次为沙门菌属、变形杆菌、葡萄球菌肠毒素、副溶血弧菌、其他细菌或细菌毒素。

（2）真菌及其毒素食物中毒：食用被真菌及其毒素污染的食物引起的食物中毒。一般烹调加热方法不能破坏食品中的真菌毒素，发病率较高，病死率也较高，发病有明显的季节性和地区性，如霉变甘蔗中毒常见于初春的北方，赤霉病麦中毒常发生于5～7月，且多见于长江中下游地区。

（3）动物性食物中毒：食用动物性有毒食品引起的食物中毒，发病率及病死率均较高。引起动物性食物中毒的食品主要有两种：一是将天然含有毒成分的动物当作食物，如河鲀中毒；二是在一定条件下产生大量有毒成分的动物性食品。

（4）有毒植物中毒：食用植物性有毒食品引起的食物中毒，如毒蕈、四季豆、木薯等引起的食物中毒。发病特点因导致中毒的食物而异，最常见的为毒蕈中毒，春秋暖湿季节及丘陵地区多见，病死率较高。

（5）化学性食物中毒：食用化学性有毒食物引起的食物中毒，如有机磷农药、灭鼠药、某些金属或类金属化合物、亚硝酸盐等引起的食物中毒。发病无明显的季节性和地区性，病死率较高。

3. 食物中毒的预防 食物放置时间过长会引起变质，可能产生对人体有毒有害的物质。另外，食物中还可能含有或混入各种有害因素，如致病微生物、寄生虫和有毒化学物等。吃新鲜卫生的食物是防止食源性疾病、实现食品安全的根本措施。

正确采购食物是保证食物新鲜卫生的第一关。一般来说，正规的商场和超市、知名的食品企业比较注重产品的质量，也更多地接受政府和消费者的监督，在食品卫生方面具有较大的安全性。购买预包装食品还应当留心查看包装标识，特别应关注生产日期、保质期和生产单位。

食物合理储藏可以保持新鲜，避免受到污染。高温加热能杀灭食物中大部分微生物，延长保存时间；冷藏温度常为 0～5℃，一般不能杀灭微生物，只适于短期贮藏；而冻藏温度低达 −24～−12℃，可抑制微生物生长，保持食物新鲜，适于长期贮藏。

烹调加工过程是保证食物卫生安全的一个重要环节。需要注意保持良好的个人卫生以及食物加工环境和用具的洁净，避免食物烹调时的交叉污染。对动物性食物应当注意加热熟透，煎、炸、烧烤等烹调方式如使用不当容易产生有害物质，应尽量少用。食物腌制要注意加足食盐，避免高温环境。

第四节 身体活动

身体活动（physical activity，PA）指骨骼肌收缩引起能量消耗的活动，身体或身体的某一部分通常会发生位移。现有证据支持身体躯干和四肢等大肌群参与、能量消耗显著增加的身体活动有益健康。进行身体活动时，人体的反应包括心跳、呼吸加快，循环血量增加，代谢和产热加速等。这些是身体活动产生健康效益的生理基础。现有证据显示：

（1）平常缺乏身体活动的人，如果能够经常（如每周 3 次以上）参加中等强度的身体活动，其健康状况和生活质量都可以得到改善。

（2）强度较小的身体活动也有促进健康的作用，但产生的效益相对有限。

（3）适度增加身体活动量（时间、频度、强度）可以获得更大的健康效益。

（4）不同的身体活动形式、时间、强度、频度和总量，促进健康的作用不同。

通过促进身体活动并结合控制其他危险因素（如吸烟、酗酒、饮食无节等），能有效地降低个体和人群慢性病的发生、发展和病死率。WHO 在 2004 年发布了《饮食、身体活动与健康全球战略》，呼吁所有成员国将促进身体活动作为重要的国家公共卫生干预政策；2010 年又发布了《关于有益健康的身体活动全球建议》。用于指导公众通过身体活动促进健康。

2009 年，国务院颁布了《全民健身条例》，以促进全民健身活动的开展，保障公民在全民健身活动中的合法权益，提高公民身体素质。2021 年 8 月，在国家卫生健康委员会疾病预防控制局的指导下，由中国疾病预防控制中心、国家体育总局体育科学研究所牵头，颁发了《中国人群身体活动指南（2021）》。指南对 2 岁及以下儿童、3～5 岁儿童、6～7 岁儿童青少年、18～64 岁成年人、65 岁及以上老年人、慢性病患者等人群进行身体活动指导。

一、身体活动的分类

1. 按日常活动分类 身体活动范畴按日常活动分类，包括职业活动（occupational physical activity）、交通出行活动（transportation physical activity）、家务活动（household physical activity）和业余活动（leisure-time physical activity）。业余活动是指工作、交通或家务之外的任意活动，包括各种形式的运动健身活动等。

2. 按能量代谢分类 人体通过营养物质的摄入和能量消耗来维持能量代谢的平衡。能量消耗主要包括基础代谢、身体活动和食物生热效应三方面，其中身体活动是能量代谢途径中可变性最大的部分，也是影响能量代谢平衡状态的关键。

身体活动的本质是肌肉收缩做功。肌肉收缩的直接能量来源是腺苷三磷酸（ATP）。ATP 的供应途径主要分为无氧和有氧两种过程。在某些运动或运动的某些阶段，由于氧代谢形成的 ATP 不能满足肌肉剧烈运动时的能量代谢需求，就要利用磷酸肌酸（CP）的无氧分解和糖的无氧酵解生成乳酸、释放能量，再合成 ATP，以供应能量代谢的需求。这就是无氧代谢过程。

身体活动也可分为有氧代谢运动和无氧代谢运动，简称有氧运动和无氧运动。

（1）有氧运动：也叫耐力运动，指躯干、四肢等大肌肉群参与为主的、有节律、时间较长、能够维持在一个稳定状态的身体活动（如长跑、步行、骑车、游泳等）。它以有氧代谢为主要供能途径，有助于增强心肺功能、降低血压和血糖、增加胰岛素敏感性、改善血脂和内分泌系统的调节功能，提高骨密度、减少体内脂肪蓄积、控制不健康的体重增加。如以 4km/h 的中等速度步行、12km/h 的速度骑自行车等，均属于有氧运动。

（2）无氧运动：指以无氧代谢为主要供能途径的身体活动，一般为肌肉的强力收缩活动，因此不能维持一个稳定的状态。运动中用力肌群的能量主要靠无氧酵解供应。无氧运动也可发生在有氧运动末期，是抗阻力肌肉力量训练的主要形式。无氧运动同样有促进心血管健康和改善血糖调节能力等方面的作用，特别是对骨骼、关节和肌肉的强壮作用更大，不仅可以保持或增加瘦体重，延缓身体运动功能丧失，还有助于预防老年人的骨折和跌倒及其造成的伤害，也有助于多种慢性疾病的预防控制。

3. 其他分类 根据生理功能和运动方式，身体活动还可以有以下类别。

（1）关节柔韧性活动：指通过躯体或四肢的伸展、屈曲和旋转活动，锻炼关节的柔韧性和灵活性。由于对循环、呼吸和肌肉的负荷小，能量消耗低，故有助于预防跌倒和外伤，提高老年人的生活质量。

（2）抗阻力活动：指肌肉对抗阻力的重复运动，具有保持或增强肌肉力量、体积和耐力的作用（如举哑铃、水瓶、沙袋、弹力带等健身器具，俯卧撑，引体向上等），有助于保持和促进代谢，改善血糖调节能力，对骨骼系统形成的机械刺激也有益于骨健康，可以延缓老年人肌肉萎缩引起的力量降低，预防跌倒、提高独立生活能力。

（3）身体平衡和协调性练习：指改善人体平衡和协调性的组合活动（如体操、拳操、舞蹈等），可以改善人体运动能力，预防跌倒和外伤，提高生活质量。

二、身体活动强度

身体活动强度（activity intensity）指单位时间内身体活动的能耗水平或对人体生理刺激的程度。

1. 绝对强度 又称物理强度，指身体活动的绝对物理负荷量，而不考虑个人生理的承受能力。如有氧运动时，绝对强度表现为单位时间能量消耗量（如每千克体重每分钟耗氧量）。

代谢当量（metabolism equivalent，MET）指相对于安静休息时身体活动的能量代谢水平。1MET相当于每分钟每千克体重消耗3.5ml氧，或每千克体重每分钟消耗1.05kcal（4.4kJ）能量的活动强度。代谢当量是目前国际上反映身体活动绝对强度的常用单位。一般以≥6MET为高强度；3～5.9MET为中等强度；1.1～2.9MET为低强度。

2. 相对强度 属于生理强度的范畴，更多考虑个体生理条件对某种身体活动的反应和耐受能力。如有氧运动时，生理强度常表达为个人最大耗氧量或最大心率的百分比。在一定条件下，身体活动的能耗水平与个体耗氧量或心率水平呈正相关。成年人安静时的正常心率有显著的个体差异。健康成人的正常心率为60～100次/分。通常情况个体的最大心率可以用公式进行简单估计：最大心率=220－年龄。一般认为当心率达到最大心率的60%～75%时，身体活动水平则达到了中等强度。

相对强度也可表达为主观用力程度分级（rating of perceived exertion，RPE）。它以个体主观用力和疲劳感的程度来判断身体活动的强度。可通过0～10级RPE量表测量。0级：休息状态，1～2级：感觉弱或很弱，3～4级：感觉温和，5～6级：中等，7～8级：疲惫感，9～10级：非常疲惫。其中5～6级表示达到了自我感知或主观用力的中等强度活动水平。

3. 运动强度与健康效益 中等强度身体活动（3～5.9MET），如4～7km/h的快走和小于7km/h的慢跑，是目前研究证据最多、最充分的有效强度，可以降低心血管病、糖尿病、结肠癌和乳腺癌等慢性病的风险和病死率。近年来一些研究显示：无论时间长短，强度大于或等于7MET的活动具有更强的促进健康和预防疾病作用；强度小于3MET的活动对心血管病等慢性病的预防作用证据不足，但是可以增加能量消耗，有助于体重控制。

目前推荐中等强度作为有益健康的身体活动水平。但对于有条件的个体，仍应鼓励其从事较大强度的体育锻炼。在考虑个体活动强度时，以相对强度（如心率）为尺度，结合个人的运动反应和自我感知掌握，这不仅有利于预防运动意外伤害的发生，更有助于提高干预的依从性；同样由于个人条件不同，均应遵从循序渐进的原则。运动强度分级，如表8-7所示。

表8-7 运动强度分级

运动强度	相当于最大心率百分数/%	主观用力程度分级	代谢当量/MET	相当于最大耗氧量（VO_{2max}，%）
低强度	40～60	较轻	<3	<40
中强度	60～70	稍累	3～6	40～60
高强度	71～85	累	7～9	60～75
极高强度	>85	很累	10～11	>75

三、身体活动时间

身体活动时间（duration）指一次活动所持续的时间，通常以分钟表示。目前推荐的中等强度活动以10分钟分段累计，有条件者增加活动时间。30分钟中等强度活动促进健康的作用，在心血管病、糖尿病和癌症等研究中得到了有力的支持证据，但这一活动强度并不是最高限量。延长活动时间可获得更大的健康效益，且运动伤害的风险比增加身体活动强度更低。为了控制不健康的体重增加，需要增大强度来消耗能量，而减肥后的体重维持，则需要每天达到更长时间的中等强度身体活动。

四、身体活动频度

身体活动频度（frequency）指一段时间内进行身体活动的次数，一般以“周”为单位。身体活动的保健功能有赖于长期坚持。经常参加中等强度身体活动者比不经常参加者，心血管病、糖尿病、肿瘤的患病率和病死率均明显降低。同时在重复活动过程中产生的适应性可降低发生意外伤害的风险。

建议成人每天进行中等强度的有氧耐力活动；如从事跑步等大强度锻炼，则可降低频度（如每周至少 3 次）。也可结合每天的锻炼时间而定，如每周 5 天、每天 30 分钟，1 周内累计达 150 分钟即可。

五、身体活动总量与健康效益

每周 150 分钟中等强度或 75 分钟高强度，即每周 8～10MET•h 的身体活动总量可以增强心肺功能、降低血压和血糖、增加胰岛素敏感性、改善血脂、调节内分泌系统、提高骨密度、保持或增加瘦体重、减少体内脂肪蓄积、控制不健康的体重增加等。这些作用的长期结果可以使冠心病、脑卒中、2 型糖尿病、乳腺癌和结肠癌的发病风险降低 20%～30%；也有助于延长寿命，预防高血压、骨质疏松症、肥胖症和抑郁症，增加骨密度，改善骨关节功能、缓解疼痛；对缓解健康人焦虑和抑郁症状、延缓老年人认知功能的下降也有一定帮助。身体活动量增加到每周 300 分钟中等强度或 150 分钟高强度（总量 16～20MET•h），可以获得更多的健康效益。对于高危个体的保护（如老年人），在强调坚持适中强度的同时，应鼓励其完成推荐的身体活动总量。

根据目前的科学证据，有益健康的身体活动总量为中等强度活动至少每周 5 天或高强度活动至少每周 3 天。日常生活中的身体活动包括家务劳动能降低疾病风险的有力证据还不多，但可以增加能量消耗，不仅有助于体重控制，对老年人改善健康和生活质量也有作用。交通出行有关的身体活动，如步行或骑自行车，通常可达到中等强度，具有健康效益。业余休闲时间的运动锻炼不仅具有健康效益，还可增加身体活动的乐趣。大量研究证实这类活动具有促进身心健康和预防慢性疾病的效应。

六、有益健康的身体活动推荐量

合理选择有益健康的身体活动量，应遵循以下四项原则：①动则有益、多动更好、适度量力、贵在坚持；②减少静态行为，每天保持身体活跃状态；③身体活动达到推荐量；④安全地进行身体活动。

1. 动则有益、多动更好、适度量力、贵在坚持 这四条原则是一个整体，前后呼应、互相补充，概括了促进身体活动的总体理念和原则。

（1）动则有益：平常缺乏身体活动的人，改变静态生活方式至关重要，有益身心健康、改善生活质量。出行、家务、工作及休闲当中的日常活动，每次活动时间可长可短，没有必须持续 10 分钟或 30 分钟的限定，爬几层楼梯、走几分钟路，都可以累计。对活动强度、用力程度或速度等没有严格要求，动比不动好，动多动少对身体都有益。

（2）多动更好：低强度、短时间的身体活动，如果累计起来可有益健康；但若能增加身体活动的时间、频率或强度，则可以获得更大的健康益处。不同形式的身体活动，如有氧耐力、肌肉力量练习等，对健康的作用不同，参加不同形式的身体活动，可以获得更全面的健康益处。多动是指在原来身体活动水平的基础上，适度量力地增加活动的时间、频率或强度。

（3）适度量力：身体活动的时间、频率、强度或总量，应根据每个人从事身体活动的能力和活动当时的身体状况，有度地进行选择和控制，量力而行。能力较差者可从较低水平开始，逐步增量；能力和基础好的人可选择从较高水平开始，但进一步增量应有一个渐进的过程。每次开始活动前和活动时如感觉疲劳或不适，就不要做力不从心的活动，即使既往可以完成，也要适度减量。

（4）贵在坚持：人体的各种生理功能和组织结构都有“用进废退”的特点，坚持耐力训练可以使心肌收缩力增加、动脉血管更有弹性、骨骼肌肉更强壮，而长期卧床则会使心肺功能降低、骨量减少、肌肉衰减。让机体保持工作、得到锻炼，才能保证这些生理功能和组织结构处于良好状态。养成多活动、坚持锻炼的习惯，才能获得持久的、终身的健康益处。

2．减少静态行为，每天保持身体活跃状态 静态行为定义为在清醒状态下，能量消耗小于1.5MET的活动，如坐着看视频、开会、听课、用电脑、阅读等。科学研究证据表明，即使一个人每周身体活动水平达到推荐量，但静态行为时间增加，也会增加全因死亡和心血管疾病死亡的风险。静态行为和缺乏中等强度及以上的身体活动，都是慢性病的独立危险因素，改变其中任一者，都有益健康。同时，两者又有协同作用，即在身体活动达到推荐量的同时，减少坐卧等静态行为可以使身体获得更多健康益处。

日常活动是个人身体活动总量和能量消耗的重要组成部分。在日常居家、出行和工作中，应安排尽量多地步行、上下楼和其他增加能量消耗的活动，培养和保持少静多动的生活习惯，有助于维持健康体重。短时间的中速步行、骑车和上下楼梯等达到中等强度的活动，也有锻炼心肺功能的作用。身体活跃状态是指日常生活和工作中应尽可能保持较多的身体活动，能站不坐、能动不静，不强调一定要达到中等强度，也不要求每次活动至少持续多长时间。

3．身体活动达到推荐量

（1）身体活动推荐量：身体活动推荐量是基于大人群的研究证据。多项长期随访的队列研究表明，与身体活动量低者相比，身体活动量达到一定水平者（如每周150分钟中等强度活动），其心脑血管疾病、2型糖尿病、癌症、过早死亡的发生风险明显降低。身体活动量增加到一定水平的受试者，与身体活动量达不到每周150分钟中等强度活动的对照人群相比，其体重、体脂、血压、血糖、血脂、胰岛素敏感性、骨代谢等指标处于更健康水平。

较短时间的高强度活动具有同样的健康益处；科学研究结果显示了身体活动量的剂量-反应关系，在身体活动量更高的人群中，各种慢性病的发病风险进一步降低，代谢和疾病风险因素指标进一步改善。达到每周150分钟中等强度或75分钟高强度身体活动都具有促进健康的显著效益；每周300分钟中等强度或150分钟高强度身体活动，可以获得更多健康益处。

（2）通过一定强度、形式、时间和频率的活动，使身体活动达到推荐总量。

1）活动强度：中等强度身体活动是用力但不吃力的活动，如一般成年人中速步行（4km/h）到快走（7km/h）、慢速（10km/h）到较快速（16km/h）骑行等，心率在最大心率［最大心率＝220－年龄（岁）］的55%～80%范围。如用讲话判断，中等强度活动时可以说出完整的句子，但唱歌困难。

高强度身体活动是非常用力、有些吃力的活动，如中速跑步（8km/h），心率达到85%最大心率或更高。用讲话判断，高强度活动时只能说出断续的字词，说不出完整的句子。

2）活动形式：全面的身体活动应包括专门锻炼和日常活动，既包括专门的体育运动（如跑步、游泳、跳绳），也包括日常生活活动（如骑自行车上下班、饭后步行、室内清洁卫生）。依据能量代谢分类，包括有氧耐力和无氧抗阻力等活动类型。

3）活动时间：每次身体活动持续时间可以根据个人的情况安排，可长可短。总的目标以每周为单位，累计达到推荐的中等强度或高强度身体活动时间。活动时间推荐量为每周进行150～300分钟中等强度或75～150分钟高强度有氧活动，或等量的中等强度和高强度有氧活动组合。

4）活动频率：活动频率是指每周进行中等强度和高强度身体活动的次数。

不强求每天都有中等强度或高强度有氧耐力活动，但鼓励每天有步行、骑自行车等活动。肌肉力量的锻炼推荐每周 2～3 次。有条件和能力者，每周可以进行 1～2 次强度较大、时间较长的运动锻炼，如足球、篮球、快跑、游泳、登山等。

5）活动总量：活动总量是累计的每周中等强度和高强度身体活动时间。如高强度活动时间可统一折合为两倍中等强度活动时间来计算身体活动总量。

4. 安全地进行身体活动

（1）运动伤害的风险：常见的运动伤害包括可致命的心脑血管意外和局部的肌肉关节损伤。不同的活动项目发生运动伤害的风险不同。强度高、难度大、时间长的活动风险相对高，对活动项目和技能不熟悉者风险高，对活动强度和活动量不适应者风险也高。

（2）从自己身体活动能力出发：增加身体活动的强度和活动量应遵照循序渐进的原则，从较小的增量开始，经过几周适应，再进一步加量。学习新的活动项目最好有熟练者或教练指导，从简单的动作开始，熟悉后再增加难度。选择适合个人身体活动基础和技能的项目，力所能及的身体活动量更安全。

（3）适时获得医生的指导：日常很少活动的中年人，开始规律的身体活动前，应咨询医生或运动康复等相关专业人士，对自己的健康状况和身体活动基础进行全面评估，有助于保障身体活动时的安全。从熟悉的活动项目、较低的活动强度和活动量开始，逐渐增加。运动时如果出现持续的不适反应，也要及时就医。

（4）在安全的环境下进行活动，如平整的道路、适宜的照明等。

（5）穿着适合运动的服装和鞋袜进行锻炼。

（6）其他安全注意提示：① 45 岁以上的男性和 55 岁以上的女性，应定期检查心脏健康状况；②冠心病、糖尿病、高血压、骨质疏松、骨关节病患者，在日常身体活动水平之上增加活动量时应咨询医生；③肌肉力量练习注意避免负荷过重；④大量出汗时适量补水；⑤身体有轻微不适，日常习惯的运动量感觉更吃力时，请勿勉强，应减慢速度或停止锻炼；还应根据即时的天气和身体情况调整活动量；⑥每次进行专门活动前，要有准备活动，如先活动一下关节、抻抻筋骨，然后再逐渐增加用力。

七、成年人身体活动指导

（1）每周进行 150～300 分钟中等强度或 75～150 分钟高强度有氧活动，或等量的中等强度和高强度有氧活动组合。

每周 150 分钟中等强度或 75 分钟高强度身体活动可以增强心肺功能、降低血压和血糖、提高胰岛素敏感性、增加骨密度、改善血脂、调节内分泌，有助于保持或增加瘦体重（肌肉重量）、减少体内脂肪蓄积、控制不健康的体重（即体脂肪）增加或局部堆积等。长期坚持可以使冠心病、脑卒中、2 型糖尿病、乳腺癌和结肠癌的发病风险降低 20%～30%；降低过早死亡、高血压、骨质疏松症、肥胖症和抑郁症的发生风险；对改善骨关节功能和疼痛等不适症状，缓解健康人焦虑及抑郁症状，以及延缓老年人认知功能下降也有帮助。对于身体运动素质好的个体，鼓励把每周中等强度身体活动增加到 300 分钟或高强度身体活动增加到 150 分钟，这样可以获得更多的健康益处。

有益健康的身体活动应达到中等强度。中等强度的低限定义为 3MET，接近 4km/h 中速步行。健康成年人可以依据步行速度等绝对强度指标控制身体活动强度，体弱者宜采用心率、主观用力程度分级等相对强度指标控制身体活动强度。

获得有关健康益处的中等强度活动为 3～6MET，相当于中速步行（4km/h）；不必限定每天的活动时间，只需一周累计达到推荐时间（中等强度 150 分钟）；目前的推荐常以中速步行代表中等强度，不限定每次活动的时间，也不推荐每周活动的频率。

将不同形式中等强度及以上的有氧活动时间相加，即可得到每周身体活动总量。关节柔韧性和灵活性活动、身体平衡练习等强度低，对心肺功能和代谢健康的效益有限，不计算在内。抗阻力肌肉训练作为独立形式的身体活动推荐一般也不计算在活动总量内。

不同形式有氧活动的总量，可以根据这些活动的代谢当量乘以活动时间计算。按照中等强度 3～6MET 计算，每周 150 分钟，计为 7.5～15MET•h；相对应，每周 300 分钟中等强度身体活动相当于 15～30MET•h。目前推荐的最大身体活动总量为中等强度 300 分钟或高强度 150 分钟，不是有益健康身体活动的上限量，而是基于现有证据提出的活动总量建议。

各种活动的代谢当量可以用来计算不同身体活动量及其加和。以中速步行（3MET）10 分钟作为身体活动量计量单位（千步当量），同样可以计算身体活动总量，依据不同身体活动的千步当量累计各种身体活动量，便于普及推广。

2007 年卫生部启动全民健康生活方式行动，推荐“日行一万步”，就是依据千步当量作为计算基础。每天 10 千步当量包含未达到中等强度的家务活动等（每天约 2 千步当量）。当时的身体活动推荐量基于每周 5 天的活动频率、每天 8 千步当量中等强度身体活动，相当于每周 40 千步当量（20MET•h）。实际应用中，不需要再强调每天完成固定的身体活动量，一周累计达到 40 千步当量即可达到 300 分钟中等强度（20MET•h）身体活动推荐量。

女性妊娠期间的身体活动有助于维持适度的体重增长、降低妊娠糖尿病的风险。妊娠期间推荐身体活动量可以参照普通成年人，鼓励每天进行中速步行等中等强度的活动，累计每周 150 分钟中等强度身体活动。孕前有高强度身体活动习惯的孕妇，孕期仍可以继续，但一定要注意避免影响胎盘供血的仰卧位活动和有频繁身体接触的对抗性运动项目。

（2）每周至少进行 2 天肌肉力量练习。肌肉力量练习通常由一组抗阻力活动组成，通过特定肌肉群对抗一定阻力的重复用力过程完成。阻力一般应超过日常肌肉承载的负荷才能产生足够的刺激，练习效果取决于肌肉力量负荷的大小。普通人肌肉力量活动主要针对身体的大肌肉群，包括上肢、肩、胸、背、腰、腹、臀、下肢。阻力负荷可以采用哑铃、水瓶、沙包、弹力带等健身器具，也可以是肢体和躯干自身的重量（如俯卧撑、仰卧起坐、引体向上、对空蹬腿、上台阶等）。

针对同一组肌肉，高负荷的抗阻力练习不宜连续两天进行，休息 1～2 天可以给肌肉必要的时间恢复和休养。建议的频率为每周 2～3 次，隔日进行。

肌肉关节功能随着年龄的增长而减退，中年以后，应特别注意保持肌肉力量和关节功能。肌肉和关节功能练习可以分为两类，一类为针对基本运动功能的练习，如抗阻力活动、关节柔韧性活动等；另一类为结合日常生活活动所设计的功能练习，如上下台阶、步行、前后踱步、拎抬重物、伸够高物、蹲起、坐起、弯腰、转体、踮脚伸颈望远等。设计周全的一套体操或舞蹈练习，可以包含全面的肌肉关节功能练习。关节柔韧性活动有助于维持和改善关节功能，对一些骨关节疾病也有辅助治疗作用。

（3）保持日常身体活跃，并增加活动量。相对于静态坐卧行为，日常活动指家务、工作、出行、休闲等日常生活中的各种活动，统称为与生活方式有关的身体活动。日常生活中上肢、下肢或躯干参与的身体活动，可以增加大肌肉群、心血管的负荷和能量消耗。近年的研究显示，这些活动可以降低静态行为带来的健康风险，做饭、室内保洁、擦地、吸尘、带孩子、手洗衣服、上下楼等日常活动都是有益健康的身体活动。骑车或者合理规划乘车路线，多走几步路，外出和上下班途中也能找到机会增加身体活动。利用这些机会尽量多活动，才是健康的生活方式。擦地、吸尘、骑车、步行、上下楼的活动强度都可以达到中等强度，这些活动时间可以计入每周中等强度的身体活动量。

体力负荷使人体产生疲劳，停止活动后疲劳逐渐缓解。机体经历从疲劳到恢复的过程后，会对一定体力负荷逐渐适应，体现在对这一过程的缩短和有更强的耐受疲劳能力。合理的身体活动计划应循序渐进地增加活动量、使机体能逐渐适应，运动后疲劳能够及时恢复。

平常很少活动的人、老年人、慢性病患者和有潜在疾病的个体，在开始锻炼和增加活动量之前应进行必要的健康筛查和运动能力评估，有助于降低发生运动伤害的风险。保证运动安全的基本原则包括锻炼中注意量力而行、循序渐进、有必要的保护措施，也包括学习安全注意事项、自我监测运动中的不适症状，以及发生意外时的应急处置技能等。

本章小结

重点介绍了营养与膳食基础知识，包括营养素的分类，蛋白质、脂类、碳水化合物、维生素和矿物质的分类、功能和来源，以及水和膳食纤维的功能。

阐述了合理营养和平衡膳食的重要性，以及食品安全和食物中毒。

简单介绍了保健食品的分类和功能设置；营养干预的重要性以及我国采用的主要干预措施。

重点介绍了身体活动的分类，身体活动的强度、频度、活动时间等内容，并推荐有益健康的身体活动量，以及如何对个体进行身体活动指导。

（何　丽）

思考题

1. 人体所需要的营养素包括哪些？
2. 简述脂肪酸的 4 种分类方法。
3. 简述碳水化合物的功能。
4. 简述我国采用的营养干预方法和意义。
5. 如何对个人进行身体活动指导？

第九章　心理健康管理

心理健康是健康的重要组成部分，是人在成长和发展过程中认知合理、情绪稳定、行为适当、人际和谐、适应变化的一种良好状态。对人的学习、生活、工作方方面面都有着影响，事关人生幸福。心理健康是现代人健康不可分割的重要方面。随着社会的进展，心身疾病已经广泛存在，心理健康问题不容忽视，已经引起国家的高度重视。

自党中央、国务院召开全国卫生与健康大会，印发《“健康中国 2030”规划纲要》以来，国务院印发的《关于实施健康中国行动的意见》、国务院办公厅印发的《“十四五”国民健康规划》等多个与卫生健康相关重要文件，都高度重视心理健康和精神卫生服务，推动健全社会心理健康服务体系。随着我国医疗卫生事业从“以疾病治疗为中心”向以“以预防和人民健康为中心”转变，心理健康的重要性日益凸显。在国家卫生健康委医政司重点推进的专科项目中，除了护理、康复外，还新增了心理健康领域，将精神心理问题提升到一个重要的战略性地位。

随着心理健康对健康的重要性的不断提高，心理健康管理的概念逐步确立起来。心理健康管理（mental health management）就是将健康管理学的理念运用于心理健康领域。针对个体的心理健康管理的定义为：运用健康管理学的理念，使个体能够达到和保持心理活动处于相对较高水平，达到身体、心理和社会适应完好状态的一系列活动。针对群体的心理健康管理定义为：运用健康管理学的理念，由心理健康政策的制订及实施管理者（政府及相关部门）会同心理健康技术实施者（如医生、心理咨询师、基层保健人员、社区工作者等）对全民的心理状态进行管理，以期达到全民身心健康、社会和谐稳定的一系列过程。其宗旨是调动个体和群体及整个社会的积极性，有效地利用有限的资源达到最大的心理健康效果。目的是提高个人或群体的心理健康状态、预防心理问题与疾病发生，能够达到和保持心理活动处于相对较高水平、社会适应和社会功能保持良好状态的全面过程。心理健康管理事业是利国利民、有爱心有温度的事业，无论国家层面推进，还是个人群体行动，都是积极的、放眼长远的科学发展举措。没有全民健康，就没有全面小康，国民心理素质的提高，有利于提高国民幸福指数，促进整个社会的和谐发展。

本章通过学习常见心理问题和心身疾病，提高学生对心理健康的认识，学会心理健康信息采集和心理健康风险评估，具有心理咨询和心理健康干预能力，培养其掌握心理健康管理的理论知识和实践技能。

第一节　心理健康概述

一、心理健康的概念

心理健康（mental health）是健康的必要组成部分。但到目前为止，尚没有一个全面而确切的定义。第三届国际心理卫生大会（1946 年）将心理健康定义为：“所谓心理健康是指身体、智能以及情感上，在与他人的心理健康不相矛盾的范围内，将个人心境发展为最佳状态。”显然，这一定义是指个体心理功能良好、心理活动协调一致的状态。但过分突出了个人体验，而且“最佳”状态的标准难以掌握。《简明不列颠百科全书》将心理健康解释为：“心理健康指个体心理在本身及条件许可范围内所能达到的最佳功能状态，不是十全十美的状态。”WHO于2004年在日内瓦发布的《促进心理健康：概念、证据和实践》研究报告中，把心理健康定义为由社会经济和环境因素所决定，包括实现自身潜能、能应对日常生活压力、能有成就的工作、对所属社区有贡献等状态。这修正了以往将心理健康等同于没有疾病或衰弱的理解，将心理健康视为一个关于个体幸福的积极概念。该报告还进一步提出了“心理健康促进”的概念，即为促进个体幸福而作出的努力，旨在全面提升心理健康水平，突破了传统的“治疗”，开始关注心理问题的“预防”。

综上所述，心理健康可理解为：以积极有效的心理活动，平稳、正常的心理状态面对自身和不断发展的社会环境，具有良好的适应能力和调控能力。

二、心理健康的标准

国内外心理学工作者对心理健康的判断标准提出了不同的观点，但到目前为止，还没有一个大家公认的理想标准。1951年，心理学家马斯洛（Maslow）和米特尔曼（Mittelman）提出的十项心理健康标准得到了较多认可。①有充分的安全感；②充分了解自己，并能对自己的能力做恰当的估计；③生活目标能切合实际；④与现实环境保持接触；⑤能保持个性的完整与和谐；⑥具有从经验中学习的能力；⑦能保持良好的人际关系；⑧适度的情绪发泄与控制；⑨在不违背集体意志的前提下有限度地发挥个性；⑩在不违背社会道德规范的情况下，个人的基本需求恰当满足。

我国的心理学家从适应能力、应激耐受力、自制力、意识水平、人际交往能力、心理康复能力和愉快胜于痛苦的道德感等方面阐述了心理健康的标准。主要集中在以下几点。

1. 智力正常 智力是人们观察力、注意力、想象力、思维力和实践活动能力等的综合。智力正常是人正常生活、学习、工作的最基本心理条件，是衡量人们心理健康的首要标准。凡是在智力正态分布曲线之内以及能对日常生活作出正常反应的超常智力者均属心理健康范畴。但是在智力正常的范围内，一个人智力水平的高与低，与心理健康水平并无明显相关。

2. 情绪良好 情绪良好是心理健康的核心。心理健康的人，其乐观、愉快、开朗、满意等积极情绪体验占优势，善于从生活中寻找乐趣，对生活充满希望。虽然有悲伤、忧愁、愤怒等消极情绪体验，但能善于调整不良情绪，情绪反应和现实环境相适应。

3. 人际关系和谐 和谐的人际关系是心理健康的必要条件，也是获得心理健康的重要途径。人际关系和谐表现为：①善于和他人交往，既有知己，又有广泛的朋友；②在与他人交往中能保持独立而完整的人格，有自知之明；③能客观评价别人；④交往中积极态度多于消极态度，如尊重、信任、友爱和赞赏等积极态度多于猜疑、嫉妒、畏惧和敌视等消极态度，能接受和给予关爱与友谊。

4. 适应社会环境 能否适应发展变化的社会环境是判断一个人心理是否健康的重要基础。心理健康的人，能与社会广泛接触，对社会现状有较清晰正确的认识，其心理行为能顺应社会变化的趋势，勇于改变，以达到自我实现与社会奉献的协调统一。在行为方面，行为方式与年龄特点、社会角色相一致，行为反应强度与刺激强度相一致，能面对现实，适应环境，和社会保持良好的接触，能正确地认识环境，处理好个人和环境的关系；能了解各种社会规范，自觉地运用这些规范来约束自己，使个体行为符合社会规范的要求；能动态地观察各种社会生活现象的变化，以及这些变化对自己的要求，以期更好地适应社会。

5. 人格完整和谐 心理健康的最终目标是培养健全人格。健全人格的主要标志是：①人格的各个结构要素都不存在明显的缺陷和偏差；②具有清醒的自我意识，有自知之明，能客观地评价自己，生活目标与理想切合实际；③具有积极进取的人生观和价值观，并以此有效地支配自己的心理行为；④有相对完整统一的心理特征。

第二节　常见心理问题

在人类逐步迈进现代社会的今天，一些人失去了心理的平衡和宁静。随着生活压力的不断增加，心理问题（psychological problem）作为一个全球性的问题日益凸显。目前，很难给心理问题下一个精准的定义，但其中包含了一些基本特征，包括个体感到痛苦、功能受损（如工作或人际关系受损等）、偏离社会规范和功能障碍（如幻觉）等。抑郁、焦虑、恐惧等消极情绪与强迫症、创伤后应激障碍等都是心理问题。

心理问题不同于生理疾病，它是由人内在的精神因素，准确地说是大脑中枢神经控制系统所引发的一系列问题，它会影响人的性格与情绪，改变人的世界观等。

一、抑郁、抑郁障碍与自杀

抑郁（depression）是一种消极的情绪状态，表现为情绪低落、思维迟钝，感到生活无意义、前途无望而闷闷不乐，郁郁寡欢，严重者甚至有自杀观念。人在抑郁的时候往往会出现躯体症状，比如睡眠紊乱，表现为入睡困难、早醒、睡眠浅，也有个别人表现嗜睡；食欲紊乱，表现为食欲和体重明显改变；性功能紊乱、精力下降、疲乏无力；有时是躯体不适症状，比如头痛、心慌气短、胃肠功能紊乱、尿频、尿急等。随着时间的流逝，大部分人慢慢从抑郁情绪中走出，重新步入正常的生活轨迹。如果抑郁情绪超过 2 周，影响学习、工作和生活，就需要到专业的精神科就诊和心理干预。

抑郁障碍（depressive disorder）包括破坏性心境失调障碍、重性抑郁障碍（包含重性抑郁发作）、持续性抑郁障碍（恶劣心境）、经前期烦躁障碍等。所有障碍的共同特点是存在悲哀、空虚或易激惹心境，并伴随躯体和认知改变，显著影响到个体功能。这些障碍之间的差异是病程、时间或病因。重性抑郁障碍（俗称抑郁症）是抑郁障碍的典型疾病。它的特征表现为至少 2 周抑郁情绪及认知和自主神经功能的明显变化，同时导致社交、职业或其他重要功能方面的损害。

自杀（suicide）是一种有意识地自愿结束自己生命或自我毁灭的行为，其结果可以是死亡、致残或安全抢救。从心理学角度分析，自杀者多数是由于生活或工作中遭遇困境而产生强烈的内心冲突，陷入危机状态不能自拔，难以承受或心理异常而产生的自毁行为。自杀根据其结果可以分为自杀意念、自杀未遂和自杀死亡。自杀意念（suicidal ideation）是指产生了自杀想法并开始实施自杀的过程。自杀未遂（attempted suicide）则是实施了自杀行为，但由于一些偶然因素致使自杀不成功的行为。自杀死亡（complete suicide）是指既实施了自杀的行为又导致死亡结果的自杀行为。据研究调查，每 1 人自杀，未遂者是 6～10 倍，而有自杀意念的人，即有想死念头的人又比未遂者高出几十倍。考虑到问题的严重性，自杀意念也被精神卫生专业人员高度重视。

二、焦虑、恐惧与焦虑障碍

焦虑（anxiety）是对未来的事情感到难以预期与驾驭，进而紧张不安的一种情绪状态。恐惧（fear）是一种对于客观确认的外部危险的理性反应，这种情绪能促使逃跑或发起以自我防御为目的的攻击。恐惧针对正在发生的威胁，焦虑针对即将出现的威胁。焦虑和恐惧都能引起生理唤起或者交感神经系统的反应。焦虑一般会导致适度的生理反应，而恐惧会引起较强的生理反应。焦虑时，个体感觉不安、心理紧张；而恐惧时，个体会大量出汗、呼吸急促，而且有想要逃跑的冲动。

焦虑障碍（anxiety disorder）是一组以过度恐惧和焦虑以及相关行为紊乱为特征的障碍。根据导致恐惧、焦虑或回避行为以及伴随的认知观念的物体或情境类型不同，可进行区分，举例如下。

1. 特定恐怖症（specific phobia） 指患者对特定的对象或情景产生过分的恐惧，比如害怕坐飞机、怕蛇、恐高等。患者即使意识到自己过分恐惧了，仍会尽量远离这些特定的对象或情景。

2. 社交恐惧症（social phobia） 指患者对可能需要面对或接触陌生人的社交场合表现出稳定的、不切实际的恐惧。

3. 惊恐障碍（panic disorder） 指反复出现的不可预测的惊恐发作并担心再次发作。一次惊恐发作是突然发生的强烈的恐惧或强烈的不适感，并在几分钟内达到高峰，发作同时伴随至少四种其他症状。其中生理症状包括呼吸困难、心悸、恶心、反胃、胸痛、胸闷、眩晕、头昏眼花、冒汗、发冷、发热以及发抖。惊恐发作过程中还可能会出现人格解体（感觉自己不再属于自己的身体）、现实感丧失（感觉世界不是真实存在的）、害怕失控、害怕变疯，甚至出现濒死感。

4. 广场恐怖症（agoraphobia） 指个体对某些情境感到焦虑，在这些情境中，如果焦虑症状出现，患者会感到很难堪，或无力逃脱。常令患者恐惧的情境包括人群、拥挤的场所，如超市、商场等。某些难以逃离的情景也会令患者感到恐惧，比如火车、桥梁和长途汽车。很多患有广场恐怖症的人几乎不能离开他们的住所；有些人即使能离开，也会感到很痛苦。

5. 广泛性焦虑症（generalized anxiety disorder） 指个体对于诸多事件或活动产生的过度的焦虑和担心。紧张度、持续时间或焦虑和担心出现的频率都与现实可能性或预期事件的冲击不成比例。

三、强迫及相关障碍

强迫及相关障碍包括强迫症、躯体变形障碍、囤积障碍、抓痕障碍等。

强迫症（obsessive-compulsive disorder，OCD）以存在强迫思维和/或强迫行为为特征。强迫思维（obsessional thought）是反复的和持续的想法、冲动、表象，它被感受为侵入性和不需要的；强迫行为（compulsion）是反复的行为或精神活动，个体感到受驱使而对强迫思维作出反应，或必须非常机械地遵守规则。一些其他的强迫及相关障碍也是以先占观念，以及作为对先占观念的反应的重复行为或精神活动为特征。

其他强迫及相关障碍的特点主要是反复发生的聚焦于躯体的重复性行为（例如，拔毛、皮肤搔抓）和反复试图减少这些行为。

四、创伤后应激障碍和急性应激障碍

创伤后应激障碍（post-traumatic stress disorder，PTSD）的基本特征是个体在接触或经历一个或多个创伤性事件一个月之后所发展出的特征性症状，包括：①创伤性事件的侵入性再体验。②回避与事件相关的刺激。③创伤后心境和认知的负性改变。④增加的唤醒度和反应性。⑤环境或自身真实感的改变及创伤事件的遗忘。生命受到威胁或严重伤害、遭遇强奸、严重的自然灾害时都可能会发生创伤后应激障碍。

急性应激障碍（acute stress disorder）的基本特征是在接触一个或多个创伤性事件之后的3天到一个月之间发展出的特征性（侵入性、回避、负性心境、回避、唤起和分离）症状。

五、躯体症状及相关障碍

躯体症状及相关障碍（somatic symptom and related disorder）的一个普遍特征是与显著痛苦和损害有关的突出的躯体症状，即主要聚焦于对躯体的担忧，包括躯体症状障碍、疾病焦虑障碍、游离转换障碍(功能性神经症状障碍)等。此类个体初始就诊主要在躯体诊疗场所而非精神心理诊疗场所。

1. 躯体症状障碍(somatic symptom disorder) 个体存在1个或多个的躯体症状，使个体感到痛苦或导致其日常生活受到显著破坏，同时存在与躯体症状相关的过度的想法、感觉或行为，或与健康相关的过度担心。

2. 疾病焦虑障碍(illness anxiety disorder) 个体认为自己患有或即将患有严重的、未被诊断的躯体疾病的先占观念。不存在躯体症状或存在轻度症状，无法解释个体担忧的严重躯体疾病。个体沉湎于自己有病，并伴有显著的健康和疾病方面的焦虑。医生的保证和症状的减轻通常不能缓解个体的担忧，反而加重担忧。对疾病的担忧在个体生命中占据了突出的位置，影响其日常活动，并可能导致失能。疾病变成个体身份和自我形象的中心特征、社交活动的主题，以及对应激性生活事件的特有反应。个体有过度的与健康相关的行为(例如，反复检查躯体疾病的体征)或表现出适应不良的回避(例如，回避医生与医院)。

3. 游离转换障碍(功能性神经症状障碍)(conversion disorder or functional neurological symptom disorder) 个体存在1个或多个自主运动或感觉功能改变的症状。临床检查结果提供了其症状与公认的神经疾病或躯体疾病之间不一致的证据。其症状或缺陷不能用其他躯体疾病或精神障碍来更好地解释。

在转换障碍中，可能存在一种或更多不同类型的症状。运动症状包括：无力或麻痹；异常运动，例如，震颤或肌张力障碍的运动；步态异常；以及异常的肢体姿势。感觉症状包括改变、减弱或失去皮肤触觉、视觉或听觉。异常的广泛性肢体颤抖发作，伴有明显的意识损害或丧失的发作，可能类似于癫痫性惊厥(也称心因性或非癫痫性惊厥)。可能有无应答发作，类似晕厥或昏迷。其他症状包括声音音量减小或无声(发声困难 / 失声)、清晰度改变(构音困难)、咽喉部异物感以及复视。

六、进 食 障 碍

进食障碍(eating disorder)以进食或进食相关行为的持续性紊乱为特征，导致食物消耗或吸收的改变，并显著损害躯体健康或心理社交功能，包括神经性厌食、神经性贪食及暴食障碍等。

1. 神经性厌食(anorexia nervosa) 神经性厌食有三个基本特征：①持续的能量摄取限制；②强烈害怕体重增加或变胖，或持续地妨碍体重增加的行为；③对自我的体重或体型产生感知紊乱。个体保持体重低于相对年龄、性别、发育轨迹和躯体健康而言的正常水平的最低值。

2. 神经性贪食(bulimia nervosa) 神经性贪食有三个基本特征：①反复发作的暴食；②反复的不恰当的代偿行为以预防体重增加；③自我评价受到体型和体重的过度影响。

3. 暴食障碍(binge-eating disorder) 暴食障碍的基本特征是反复发作的暴食，必须在3个月内平均每周至少1次。一次“暴食发作”定义为在一段固定的时间内进食，食物量绝对大于大多数人在相似时间段内和相似场合下的进食量。

七、失　　眠

睡眠具有恢复精力、体力的功能，可以帮助个体完成清醒时尚未结束的心理活动。失眠(insomnia)的基本特征是个体入睡困难或睡眠维持困难导致对睡眠数量或质量的不满意，严重者可伴随社交、职业或其他重要领域的功能损害。失眠往往表现为：入睡困难；睡眠维持困难；早醒、醒后无法再入睡；睡眠过后精力没有恢复，疲劳感、不安、无精打采、反应迟缓、注意力不集中等。

失眠是由心理、生理、精神疾病、躯体和环境等多种因素导致的睡眠紊乱。失眠作为一种常见心身问题，引起其存在的具体原因有：①心理因素，如对失眠的恐惧心理，升学就业、家庭婚姻、子女教育等问题，重大事件造成的创伤心理等；②生理因素，如通宵上网、倒班、时差等；③精神因素，如焦虑障碍、抑郁障碍、人格障碍等；④躯体因素，如疼痛、呼吸系统疾病、心血管系统疾病等；⑤环境因素，如噪声或光照等；⑥物质使用，如药物、食物（茶、咖啡、酒等）的使用。

八、人格障碍

人格障碍（personality disorder）是指明显偏离了个体文化背景预期的内心体验和行为的持久模式，是泛化的和缺乏弹性的，起病于青少年或成年早期，随着时间的推移逐渐变得稳定，并导致个体的痛苦或损害。按照ICD-11分类如下：

1. 特定人格障碍（specific personality disorders）　这个分类包括多种特定的人格障碍类型，如边缘型人格障碍、分离性人格障碍、避免性人格障碍等。每种类型都有其独特的特征和症状。

2. 不稳定人格障碍（Borderline Personality Disorder，或称边缘型人格障碍）　这是一种特定的人格障碍，通常表现为情感不稳定、自我认同问题、恶劣的冲动行为和关系问题。

3. 人格障碍的其他分类（Other Personality Disorders）　这一类别包括其他类型的人格障碍，如不具有特定名称的人格障碍，但它们也有独特的特征和症状。

4. 危险性人格障碍（Dissocial Personality Disorder，或称反社会人格障碍）　这是一种独立的人格障碍分类，通常表现为不顾他人权益、缺乏良知和行为不符合社会规范。

九、精神病性障碍

精神病性障碍（psychotic disorder）包括一系列障碍，如精神分裂症等。确定精神病性障碍的关键特征包括妄想、幻觉、思维（言语）紊乱、明显紊乱或异常的运动行为（包括紧张症），以及阴性症状。

1. 妄想（delusion）　是固定不变的信念，即便存在与其信念相冲突的证据。妄想的内容可包括各种主题（例如被害的、关系的、躯体的、夸大的）。被害妄想（例如，相信自己将要被他人、组织或其他群体伤害、羞辱等）是最常见的。关系妄想（例如，相信某个姿势、评论、环境因素等是直接针对他的）也是常见的。夸大妄想（例如，个体相信他或她有超乎寻常的能力、财富或名声）和钟情妄想（例如，个体错误地相信另一个人钟情于他或她）也能见到。虚无妄想包括确信一个重大灾难将要发生，而躯体妄想是聚焦于有关健康和器官功能的先占观念。

妄想是古怪的，明显是不真实的或不能被相同文化中的个体理解，也并非来源于日常生活经验。比如个体相信一个外部力量把他的内脏换成了其他人的内脏，而没有留下任何伤疤。比如个体相信自己的思想被一个外部力量删除了（思想被撤走），被植入了别的思想（思想被插入），他的躯体或行动被外部力量控制了（被控制妄想）等。

2. 幻觉（hallucination）　是当没有实际的外部刺激存在时，类似感觉的体验。这种感觉清晰又生动，具备正常感觉所有的一切因素，并不受自主控制。幻觉可以发生在任何感觉形式上，但在精神分裂症及相关障碍中，幻听是最常见的。幻觉必须出现在清醒的知觉状态下；在即将入睡（临睡前）或即将醒来（觉醒前）时出现的幻觉，被认为是正常的体验。

3. 思维（言语）紊乱/思维形式障碍（disorganized thinking and thought form disorder）　通常从个体的言语中推断出来。个体可能从一个话题跳转到另一个话题（思维脱轨或联想松弛）。对问题的回答可能是不大相关或完全不相关的（接触性思维脱轨）。个体的言语可能严重紊乱、毫无逻辑，以至于完全无法理解其含义，类似感觉性失语（语无伦次或“词的杂拌”）。

4. 明显紊乱或异常的运动行为(包括紧张症)(grossly disorganized or abnormal motor behavior including catatonia) 可能表现为各种方式，从儿童式的“荒唐”到无法预测的激越。个体在任何目标导向的行为中都可能出现问题，导致日常生活的困难。紧张症行为是对环境反应的显著减少。这包括对抗指令(违拗症)，保持一个僵硬、古怪的姿态，和完全缺乏言语和运动反应(缄默症和木僵)。它也包括无明显诱因时无目的的过多的运动行为(紧张性兴奋)。其他特征表现为刻板运动、凝视、扮鬼脸、木僵和学舌。

5. 阴性症状(negative symptom) 占精神分裂症发病率相当大的一部分，但在其他精神病性障碍中并不显著。如情感表达减少包括面部表情、目光接触、讲话语调(韵律)的减少，以及通常在言语时用作加强语气的手部、头部和面部动作的减少。意志减退是积极的自发的有目的的活动的减少。个体可能坐很长时间，对参与工作或社交活动几乎没有兴趣。其他阴性症状包括语言贫乏、快感缺失和社交减少。语言贫乏表现在言语表达减少。快感缺失表现为对正性刺激缺少愉快体验和回忆过往愉快经历时愉悦性的减少。社交减少是指明显缺乏社交兴趣，可能与意志减退有关，也可能是社交机会少。

第三节 心身疾病

一、心身疾病的概念

心身疾病(psychosomatic disease)或称心理生理疾病(psychophysiological disease)，是指心理社会因素在疾病的发生、发展、防治和预后的过程中起重要作用的躯体器质性疾病。疾病发展过程是从量变到质变的过程。从机体的反应到功能和器质性改变，可以将心身疾病分为三大类。

1. 心身反应(psychosomatic reaction) 由精神性刺激引起的多种躯体反应，当刺激除去，反应也就恢复。例如，恐惧引起的心率加快、呼吸急促和出汗等。

2. 心身障碍(psychosomatic disorder) 由精神刺激引起的躯体功能性改变，但没有器质性变化。例如偏头痛、过度换气综合征、神经性呕吐、神经性尿频等。这类疾病属功能性病变，但亦有躯体症状和一定的病理改变。

3. 心身疾病(psychosomatic disease) 由精神刺激引起的躯体器质性病变，例如消化性溃疡、原发性高血压、冠心病、过敏性结肠炎和糖尿病等多种常见的躯体疾病。一般将心身疾病和心身障碍混合使用，因为这种区分在理论上易理解，但实践中难以明确界定。自从 ICD-10 建议用“disorder”取代“disease”以来，上述分类就没有实际意义。按现在的疾病分类系统已无心身疾病、心身障碍的提法，但实际上仍有使用。

二、心身疾病的特点

心身疾病的特点包括以下几个方面：①心身疾病必须具有躯体症状和与躯体症状相关的体征；②心身疾病的发病原因应是社会心理因素或主要是社会心理因素；③心身疾病通常涉及自主神经系统所支配的系统或器官；④同样性质、同样强度的社会心理因素影响，对一般人只引起正常范围内的生理反应，而对心身疾病易患者或已患有心身疾病者则可引起病理生理改变；⑤遗传和个性特征与心身疾病的发生有一定的关系，不同个性特征的人易患某一“靶器官”的心身疾病；⑥有些患者可提供较准确的社会心理因素的致病过程，而大部分患者不了解社会心理因素在发病过程中的作用，但能感到某种心理因素会加重自己的病情。

三、心身疾病的诊断要点

心身疾病种类繁多，病情复杂，要对心身疾病作出正确的诊断，除了把握心身疾病的特点和按程序进行外，还要掌握下面三个方面的诊断要点。

1. 躯体症状为主 有器质性病理改变或已知的病理生理过程。

2. 存在心理社会因素 疾病的发生、发展、转归和预后均与心理社会因素有关，特别是疾病症状发作与心理社会应激在时间上有密切的联系。

3. 排除精神心理问题 精神心理问题以心理症状为主，无器质性病变或病理生理过程，只表现为功能障碍，即使有临床症状也常常涉及多系统多器官且反复易变。

四、心身疾病的影响因素

（一）心理因素是引发心身疾病的关键因素

从心身疾病的角度来说，心理因素在疾病的发生和发展过程中起着重要的作用。如某种人格特征、不良的情绪、压力、心理冲突等心理因素容易诱发生理因素改变，导致机体的生理功能持续紊乱、组织损害和器质性躯体疾病。

（二）生理或躯体因素是影响心身疾病的重要因素

1. 生理基础是某些心身疾病的发病基础 生理基础是心身疾病的发病基础，不良的外界心理刺激，尤其是引起人们产生损失感和不安全感的心理刺激最易导致机体的生理反应。例如在一些重大灾难（地震、洪水、战祸、灾荒等波及大量人口的刺激）过后，仅少数人患心身疾病，而且所患疾病并不相同，其原因除了个体的人格特征和行为方式，主要取决于患者原有生理特点的差异。如在溃疡发病过程中，胃蛋白酶的增高起重要作用，由于它消化了胃黏膜而造成溃疡。患者在患病前，其蛋白酶的前体——胃蛋白酶原的原有水平就已经比普通人高，具有这一特征的多数人并不发病，但由于外界心理刺激对其起着“扳机”作用，才导致溃疡病的产生。

2. 躯体疾病可以诱发或加重心身疾病 躯体疾病是重要的心理致病因素，可以通过患者的心理变化、情绪反应产生明显的病态心理反应，诱发或加重心身疾病。

每个人在患病后，由于疾病、对疾病的认识、个人的心理特征和所处的社会生活环境等不同而产生不同的心理反应。

（1）抑郁：患病时因为失去健康、器官组织或社会功能的丧失而产生抑郁情绪。

（2）焦虑：患病后，由于对疾病的担心，对病因、转归、预后不明确，可导致与疾病有关的焦虑。

（3）孤独感：患病后离开熟悉环境，在医院这种陌生环境中接触陌生的人，本身就会产生孤独感。

（4）被动依赖：由于抑郁、焦虑以及孤独感，患者容易产生一种被动依赖的心理状态以获得家庭、社会、亲朋好友的关心和支持。

（5）否认：有的患者不愿承认自己患病的事实。尤其是对肿瘤等预后不良的疾病，否认心理更为常见，这往往会贻误病情。

躯体疾病与心理问题的关系大致有 4 种：①心理问题导致的躯体疾病，即心身疾病；②躯体疾病作为负性生活事件导致心理障碍；③躯体疾病产生器质性和症状性精神障碍；④躯体疾病与心理疾病在患者身上同时出现。

第四节 心理健康管理与心理咨询、干预技术

一、心理健康管理的步骤

1. 心理健康信息采集 收集服务对象的个人心理健康信息，建立心理健康档案。

2. 心理健康风险评估 通过构建心理健康档案，定期对服务对象的心理健康情况进行评估，实施压力监控及压力预警，界定心理健康风险状况。

3. 心理健康干预 依据心理健康风险评估结果，开展个性化的心理健康干预，如推荐个性化的教育培训、互动交流、自助调适和心理咨询服务，通过积极参与、主动互动，维护和提高身心健康。

二、心理健康管理的方法

（一）心理健康信息收集和评估

在心理健康管理中，心理健康信息的收集和评估往往同时进行。

1. 心理健康评估的目的 作为心理健康管理的重要组成部分，心理健康评估的主要目的是对受评估者在疾病发展过程中的心理活动进行评估，以了解其在自我概念、认知水平、情绪与情感等方面现存的或潜在的健康问题，及其压力源、压力反应与应对方式，以制订有针对性的健康管理计划。

2. 心理健康评估的方法 一般而言，心理健康评估的方法包含会谈法、观察法、心理测验法等。

（1）会谈法：会谈为发生在健康管理者和服务对象间有目的的沟通过程，分为正式会谈和非正式会谈两种。①正式会谈：是指事先通知对方，按照预定的访谈提纲有目的、有计划、有步骤的交谈。②非正式会谈：为日常生活或工作中个体间的自然交谈。会谈法是心理评估最基本的方法，通过会谈可使交谈双方建立相互合作和信任的关系，以及获得患者对其心理状况和问题的自我描述。

（2）观察法：观察法是指评估者直接观察和记录患者的行为与表情，从而获得心理健康资料的方法。①自然观察：是指在自然条件下，根据观察目的及观察者的经验对患者心理活动外在表现进行观察，同时需具备较为深刻的洞察力。②控制观察：又称为实验观察。是指在特殊实验环境下观察个体对特定刺激的反应，需预先设计并按既定程序进行，每一个体都接受同样的刺激。因实验条件、实验环境和程序中的人为因素，以及受试者意识到正在接受试验，可能会干扰实验结果的客观性。因此，心理评估以自然观察法为宜。

（3）心理测验法：心理测验是心理评估常用的标准化手段之一，所得到的结果亦较为客观和科学。①心理测量法：指在标准情形下，采用统一的测量手段如器材，测试患者对测量项目所作出的行为反应的方法。通过测量可了解患者心理活动的规律和特征。心理测量是心理评估最重要的内容之一。②量表测量法：指用一套预先已标准化的测试项目（量表）来测量某种心理品质。按测试项目的编排方式可将量表分为二择一量表、数字等级量表、描述评定量表、Likert 评定量表、检核表、语义量表及视觉类似物量表等 7 种。量表的基本形式包括自评和他评：自评可较真实地反映患者内心的主观体验；他评则是评定者对被评者心理反应的客观评定。

（4）医学检测法：医学检测法包括对患者进行的体格检查及各类实验室检查，如测量体温、脉搏、呼吸、血压，测定血肾上腺皮质激素浓度等。检测结果可为心理评估提供客观资料。

（5）问卷法：在许多情况下，为了使调查不至于遗漏重要内容，往往事先设计调查表或问卷，列好等级答案，当面或通过邮寄供被调查者填写，然后收集问卷对其内容逐条进行分析等级记录并进行研究。问卷调查的质量取决于研究者事先对问题的性质、内容、目的和要求的明确程度，也取决于问卷内容设计的技巧性以及被试者的合作程度。

3．常用心理健康评估量表

（1）人格测试量表

1）明尼苏达多相人格测验（MMPI）：由美国明尼苏达大学的心理学家哈撒韦（Hathaway）和精神科医生麦金利（McKinley）于 1940 年编制而成。可用于测试正常人的人格类型，也可以用于区分正常人和精神疾病患者，适用于 16 岁以上城市和农村人口，共 566 题，包含 10 个临床量表和 4 个效度量表。

2）卡特尔十六种人格因素测验（16PF）：十六种人格因素问卷是美国伊利诺伊州立大学人格及能力测验研究所卡特尔教授编制的用于人格检测的一种问卷。适用于 16 岁以上的青年和成人，现有 5 种版本：A、B 本为全版本，各有 187 个项目；C、D 本为缩减本，各有 106 个项目；E 本适用于文化水平较低的被试者，有 128 个项目。

3）艾森克人格问卷（EPQ）：艾森克人格问卷是由英国心理学家 H.J. 艾森克于 1940 年编制的一种自陈量表。分为成人问卷和儿童问卷两种格式。包括 4 个分量表：内外倾向量表（E）、情绪性量表（N）、心理变态量表（P，又称精神质）和效度量表（L）。

（2）情绪与症状评定量表

1）90 项症状清单（SCL-90）：90 项症状清单是美国心理学家德若伽提斯（L.R.Derogatis）于 1975 年编制的，又名症状自评量表。该量表共有 90 个项目，包含较广泛的精神病症状学内容，从感觉、情感、思维、意识、行为直至生活习惯、人际关系、饮食睡眠等，均有涉及，并采用 10 个因子分别反映 10 方面的心理症状情况。

2）抑郁自评量表（SDS）：抑郁自评量表是由美国杜克大学华裔教授 W.K.Zung 于 1965 年编制的。该表含有 20 个项目，每个项目按症状出现的频度分为 4 级评分。适用于具有抑郁症状的成年人，包括门诊及住院患者，主要用于疗效评估，不能用于诊断。

3）焦虑自评量表（SAS）：焦虑自评量表是由 W.K.Zung 教授于 1971 年编制的。该表含有 20 个项目，每个项目按症状出现的频度分为 4 级评分。适用于具有焦虑症状的成年人，包括门诊及住院患者，主要用于疗效评估，不能用于诊断。

（3）应激相关量表

1）生活事件量表（Life Events Scale，LES）："生活事件量表"是对被试者的应激状态进行定性和定量评定的自评量表。该量表由 48 条常见的生活事件组成，包括 28 条家庭生活方面、13 条工作学习方面和 7 条社交及其他方面的事件。另外有 2 条空白项目供被试者填写经历过而表中未列出的事件。被试者根据主试者的要求，记录某一时间范围内（通常为一年内）的事件。由被试者根据自身的实际感受，而不是按常理或伦理观念，去判断其所经历过的事件对本人来说是好事或是坏事，以及影响的程度和持续的时间。影响程度分为 5 级，从毫无影响到影响极重分别记 0、1、2、3、4 分。影响持续时间分三个月内、半年内、一年内、一年以上共 4 个等级，分别记 1、2、3、4 分。生活事件刺激量越高，反映被试者承受的精神压力越大。负性事件刺激量的分值越高对心身健康的影响越大；正性事件的意义尚待进一步的研究。

2）领悟社会支持量表：由兹梅特（Zimet）等编制的领悟社会支持量表（Perceived Social Support Scale，PSSS）包含 12 个自评项目，包括家庭支持、朋友支持和其他支持三类。每个条目均采用七级计分法，即分为极不同意、很不同意、稍不同意、中立、同意、很同意、极同意七个级别。PSSS 测定个体领悟到的来自各种社会支持的支持程度，并以总分反映个体拥有或感受到的社会支持总程度。总分越高，反映被试者拥有或感受的社会支持越多。

4. 心理健康评估的注意事项

(1)重视心理评估在健康评估中的意义：心理评估的资料对于制订个性化的健康管理措施十分重要。如对患者认知水平的评估，有利于指导医师选择合适的健康教育方式；评估患者的情感与情绪，可明确患者是否处于良好的心理状态等。因此，心理评估应及时、全面和准确，切不可因强调生理评估而被忽略或流于形式。

(2)以患者目前的心理状态为重点，与生理评估同时进行：在心理评估过程中，应着重患者目前的心理状况。心理评估亦不应与生理评估截然分开，评估者可在进行生理评估的同时，通过观察患者的语言和行为，收集其心理活动的资料。

(3)注意主观和客观资料的比较：评估者应通过同时收集主、客观资料并进行比较来推论患者的心理功能。如评估患者有无焦虑时，评估者不能仅依据其"我感到最近容易紧张、着急"的主诉即下结论，应综合观察到颤抖、快语、面色潮红等与焦虑有关的生理反应行为再进行判断。

(4)避免评估者的态度、观念、偏见对评估结果造成影响：较之生理评估，心理评估具有较强的主观性，其结果易受到评估者的态度、观念和偏见等的影响。此外，心理评估方法和技巧尚处于探索和发展中，远不如生理评估成熟和易于掌握。因此，在对患者做心理评估时应特别注意所选评估手段的针对性和有效性，充分考虑到被评估者的个体差异，尽量避免评估者自身的偏见，只有这样，才能作出有价值的评估。

(二)心理健康干预

1. 个体自我调节

(1)情绪调节：情绪调节的方法包括：①对积极情绪的调节，主要是增加生活中出现的积极情绪。包括：通过感受提高积极情绪；通过认知提高积极情绪；通过行为提高积极情绪；通过人际关系提高积极情绪。②对消极情绪的调节，主要是降低消极情绪。需要注意的是，对消极情绪的调节是降低而不是消除，并且降低的是不适当的消极情绪，而不是所有的消极情绪。因此，面对消极情绪，应承认它的存在，并用适宜的方式将它引向正确的方向。包括：反驳消极认知；转移注意力；宣泄；改变情境因素；发现意义；改变应对方式，如接受心理教育、心理指导、心理治疗，必要时在心理医生的指导下服用适度的药物辅助治疗等。

(2)调整自我：包括正确自我认知和提高自我两部分。其中正确自我认知的方法包括：①悦纳自己，培养自信心；②建立合理的自我期望，提高抗压能力。提高自我的方法包括：①要培养健全的性格、健康的心理和体魄，例如尽可能地增加受教育的机会；提高自身知识水平的深度和广度；提高认知能力、判断能力和洞察力；增强处理各种信息的能力；养成良好的个人生活习惯；注意加强身体锻炼，多参加体育活动；②有目的地丰富个人生活经历；③保持良好的情绪；④个人主观意识的自我调节，例如呼吸静思法、想象放松法、自我反省法、自我激励法等。

2. 心理健康教育(mental health education)　是根据人们心理活动的规律，采取各种教育方法与措施，调动受教育者的一切内外积极因素，维护其心理健康，培养其良好的心理素质，以促进其整体素质提高的教育活动。

心理健康教育是心理健康管理的重要实施手段。心理健康教育的目的是消除或减轻影响心理健康的危险因素，预防心理疾病，促进心理健康和提高生活质量。其基本过程是在对特定个体、群体心理健康相关问题分析的基础上，确定有针对性的心理健康教育内容和方法，从而有计划、有步骤地实施干预活动，最后评估干预活动效果的一系列活动过程。

3. 心理健康促进(mental health promotion)　是把心理健康教育和有关组织、政治和经济干预结合起来，促使个体心理行为和环境的改变，从而改善和保护人们身心健康的一种综合策略。

心理健康促进是心理健康管理的重要组成部分。心理健康促进的主要活动领域包括：建立促进心理健康的公共政策；创造支持的环境；强化社区行动；发展个人技能；调整卫生服务方向。

基于心理健康促进的概念和活动领域，可以将心理健康促进的基本策略分为倡导、赋权、协调和社会动员。

4. 专业心理干预

（1）心理干预概述

1）心理干预、心理咨询、心理治疗的概念

心理干预（psychological intervention）指在心理学理论指导下对个体的心理活动、个性特征或行为问题有步骤、有计划地施加影响，使之向预期目标变化的过程。

心理咨询（psychological counseling）是咨询者运用心理学的理论和技术，通过专业的咨访关系，协助合适的来访者依靠自己探索来解决其各种心理问题以增进身心健康、提高个体适应能力、促进个人的成长与发展以及潜能得以发挥的过程。

心理治疗（psychotherapy）也称为精神治疗。一般认为，以医学心理学的原理和各种理论体系为指导，以良好的医患关系为桥梁，应用各种心理学技术和方法，经过一定的程序，改善被治疗者的心理条件与行为，增强抗病能力，重新调整与保持个体与环境之间的平衡。

2）心理咨询和心理治疗的异同点：心理咨询与心理治疗的概念是经常被各种文献和教科书使用的概念，临床心理学者也有不同观点。有人认为可以清楚地在两者之间作出区分，因为心理治疗代表着一种针对心理障碍较严重患者的更深入的治疗方法；另一些人则坚持认为心理咨询师与心理治疗师从事的工作基本一致，运用着相同的理论和技术，只不过是因他们所供职的机构的要求而使用不同的名称而已。《中华人民共和国精神卫生法》对心理咨询与心理治疗分别作出了不同的规定，所以有必要将两者加以区分。通过阅读文献结合专家的看法，将心理咨询与心理治疗的异同点分述如下。

心理咨询与心理治疗的相似点：①心理咨询和心理治疗的整个过程都注重建立和维持施助者与受助者之间良好的人际关系，都认为这是帮助受助者改变和成长的必要条件。②在工作目的上，二者是相似的，都希望通过施助者和受助者之间的互动，达到使受助者改变和成长的目的。③二者进行工作的对象常常是相似的。例如：心理咨询师与心理治疗师都可能会面对因人际关系问题、情绪障碍、婚姻问题而来寻求帮助的来访者。④两者所遵循的指导理论和采用的方法技术常常是同源的。例如：心理动力学取向的心理咨询师与心理治疗师对来访者开展工作时，从理论到技术应该是一样的，并不存在本质区别。

心理咨询与心理治疗的不同之处：①工作的对象不同：心理咨询的工作对象主要是正常人、心理问题较轻或已康复的患者；心理治疗则主要是针对症状较重或有心理障碍的患者。②处理的问题不同：心理咨询所着重处理的是正常人所遇到的各种问题，主要问题有日常生活中人际关系的问题、职业选择方面的问题、教育求学过程中的问题、恋爱婚姻方面的问题、子女教育方面的问题等；心理治疗的适应范围则往往是某些创伤及应激相关障碍、抑郁障碍、躯体症状及相关障碍、康复中的精神病性障碍患者等。③所需的时间不同：心理咨询所需的时间较短，一般咨询为一次至数次，少数可达十几次；而心理治疗则往往费时较长，常需数次、数十次不等，有的需要数年方可完成。④涉及意识的深度不同：心理咨询涉及的意识深度较浅，大多在意识层面进行，更重视其教育性、支持性、指导性工作，焦点在于找出存在于来访者自身的内在因素，并使之得到发展，或在对现状进行分析的基础上促进其成长；而心理治疗会触及无意识层面的心理病灶，重点在于患者的人格。⑤目标不同：心理咨询是更为直接地针对某些有限的、具体的目标而进行的工作，其目标往往比较直接、明确；而心理治疗的目标往往是着眼于症状的改善、行为矫正并聚集于人格结构方面的工作。⑥工作场所不同：心理咨询的工作场所相当广泛，包括门诊、学校、社区、职业培训部门等；心理治疗工作主要在医疗环境或私人诊所进行。⑦称谓不同：在心理咨询过程中，帮助者被称为咨询师（counselor），来访者被称为来访者或咨客（client）；在心理治疗过程中，帮助者被称为治疗师（therapist），来访者则多被称为病人或患者（patient）。

心理咨询与心理治疗的异同一直是许多人争论的问题。然而，随着现代社会的发展、生活节奏的加快等各种原因，越来越多的人倾向于两者并没有本质不同的观点。

（2）心理干预的原则：心理干预必须遵循一定的原则，才有可能达到预定目标。

1）和谐性：被干预者、专业人员、干预方法、环境之间必须相互和谐，即被干预者由适合的专业人员以恰当的干预方法在适当的环境进行干预，这种干预是有效的，能达到目标的。若被干预者在接受心理干预之前或同时接受其他干预，还应注意心理干预与其他干预的配合方法、介入时机、和谐性等。

2）针对性：是心理干预取得效果的保证。专业人员应根据被干预者的心理状态、人格特征、背景情况（包括年龄、性别、文化程度、家庭情况及社会文化背景等），诊断病情存在的具体问题（包括心理与身体问题、行为或社会适应问题等）选择最适合的一种或数种心理干预。

3）计划性：心理干预应根据被干预者的具体情况，选用、设定干预的程序，包括采用的具体手段、步骤、时间、作业、疗程及目标等，并预测干预过程中可能出现的各种变化和将要采取的对策。在干预过程中，应详细记录各种情况和进展，形成完整的病案资料。

4）灵活性：在心理干预的过程中，专业人员要密切观察被干预者的心身变化，灵活地根据新的情况变更干预方法和程序，同时，还要注意被干预者病情的特点、各种社会文化和自然环境因素对干预过程的影响，针对不同的个体或同一个体在不同的情况下，灵活地应用各种行之有效的干预方法。

5）保密性：心理干预可能会涉及个人隐私，在心理干预工作中必须坚持保密的原则，除符合法律规定的证明外，咨询师或治疗师不得将被干预者的具体材料泄露给任何个人或机构。即便在学术活动或教学等工作需要引用时，也应隐去其真实姓名。这也是从业道德的一部分内容。

6）综合性：人类疾病往往是各种生物、心理、社会、自然环境因素共同作用的结果。进行心理干预时，应综合考虑是否同时结合其他能增加疗效的方法和手段，如整合多种心理治疗、药物、食疗、运动、理疗等措施，遇到本专业无法完全解决的问题时，应考虑寻求其他帮助，共同诊治。

7）中立性：心理干预的目标是帮助被治疗者自我成长，恢复自立和健康。在心理干预的过程中，治疗师应始终保持“中立”，不能替被干预者作出任何选择或决定。如被干预者往往会问“我应该跳槽吗？”“我应该离婚吗？”这些都应由被干预者自己作出选择与决定。

8）回避性：心理干预过程中，专业人员与被干预者之间的交谈是非常深入的，往往涉及个人的隐私，而专业人员必须保持中立，这些在亲朋好友或熟人中都难以做到，故一般回避为亲友或熟人进行心理干预。

（3）经典心理干预技术

1）精神分析性心理治疗：精神分析性心理治疗（psychoanalytic psychotherapy）属于精神分析（psychoanalysis）学派，又称为心理动力性心理治疗（psychodynamic psychotherapy），至今仍是西方心理学主要流派的心理治疗之一，由奥地利精神病学家弗洛伊德（Freud）于 19 世纪末创立。根据精神动力学的观点，保存在潜意识中早年心理经历的冲突在一定条件下（心理条件、社会环境等）可转化为多方面的精神症状和躯体症状（心身症状）。对此，应用精神分析性心理治疗的方法和技术，通过帮助患者将早年压抑在潜意识中的心理冲突，主要是精神创伤和焦虑情绪体验挖掘出来，在意识层面进行分析和澄清，可使患者重新认识，改变原有的心理行为模式，达到消除症状的目的。

2）认知疗法：认知疗法（cognitive therapy）是以改变患者对事物的认知为主要目标的心理治疗的总称。国外将其定义为一种强调认识和改变负性思维和适应不良信念的内省疗法。产生于 20 世纪 60～70 年代，埃利斯（Ellis）、贝克（Beck）和梅肯鲍姆（Meichenbaum）等分别创立的合理情绪疗法（rational emotive therapy）、认知疗法（cognitive therapy）和自我指导训练（self instructional training）等疗法，临床应用很广泛。

其基本观点是强调认知过程是心理的决定因素，包括：认知影响情绪与行为；认知可以调整和控制；认知改变可以达成情绪与行为改变。即情绪和行为的产生依赖于个体对环境与事件的评价，评价源于认知的作用和影响，若认知存在不合理信念，则导致不良情绪和行为。认知疗法通过矫正不合理认知来纠正不良情绪和行为。主要用于抑郁障碍、依赖与成瘾、自杀、人格障碍、心身疾病等的治疗或辅助治疗，亦可用于调整不良认知习惯。

3）行为治疗：行为治疗（behavior therapy）也称行为矫正（behavior modification），是以行为学习理论为依据的心理治疗。该理论认为正常或异常行为（包括外显不良行为和异常心理与躯体反应）是学习的结果，故通过新的学习，或改变、消除原有的学习可矫正。治疗目的是改善适应性目标行为的数量、质量和整体水平，包括系统脱敏疗法（systematic desensitization）、操作条件法（operant therapy）、厌恶疗法（aversion therapy）、示范疗法（modeling therapy）、放松疗法（relaxation therapy）等。

将认知疗法与行为疗法整合，称为认知行为疗法。

4）人本主义心理治疗：人本主义心理治疗（humanistic psychotherapy）包括卡尔•罗杰斯（Carl Rogers）于 1938—1950 年首创的当事人中心疗法（client-centered therapy，person centered psychotherapy）等。广泛应用于临床治疗、婚姻、家庭、教育、工商和行政管理等各个领域的人际关系治疗改善等。

（4）其他常用或新型心理干预技术

1）生物反馈疗法：生物反馈是指借助生物反馈仪，将人体内不能被感知的生物活动变化信息，如皮肌电、皮肤温度、肌电、心率、血压、脑电等加以记录处理、放大并转换成能被理解的信息，如以听觉或视觉信号显示出来的过程。生物反馈疗法（biofeedback therapy）是个体通过对反馈出来的活动变化信号进行认知和体验，学会有意识地自我调控这些生物活动，达到调整机体功能和防病治病的目的。

2）暗示疗法与催眠疗法：①暗示疗法（suggestive treatment）：是利用暗示对病情施加影响使症状缓解或消除的过程。暗示疗法可直接进行或与其他治疗过程结合进行。治疗方式有言语暗示、药物暗示、操作暗示、环境暗示、自我暗示等。②催眠疗法：催眠（hypnosis）是用言语或其他心理手段使人进入催眠状态的过程。催眠疗法（hypnotherapy）是使用催眠术使患者进入催眠状态，通过暗示和疏泄等手段治疗疾病的过程。催眠疗法是来自于 18 世纪末奥地利的麦斯麦（Mesmer）的磁铁催眠术，人群中能进入催眠状态的约占 70%～90%，仅有 25% 暗示性高的人能达到深度恍惚状态。约 5%～10% 的人不能被催眠，催眠的生理本质至今未被阐明，故催眠治疗要慎用，催眠师必须经过严格的专业训练才能上岗。

3）支持治疗：支持治疗（supportive therapy）又称一般性心理疗法，是一种以“支持”为主的心理治疗。支持治疗是治疗师应用心理学知识和方法，采取劝导、启发、鼓励、支持、同情、解释等方式，帮助和指导患者分析认识当前所面临的问题，使其发挥自己最大的潜能和优势，正确面对各种困难或心理压力，度过心理危机，从而达到治疗目的的一种心理治疗方法。该疗法是所有心理治疗的基础。

4）家庭治疗：家庭治疗（family therapy）是以整个家庭为治疗对象的一种心理治疗方法，它把焦点放在家庭成员之间的关系，而不是过分地关注个体的内在心理构造和心理状态，属于广义的集体心理治疗的范畴。家庭治疗包括：①结构性家庭治疗，重点是找出家庭成员间的沟通方式、权力的分配与执行、情感的亲近与否、家庭角色的界限是否分明等家庭结构中的偏差，并进行纠正；②动力性家庭治疗，基于精神分析理论，认为家庭的问题起源于各成员（特别是父母）早年的体验，着力于发掘治疗对象的无意识观念和情感与当前家庭中行为问题的联系，通过深层心理及动机的分析了解，使他们恢复“自知力”，改善情感表达、满足与欲望的处理，促进家人心理成长；③行为性家庭治疗，着眼于家庭成员间的行为表现，建立具体行为改善目标和进度，给予适当奖赏或惩罚，促进家庭行为的改善；④策略性家庭治疗，对家庭问题的本质进行动态性的了解，建立有层次有次序的治疗策略，改进认知上的基本问题，促使家庭成员采取积极行动，解决家庭问题。

家庭治疗的方法包括：①预备性会谈，了解家庭的构成情况和特点、家庭成员间的互动方式等。注意让每一个家人都参与谈话，畅所欲言，并仔细观察各种非语言表达的内容，主要包括家庭结构、家庭气氛、交流情况、调整的可能性。②治疗性会谈，每隔一段时间，治疗师与来诊家庭中的成员一起会谈。会谈时，要努力营造融洽的对话气氛，让所有的家庭成员都感到被尊重，能积极、自然地表达自己的态度与感受。针对在家庭评估时对家庭得出的一般印象和主要问题，采取相应的干预措施，特别要注意"问题"在保持家庭平衡上具有不可忽视的作用。在进行治疗性会谈时还要有技巧，如把握谈话方向，不纠缠于症状或缺陷，着眼于现在与未来，并解决当前的问题。

5）集体心理治疗：集体心理治疗（group psychotherapy），又称小组心理治疗，简称集体治疗，指治疗师同时对许多患者在团体情境中提供心理帮助的一种心理治疗的形式。集体治疗是由1～2名组长（心理治疗师 / 心理咨询师）主持，根据组员的问题，组成同质或异质、封闭或连续式的治疗小组。通过商讨、训练、引导，解决组员共有的发展课题或相似的心理问题或障碍。团体的规模因参加者问题的性质不同而不等，少则3～5人，多则十几人。通过几次或十几次聚会，参加者就其共同关心的问题进行讨论，互相交流，共同探讨，彼此启发，支持鼓励，使组员观察分析和了解自己和他人的心理行为反应，从而改善人际关系，增强社会适应能力，促使人格成长。

团体治疗的方法包括：①动力 - 交互关系法，采用心理动力学的技术，以改善不良人际关系为目标，鼓励患者逐渐习惯在集体中自我表达并评价他人。通过其他成员的提醒及启迪达到领悟，以促进人格完善而消除症状。②经验性集体治疗，基于人本主义的观点，强调个体在集体中获得经验，达到自我"觉醒"。治疗师可安排各种丰富的集体活动，让患者无拘无束地暴露思想和感情，并心甘情愿地接受他人的坦率评论。因该法需时较长，有人称之为"马拉松式"集体治疗。③交往模式校正治疗，交往模式主要有两大类：一是成熟的成人间的交往模式；二是不成熟交往模式，在成人交往中采用"儿童与父母交往式"或"童年伙伴式"，由此常产生人际关系紧张，引起交往中的矛盾。④心理剧启示法，"脚本"源于团体中某成员或某家庭的生活，"剧情"着重反映人际关系中的矛盾及问题，常采用"互换角色法"，扮演者往往能设身处地地体验交往对象的感受，旁观者也可参与讨论分析，该形式通过演出，在笑声或情感激发后，往往有所启迪，调整及修正在人际交往中的不良行为表现。

6）正念疗法：正念疗法（mindfulness therapy）是目前国内外的热点心理治疗之一，以正念（mindfulness）为核心的各种心理疗法的统称。正念意为有意识地觉察；专注于当下；不主观评判。目前较为成熟的正念疗法包括正念减压治疗（mindfulness-based stress reduction）、正念认知治疗（mindfulness based cognitive therapy）、辩证行为疗法（dialectical behavior therapy）和接纳与承诺疗法（acceptance and commitment therapy）。正念疗法被广泛应用于治疗和缓解焦虑、抑郁、强迫、冲动等情绪心理问题，在人格障碍、成瘾、饮食障碍、人际沟通、冲动控制等方面的治疗中也有大量应用。

（5）心理危机干预

1）心理危机的概念：心理危机干预（mental crisis intervention）又称危机干预、危机管理、危机调停或危机介入。心理危机干预是指向危机当事人提供有效的帮助和心理支持，调动他们自身的潜能，恢复他们的适应水平，从而使其获得新的技能，用以防止或减轻心理创伤潜在的负面影响的过程。危机干预的目标具体来讲，可以分为三个层次：一是帮助危机当事人减轻情感压力，降低自伤或伤人的危险；二是帮助当事人组织、调动支持系统应对危机，避免出现慢性适应障碍，恢复到危机前的功能水平；三是提高当事人的危机应对能力，使其更加成熟。

2）心理危机的常见异常表现：①感知觉障碍：常出现错觉或幻觉，过分敏感或警觉，对痛觉刺激反应迟钝。②情绪情感障碍：悲伤、麻木、冷漠、内疚自责、愤怒、易激惹、紧张、焦虑、无助、绝望等。③行为障碍：精神运动性障碍多见，激越、动作杂乱无目的、易激惹、木僵、暴饮暴食、强迫行为、责怪他人、不信任他人。④思维障碍：意识障碍、定向力障碍、思维迟钝、强迫性、重复性记忆、自发性言语、思维无条理、记忆力减退等。⑤注意障碍：注意力增强或不集中，注意力涣散、狭窄，注意转移困难，无法作出决定等。⑥躯体化障碍：易疲倦、肌肉紧张或疼痛、手脚发抖、多汗、心悸、呼吸困难、头痛、肠胃不适、失眠、噩梦等。

3）心理危机干预的基本技术：危机干预的目标是恢复或重建危机当事人的心理平衡。围绕这一目标，危机干预工作者可以根据危机当事人的实际情况与自己所擅长的干预治疗方法，采取相应的心理干预治疗方法，如认知行为治疗、短程动力学治疗、焦点解决治疗、意义治疗、表达性艺术治疗等。一般来说，危机干预的技术一般分为支持技术和干预技术两大类。支持技术主要是指通过疏泄、暗示、保证、改变环境等方法，给予危机当事人情感支持，降低其情感张力，建立良好的沟通和合作关系，为以后进一步干预做准备。需要注意的是，支持是指给予情感支持，而不是支持危机当事人错误的观点或行为。危机干预是一种特殊形式的心理咨询与治疗，心理咨询中的干预技术都可以使用，如倾听技术、表达技术、观察技术、提问技术等。干预技术的基本策略为：主动倾听并热情关注，给予心理上的支持；提供疏泄机会，鼓励危机当事人把自己的内心情感表达出来；解释危机的发展过程，帮助危机当事人理解自己的处境，理解他人的情感，建立自信；给予求助者希望，使其保持乐观的态度和心情；培养当事人的兴趣，鼓励其积极参与有关的社会活动；注意发挥社会支持系统的作用，使当事人多与亲朋好友接触和联系，减少孤独和隔离。

目前，心理危机干预过程中，对焦虑、紧张的处理，一般使用焦虑放松技术（生物反馈、放松催眠、自我训练等）、休息和娱乐（参加社交活动、发展兴趣爱好）及安慰和保证等；灾难心理危机干预和灾后 PTSD 的防治多使用认知行为治疗进行；闯入性画面的处理可以采用眼动脱敏再加工（EMDR）；对灾难救援人员以团体形式进行干预可以采用紧急事件应激报告（CISD）；对儿童多采用表达性艺术治疗。

本章小结

心理健康是健康的重要组成部分，在快节奏的现代社会中，心理健康问题已成为全球性问题，维护良好的心理健康有助于我们更好地应对生活中的挑战和压力，因此心理健康管理变得愈发重要。了解心理健康问题和疾病，实现心理健康管理是本章讲述的重点。本章介绍了心理健康概念以及常见的心理问题如抑郁、焦虑、自杀、创伤性应激障碍等。讲述了心身疾病的概念，特点，诊断要点，影响因素等。阐述了心理健康管理与心理咨询、干预技术。本章层层深入，以便同学们理解掌握心理健康管理这一章节。

在进行科学心理健康管理的同时，我们也要在日常生活中加强心理健康管理，其办法首先是了解自己的情感和情绪反应至关重要。情绪智力的提高有助于更好地管理自己的情感，减轻焦虑和抑郁情绪。定期进行自我反思，寻找情绪的来源，是一种有益的实践。其次，建立支持体系也是心理健康管理的一部分。与亲朋好友分享感受，互相支持，可以减轻情感负担。同时，专业心理健康服务也应该被充分利用，以获取专业指导和治疗。另外，采用健康的生活方式，如规律的运动、均衡的饮食和充足的睡眠，对心理健康至关重要。这些习惯有助于缓解压力，提高自尊心和自信心。

总之，心理健康管理是一个长期的过程，需要不断的关注和努力。心理健康的重要性无法低估，它有助于个体提高生活质量，增强心理韧性，减少焦虑和抑郁等心理问题。对于群体而言，心理健康管理能增加群体幸福感和满足度，有助于群体更好地完成团队合作，从而高效的面对学习和工作。做好心理健康管理也有助于减轻医疗负担，减少各类慢性疾病风险和发生。培养更多具有心理健康管理能力的医疗健康工作者，是我们社会发展的需要，也是本章的教学目标。

（景汇泉）

思考题

1. 请列举几种常见的心理问题。
2. 简述心身疾病的概念及治疗。
3. 简述心理评估的方法。
4. 简述心理健康管理的步骤。
5. 简述常用的心理健康测量量表。

第十章　重点人群健康管理

《“健康中国2030”规划纲要》（以下简称《纲要》）中提出“共建共享、全民健康”是建设健康中国的战略主题，其中“全民健康”是根本目的，并且指出要立足于全人群和全生命周期两个着力点，提供公平可及、系统连续的健康服务，实现更高水平的全民健康。而不同生命阶段、不同人群的健康需求不同，对不同人群特定的健康需求开展有针对性的健康管理，才能实现全民健康的目标。《纲要》中明确要求突出解决妇女儿童、老年人、残疾人、低收入群体等重点人群的健康问题。2017年国家卫生和计划生育委员会发布了《国家基本公共卫生服务规范（第三版）》（以下简称《规范》），其中包括居民健康档案管理、健康教育、预防接种、0～6岁儿童健康管理、孕产妇健康管理、老年人等重点人群健康管理规范等。《规范》中的“健康管理”主要内容包括健康状况的评估、疾病的预防、筛查和早期诊断、健康生活方式，如合理的营养、身体活动及心理卫生的指导和推广。结合《纲要》和《规范》的要求和内容，本章就0～6岁儿童、学龄期儿童及青少年、妇女和老年人的健康管理，分别予以说明。

第一节　0～6岁儿童健康管理

按我国惯用的小儿年龄分期，将出生到1周岁之前称为婴儿期，其中自胎儿娩出脐带结扎至28天为新生儿期；自1岁至满3岁之前为幼儿期；自3岁至6～7岁入小学前为学龄前期。

一、新生儿健康管理

（一）新生儿的特点

新生儿（neonate）脱离母体后，需要经历解剖和生理上的巨大变化之后，才能适应母体宫外的新环境，而新生儿的身体各个组织和器官的功能发育尚不成熟，对外界环境变化的适应性和调节性差，抵抗力弱，容易罹患各种疾病，并且病情变化快，发病率和死亡率较高。这需要对新生儿各个方面进行精细严格的管理，确保其健康。

（二）新生儿健康管理服务内容

《规范》中提出了对辖区内常住0～6岁儿童的健康管理服务内容及服务流程（图10-1）。

新生儿出生后，记录出生时的Apgar评分、体温、呼吸、心率、体重与身长。评估正常的新生儿送入新生儿室或母婴室，应尽早母乳喂养。早产儿、低出生体重儿、宫内感染、产时异常等高危儿送入新生儿重症监护室，予以特殊监护和积极处理。出生后24小时内，应给新生儿注射重组乙肝疫苗5μg。若母亲为乙肝病毒携带者或乙肝患者，婴儿出生后应立即肌注高价乙肝免疫球蛋白（HBIg）0.5ml，同时换部位注射重组乙肝疫苗10μg。出生后3天应接种卡介苗，可采用皮上划痕和皮内注射两种方法。新生儿出院回家前，应根据要求进行先天性遗传代谢病筛查和听力筛查。

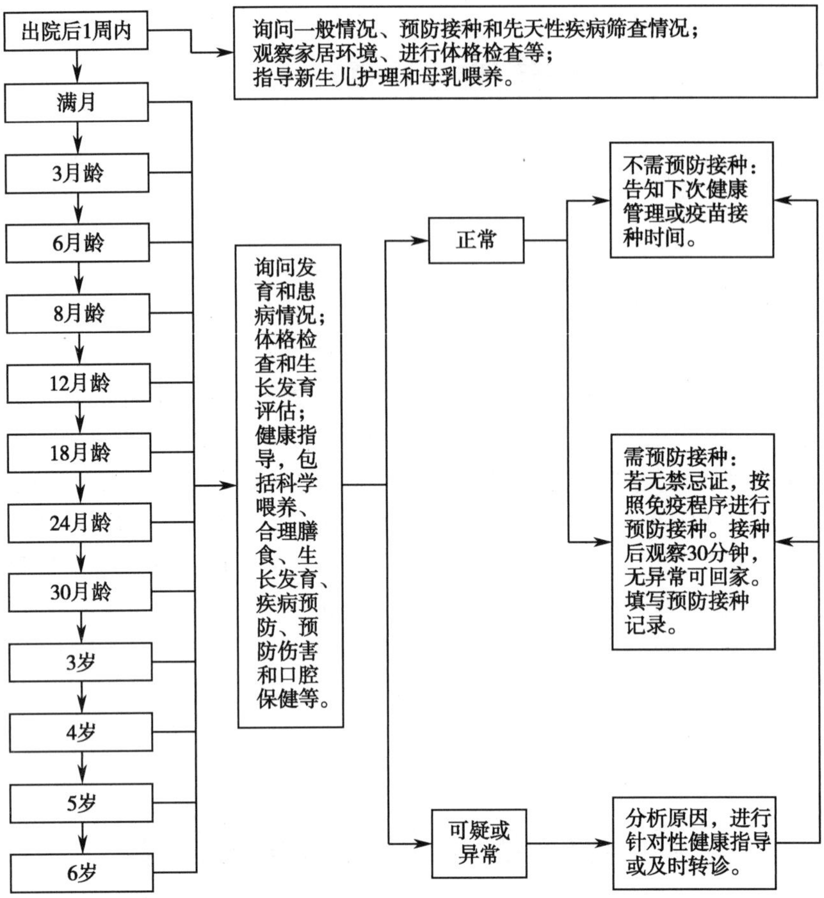

图10-1 0~6岁儿童健康管理服务流程

新生儿出院后1周内，医务人员到新生儿家中进行产后访视，填写《新生儿家庭访视记录表》（图10-2）。正常足月新生儿家庭访视1次，对于低出生体重、早产、双多胎或有出生缺陷等具有高危因素的新生儿，应根据实际情况增加家庭访视次数。对早产儿，除新生儿访视健康管理的内容外，在喂养、体温检测和护理方面还需要多加关注。

新生儿家庭访视的内容包括：①家族史，家族中是否有遗传性、过敏性、传染病患者或出生缺陷患者等。②围生期情况，包括母亲分娩年龄、孕期健康状况、孕周数、有无产伤等情况。③新生儿一般情况，包括出生时的体重和身长、喂养、睡眠、大小便、黄疸、脐带以及预防接种情况，例如是否接种乙肝疫苗和卡介苗。如果发现新生儿未接种上述疫苗，提醒家长尽快补种。④新生儿筛查，在已经开展新生儿筛查的地区，询问孩子出生时是否采足跟血进行先天性甲状腺功能减退症（congenital hypothyroidism）、苯丙酮尿症（phenylketonuria）和其他遗传代谢病及听力筛查。如果没有，督促家长尽快带孩子到指定医疗机构接受筛查。⑤观察新生儿家居环境，包括温度、湿度、通风和卫生状况等。⑥新生儿体格检查和处理，包括体重、精神状态、睡眠、吃奶、四肢活动、大小便、体温、呼吸、皮肤状态、头围、囟门、颅缝、心肺腹、四肢、外生殖器、试听觉等。⑦指导及咨询，包括喂养、日常护理等。在访视中，发现问题严重者应立即就诊。

（三）新生儿保健指导

1. 喂养指导 母乳是新生儿的最佳食品，应鼓励和指导母亲坚持纯母乳喂养。喂养时间和次数以新生儿需要为准，一般一昼夜不应少于8次。指导母亲在饮食上注意营养均衡，适当多喝汤，注意进食富含B族维生素和维生素C的食物，宜多吃鱼、瘦肉、鸡蛋、核桃、蔬菜、水果等食物，忌过荤饮食，应多喝水、牛奶、果汁，不宜喝含咖啡因的饮料，不宜吃辛辣及燥热性食物，戒

新生儿家庭访视记录表

姓 名：　　　　　　　　　　　　　　　　　　　　　　　编号□□□-□□□□□

性 别	1男 2女 9未说明的性别 0未知的性别 □	出生日期	□□□□ □□ □□		
身份证号		家庭住址			
父 亲	姓名	职业	联系电话	出生日期	
母 亲	姓名	职业	联系电话	出生日期	
出生孕周 周	母亲妊娠期患病情况 1无 2糖尿病 3妊娠期高血压 4其他				
助产机构名称：	出生情况 1顺产 2胎头吸引 3产钳 4剖宫 5双多胎 6臀位 7其他 □/□				
新生儿窒息 1无 2有 （Apgar评分：1min 5min 不详） □	畸型 1无 2有 □				
新生儿听力筛查：1通过 2未通过 3未筛查 4不详 □					
新生儿疾病筛查：1未进行 2检查均阴性 3甲低 4苯丙酮尿症 5其他遗传代谢病 □/□					
新生儿出生体重 kg	目前体重 kg	出生身长 cm			
喂养方式 1纯母乳 2混合 3人工 □	吃奶量 ml/次	吃奶次数 次/日			
呕吐 1无 2有 □	大便 1糊状 2稀 3其他 □	大便次数 次/日			
体温 ℃	心率 次/分	呼吸频率 次/分			
面色 1红润 2黄染 3其他________ □	黄疸部位 1无 2面部 3躯干 4四肢 5手足 □/□/□/□				
前囟______cm×______cm 1正常 2膨隆 3凹陷 4其他 □					
眼睛 1未见异常 2异常 □	四肢活动度 1未见异常 2异常 □				
耳外观 1未见异常 2异常 □	颈部包块 1无 2有 □				
鼻 1未见异常 2异常 □	皮肤 1未见异常 2湿疹 3糜烂 4其他 □				
口腔 1未见异常 2异常 □	肛门 1未见异常 2异常 □				
心肺听诊 1未见异常 2异常 □	胸部 1未见异常 2异常 □				
腹部触诊 1未见异常 2异常 □	脊柱 1未见异常 2异常 □				
外生殖器 1未见异常 2异常 □					
脐带 1未脱 2脱落 3脐部有渗出 4其他 □					
转诊建议 1无 2有 原因： 机构及科室： □					
指导 1喂养指导 2发育指导 3防病指导 4预防伤害指导 5口腔保健指 6.其他 □/□/□/□/□					
本次访视日期 年 月 日	下次随访地点				
下次随访日期 年 月 日	随访医生签名				

图10-2 新生儿家庭访视记录表

烟、戒酒。母亲患病时，要及时就医，在医生指导下用药。为预防维生素D缺乏性佝偻病，纯母乳喂养的新生儿出生后数天即可开始口服维生素D，每天400～500IU。注意喂养姿势、喂养后的体位，预防乳汁吸入和窒息。

2. 发育指导 鼓励母亲及家人多与新生儿说话、唱歌等，促进新生儿感知觉发育。说明婴儿抚触的好处和重要性，指导家长及照顾者进行婴儿抚触。

3. 防病指导 应尽量减少亲友探望新生儿，避免交叉感染。保持室内适宜的温湿度，保持空气新鲜。每天开窗通风 2～3 次，有条件者家庭温度保持在 20～22℃，湿度 55%。注意保持新生儿皮肤清洁，勤洗澡，勤更衣。保持臀部和外阴部清洁干燥，以及注意在脐带脱落前保持干燥和清洁，预防脐部感染。提醒家长不宜随意给新生儿用药，应在医生指导下进行。新生儿黄疸一般在出生后 3 天左右出现，如果无异常表现，10 天左右自然消退，可不做特殊处理，但如果黄疸进行性加重，可能为病理性黄疸，建议及时就医或转诊。新生儿易患湿疹，此时不宜用香皂洗脸、洗澡，洗澡时水温不宜过热。

4. 其他 告知家长，在新生儿出生后 28～30 天时，到基层医疗卫生机构随访，并填写新生儿家庭访视记录表。

（四）新生儿满月健康管理

新生儿出生后 28～30 天，在基层医疗卫生机构，包括乡镇卫生院、社区卫生服务中心等进行健康管理。重点询问和观察新生儿的喂养、睡眠、大小便、黄疸等情况，并进行体格测量，包括身长、体重、头围等，对家长进行喂养、发育、防病指导，同时接种乙肝疫苗第二针。

二、婴幼儿健康管理

（一）婴幼儿的特点

婴儿的生长发育是出生后最迅速的，对能量和营养素尤其是蛋白质的需要量相对较多，但其消化和吸收功能尚未发育完善，因此容易出现消化功能紊乱和营养不良等疾病。随着月龄的增加，婴儿体内由母体传递的抗体开始逐渐消失，而自身免疫功能尚未成熟，对各种传染病比较易感，因此母乳喂养、营养供给和免疫接种显得非常重要。幼儿生长发育速度较婴儿减慢，但是神经心理发育迅速，对周围环境好奇，乐于模仿，且随着幼儿自主性和独立性不断发展，行走和语言能力增强，与外界接触机会增多，因此幼儿期是社会心理发育最为迅速的时期。婴幼儿（infant）时期整体呈现各个系统器官的发育不平衡，快慢不同，神经系统发育领先，生殖系统发育较晚，淋巴系统则先快而后回缩。

（二）婴幼儿健康管理服务内容

《规范》中要求，满月后的婴幼儿随访均在基层医疗卫生机构，包括乡镇卫生院、社区卫生服务中心进行，偏远地区也可以在村卫生室、社区卫生服务站进行，时间分别在 3、6、8、12、18、24、30、36 月龄时，共 8 次。有条件的地区，建议结合儿童预防接种时间增加次数。健康管理服务的内容主要包括询问上次随访到本次随访之间的喂养、患病等情况，进行体格检查，做生长发育和心理行为发育评估，进行科学喂养（合理膳食）、生长发育、疾病预防、预防伤害、口腔保健等健康指导。此外，按照要求完成计划免疫程序。

1. 完成计划免疫程序 我国有比较完善的计划免疫程序和制度。按照国家卫生健康委员会的规定，婴幼儿必须在 1 岁内完成卡介苗，脊髓灰质炎三价混合疫苗，百日咳、白喉、破伤风类毒素混合制剂和麻疹减毒疫苗等 4 种疫苗的接种，近年来乙肝疫苗也已在全国推广接种（表 10-1）。根据流行地区和季节或根据家长自己的意愿，有时也进行乙型脑炎疫苗、流行性脑脊髓膜炎疫苗、风疹疫苗、流感疫苗、腮腺炎疫苗、甲型肝炎疫苗等的接种。

2. 体格检查 按照《规范》中的要求，建议 36 月龄前在基层医疗卫生机构进行 8 次随访，随访时进行体格检查，包括体重、身长、头围，精神状态、四肢活动等一般状态检查，五官、外生殖器，以及发育评估等。此外，在婴幼儿 6～8、18、30 月龄时分别进行 1 次血常规（或血红蛋白）检测。在 6、12、24、36 月龄时使用行为测听法分别进行 1 次听力筛查。通过体格检查便于早期发现缺铁性贫血、佝偻病、营养不良、发育异常等疾病，并予以及时干预和治疗。

3. 婴幼儿营养 6 月龄内是一生中生长发育的第一个高峰期，对能量和营养素的需要高于

表10-1 国家卫生健康委员会规定的儿童计划免疫程序

年龄	接种疫苗
出生	卡介苗、乙肝疫苗
1个月	乙肝疫苗
2个月	脊灰灭活疫苗
3个月	脊灰灭活疫苗、百白破疫苗
4个月	脊灰减毒活疫苗、百白破疫苗
5个月	百白破疫苗
6个月	乙肝疫苗、A群流脑多糖疫苗
8个月	麻腮风疫苗、乙脑减毒活疫苗、乙脑灭活疫苗
9个月	A群流脑多糖疫苗
18个月	百白破疫苗、麻腮风疫苗、甲肝减毒活疫苗、甲肝灭活疫苗
2岁	乙脑减毒活疫苗、乙脑灭活疫苗、甲肝灭活疫苗
3岁	A群C群流脑多糖疫苗
4岁	脊灰减毒活疫苗
6岁	白破疫苗、乙脑灭活疫苗、A群C群流脑多糖疫苗

其他任何时期。但婴儿消化器官和排泄器官的发育尚未完全成熟，对食物的消化吸收能力及代谢废物的能力较低。而母乳既可以提供优质、全面、充足和结构适宜的营养素，满足婴儿生长发育的需要，又能完美地适应其尚未成熟的消化能力。母乳有利于肠道健康微生态环境的建立和肠道功能的成熟，降低感染性疾病和过敏反应发生的风险。母乳喂养有助于营造母子情感交流环境，培养婴儿安全感，利于婴儿的心理行为和情感发展。WHO 2013年的报告列出了纯母乳喂养对母子双方的多种益处，并提出了“婴儿应纯母乳喂养6个月，已达到最佳的生长、发育和健康”的全球公共卫生策略。针对我国6月龄内婴儿的喂养需求和可能出现的问题，参考WHO、联合国儿童基金会（United Nations Children's Foundation，UNICEF）和其他国际组织的建议，提出6月龄内婴儿母乳喂养指南，其中核心推荐包括：①母乳是婴儿最理想的食物，坚持6月龄内纯母乳喂养；②产后1小时内开奶，重视尽早吸吮；③回应式喂养，建立良好的生活规律；④适当补充维生素D，母乳喂养无需补钙；⑤一旦有任何动摇母乳喂养的想法和举动，都必须咨询医生或其他专业人员，并由他们帮助作出决定。⑥监测体格指标，保持健康生长。

对于7～24月龄的婴幼儿，母乳依然是重要的营养来源，但此时纯母乳喂养已经不能完全满足其生长发育需求，必须引入其他营养丰富的食物，并为断奶做准备。让7～24月龄的婴幼儿逐步接触、感受、尝试和适应多样化的食物，减少以后挑食、偏食的发生。家长应掌握其他食品引入的顺序和原则、食物的选择和制作方法等。在引入其他食品的过程中，注意观察婴儿的粪便，以及时判断引入的食品是否恰当，注意避免和减少食物过敏的发生。此外，要注意培养婴儿从被动接受喂养转变到自主进食，帮助其养成良好的饮食习惯。从引入其他食品开始，即开始训练婴儿用勺进食；7～8个月后学习用杯喝水，以促进咀嚼、吞咽以及口腔协调动作的发育；9～10个月开始有主动进食的要求，可以先训练其自己抓取食物的能力，尽早让婴儿学习自己用勺进食，促进眼、手协调。针对7～24月龄的婴幼儿，《中国居民膳食指南（2022）》中推荐：①继续母乳喂养，满6个月起必须添加辅食，从富含铁的泥糊状食物开始；②及时引入多样化食物，重视动物性食物的添加；③尽量少加糖盐，油脂适当，保持食物原味；④提倡回应式喂养，鼓励但不强迫进食；⑤注意饮食卫生和进食安全；⑥定期监测体格指标，追求健康生长。

幼儿正处在断奶之后，生长发育仍较快的时期，应注意供给足够的能量和优质蛋白，保证各种营养素充足且均衡，以满足该年龄阶段儿童的生理需要。每日奶类350～500g，大豆5～15g，鸡蛋50g，肉禽鱼50～75g，蔬菜类100～200g，水果100～200g等。膳食安排需合理，四餐（奶类2，主食2）两点为宜。频繁进食、夜间进食、过多饮水均会影响幼儿的食欲。此外，在注意幼儿的膳食质量的同时，还要注意培养幼儿良好的进食习惯，进餐时不玩耍，鼓励和培养其自用餐具，养成不吃零食、不挑食、不偏食、不撒饭菜等良好习惯。为了更好地指导婴幼儿营养，国家卫生健康委员会制定了《婴幼儿辅食添加营养指南》，对6月龄到2岁之间的婴幼儿的辅食添加提供了指导。

4. 婴幼儿身体活动 户外活动可增加儿童对冷空气的适应能力，提高机体免疫力；接受日光直接照射还能预防佝偻病。婴儿出生后应尽早户外活动，到人少、空气新鲜的地方，开始户外活动时间由每日1～2次，每次10～15分钟，逐渐延长到1～2小时；冬季户外活动时仅暴露面、手部，注意身体保暖。年长儿除恶劣气候外，鼓励多在户外玩耍。

（1）婴儿被动操：被动操是指由成人给婴儿做四肢伸屈运动。一般认为，被动操可促进婴儿大运动的发育、改善全身血液循环，适用于2～6月龄婴儿，每日1～2次为宜。

（2）婴儿主动操：6～12月龄的婴儿大运动开始发育，可训练婴儿爬、坐、仰卧起身、扶站、扶走、双手取物等动作。

（3）幼儿体操：12～18月龄幼儿学走路尚不稳时，在成人的扶持下，帮助婴儿进行有节奏的活动。18月龄至3岁幼儿可配合音乐，做模仿操。

《中国人群身体活动指南（2021）》中建议2岁以下儿童每天与看护人进行各种形式的互动式玩耍；能独立行走的幼儿每天进行至少180分钟的身体活动；受限时间每次不超过1小时；不建议看各种屏幕。

三、4～6岁儿童健康管理

（一）4～6岁儿童的特点

4～6岁儿童属于学龄前儿童，这个时期的儿童体格发育与之前比较有所减慢，但语言、思维、动作、神经精神发育仍较快，具有好奇、多问的特点。此外，这个时期的儿童的防病能力虽然有所增强，但仍容易患有急性肾炎、风湿病等免疫性疾病。随着活动范围扩大，接触面增加，容易发生各种事故。学龄前时期是儿童性格形成的关键时期，具有较大的可塑性，应在这个时期加强教育，培养良好的生活、学习习惯，提高其心理素质和生活自理能力。

（二）4～6岁儿童健康管理服务内容

对4～6岁儿童，应每年提供一次健康管理服务。散居儿童的健康管理服务应在乡镇卫生院、社区卫生服务中心进行，集体儿童可在托幼机构进行。服务内容包括询问上次随访到本次随访之间的膳食、患病等情况，进行体格检查，生长发育和心理行为发育评估，血常规检测和视力筛查，进行合理膳食、心理行为发育、意外伤害预防、口腔保健、中医保健、常见疾病防治等健康指导。在每次进行预防接种前均要检查有无禁忌证，若无，体检结束后接受疫苗接种。

1. 合理营养 这个时期的儿童饮食接近成年人，食品制作要多样化，并做到粗、细、荤、素食品搭配，保证能量和蛋白质的摄入，优质蛋白占总蛋白的1/2。建议每日摄入奶类350～500g，大豆类10～29g，鸡蛋50g，肉禽鱼50～75g，蔬菜150～300g，水果150～250g等。培养儿童清淡口味，有助于形成终身的健康饮食习惯。烹饪食物时，宜采用蒸、煮、炖、煨等方式，尽量少用油炸、烤、煎等方式，少用调料。

2. 身体活动 鼓励儿童经常参加户外游戏与活动，实现对其体能、智能的锻炼培养，维持能量平衡，促进皮肤中维生素 D 的合成和钙的吸收利用。此外，增加户外活动时间可以有效减少儿童近视眼的发生，还可以避免消瘦和超重肥胖。《中国人群身体活动指南（2021）》中建议 3～5 岁儿童每天进行至少 180 分钟身体活动，其中包括 60 分钟活力玩耍，鼓励多做户外活动；每次静态行为不超过 1 小时；每天视屏时间累计不超过 1 小时。应鼓励开展儿童体操，如广播体操、健美操，以增进动作协调性，有益于肌肉骨骼的发育。游戏、田径与球类：年长儿可利用器械进行锻炼，如木马、滑梯，还可进行各种田径、球类、舞蹈、跳绳等活动。

3. 其他　对 4～6 岁儿童开展安全教育，采取相应的安全措施，以预防外伤、溺水、中毒、交通事故等。关注儿童心理卫生情况，培养其意志品质，促进社会交往能力，防治常见的心理行为问题，例如吮拇指、咬指甲、遗尿、攻击性或破坏性行为等。

第二节　学龄期儿童及青少年健康管理

学龄期儿童及青少年时期（adolescent）是身心健康和各项身体素质发展的关键时期。其健康管理应严格按照我国政府颁布实施的《国家学生体质健康标准》，执行《学校卫生工作条例》，积极开展疾病预防、科学营养、卫生安全、禁毒控烟等青少年健康教育，并保证必要的健康教育时间，促进其避免吸烟、饮酒等不良健康行为。每年进行一次健康检查，重点预防视力低下、肥胖、沙眼、肠道蠕虫感染、营养不良和缺铁性贫血等疾病。

一、学龄期儿童及青少年的特点

自入小学始（6～7 岁）至青春期前为学龄期。此期儿童的体格生长速度相对缓慢，除生殖系统外，各系统器官外形均已接近成人，智能发育更加成熟。学龄期儿童大脑皮质功能发育更加成熟，对事物具有一定的分析、理解能力，认知和社会心理发展迅速。学龄期儿童机体抵抗力增强，发病率较低，但要注意用眼卫生和口腔卫生，端正坐、立、行姿势，防治精神、情绪和行为等方面的问题。

青春期年龄一般为 10～20 岁，是个体由儿童过渡到成人的时期。此时期体格生长发育再次加速，出现第二次高峰，是儿童生长发育的最后阶段，也是人的一生中决定体格、体质、心理和智力发育和发展的关键时期。青少年时期体格及性器官发育迅速，心理与社会适应能力发展相对缓慢，神经内分泌调节不稳定。女性青春期开始年龄和结束年龄都比男性早 2 年左右。青春期的进入和结束年龄存在较大个体差异，可相差 2～4 岁。

二、学龄期儿童及青少年营养膳食

学龄期儿童及青少年生长发育迅速，对能量和营养的需要量相对高于成年人。充足的营养是其智力、体格正常发育，乃至一生健康的物质保障，因此更要强调合理膳食、均衡营养。我国儿童青少年中，一日三餐不规律、不吃早餐的现象较为突出，影响到他们的营养摄入和健康。应鼓励其三餐定时定量，保证吃好营养充足的早餐，以利于其生长发育。饮食多样化，保证营养齐全，做到清淡饮食。一日三餐时间应相对固定，早餐提供的能量应占全天能量的 25%～30%，午餐占 30%～40%，晚餐占 30%～35% 为宜。要保证每天食用奶及奶制品 300ml 或相当量的奶制品，可以是鲜奶、酸奶、奶粉或奶酪等。每天少量多次、足量饮水，6～10 岁儿童每天 800～1 000ml，11～17 岁青少年每天 1 100～1 400ml。合理选择零食，油炸、高盐、高糖的食品不宜做零食，零食的量以不影响正餐为宜。不喝或少喝含糖饮料，更不可以用饮料代替水。

儿童青少年由于生长迅速，铁需要量增加，女孩加之月经来潮后的生理性铁丢失，更易发生贫血。即使轻度的缺铁性贫血，也会对儿童青少年的生长发育和健康产生不良影响。为了预防贫血的发生，儿童青少年应注意经常吃含铁丰富的食物和新鲜的蔬菜水果等。此外，要常吃含维生素D的食物。

在一般人群膳食指南的基础上，《中国居民膳食指南（2022）》中推荐学龄期儿童和青少年：①主动参与食物选择和制作，提高营养素养；②吃好早餐，合理选择零食，培养健康饮食行为；③天天喝奶，足量饮水，不喝含糖饮料，禁止饮酒；④多户外活动，少视屏时间，每天60分钟以上的中高强度身体活动；⑤定期监测体格发育，保持体重适宜增长。

三、学龄期儿童及青少年身体活动

学龄期儿童及青少年应每天进行户外活动和体格锻炼。系统的身体活动，如体操、跑步、球类活动、游泳等均能给学龄期儿童及青少年带来多方面益处，包括：①身体活动改善身体成分，降低体脂含量，预防超重和肥胖的发生，提高心肺耐力，促进心血管健康和代谢健康，改善骨骼、肌肉和关节的健康；②身体活动有助于促进儿童青少年认知功能并提高学习成绩；③身体活动有益于儿童青少年的心理健康；④身体活动有益于提高儿童青少年的社交技能。

除了上述《中国居民膳食指南（2022）》中推荐的身体活动建议之外，《中国人群身体活动指南（2021）》中，对6～17岁儿童青少年的身体活动的建议包括：①每天进行至少60分钟中等强度到高强度的身体活动（表10-2），且鼓励以户外活动为主；②每周至少3天肌肉力量练习和强健骨骼练习；③减少静态行为，每次静态行为持续不超过1小时，每天视屏时间累计少于2小时。

表10-2　常见儿童青少年不同身体活动及代谢当量

身体活动内容	代谢当量/MET
坐姿时安静地玩游戏、玩电脑游戏、看电视、做作业	1.1～1.8
提轻物体	2.0～3.0
站立时身体活动	1.6～2.0
需要全身活动的电子游戏	1.8～4.8
步行0.8～6.4km/h	2.5～5.3
家务活动	1.9～4.2
柔软体操、体操	2.8～6.7
自行车、滑板车	3.6～7.8
跳舞、爬楼梯	3.0～5.5
活跃的游戏（跳绳等）	4.9～8.6
跑步4.8～12.9km/h	4.7～11.6
体育运动（乒乓球、足球、篮球等）	3.4～8.9

如有可能，残疾儿童和青少年也应完成建议的身体活动量。但他们应与卫生保健服务人员合作，根据身体条件，了解适合他们的身体活动形式和活动量。对缺乏身体活动的儿童和青少年，建议采取渐进的方式增加身体活动量，最终达到上述推荐量。适宜的方法是，从较小的活动量开始，然后随着时间的推移，逐渐增加持续时间、频度和强度。值得一提的是，对于那些目前还没有进行身体活动的儿童，即使其进行的身体活动尚未达到推荐量，也会给身体带来健康效益。

四、学龄期儿童及青少年主要健康问题的健康管理

儿童青少年是成长发育的关键阶段，为了更好地促进儿童青少年健康发展，除了上述营养膳食、身体活动的健康指导之外，还应关注该阶段常见的健康问题并给予针对性的健康管理建议。近年来，由于手机、电脑等电子产品过度使用，不良用眼习惯流行，身体活动不足，尤其是缺乏户外运动等原因，我国儿童青少年近视率以及超重肥胖率居高不下。2018 年全国儿童青少年总体近视检出率为 53.6%。2014 年中国学生体质与健康调研结果显示，我国 7～18 岁城市男生和女生的肥胖检出率分别为 11.1% 和 5.8%。近视以及超重肥胖已经成为威胁我国儿童青少年身心健康的重要公共卫生问题。儿童青少年的健康问题，需要多部门协调、合作，以及全社会参与来共同应对。

（一）近视的健康管理

1. 筛查视力不良与近视 按照《0～6 岁儿童眼保健及视力检查服务规范（试行）》和《国家基本公共卫生服务规范（第三版）》要求，做好 0～6 岁儿童眼保健和视力检查工作，早期发现影响儿童视觉发育的眼病和高危因素，及时转诊与及早矫治，保护和促进儿童视功能的正常发育。中小学生进行视力筛查的频率为每学年不少于 2 次。

2. 建立视力健康档案 社区及中小学对儿童青少年进行定期视力检查，并建立视力健康档案，确保一人一档，并随学籍变化实时转移。

3. 培养健康用眼行为 作为儿童青少年个体，要帮助其养成健康的用眼行为，包括做好眼保健操；保持正确的读写姿势，做到“一拳一尺一寸”，不在走路、吃饭、卧床、晃动的车厢、光线暗弱或阳光直射下看书或使用电子产品；读写连续用眼时间不宜超过 40 分钟；按需科学规范合理使用电子产品，非学习目的使用电子产品每次不超过 15 分钟，每天累计使用不超过 1 小时等。此外，家长要了解科学用眼、护眼知识，以身作则，培养孩子体育锻炼的习惯。而学校利用管理优势，开展各项有利于近视防控的课程和活动。家长和学校共同发挥引导和带动作用，共同促进儿童青少年视力健康。

4. 增加日间户外活动时间 研究发现，户外阳光下运动更多时间，能够有效预防和控制近视。家长和学校需要营造良好的体育运动氛围，积极引导孩子进行户外活动或体育锻炼。日间户外活动每天至少 2 小时，分别落实在校内校外。

5. 保障睡眠和营养 保障孩子睡眠时间，确保小学生每天睡眠 10 小时、初中生 9 小时、高中阶段学生 8 小时。让孩子多吃鱼类、水果、绿色蔬菜等有益于视力健康的营养膳食。

6. 早发现早干预 家庭和学校要掌握孩子的眼睛发育和视力健康状况，随时关注孩子视力情况，出现视力异常的现象时，及时到正规眼科医疗机构检查。遵从医嘱进行科学的干预和近视矫治，尽量在眼科医疗机构验光，避免不正确的矫治方法导致近视程度加重。

（二）超重和肥胖的健康管理

针对儿童青少年的超重和肥胖问题，要开展针对学生的“运动 + 营养”的体重管理和干预策略。

1. 培养科学饮食行为并强化合理膳食营养的能力 每天吃早餐，合理选择零食，在两餐之间可选择适量水果、坚果或酸奶等食物作为零食。足量饮水，首选白开水，少喝或不喝含糖饮料。自我监测身高、体重等生长发育指标，及早发现、科学判断是否出现超重、肥胖等健康问题。以上述合理膳食营养为目标，一方面，由父母及看护人、学校等多方面共同助力为儿童青少年提供合理膳食营养；另一方面，通过营养健康教育，使儿童青少年学习和掌握合理膳食营养相关的知识，培养其自主选择食物和搭配食物的能力。

2. 保证充足的身体活动 为了防控学龄期儿童青少年超重和肥胖的发生，推荐按照《中国居民膳食指南（2022）》和《中国人群身体活动指南（2021）》，培养其形成良好的运动习惯。家庭和学校共同引导孩子掌握 1～2 项体育运动技能，养成终身锻炼的习惯。

除了近视，超重和肥胖之外，龋齿也是学龄期儿童青少年常见的健康问题。早晚刷牙、饭后漱口，采用正确的刷牙方法，每次刷牙不少于2分钟。发生龋齿及时提醒家长陪同就医。

（三）学龄期儿童及青少年心理健康

学校不适应是学龄期儿童常见的心理行为问题，表现为焦虑、恐惧或拒绝上学等。应对该问题时，首先一定要明确原因，然后采取相应措施，同时需要学校和家长的相互配合，帮助儿童适应学校生活。青少年时期由于存在生理发展迅速的同时心理和社会适应能力发展相对缓慢这一矛盾，使得青少年可能在情绪、情感、性格及行为等方面出现异常，甚至出现严重的心理及行为偏差，例如出走、自杀及对自我形象不满等。所以青少年的心理、情绪及行为问题的及早发现、尽早调整，对他们身心的正常发展具有重要意义。家庭及社会应给予重视，并采取积极的措施解决此类问题。

此外，性教育是青春期教育的重要内容，学校和家庭均应承担起这部分教育的责任，及时正确引导青少年，提倡男女同学之间的正常交往，避免其他非正规途径的不良影响。

关于学龄期儿童及青少年心理健康的其他内容，请参见第九章“心理健康管理”。

第三节 妇女健康管理

女性健康影响家庭和社会的健康水平，女性一生中要经历多个特殊时期，包括青春期、生育期、围绝经期等，每一个特殊时期女性都面临着重大的健康挑战，需要加强女性各个时期的健康管理工作，保护女性身心健康。党的十八大以来，以习近平同志为核心的党中央将“坚持男女平等基本国策，保障妇女儿童合法权益”写入党的施政纲领，作为治国理政的重要内容。随着《中国妇女发展纲要（2021—2030）》《国家卫生健康委关于贯彻2021—2030年中国妇女儿童发展纲要的实施方案》等文件的发布，以及一系列针对女性健康专项行动的开展，我国女性的健康从各级各个层面，得到了全面的维护和改善。孕期和哺乳期是女性一生中的重要阶段，其健康状况代表着一个国家和地区宏观社会经济发展的水平，也关系到上下两代人的生命和健康，因此该阶段的健康管理也就显得更加重要。围绝经期是女性健康急剧变化的重要时期，需要特别给予健康关注。因此，本节主要介绍孕产妇及围绝经期女性的健康管理要点。

一、孕产妇健康管理

（一）孕产妇的特点

孕妇（pregnant women）各系统因胎儿生长发育出现一系列相适应的变化，若超越生理范畴或孕妇因患病等不能适应妊娠的变化，则孕妇和胎儿均可出现病理情况，成为高危妊娠。因此应对孕妇及胎儿进行孕期监护，包括对孕妇的定期产前检查和对胎儿的监护，胎盘及胎儿成熟度的监测，以及早发现并治疗并发症，及时纠正异常胎位和发现胎儿发育异常等，并可结合孕妇及胎儿的具体情况，确定分娩方式。产后哺乳期的生理变化与妊娠期变化是连续的，开始逐步恢复至孕前状态，泌乳是这个时期最主要的生理特征。与此同时，哺乳期女性的心理变化也是这一时期比较显著的特征，初为人母的女性通常心理变化比较复杂，与其在妊娠期的心理状态、对分娩经过的承受能力、环境以及社会因素有关。

（二）孕产妇健康管理服务内容

妊娠期可以分为三个阶段，妊娠早期、妊娠中期和妊娠晚期。《国家基本公共卫生服务规范（第三版）》制定了孕产妇健康管理服务流程（图10-3），对上述三个时期分别制定了健康管理服务内容。

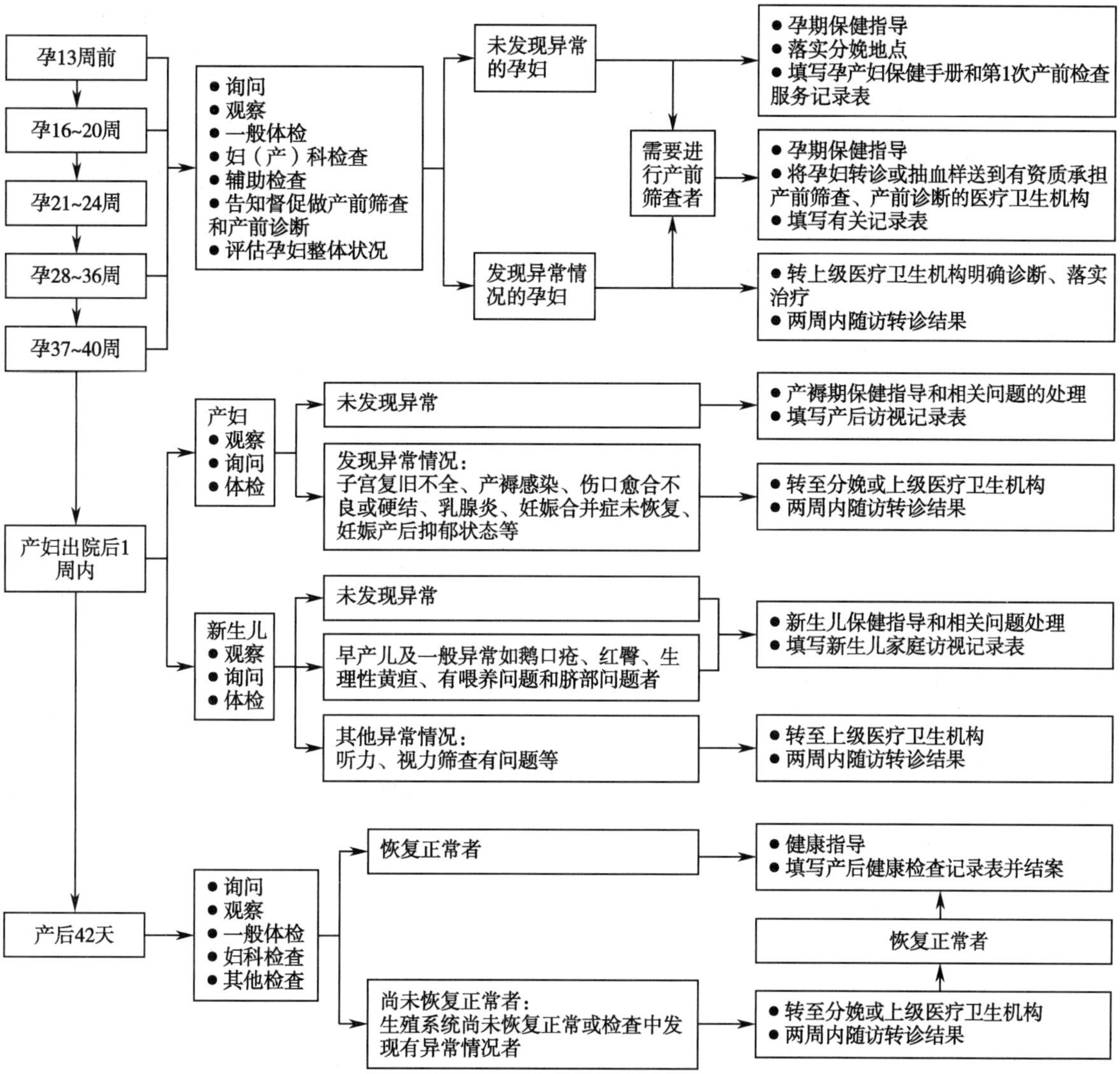

图10-3 孕产妇健康管理服务流程

1. 孕早期健康管理 孕 13 周前为孕妇建立《孕产妇保健手册》，并进行第 1 次产前检查，服务内容包括：①进行孕早期健康教育和指导；②孕 13 周前由孕妇居住地的乡镇卫生院、社区卫生服务中心建立《孕产妇保健手册》；③孕妇健康状况评估：询问既往史、家族史、个人史等，观察体态、精神等，并进行一般体检、妇科检查和血常规、尿常规、血型、肝功能、肾功能、乙型肝炎检查，有条件的地区建议进行血糖、阴道分泌物、梅毒血清学试验、HIV 抗体检测等实验室检查；④开展孕早期生活方式、心理和营养保健指导，特别要强调避免致畸因素和疾病对胚胎的不良影响，同时告知和督促孕妇进行产前筛查和产前诊断；⑤根据检查结果填写第 1 次产前随访服务记录表，对具有妊娠危险因素和可能有妊娠禁忌证或严重并发症的孕妇，及时转诊到上级医疗卫生机构，并在 2 周内随访转诊结果。

2. 孕中期健康管理 服务内容包括：①孕 16～20 周、21～24 周各进行 1 次健康教育和指导；②对孕妇的健康状况进行评估，包括通过询问、观察、一般体格检查、产科检查、实验室检查，对孕妇健康和胎儿的生长发育状况进行评估，识别需要做产前诊断和需要转诊的高危重点孕妇；③对未发现异常的孕妇，除了进行孕期的生活方式、心理、运动和营养指导外，还应告知和督促孕妇进行预防出生缺陷的产前筛查和产前诊断；④对发现有异常的孕妇，要及时转至上级医疗卫生机构。出现危急征象的孕妇，要立即转至上级医疗卫生机构，并在 2 周内随访转诊结果。

3. 孕晚期健康管理 服务内容包括：①孕晚期（孕28～36周、37～40周各一次）健康教育和指导；②开展孕产妇自我监护方法、促进自然分娩、母乳喂养以及孕期并发症、合并症防治指导；③对随访中发现的高危孕妇，应根据就诊医疗卫生机构的建议督促其酌情增加随访次数。随访中若发现有意外情况，建议其及时转诊。

4. 产后访视 乡镇卫生院、村卫生室和社区卫生服务中心（站）在收到分娩医院转来的产妇分娩信息后，应于产妇出院后1周内到产妇家中进行产后访视，进行产褥期健康管理，加强母乳喂养和新生儿护理指导，同时进行新生儿访视。①通过观察、询问和检查，了解产妇一般情况、乳房、子宫、恶露、会阴或腹部伤口恢复等情况；②对产妇进行产褥期保健指导，对母乳喂养困难、产后便秘、痔疮、会阴或腹部伤口等问题进行处理；③发现有产褥感染、产后出血、子宫复旧不佳、妊娠合并症未恢复者以及产后抑郁等问题的产妇，应及时转至上级医疗卫生机构进一步检查、诊断和治疗；④通过观察、询问和检查了解新生儿的基本情况。

5. 产后42天健康检查 产后42天健康检查内容包括：①乡镇卫生院、社区卫生服务中心为正常产妇做产后健康检查，异常产妇到原分娩医疗卫生机构检查；②通过询问、观察、一般体检和妇科检查，必要时进行辅助检查，对产妇恢复情况进行评估；③对产妇应进行心理保健、性保健与避孕、预防生殖道感染、纯母乳喂养6个月、产妇和婴幼儿营养等方面的指导。

（三）孕产妇健康指导

1. 膳食营养 孕期营养状况的优劣对胎儿生长发育乃至成年后的健康可产生至关重要的影响。与非孕期相比，孕期对能量和各种营养素的需要量均有所增加，尤其是能量、蛋白质、必需脂肪酸，以及钙、铁、叶酸、维生素A等多种微量营养素。分娩后的哺乳期妇女要分泌乳汁、哺育婴儿，还要逐步补偿妊娠、分娩时营养的消耗，恢复各个器官系统的功能，这个时期对能量及营养素的需要甚至超过妊娠期。乳母营养的好坏直接关系到母乳喂养的成功和婴儿的生长发育。因此保证孕产妇的膳食营养至关重要。

（1）备孕妇女膳食指导：健康的身体状况、合理膳食、均衡营养是孕育新生命必需的物质基础。肥胖或低体重的育龄妇女是发生不良妊娠结局的高危人群，因此对于备孕的女性，建议其调整体重至适宜水平，体重指数（BMI）应控制在18.5～23.9kg/m^{2}之间。备孕女性体内铁和碘缺乏对胎儿的生长发育有负面影响，因此备孕女性应常吃含铁丰富的食物。叶酸缺乏可增加胎儿患有神经管畸形的风险，因此孕前3个月开始补充叶酸，每天补充400μg，并持续整个孕期。坚持使用碘盐，每天吃鱼、禽畜瘦肉和蛋类共计150g，每周至少摄入1次动物血和肝脏替代瘦肉。

（2）孕期妇女膳食指导：营养作为最重要的环境因素，对母胎双方的近期和远期健康均产生至关重要的影响。妊娠的各个时期对营养的要求有所差别，孕早期所需营养与孕前无太大差别，从孕中期开始对营养的需要增大，应合理增加食物的摄入量。针对备孕和孕期妇女膳食，《中国居民膳食指南（2022）》中推荐：①调整孕前体重至正常范围，保证孕期体重适宜增长；②常吃含铁丰富的食物，选用碘盐，合理补充叶酸和维生素D；③孕吐严重者，可少量多餐，保证摄入必需量碳水化合物；④孕中晚期适量增加奶、鱼、禽、蛋、瘦肉的摄入；⑤经常户外活动，禁烟酒，保持健康生活方式；⑥愉快孕育生命，积极准备母乳喂养。

（3）哺乳期妇女膳食指导：哺乳期妇女（乳母）比非哺乳期妇女需要更多的营养，因为乳母需要分泌乳汁、哺育婴儿，还要逐步恢复和促进各个器官系统的功能恢复。WHO建议婴儿6个月内应纯母乳喂养，并在添加辅食的基础上持续母乳喂养到2岁甚至更长时间。鉴于此，哺乳期妇女膳食指南在一般人群膳食指南的基础上增加5条关键推荐：①产褥期食物多样不过量，坚持整个哺乳期营养均衡；②适量增加富含优质蛋白质及维生素A的动物性食物和海产品，选用碘盐，合理补充维生素D；③家庭支持，愉悦心情，充足睡眠，坚持母乳喂养；④增加身体活动，促进产后恢复健康体重；⑤多喝汤和水，限制浓茶和咖啡，忌烟酒。

2. 身体活动 若无医学禁忌，多数活动和运动对孕妇是安全的。孕中、晚期每天应进行30

分钟中等强度的身体活动。常见的中等强度运动包括快走、游泳、打球、跳舞、孕妇瑜伽、各种家务劳动等。需要特别注意的是，孕期的运动应根据自己的身体状况和孕前的运动习惯，结合主观感受选择活动类型，量力而行，循序渐进。产妇在产褥期根据分娩情况及身体状况，可以循序渐进地进行产褥期保健操。产后6周可以进行有氧运动，如散步、慢跑等。对于剖宫产的产妇，要根据自身的身体状况，缓慢增加有氧运动及力量训练。

3. 心理健康　由于生理、心理、社会等因素，孕妇在产后可能会发生产后抑郁症（postpartum depression，PPD 或 posnatal depression，PND）。PPD 不是一个独立的疾病，而是特发于女性产后这一特殊时段的抑郁症，有时也包括延续到产后或在产后复发的抑郁症。PPD 患者的核心症状群表现为情感低落、兴趣和愉快感丧失、劳累感增加和活动减少等。PPD 对产妇有严重的危害，PPD 患者可能出现自伤，甚至自杀行为，不利于产妇身心的恢复，此外，PPD 患者可能对孩子造成器质性危害。因此必须要重视 PPD 的预防、诊断和治疗。迄今为止尚无针对 PPD 的特异性检查项目，最常用的筛查量表为爱丁堡产后抑郁量表（Edinburgh Postnatal Depression Scale，EPDS）。对 PPD 的治疗方法主要包括药物治疗、心理治疗和物理治疗，综合治疗的效果优于单一的任何一种治疗。治疗过程中要坚持以产妇安全为前提原则和保证婴儿安全原则。除了上述治疗方法之外，大量研究表明社会支持与 PPD 密切相关，产妇的社会支持度越高，PPD 发生率越低。尤其是来自家庭的社会支持，亲人的情感、信息、物质和评价等方面的支持能够极大减少产妇的负面情绪，从而降低 PPD 的发病率。因此，基层医疗卫生机构对辖区内孕产妇提供健康管理服务时，应将产妇家庭中其他成员纳入被管理的对象，对其家庭成员进行相应的健康教育，以减少 PPD 的发生。

4. 其他　除了上述健康指导之外，孕产妇要适当休息，保证充足的睡眠。注意孕期和哺乳期的意外情况，例如早孕反应过重、阴道流血、阴道感染等，哺乳期急性乳腺炎，如果发生较为严重的情况，要立即就医。

二、围绝经期妇女健康管理

WHO 将卵巢功能开始衰退直至绝经一年内的时期称为围绝经期（perimenopausal period）。一般始于40岁以后，历经短则1～2年，长至10余年。围绝经期是女性必经阶段，此时期女性机体激素水平剧烈波动，出现一系列生理和病理变化，严重影响女性生活质量，因此对围绝经期的女性开展健康管理极为必要。

（一）围绝经期的特点

围绝经期主要的生理变化包括，由于卵巢功能逐渐衰退，卵泡不能成熟及排卵，因而常出现无排卵性“月经”，绝经前70%的女性出现月经紊乱，阴道干燥皱襞变平，盆底肌肉松弛，括约肌松弛导致尿失禁，膀胱黏膜变薄，易发膀胱炎。除了上述健康问题，由于雌激素、孕激素等的下降，还会给女性带来更严重的健康风险：①绝经综合征：女性在40岁后，由于卵巢功能逐渐减退，血中雌二醇水平低落，内分泌改变引起的以自主神经系统功能紊乱为主，伴有神经心理症状的症候群，表现为潮红、出汗、心悸、眩晕等，并伴有焦虑、抑郁、喜怒无常、脾气暴躁、记忆力下降等；②骨质疏松症：围绝经期女性骨量减少、骨的微观结构退化，致使骨的脆性增加，易于发生骨折的一种全身性疾病，约25%的围绝经期女性患有骨质疏松症；③妇科肿瘤：围绝经期是妇科肿瘤的好发阶段，常见的肿瘤有子宫颈癌、子宫内膜癌、卵巢肿瘤等。

（二）围绝经期一般健康管理

1. 重视身体活动，加强锻炼　建议坚持户外运动和晒太阳。适当进行锻炼可以调节神经功能，促进机体代谢。每周至少坚持150分钟中等强度的有氧运动，如走路、慢跑、骑车、游泳、跳舞等；每周至少进行2～3次肌肉张力锻炼，以增加肌肉量和肌力。运动前要与医生沟通，确定运动方式和强度，并根据情况进行调整。

2. 健康饮食 饮食要定时、定量、均衡。保证每日进食充足的水果和蔬菜，全谷物纤维，每周 2 次鱼类食品，低脂饮食。围绝经期女性要摄入足够的钙和维生素 D，《中国居民膳食营养素参考摄入量》（2013 版）中，推荐 50 岁以上和绝经后女性钙的摄入量为 1 000mg/d，可耐受最高摄入量为 2 000mg/d，而维生素 D 的摄入量为 400U（10μg）/d。钙剂建议首先通过膳食补充，如果膳食钙的量不足，建议通过钙补充剂达到推荐的每日摄入量。人体维生素 D 的来源主要通过晒太阳和膳食中获取，必要时可以补充外源性维生素 D。控制热量摄入，保持正常的体重。在绝经后妇女中，肥胖已成为一个日益严重的问题，体重若减轻 5%～10%，就能有效改善与肥胖相关的多种异常状况。

3. 心理卫生指导 指导和帮助围绝经期女性建立多种兴趣和爱好，保持心情舒畅，精神乐观。避免过于疲劳和情绪激动，积极参与社会活动，建立良好的人际关系，减轻来自各方面的紧张和心理压力，放松精神。对围绝经期女性的家庭成员开展健康教育，了解并理解围绝经期女性的身心变化，给予支持，帮助其缓解不良情绪。

4. 妇科肿瘤预防 围绝经期女性要定期开展防癌普查，每年应进行一次妇科检查，高危人群半年检查一次，如妇科检查、阴道分泌物检查、宫颈刮片检查、超声检查等。一旦发现异常，要及时进一步进行阴道镜检查、宫颈活组织检查、分段诊刮等。对恶性肿瘤要及早发现、早诊断、早治疗，降低发病率，提高治愈率。此外，还要指导围绝经期女性进行妇科肿瘤的自我检查，包括阴道出血情况、白带情况、自摸乳房、盆腔包块、性交痛等，发现异常及时进一步就诊检查。

5. 其他 保持外阴部清洁，预防萎缩的生殖器发生感染。防治绝经前期月经失调，重视绝经后出血。由于年老体弱，支持组织及韧带松弛，容易发生子宫脱垂及压力性尿失禁。进行肛提肌锻炼（用力做收缩肛门的动作），以加强盆底组织的支持力。

（三）绝经激素治疗

绝经激素治疗（menopause hormone therapy，MHT）能有效减少或消除潮热，改善睡眠质量、情绪和记忆力；减轻绝经综合征的症状和体征，改善阴道干燥，减轻急症和性交后膀胱炎的症状，减轻关节疼痛，延缓围绝经期骨关节炎的发展，减少与年龄相关的肌肉质量损失等。国际绝经学会提出，采用 MHT 可以改善绝经症状或预防骨质疏松症，是围绝经期和绝经妇女健康总体策略的一部分。我国依据《中国绝经管理与绝经激素治疗指南（2023）》中制定的相关原则，结合基层妇科诊疗特点等，对围绝经期女性进行治疗。

第四节 老年人健康管理

根据我国第七次全国人口普查结果，60 岁及以上人口占 18.70%，其中 65 岁及以上人口占 13.50%。我国已经进入老龄化社会，且老龄化迅速。预测显示，从 2015—2035 年的 20 年间，中国老年人人口比例将会增加一倍，约占中国总人口的 25%，老年人健康管理的任务非常艰巨。对老年人实施健康管理，实现健康老龄化，对于实现“健康中国”中全人群健康的这一目标意义重大。2022 年 2 月，国家卫生健康委员会、教育部、科技部等 15 个部门联合发布了《“十四五”健康老龄化规划》，积极应对人口老龄化的重要窗口期，推动健康老龄化进入了新的发展阶段。

一、老年人的特点

从 30 岁开始，人体各个器官系统功能开始缓慢衰退，免疫系统的功能显著降低，中枢神经系统递质的合成和代谢减弱，导致感觉能力降低、反应迟钝、注意力不集中、记忆力下降等，导致感觉迟钝和动作灵活性差。老年是各种慢性病的高发阶段，包括骨质疏松、糖尿病、心血管疾病等。衰退的器官功能和慢性病对老年人的健康和生活质量带来严重影响。此外，老年人对环境的适应能力下降，社会角色和地位的变化，以及遭遇负性生活事件往往带来许多心理问题。大部分老年人患有慢性病，由于长期受到疾病的困扰，加上担心给子女带来经济负担等，使得老年人更容易受到抑郁或焦虑的困扰。总之，衰老进程使老人们在日常生活、医学保健和社会服务方面出现多种健康需要。

二、老年人健康管理服务内容

《规范》中对老年人的健康管理主要是服务于辖区内65岁以上的常住居民，明确了健康管理服务的流程(图10-4)，每年为老年人提供1次健康管理服务，并建立健康档案，包括生活方式和健康状况评估、体格检查、辅助检查和健康指导。

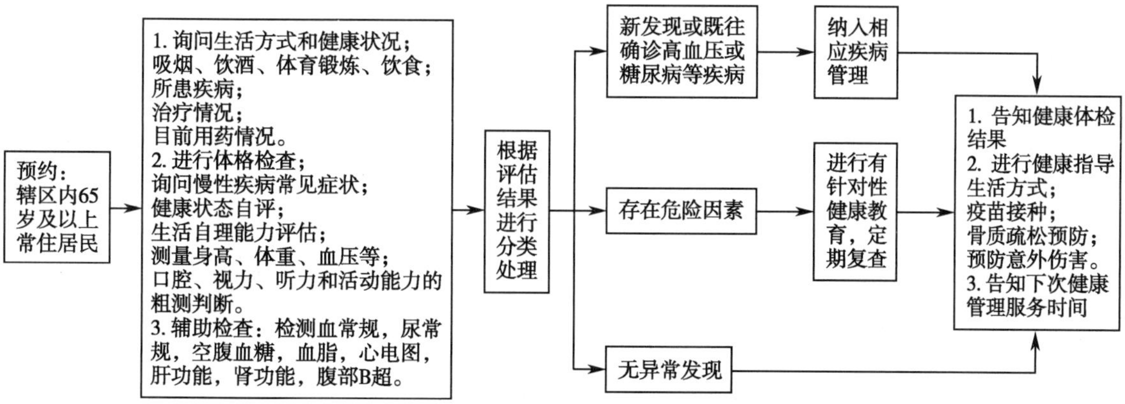

图10-4　老年人健康管理服务流程

(一)生活方式和健康状况评估

通过问诊及老年人健康状态自评，了解其基本的健康状况、体育锻炼、饮食、吸烟、饮酒、慢性疾病常见症状、既往所患疾病、治疗及目前用药和生活自理能力等情况。重点要询问一个月内老年人常见疾病的典型症状。

(二)体格检查

包括体温、脉搏、呼吸、血压、身高、体重、腰围、皮肤、浅表淋巴结、肺部、心脏、腹部等常规体格检查，并对口腔、视力、听力和运动功能等进行粗测判断。粗筛老年人的认知功能以及自我生活能力。女性除了上述内容之外，还需要完成乳腺及相关妇科检查内容。

(三)辅助检查

包括血常规、尿常规、肝功能、肾功能、空腹血糖、血脂、心电图和腹部B超检查。如果本机构没有相应检查条件，建议老年人到上级医院检查。根据基层医疗卫生机构自身条件，建议老年人完成以下辅助检查：大便潜血、乙肝表面抗原、眼底检查、X线胸片。

(四)健康指导

告知老年人评价结果，并根据结果给予相应的健康指导：①对发现已确诊的原发性高血压和2型糖尿病等患者同时开展相应的慢性病患者健康管理；②对患有其他疾病的(非高血压或糖尿病)，应及时治疗或转诊；③对发现有异常的老年人建议定期复查或向上级医疗机构转诊；④进行健康生活方式以及疫苗接种、骨质疏松预防、防跌倒措施、意外伤害预防和自救、认知和情感等健康指导；⑤告知或预约下一次健康管理服务的时间。

三、老年人健康管理要点

（一）老年人营养特点与合理膳食

膳食营养是保证老年人健康的基石，与老年人生活质量、家庭、社会经济、医疗负担都有密切关系。保证营养与合理膳食对老年人健康意义重大。

老年人大多数营养需求与成年人相似，因此一般人群膳食指南的内容也适用于老年人。在此基础上，中国营养学会修订的《中国居民膳食指南（2022）》对65岁以上老年人进行了四大推荐：①食物品种丰富，动物性食物充足，常吃大豆制品；②鼓励共同进餐，保持良好食欲，享受食物美味；③积极户外活动，延缓肌肉衰减，保持适宜体重；④定期健康体检，测评营养状况，预防营养缺乏。

老年人常有牙齿缺损，消化液分泌减少和胃肠蠕动减弱，容易出现食欲下降和早饱现象，造成食物摄入量不足和营养缺乏，因此老年人膳食需要注意合理设计、精准营养。食物制作得要细软，并且建议少量多餐，细嚼慢咽，有利于老年人消化和吸收。老年人进餐次数可以采用三餐两点制或者三餐三点制。

老年人身体对缺水的耐受性下降，正确的饮水方法是主动少量多次饮水。每天的饮水量要达到1 500～1 700ml，注意要少量多次，每次50～100ml。主动饮水，首选温开水。睡前1小时内不建议用餐饮水，以免影响睡眠。

此外，要鼓励老年人尽量多外出、多交际，积极主动与人交流，多参与群体活动，多结交朋友、集体用餐，家人应多陪伴、多关心，以促进老年人食欲，摄入更多更丰富的食物。

（二）老年人身体活动

有证据显示，65岁及以上老年人积极进行身体活动其全因死亡率，冠心病、高血压、脑卒中、2型糖尿病、结肠癌、乳腺癌患病率均较低。老年人进行身体活动还可以有效预防跌倒和跌倒相关伤害，衰弱、肌肉减少和骨质疏松。此外，有充分证据显示保持身体活动可以改善老年人认知功能并减少社会交往能力受限的风险。《关于身体活动和久坐行为指南》（WHO，2020）和《中国居民膳食指南（2022）》均对老年人提出了具体的身体活动相关建议。

《中国居民膳食指南（2022）》中建议老年人积极参加户外活动。户外活动能够更好地接受紫外线照射，有利于体内维生素D合成，延缓骨质疏松和肌肉衰减的发展，并保持适宜体重，建议65岁以上老年人的体重指数（body mass index，BMI）可以略高，维持在20.0～26.9kg/m^2之间。老年人的运动量应根据自己的体能和健康状况随时调整，量力而行，循序渐进。

1. 老年人身体活动的目标 老年人身体活动的目标包括改善心肺和血管功能，提高摄取和利用氧的能力；保持肌肉力量、延缓肌肉量和骨量丢失的速度；减少身体脂肪的蓄积和控制体重增加；降低跌倒发生的风险；调节心理平衡，减慢认知能力的退化，提高生活自理能力和生活质量；防治慢性病。

2. 老年人身体活动的内容 主要包括有氧运动、抗阻力运动和功能性身体活动。参加步行等传统有氧运动的同时，鼓励老年人参加日常生活中的身体活动，如家务劳动、娱乐等。对于高龄及体质差的老年人，不需强调锻炼一定要达到中等强度，应鼓励老年人靠运动的积累作用和长期坚持产生综合的健康效应。健康老年人可通过徒手或采用哑铃、沙袋、弹力橡皮带和拉力器等抗阻力活动增加肌力。对体弱或伴有骨质疏松症以及腹部脂肪堆积者，还可采用弹力橡皮带进行腰背肌、腹肌、臀肌和四肢等肌肉的练习。进行上述运动时，应以大肌肉群运动为主，抗阻力活动过程中用力应适度、避免憋气，以控制血压升高的幅度，预防发生心脑血管意外。一般每周应做两次肌力训练，也可隔天进行。有氧活动、肌力锻炼、关节柔韧性、身体平衡和协调性练习都可作为功能性活动的内容，如广播操、韵律操和专门编排的体操等均含有上肢、下肢、肩、臀、躯干部及关节屈伸练习。各种家务劳动、舞蹈、太极拳等也包含功能性活动的成分。

3. 老年人身体活动量　老年人身体健康状况和运动能力的个体差异较大，计划身体活动强度宜量力而行。对于体质好的老年人，可适当增加运动强度，以获得更多的健康效益。老年人有更多的时间从事运动锻炼，身体活动的时间、量和强度等可以参照《中国居民膳食指南（2022）》中的推荐进行。老年人的运动频度与一般人的推荐一致，鼓励每天都进行一些身体活动，并根据个人身体情况、天气条件和环境等调整活动的内容。

4. 老年人身体活动注意事项　①老年人参加运动期间，应定期做医学检查和随访。患有慢性病且病情不稳定的情况下，应与医生一起制订运动处方。②感觉减退和记忆力下降的老年人，应反复实践，掌握动作的要领，老年人宜参加个人熟悉并有兴趣的运动项目。为老年人编排的锻炼程序和体操，应注意动作简单，便于学习和记忆。③老年人应学会识别过度运动的症状。运动中，体位不宜变换太快，以免发生直立性低血压。运动指导者应注意避免老年人在健身运动中的伤害。④对体质较弱和适应能力较差的老年人，应慎重调整运动计划，延长准备和整理活动的时间。⑤合并有骨质疏松症和下肢骨关节病的老年人，不宜进行高冲击性的活动，如跳绳、跳高和举重等。⑥老年人在服用某些药物时，应注意药物对运动反应的影响。如美托洛尔和阿替洛尔等会抑制运动中心率的增加。

（三）老年人疾病预防和筛查

慢性病是老年人主要的健康问题，是影响老年人生活质量的主要原因。《健康中国行动（2019—2030年）》中指出，我国老年人整体健康状况不容乐观，近1.8亿老年人患有慢性病，患有一种及以上慢性病的比例高达75%。防治慢性病是老年人健康管理的重要组成部分，主要包括心血管疾病、恶性肿瘤等。而主要慢性病的健康管理内容具体可以参见第十一章重大疾病的健康管理，本节主要对这些疾病健康管理的框架进行简单介绍。

1. 老年人心血管疾病的防治　《国家基本公共卫生服务规范（第三版）》中提到，每年对65岁以上老年人进行一次免费体检，包括各类生理指标如血压、血糖、血脂等，健康相关行为如吸烟、饮酒、体力活动、用药行为等，以及心理健康状况等。对于还未患病的老年人主要针对心血管疾病的危险因素，包括行为危险因素、高血压、糖尿病、高血脂等，进行干预，做到心血管疾病的一级预防。此外，还要筛查心血管疾病患者，做到早发现、早治疗。对于已经明确的心血管疾病老年患者，除了每年一次体检，还要定期随访，评估上述心血管疾病的危险因素情况，及时给予干预，控制心血管疾病，防止发生严重的并发症。积极探索切实可行的方法和途径，提高心血管疾病的知晓率、治疗率和控制率，是老年人健康管理的重要内容。

2. 老年人主要恶性肿瘤的筛查　恶性肿瘤的人群筛查是癌症二级预防的重要措施。肺癌、肝癌、胃癌、食管癌、结直肠癌、乳腺癌、宫颈癌及鼻咽癌为我国癌症防治重点。其中，肺癌、胃癌、食管癌、结直肠癌发病率均随年龄增长而上升。

（四）老年人感染性疾病及疫苗接种

随着年龄的增长，老年人的各个组织器官生理代谢功能和免疫功能逐渐衰减，并且常伴随多种慢性病，使其罹患感染性疾病的风险显著增加。老年人一旦发生感染，临床表现不典型，并发症多，病情往往比较严重，治疗效果欠佳，严重影响老年人的生命质量，增加死亡风险。预防接种是一种特异性保护易感人群的措施，可以提高接种人群的特异性免疫水平，降低感染性疾病及其相关并发症的发病风险。接种疫苗还可以通过预防感染减缓老年人慢性病的进展，降低慢性病并发症导致不良结局的风险。但是我国常见感染性疾病疫苗的整体接种率偏低，许多慢性病防治相关指南对老年人，尤其是老年慢性病患者的常见感染性疾病的疫苗接种进行了推荐，主要涉及流感、肺炎链球菌性疾病、带状疱疹、脑膜炎等。

流行性感冒及肺炎是老年人重要的死亡原因。我国65岁以上老年人中，流感和肺炎是第4位死亡原因。对老年人而言，每年接种流感疫苗是目前最为有效的预防措施之一，可显著降低老年人肺炎发病率、全因死亡率及住院率。美国一项针对社区居住老年人的随机对照研究显示，每年接种流感疫苗者，与接种安慰剂者相比，其流感发生率下降58%。我国亦有研究显示，接种流感疫苗可减少老年人群慢性病的急性发作及就诊。我国历年发布的《中国流感疫苗预防接种技术指南》和《老年人流感和肺炎链球菌疫苗接种中国专家建议》中，均建议60岁以上的老年人每年接种流感疫苗。流感病毒容易变异，且接种后产生的抗体滴度在6～8个月后开始衰减，因此应每年接种流感疫苗。我国各地每年流感活动高峰出现的时间和持续时间不同，应在流感高发季节前获得保护，因此建议在当年疫苗可获得之后尽早接种，最好在10月底前完成接种。在我国，特别是北方地区，冬、春季是每年的流感流行季节，因此，9、10月份是最佳接种时机。在同一个流感流行季节，已完成流感疫苗接种的人，无需重复接种。接种时要注意疫苗的禁忌证，以及接种前的身体状况，在医生的指导下完成接种。

社区获得性肺炎是老年人常见的感染性疾病之一，其中肺炎链球菌，又称肺炎球菌，是最常见的社区获得性肺炎的病因。目前临床上使用的肺炎链球菌疫苗有两种，分别为肺炎球菌多糖疫苗（PPV）和肺炎球菌结合疫苗（PCV）。在我国PPV23是目前唯一用于老年人肺炎球菌感染预防的疫苗，接种对象包括65岁以上老年人和患有慢性病的人群等。

带状疱疹疫苗分为两种，带状疱疹减毒活疫苗和重组带状疱疹疫苗（RZV），目前仅RZV在我国批准上市。RZV用于≥50岁的人群预防带状疱疹，也可以用于有带状疱疹病史的人群，以及有基础疾病，例如免疫功能低下的人群接种。

（五）老年人跌倒的筛查和预防

根据WHO的定义，跌倒是指突发、不自主、非故意的体位改变，倒在地面或比初始位置更低的平面上。20世纪50年代，Doller、Sheldon和Fine等发表了针对老年人跌倒的专项研究后，跌倒逐渐成为老年医学关注的一个重要问题。跌倒是造成老年人残疾、残障和死亡的重要原因之一。我国65岁以上老年人中，跌倒是造成伤害死亡的首要原因。研究报道大约30%的社区老年人每年至少发生一次跌倒意外事件，其中50%的老年人反复发生跌倒，而且跌倒的发生比例随着年龄增长而增加，80岁以上的老年人跌倒的年发生率可以高达50%。

1. 老年人跌倒的危险因素 多数情况下，老年人跌倒的发生并不是意外，而是多种危险因素共同作用的结果。一般将老年人跌倒的危险因素分为内在风险因素和外在风险因素。其中内在风险因素包括生物学因素、疾病因素、功能水平因素和行为因素。人处在疾病状态时，中枢神经系统受损、骨骼肌肉系统疾病、心血管疾病等其他疾病都会增加老年人跌倒的概率。功能水平如认知功能、身体功能与情感功能会直接影响患者失衡跌倒，认知障碍常见有记忆障碍、注意力障碍、执行功能障碍和空间位置觉障碍等。危险行为也会增加老年人跌倒的风险，例如服用药物、穿不恰当鞋子、爬高处搬重物等。外在风险因素，指周边事物影响导致跌倒发生的频率或严重程度增加的因素，包括环境因素和社会因素。环境因素根据老年人居住场所分为家庭环境因素、社区公共环境因素及医疗机构环境因素。常见的环境危险因素包括不均匀的台阶高度、台阶过窄、台阶表面过于光滑、昏暗的灯光、湿滑的地面与障碍物、危险环境缺乏警示标识等。老年人所处的社会环境及拥有的社会资源也是跌倒的重要影响因素之一。社会地位和社会资源越弱，收入及教育水平越低，跌倒风险越大。生物学风险因素与行为和环境风险因素之间的相互作用增加了跌倒的风险，例如老年人肌肉力量下降会导致身体功能降低和躯体虚弱，这会增加因不良环境而导致跌倒发生的风险。

2. 老年人跌倒的评估 老年人跌倒可以预防，此外有研究表明78%的跌倒是可以被预测的。老年人跌倒的干预前提是对老年人跌倒风险的评估，前瞻性地识别老年人跌倒风险因素能够有效开展和实施跌倒相关的预防和干预措施。通过信度、效度良好的高灵敏度的跌倒风险评估工具能有助于准确地评估出老年人跌倒风险概率，达到早识别、早预防和早干预的目的，从而有效降低老年人跌倒的发生率，减轻损伤。老年人跌倒的预防是一项系统工程，包括个人、家庭和社区三个层面。本节主要对老年人跌倒的筛查及针对个体的预防措施予以介绍。

在老年人中进行跌倒的危险因素筛查，主要有两个目标：①识别容易发生跌倒的高危个体；②识别可干预的危险因素并予以干预，从而降低老年人跌倒的风险。筛查工具主要有两类，一类是基于病史和健康危险因素的评估表，另一类是基于对老年人运动和平衡能力观察的评估表。2011 年卫生部发布的《老年人跌倒干预技术指南》，推荐采用老年人跌倒风险评估工具（表 10-3）和老年人平衡能力测试表，社区组织和社区卫生服务机构可以协助老年人进行自我跌倒评估，以帮助老年人清楚了解自己跌倒的风险级别，这是对其进行自我干预的基础。

表 10-3　老年人跌倒风险评估表

运动	权重	得分	睡眠状况	权重	得分
步态异常 / 假肢	3		多醒	1	
行走需要辅助设施	3		失眠	1	
行走需要旁人帮助	3		夜游症	1	
跌倒史			用药史		
有跌倒史	2		新药	1	
因跌倒住院	3		心血管药物	1	
精神不稳定状态			降压药	1	
谵妄	3		镇静、催眠药	1	
痴呆	3		戒断治疗	1	
兴奋 / 行为异常	2		糖尿病用药	1	
意识恍惚	3		抗癫痫药	1	
自控能力			麻醉药	1	
大便 / 小便失禁	1		其他	1	
频率增加	1		相关病史		
保留导尿	1		神经科疾病	1	
感觉障碍			骨质疏松症	1	
视觉受损	1		骨折史	1	
听觉受损	1		低血压	1	
感觉性失语	1		药物 / 乙醇戒断	1	
其他情况	1		缺氧症	1	
			年龄 80 岁及以上	3	

结果评定：根据最终得分，将筛查对象分为：低危，1～2 分；中危，3～9 分；高危，10 分及以上。对筛查评分为“高危”的老年人，应针对其主要风险因素，予以重点干预。

除了上述老年人跌倒评估工具，国外还有其他多种评估工具，例如 Morse 跌倒量表（Morse Fall Scale，MFS）、托马斯跌倒风险评估工具（St Thomas's Risk Assessment Tool，STRATIFY）、约翰霍普金斯跌倒风险评估量表（Johns Hopkins Fall Risk Assessment Tool，JHFRAT）、Berg 平衡量表（Berg Balance Scale，BBS）、居家跌倒风险筛查工具（Home Falls and Accidents Screening Tool，HOME FAST）等。

3. 老年人跌倒的个人干预措施　针对老年人跌倒的个体预防措施主要包括以下几项：①增强防跌倒意识，加强防跌倒知识和技能学习。②坚持参加规律的身体活动，以增强肌肉力量、柔韧性、协调性、平衡能力、步态稳定性和灵活性，从而减少跌倒的发生。适合老年人的运动包括太极拳、散步等。其中，太极拳是我国优秀的传统健身运动。研究发现，太极拳可将老年人跌倒的概率减少 50%，它除对人的呼吸系统、神经系统、心血管系统、骨骼系统等有良好作用外，还是老年人保持平衡能力最有效的锻炼方式之一。③老年人应尽可能避免同时服用多种药物，并且尽可能减少用药剂量，了解药物的副作用且注意用药后的反应，用药后动作宜缓慢，以预防跌倒的发生。④选择适当的辅助工具，使用合适长度、顶部面积较大的拐杖。将拐杖、助行器及经常使用的物件等放在触手可及的位置。⑤熟悉生活环境。道路、厕所、路灯，以及紧急时哪里可以获得帮助等。⑥衣服要舒适，尽量穿合身宽松的衣服。鞋子要合适，鞋子对于保持老年人躯体的稳定性有十分重要的作用。老年人应该尽量避免穿高跟鞋、拖鞋、鞋底过于柔软以及穿着时易于滑倒的鞋。⑦调整生活方式。避免走过陡的楼梯或台阶，上下楼梯、如厕时尽可能使用扶手，转身、转头时动作一定要慢；走路保持步态平稳，尽量慢走，避免携带沉重物品；避免去人多及湿滑的地方；使用交通工具时，应等车辆停稳后再上下；放慢起身、下床的速度，避免睡前饮水过多以致夜间多次起床；晚上床旁尽量放置小便器；避免在他人看不到的地方独自活动。⑧有视、听及其他感知障碍的老年人应佩戴视力补偿设施、助听器及其他补偿设施。⑨老年人尤其是骨质疏松患者，跌倒所致损伤中危害最大的是髋部骨折。因此，老年人要加强膳食营养，保持均衡的饮食，必要时适当补充维生素 D 和钙剂，防治骨质疏松。欧美国家多推荐 65 岁以上的老年女性，应每年进行骨密度筛查。⑩将经常使用的东西放在不需要梯凳就能够很容易伸手拿到的位置。尽量不要在家里登高取物，如果必须使用梯凳，可以使用有扶手的专门梯凳，不可将椅子作为梯凳使用。

（六）老年人衰弱的识别及管理

随着世界老龄化相关研究的开展，衰弱逐步成为老年医学研究的热点。衰弱是一种临床状态，当个体在这种状态下暴露于压力源时，会对依赖和死亡的易感性增加。衰弱与多种不良结局相关，例如跌倒、骨折、感染、自杀，甚至死亡等。衰弱是导致老年人功能下降和早期死亡的主要因素。衰弱可以发生在 65 岁之前，70 岁及以上人群衰弱发生率增加。国内大型队列研究结果显示我国社区 60 岁及以上人群衰弱发生率达 6.0%～7.0%。衰弱并不是个体衰老过程中必不可少的部分，多数老年人到晚年也没有出现衰弱。老年人衰弱的危险因素包括社会经济状况等、患慢性病、缺乏运动、久坐行为、饮酒等不良生活方式、社会支持等。通过针对衰弱危险因素的健康管理，减少老年人衰弱的发生率。此外，快速、精准地识别老年衰弱患者，并实施有效的管理措施对提高老年人安全极为重要。

2019 年 9 月 30 日，国际衰弱和肌肉减少症研究会议（ICFSR）发布《国际临床实践指南：身体衰弱的识别和管理》（以下简称《指南》），旨在为衰弱老年人提供高质量的循证护理，维持或改善其身体功能及健康状况。《指南》推荐衰弱的评估工具包括临床衰弱量表（Clinical Frailty Scale，CFS）、Frail 量表（Frail Scale，FS）和埃德蒙顿衰弱量表（Edmonton Frailty Scale，EFS）。延缓或阻止老年人衰弱的措施包括进行体育锻炼、加强营养、保持口腔健康、药物治疗等。也有越来越多的证据支持在基层医疗中对衰弱老年人实施各种干预措施，其中老年综合评估、运动干预和营养干预均是基层医疗中有效的循证干预措施。

2017 年，中华医学会老年医学分会等联合推出了《老年患者衰弱评估与干预中国专家共识》（以下简称《共识》）。《共识》中定义衰弱（frailty）为指老年人生理储备下降导致机体易损性增加、抗应激能力减退的非特异性状态。对现有老年衰弱的筛查和评估工具进行总结归纳，并提出推荐对所有 70 岁及以上人群或最近 1 年内，非刻意节食情况下出现体重下降（≥5%）的人群进行衰弱的筛查和评估。根据衰弱的病因和病理、生理变化，结合现有证据，提出衰弱的干预措施，包括运动锻炼、营养干预、共病和多重用药管理、多学科团队合作的医疗护理模式、减少医疗伤害、药物治疗。

本章小结

儿童、青少年和妇女由于其生理特点，是健康管理中应予重点关注的人群；随着我国人口老龄化，老年人健康管理已纳入国家基本公共卫生服务项目中。本章针对我国基本公共卫生服务明确的上述重点人群，即0～6岁儿童、学龄期儿童及青少年、妇女及老年人，分别阐述其健康管理的主要内容及要点。其中，0～6岁儿童主要关注的是新生儿和婴幼儿的生长发育检测、免疫接种及营养；学龄期儿童及青少年以营养及身体活动为主；孕产妇和围绝经期妇女是妇女健康管理的重点人群，重点关注孕妇不同妊娠时期的健康管理的服务内容、膳食营养以及心理健康；而老年人围绕着其高发疾病、跌倒、衰弱等主要健康问题进行健康管理，包括老年人的合理营养、身体活动等。循证医学已经成为现代医学的主流理念，健康管理服务应以政府机构和专业学术团体发布的相关指南为依据。

（尹　慧）

思考题

1. 婴儿必须在1岁内完成哪些疫苗接种？
2. 学龄期儿童及青少年身体活动的益处有哪些？我国对学龄期儿童青少年身体活动有哪些建议？
3. 孕早期健康管理的主要内容是什么？
4. 6月龄内的婴儿推荐纯母乳喂养，但是2021年发布的《中国母乳喂养影响因素调查报告》显示，我国6个月内婴儿纯母乳喂养率仅为29.2%，远低于世界平均水平。你认为有哪些因素制约了纯母乳喂养率？应采取哪些对策提高纯母乳喂养率？
5. 孕产妇和围绝经期妇女心理卫生指导应关注哪些内容？
6. 跌倒是老年人意外伤害死亡的首要原因，老年人跌倒受到来自个人、家庭、社会等多层次、多维度因素的综合影响，基于此，除了个体层面的措施，你认为还应采取哪些措施预防老年人跌倒？

第十一章　重大疾病的健康管理

慢性非传染性疾病（chronic non-communicable disease），有时也简称为“慢性病”或“慢病”，指一类病程漫长、无传染性、不能自愈、目前也几乎不能被治愈的疾病。其主要特点包括：①病因复杂，其发病与不良行为和生活方式密切相关；②潜伏期较长，没有明确的得病时间；③病程长，随着疾病的发展，表现为功能进行性受损或失能；④很难彻底治愈，表现为不可逆性。随着改革开放以来我国人民生活水平不断提高与生活习惯改变，慢性非传染性疾病逐渐成为威胁人民健康的主要因素之一。慢性非传染性疾病主要包括心脑血管疾病、恶性肿瘤、糖尿病、慢性阻塞性肺部疾病、精神心理性疾病等一组疾病。我国“健康管理”的核心内容，是对慢性病相关危险因素的监测、评估和干预。《“健康中国 2030”规划纲要》中要求实施慢性病综合防控战略，加强国家慢性病综合防控示范区建设；并提出到 2030 年，实现全人群、全生命周期的慢性病健康管理，总体癌症 5 年生存率提高 15%。

本章将对医学常见慢性病，包括高血压、冠状动脉粥样硬化性心脏病、糖尿病、血脂异常、肥胖症、高尿酸血症与痛风、脑卒中等及疾病的健康管理予以简要介绍，并就恶性肿瘤的预防和筛检进行讨论。

第一节　高血压健康管理

高血压（hypertension）是一种以动脉血压持续升高为特征的进行性心血管损害性疾病，是全球人类最常见的慢性病。2012 年至 2015 年我国 18 岁以上居民高血压患病粗率为 27.9%，较 1991 年增加了一倍。我国每年新增高血压患者 1 000 万，估计现有高血压患者 3.58 亿人。我国心脑血管病发生和死亡者一半以上与高血压有关。如果不采取有效防治措施控制高血压，我国心脑血管病发病率和病死率将持续上升。

我国已经将高血压患者健康管理纳入国家基本公共卫生服务范畴。2017 年更新颁布的《国家基本公共卫生服务规范（第三版）》，为高血压的健康管理制定了基本规范。

一、高血压的危险因素

高血压的危险因素包括遗传因素、年龄以及不良生活方式等多方面。人群中普遍存在危险因素的聚集，随着高血压危险因素聚集的数目和严重程度增加，血压水平呈现升高的趋势，高血压患病风险增大。我国人群高血压发病的主要危险因素如下。

1. 高钠、低钾膳食　高钠、低钾膳食是我国大多数高血压患者发病最主要的危险因素。现况调查发现，2012 年我国 18 岁及以上居民的平均烹调盐摄入量为 10.5g，较推荐的盐摄入水平依旧高 75%。在盐与血压的国际协作研究（INTERMAP）中，反映膳食钠 / 钾量的 24 小时尿钠 / 钾比值，我国人群在 6 以上，而西方人群仅为 2～3。

2. 体重超重和肥胖　超重和肥胖是高血压患病的重要危险因素。我国 24 万成人数据汇总分析表明，BMI≥24kg/m^2 者患高血压的危险是体重正常者的 3～4 倍，男性腰围≥85cm、女性≥80cm

者患高血压的危险为腰围低于此界限者的3.5倍。我国人群血压水平和高血压患病率北方高于南方，与人群BMI差异相平行。

3. 过量饮酒 过量饮酒包括危险饮酒（男性41～60g，女性21～40g）和有害饮酒（男性60g以上，女性40g以上）。男性持续饮酒者比不饮酒者4年内高血压发生危险增加40%。每天平均饮酒>3个标准杯（1个标准杯相当于12g酒精，约合360g啤酒，或100g葡萄酒，或30g白酒），收缩压与舒张压分别平均升高3.5mmHg与2.1mmHg，且血压上升幅度随着饮酒量增加而增大。

4. 长期精神紧张 长期精神紧张是高血压患病的危险因素，精神紧张可激活交感神经从而使血压升高。一般精神紧张包括焦虑、担忧、心理压力大、愤怒、恐慌或恐惧等，研究表明有精神紧张者发生高血压的风险是正常人群的1.18～1.55倍。

5. 其他危险因素 高血压的其他危险因素还有遗传、性别、年龄、工作压力过大、心理因素、高脂血症等。如大量的临床资料证明高血压与遗传因素有关。如父母均患高血压，其子女的高血压发生率可达46%；父母中一人患高血压，子女的高血压发生率为28%。近年来大气污染也备受关注，长期暴露于$PM_{2.5}$、PM_{10}、SO_2和O_3等污染物中，均伴随高血压的发生风险和心血管疾病的死亡率增加。

二、高血压的诊断

1. 高血压相关概念和诊断标准 临床上高血压诊断标准为：经非同日3次测量血压，收缩压≥140mmHg和/或舒张压≥90mmHg。

原因不明的高血压称为原发性高血压，大都需要终身治疗。由某些疾病引起的血压增高称为继发性高血压，占高血压的5%～10%，其中许多可经特异性治疗获得根治，如原发性醛固酮增多症、肾血管性高血压等，通过手术等治疗可痊愈。因此，初诊高血压时，应尽可能排除继发性高血压。白大衣性高血压是指患者到医疗机构测量血压高于140/90mmHg，但动态血压24小时平均值<130/80mmHg或家庭自测血压值<135/85mmHg。隐性高血压是指患者到医疗机构测量血压<140/90mmHg，但动态血压24小时平均值>130/80mmHg或家庭自测血压值>135/85mmHg。

2. 血压测量标准方法 血压测量有3种方式，即诊室血压、自测血压、动态血压。一般而言，诊室血压水平高于自测血压和动态血压24小时平均水平。自测血压水平接近动态血压24小时平均水平。

（1）诊室血压测量方法：诊室血压是指患者在医疗单位由医护人员测量的血压。目前，高血压诊断一般以诊室血压为准。目前诊室血压测量主要用水银血压计，其测量方法如下：①选择符合标准的水银柱式血压计或符合国际标准［欧洲高血压学会（ESH）、英国高血压学会（BHS）和美国仪器协会（AAMI）及中国高血压联盟（CHL）认证］的电子血压计进行测量。一般不提倡使用腕式或手指式电子血压计。②袖带的大小适合患者的上臂臂围，至少覆盖上臂臂围的2/3。③被测量者测量前1小时内应避免进行剧烈运动、进食、喝含咖啡的饮料、吸烟、服用影响血压的药物；精神放松、排空膀胱；至少安静休息5分钟。④被测量者应坐于有靠背的座椅上，裸露右上臂，上臂及血压计与心脏处于同一水平。老年人、糖尿病患者及出现直立性低血压情况者应加测站立位血压。⑤将袖带紧贴缚在被测者上臂，袖带下缘应在肘弯上2.5cm，用水银柱式血压计时将听诊器胸件置于肘窝肱动脉搏动明显处。⑥在放气过程中仔细听取柯氏音，观察柯氏音第Ⅰ时相（第Ⅰ音）和第Ⅴ时相（消失音）。收缩压读数取柯氏音第Ⅰ时相，舒张压读数取柯氏音第Ⅴ时相。12岁以下儿童、妊娠妇女、严重贫血、甲状腺功能亢进、主动脉瓣关闭不全及柯氏音不消失者，以柯氏音第Ⅳ时相（变音）作为舒张压读数。⑦确定血压读数：所有读数均应以水银柱凸面的顶端为准；读数应取偶数（0，2，4，6，8）。⑧医疗记录中血压尾数0，2，4，6，8的分布应均匀，建议分别占(20±10)% 以内，切不可仅记录十整位数(0 偏好)。电子血压计以显示血压数据为准。⑨应间隔 1～2 分钟重复测量，取 2 次读数平均值记录。如果收缩压或舒张压的 2 次读数相差 5mmHg 以上，应再次测量，以 3 次读数平均值作为测量结果。

(2) 自测血压：家庭自我测量血压(自测血压)是指受测者在诊室外的其他环境所测量的血压，一般指家庭自测血压。自测血压可获取日常生活状态下的血压信息，帮助排除白大衣性高血压、检出隐性高血压，对增强患者诊治的主动参与性、改善患者治疗依从性等方面具有优点。现已作为测量血压的方式之一。但对于精神焦虑或根据血压读数常自行改变治疗方案的患者，不建议自测血压。对新诊断的高血压，建议家庭自测血压连续 7 天，每天早晚各 1 次，每次测量 3 遍；去掉第 1 天血压值，仅计算后 6 天血压值，根据后 6 天血压平均值，为治疗决定提供参考。血压稳定后，建议每周固定一天自测血压，于早上起床后 1 小时服降压药前测量坐位血压。血压不稳定或未达标者建议增加自测血压的频率。推荐使用符合国际标准的上臂式全自动或半自动电子血压计。一般而言，自测血压值低于诊室血压值。正常上限参考值为 135/85mmHg。

(3) 动态血压：动态血压是指患者佩戴动态血压监测仪记录的 24 小时血压。动态血压测量应使用符合国际标准的监测仪。动态血压的正常值国内参考标准为：24 小时平均值＜130/80mmHg，白昼平均值＜135/85mmHg，夜间平均值＜125/75mmHg。正常情况下，夜间血压平均值比白昼血压平均值低 10%～15%。动态血压监测在临床上可用于诊断白大衣性高血压。

三、高血压患者治疗目标

高血压患者治疗的根本目标是降低发生心脑肾及血管并发症和死亡的总危险。故应根据高血压患者的血压水平和总体风险水平，决定给予改善生活方式和降压药物的时机与强度；同时干预检出的其他危险因素、靶器官损害和并存的临床疾病。一般高血压患者，应将血压(收缩压 / 舒张压)降至 140/90mmHg 以下；65 岁及以上的老年人的收缩压应控制在 150mmHg 以下，如能耐受还可进一步降低；伴有慢性肾脏疾病、糖尿病，或病情稳定的冠心病或脑血管病的高血压患者治疗更宜个体化，一般可以将血压降至 130/80mmHg 以下。伴有严重肾脏疾病或糖尿病，或处于急性期的冠心病或脑血管病患者，应按照相关指南进行血压管理。舒张压低于 60mmHg 的冠心病患者，应在密切监测血压的情况下逐渐实现降压达标。

四、高血压健康管理主要内容

(一) 高血压筛查

1. 对辖区内 35 岁及以上常住居民，每年在其第一次到乡镇卫生院、村卫生室、社区卫生服务中心(站)就诊时，为其测量血压。

2. 对第一次发现收缩压≥140mmHg 和 / 或舒张压≥90mmHg 的居民，在去除可能引起血压升高的因素后预约其复查，非同日 3 次血压高于正常，可初步诊断为高血压。如有必要，建议转诊到上级医院确诊，2 周内随访转诊结果，对已确诊的原发性高血压患者纳入高血压患者健康管理。对可疑继发性高血压患者，及时转诊。

3. 建议高危人群每半年至少测量 1 次血压，并接受医务人员的生活方式指导。

4. 高血压的危险度分层见表 11-1。

(二) 高血压随访评估

对原发性高血压患者，每年要提供至少 4 次面对面的随访。随访内容主要包括以下几点。

1. 测量血压并评估是否存在危急情况，如出现收缩压≥180mmHg 和 / 或舒张压≥110mmHg；意识改变、剧烈头痛或头晕、恶心呕吐、视物模糊、眼痛、心悸、胸闷、喘憋不能平卧及处于妊娠

表 11-1　综合血压水平、危险因素、靶器官损害和并发疾病的危险分层

（血压单位：mmHg）

	正常血压 SBP 120～129 DBP 80～84	正常高值 SBP 130～139 DBP 85～89	一级 SBP 140～159 DBP 90～99	二级 SBP 160～179 DBP 100～110	三级 SBP ≥180 DBP ≥110
无其他 RF	极低危	极低危	低危	中危	高危
1～2 个 RF	低危	低危	中危	中危	极高危
≥2 个 RF，MS，OD 或 DM	中危	中危	高危	高危	极高危
确诊 CVD 或 RD	极高危	极高危	极高危	极高危	极高危

注：SBP，收缩压；DBP，舒张压；RF，危险因素；MS，代谢综合征；OD，亚临床器官损害；CVD，心血管疾病；RD，肾脏疾病。

期或哺乳期同时血压高于正常等危急情况之一，或存在不能处理的其他疾病时，须在处理后紧急转诊。对于紧急转诊者，乡镇卫生院、村卫生室、社区卫生服务中心（站）应在 2 周内主动随访转诊情况。

2．若不需紧急转诊，询问上次随访到此次随访期间的症状。

3．测量体重、心率，计算体重指数。

4．询问患者疾病情况和生活方式，包括心脑血管疾病、糖尿病、吸烟、饮酒、运动、摄盐情况等。

5．了解患者服药情况。

（三）高血压患者分类干预

1．对血压控制满意（收缩压＜140mmHg 且舒张压＜90mmHg）、无药物不良反应、无新发并发症或原有并发症无加重的患者，预约下一次随访时间。

2．对第一次出现血压控制不满意，即收缩压≥140mmHg 和 / 或舒张压≥90mmHg，或出现药物不良反应的患者，结合其服药依从性，必要时增加现用药物剂量、更换或增加不同类的降压药物，2 周内随访。

3．对连续两次出现血压控制不满意或药物不良反应难以控制，以及出现新的并发症或原有并发症加重的患者，建议其转诊到上级医院，2 周内主动随访转诊情况。

4．对所有患者进行有针对性的健康教育，与患者一起制订生活方式改进目标，并在下一次随访时评估进展。告诉患者出现哪些异常时应立即就诊。

（四）高血压患者体检和随访

对原发性高血压患者，每年进行 1 次较全面的健康检查，可与随访相结合。内容包括体温、脉搏、呼吸、血压、身高、体重、腰围、皮肤、浅表淋巴结、心脏、肺部、腹部等常规体格检查，并对口腔、视力、听力和运动功能等进行粗测判断。体检具体内容可参照《城乡居民健康档案管理服务规范》健康体检表，随访具体内容可参照《国家基层高血压防治管理指南（2020 版）》。

第二节　脑卒中健康管理

脑卒中是指一组发病急骤的脑血管病，包括中枢神经系统的所有动脉和静脉系统的病变。脑卒中又称急性脑血管病事件，由于其临床表现和古代中医对“中风”的描述有很多类似之处，因而在我国，又常将脑卒中俗称为“脑中风”或“中风”。

由于脑出血和脑梗死有许多共同的危险因素，在我国也远较蛛网膜下腔出血多见，因此日常

所称的脑卒中主要是指这两类疾病，也是本节阐述的主要内容。

从预防医学的角度来看，脑卒中和冠心病的基本病变都在血管系统，又有着共同的危险因素。因此在预防医学中，常将脑卒中和冠心病归入“心脑血管病”，或称为“心血管病”。

一、脑卒中流行病学

中国卒中协会2015年首次发布的《中国卒中流行报告》显示，目前我国每年新发脑血管病患者约270万，每年死于脑血管病的患者约130万，脑卒中是中国居民第一位死因。2015年中国脑卒中大会公布了中国31个省市60余万居民的流行病学调查结果，中国40岁以上居民的脑卒中患病率为2.37%，随着年龄增长脑卒中患病率大幅上升。研究还发现，男性比女性脑卒中患病率更高（1.23%∶1.00%），郊区居民脑卒中患病率高于城市居民（2.5∶2.2）。总体上脑卒中发病率每年增加6.5%，45～65岁男性发病率每年增加12.0%，1992—2012年间，男性首次发生脑卒中的年龄提早了3.3岁。

二、脑卒中的危险因素

脑卒中的危险因素，除年龄、性别、种族和家族遗传性等不可干预的因素外，尚有许多已明确的可干预性危险因素，如高血压、心脏病、糖尿病、血脂异常、吸烟、饮酒、颈动脉狭窄等。

1. 高血压 高血压是脑出血和脑梗死最重要的危险因素。脑卒中发病率、死亡率的上升与血压升高有着直接的、持续的、独立的关系。国内有研究显示：在控制了其他危险因素后，收缩压每升高10mmHg，脑卒中发病的相对危险增加49%，舒张压每增加5mmHg，脑卒中发病的相对危险增加46%。

2. 心脏病 各种类型的心脏病都与脑卒中密切相关。心房纤颤是脑卒中的一个非常重要的危险因素。国外研究显示，非瓣膜病性房颤患者每年发生脑卒中的危险性为3%～5%，约占血栓栓塞性卒中的50%。据总体估计，缺血性卒中约有20%是心源性栓塞。有些研究认为，高达40%的隐源性卒中与潜在的心脏栓子来源有关。急性心肌梗死后近期内有0.8%的人发生脑卒中，6年内发生卒中者约为10%。

3. 糖尿病 糖尿病是脑血管病重要的危险因素。我国1999年研究发现，糖尿病使脑卒中的患病危险增加2.6倍，其中缺血性卒中的危险比对照组增加3.6倍。

4. 血脂异常 血清总胆固醇（TC）、低密度脂蛋白（LDL）升高，高密度脂蛋白（HDL）降低与缺血性脑血管病有密切关系。有3项关于他汀类药物的大规模二级预防研究（北欧的4S、美国的CARE以及澳大利亚的LIPID试验）显示，他汀类药物预防治疗可使缺血性卒中发生的危险减少19%～31%。

5. 吸烟 吸烟是脑卒中的独立危险因素，其危险度随吸烟量增加而增加。大量前瞻性研究和病例对照研究结果证实，吸烟者发生缺血性卒中的相对危险度为2.5～5.6。长期被动吸烟也可增加脑卒中的发病危险。

6. 饮酒 人群研究显示，酒精摄入量和出血性卒中有直接的剂量相关性。但饮酒与缺血性卒中的关系目前仍然有争议。国外有研究认为饮酒和缺血性卒中之间呈“J”形曲线关系，即与不饮酒者相比，每天喝酒2个标准杯每周饮酒4天以上时对心脑血管可能有保护作用，而每天饮酒大于5个标准杯者发生脑梗死的危险性明显增加。酒精可能通过多种机制导致卒中增加，包括升高血压、导致高凝状态、心律失常、降低脑血流量等。但国内迄今尚无饮酒与脑卒中之间关系的大样本研究报道。

7. 颈动脉狭窄 国外一些研究发现，65岁及以上人群中有7%～10%的男性和5%～7%的女性颈动脉狭窄大于50%。北美症状性颈动脉狭窄内膜切除试验显示，在狭窄程度为60%～99%的人群中，卒中年发病率为3.2%（经5年以上观察）。我国人群中颈动脉狭窄与脑卒中的关系，尚无可靠的研究资料。

8. 肥胖 肥胖人群易患心脑血管病已有不少研究证据。国内对10个人群的前瞻性研究表明，男性腹部肥胖和女性BMI增高是卒中的一个独立危险因素。

9. 其他危险因素

（1）高同型半胱氨酸血症：根据美国第三次全国营养调查和Framingham病例对照研究的数据分析结果，高同型半胱氨酸血症与脑卒中发病有相关关系。

（2）代谢综合征：代谢综合征的特征性因素包括腹型肥胖、血脂异常、血压升高、胰岛素抵抗（伴或不伴糖耐量异常）等。胰岛素抵抗是其主要的病理基础，故又被称为胰岛素抵抗综合征。

（3）缺乏体育活动：规律的体育锻炼对减少心脑血管病大有益处。研究证明，适当的体育活动可以改善心脏功能，增加脑血流量，改善微循环。也可通过降低升高的血压、控制血糖水平和降低体重等控制卒中主要危险因素的作用来起到保护性效应。规律的体育活动还可提高血浆t-PA活性和HDL-C水平，并可使血浆纤维蛋白原和血小板活动度降低。

（4）饮食营养不合理：近年来由于生活水平普遍提高，我国居民饮食习惯正在发生明显的变化：动物性食物的比例明显上升，特别是脂肪的摄入量增长较快。脂肪和胆固醇的过多摄入可加速动脉硬化的形成，继而影响心脑血管的正常功能，易导致脑卒中。另外，我国居民特别是北方人食盐的摄入量远高于西方人。食盐量过多可使血压升高并促进动脉硬化形成，中国、日本以及欧洲的一些研究都确认它与脑卒中的发生密切相关。

（5）口服避孕药：关于口服避孕药是否增加卒中的发生率目前并无定论。但35岁以上的吸烟女性同时伴有高血压、糖尿病、偏头痛或以前有血栓病事件者，如果应用口服避孕药可能会增加卒中的危险。

三、脑卒中的临床表现和诊断

1. 脑梗死 脑梗死也称缺血性脑卒中，指因脑部血液循环障碍，缺血、缺氧，引起局限性脑组织的缺血性坏死或软化，出现相应的神经功能缺损。根据发病机制，通常分为脑血栓形成、脑栓塞和腔隙性脑梗死。

脑梗死的临床特征主要有：①多数在安静时急性起病，活动时起病者以心源性脑梗死多见，部分病例在发病前可有短暂性脑缺血发作（TIA）发生。②病情多在几小时或几天内达到高峰，脑栓塞起病尤为急骤，一般数秒至数分钟内达到高峰。部分患者症状可进行性加重或波动。③临床表现决定于梗死灶的大小和部位，主要为局灶性神经功能缺损的症状和体征，如偏瘫、偏身感觉障碍、失语、共济失调等，部分可有头痛、呕吐、昏迷等全脑症状。

头颅CT和标准头颅磁共振（MRI）在发病24小时内常不能显示病灶，但可以排除脑出血，发病24小时后逐渐显示低密度梗死灶。MRI弥散加权成像（DWI）可以早期显示缺血组织的大小、部位。

2. 脑出血 脑出血是指非外伤性脑实质内的出血，其临床特点为：①多在情绪激动或活动时急性起病；②突发出现局灶性神经功能缺损症状，常伴有头痛、呕吐，可伴有血压增高、意识障碍和脑膜刺激征。

头颅CT扫描是诊断脑出血安全有效的方法。脑出血CT扫描示血肿灶为高密度影，边界清楚；在血肿被吸收后显示为低密度影。脑出血后不同时期血肿的MRI表现各异，对急性期脑出血的诊断CT优于MRI，但MRI检查能更准确地显示血肿演变过程，对某些脑出血患者的病因探讨会有所帮助。

3. 蛛网膜下腔出血 蛛网膜下腔出血是指脑表面血管破裂后，血液流入蛛网膜下腔。颅内动脉瘤和脑血管畸形是其最常见原因。

蛛网膜下腔出血主要症状为突发剧烈头痛，持续不能缓解或进行性加重；多伴有恶心、呕吐；可有短暂的意识障碍及烦躁、谵妄等精神症状，少数出现癫痫发作；其突出体征是脑膜刺激征明显。

头颅CT是诊断蛛网膜下腔出血的首选方法，若显示蛛网膜下腔内高密度影可以确诊。本病诊断明确后，应尽量行全脑DSA检查，以确定缺血原因。

四、脑卒中健康管理服务内容

（一）脑卒中筛查和发病风险评估

由于脑卒中已成为我国国民第一位致死和致残的原因，1999年卫生部发布了《脑卒中筛查与防治指导规范（试行）》，2021年进行了修订。

1. 筛查对象 脑卒中筛查的人群为既往有脑卒中/短暂性脑缺血发作（TIA）病史者或者40岁以上脑卒中风险评估≥3分的高危人群。

脑卒中风险评估包括以下8项：①高血压病史（≥140/90mmHg），或正在服用降压药；②房颤和心脏瓣膜病；③吸烟；④血脂异常或未知；⑤糖尿病；⑥很少进行体育活动（体育锻炼的标准是每周锻炼≥3次、每次≥30分钟、持续时间超过1年，从事农业体力劳动可视为有体育活动）；⑦明显超重或肥胖（BMI≥26kg/m²）；⑧有卒中家族史。每一项得1分。

2. 筛查与干预流程 参见图11-1。

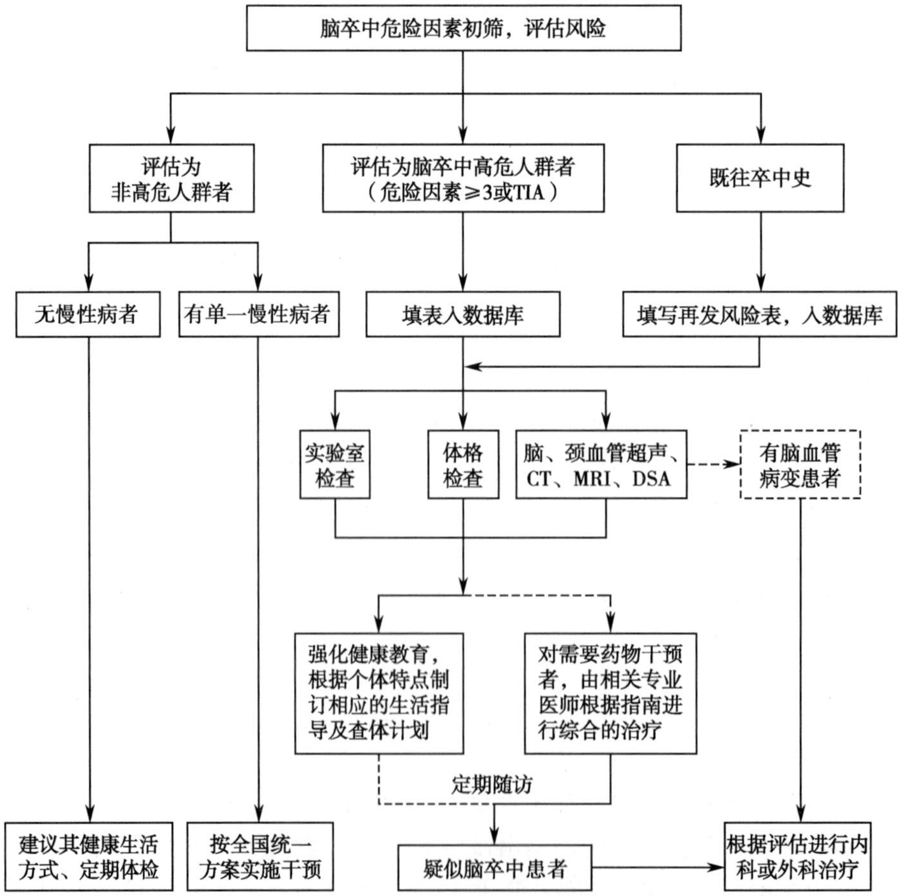

图11-1 脑卒中筛查与干预流程

3. 脑卒中发病风险评估 我国迄今尚未建立公认的专门针对我国人群的脑卒中发病风险评估模型，目前仍推荐采用“缺血性心血管病 10 年发病危险度评估表”（参见本章第七节），评估个体缺血性脑卒中的发病风险。

（二）脑卒中的预防

脑卒中的预防措施，最重要的是提倡健康的生活方式，包括鼓励戒烟，控制体重、防止肥胖，提倡多吃蔬菜、水果，适量进食谷类、牛奶、豆类和肉类，鼓励积极参加适合自己的体力活动，限制饮酒等。40 岁以上的人群应定期体检，了解血压和心脏功能情况，特别是有无房颤或缺血性心脏疾病，发现异常后即应积极治疗。

另外，由于脑卒中发生后尽快及时治疗对改善预后至关重要，因此提倡在公众中，特别是脑卒中高危人群中，积极开展健康教育，使其了解脑卒中预警症状。脑卒中预警症状主要有：①突发一侧面部或肢体麻木或无力；②突发视物模糊或失明，尤其是单侧；③语言表达或理解困难；④突发严重的不明原因的头痛；⑤不明原因的头晕、走路不稳或突然跌倒，尤其是伴有上述任何一个症状时。上述症状持续时间可能短到几秒，但不论时间长短，只要发生以上预警症状就应及时就医，以缩短院前延误时间。

（三）脑卒中康复

卒中康复是降低致残率最有效的方法，是脑卒中健康管理的重要关键环节。卒中后进行有效的康复能够加速康复的进程，减轻功能上的残疾，节约社会资源。

1. 卒中的功能障碍和康复治疗 卒中患者病情稳定后应尽早介入康复治疗。卒中患者的康复训练强度要考虑到患者的体力、耐力和心肺功能情况，在条件许可的情况下适当增加训练强度。

（1）肌力训练：对于卒中肌力差的患者，在康复过程中针对相应的肌肉给予适当的渐进式抗阻训练，进行肌力强化训练。肌电生物反馈疗法结合常规康复治疗、功能性电刺激疗法。

（2）痉挛的治疗：痉挛的治疗应该是阶梯式的。治疗痉挛首选无创的治疗方法，运动功能训练疗效不好，特别是全身性肌肉痉挛的患者，建议使用口服抗痉挛药物。上肢或下肢局部肌肉痉挛患者可以靶向注射 A 型肉毒毒素，以减轻痉挛状态。

（3）特定感觉训练和感觉关联性训练：主要针对感觉障碍患者开展，可以提高其触觉和肌肉运动知觉等感觉能力。

（4）认知障碍和情绪障碍的康复：进行认知功能评定，应用乙酰胆碱酯酶抑制剂来改善卒中后认知功能。出现卒中后抑郁或情绪不稳的患者，可以使用选择性 5- 羟色胺再摄取抑制剂等抗抑郁治疗或心理治疗。

（5）语言交流障碍的康复：由言语治疗师对存在交流障碍的卒中患者从听、说、读、写、复述等几方面进行评价，对语音和语义障碍进行针对性的治疗。建议卒中后失语症患者早期进行康复训练，并适当增加训练强度；集中强制性语言训练有助于以运动性失语为主的语言功能恢复。

（6）吞咽障碍的康复：其最终目的是使患者能够安全、充分、独立地摄取足够的营养及水分。

（7）尿便障碍的康复：急性卒中患者常规进行膀胱功能评价，为尿便障碍的患者制订和执行膀胱、肠道训练计划。目标是保证合适的液体、容量和纤维的摄入，有助于患者建立一个规律的如厕时间。

2. 卒中后继发障碍的康复 卒中患者由于疾病造成的活动受限及在治疗中的失用、误用，长期卧床、制动、护理不当会引起骨质疏松、压疮、关节挛缩，肩痛、肩 - 手综合征、肩关节半脱位等继发障碍。需针对不同继发障碍进行预防和康复治疗。

3. 日常生活能力和生活质量的康复 使用 Barthel 指数及改良 Barthel 指数评定卒中患者的日常生活能力（activity of daily living，ADL）。ADL 欠缺的患者应该接受作业治疗或者多学科参与的针对 ADL 的干预方法。建议卒中患者进行持续的功能锻炼，以提高生活质量。

第三节　糖尿病健康管理

糖尿病（diabetes mellitus）是由多种病因引起的代谢紊乱，其特点是慢性高血糖，伴有胰岛素分泌不足和/或作用障碍，导致碳水化合物、脂肪、蛋白质代谢紊乱，造成多种器官的慢性损伤、功能障碍衰竭。

按照WHO及IDF专家组的建议，糖尿病可分为1型、2型、其他特殊类型及妊娠糖尿病4种。1型糖尿病患病率远低于2型糖尿病，其发病可能与T细胞介导的自身免疫导致胰岛β细胞的选择性破坏、胰岛素分泌减少和绝对缺乏有关。本节主要介绍2型糖尿病，其发病除遗传易感性外，主要与现代生活方式有关。

2009年我国已经将糖尿病患者健康管理纳入国家基本公共卫生服务范畴。2017年发布的《国家基本公共卫生服务规范（第三版）》为糖尿病的健康管理制定了基本规范。

一、糖尿病的流行病学

（一）糖尿病患病率

近30年来，我国糖尿病患病率显著增加。1980年全国14省市30万人的流行病学资料显示，全人群糖尿病患病率为0.7%。2015—2017年中华医学会内分泌学分会在全国31个省进行的糖尿病流行病学调查显示，我国18岁及以上人群糖尿病患病率为11.2%（表11-2）。

表11-2　我国8次全国性糖尿病流行病学调查汇总

调查年份	诊断标准	调查人数/万	年龄/岁	糖尿病患病率/%	IGT患病率/%	筛选方法
1980*	兰州标准	30	全人群	0.67	—	尿糖+馒头餐2hPG筛选高危人群
1986	WHO 1985	10	25～64	1.04	0.68	馒头餐2hPG筛选高危人群
1994	WHO 1985	21	25～64	2.51	3.20	馒头餐2hPG筛选高危人群
2002	WHO 1999	10	≥18	城市4.5 农村1.8	1.6（IFG为2.7）	空腹血糖筛选高危人群
2007—2008	WHO 1999	4.6	≥20	9.7	15.5#	OGTT
2010	WHO 1999	10	≥18	9.7	无数据	OGTT
2013	WHO 1999	17	≥18	10.4	无数据	OGTT
2015—2017	WHO 1999	7.6	≥18	11.2	无数据	OGTT

注：IGT，糖耐量减低；IFG，空腹血糖受损。2hPG，餐后2小时血糖；OGTT，口服葡萄糖耐量试验。

*诊断标准：空腹血浆血糖≥130mg/dl（1mmol/L=18mg/dl）和/或2hPG≥200mg/dl和/或OGTT曲线上3点超过诊断标准（0分钟为125mg/dl，30分钟为190mg/dl，60分钟为180mg/dl，120分钟为140mg/dl，180分钟为125mg/dl；其中30分钟或60分钟为1点。血糖测定为邻甲苯胺法，葡萄糖为100g）。

#糖尿病前期：包括IFG、IGT或二者兼有。

我国糖尿病的知晓率、治疗率和控制率在2013年分别为36.5%、32.2%和49.2%，较之前有所改善，但仍处于较低水平。

我国糖尿病有独特的流行特点：以2型糖尿病为主，男性高于女性；各民族的糖尿病患病率存在较大差异；我国经济发达地区的糖尿病患病率高于中等发达地区和欠发达地区；未诊断的糖尿病比例较高；肥胖和超重人群糖尿病患病率显著增加。

（二）糖尿病的危险因素

糖尿病主要是由遗传和环境因素引起外周组织（主要是肌肉和脂肪组织）胰岛素抵抗（insulin resistance，IR）和胰岛素分泌缺陷，导致机体胰岛素相对或绝对不足，使葡萄糖摄取利用减少，从而引发高血糖，导致糖尿病。

（1）遗传因素：糖尿病有很强的家族聚集性，糖尿病亲属中的患病率比非糖尿病亲属高 4～8 倍。另外，与白种人相比较，在调整性别、年龄和 BMI 后，亚裔糖尿病的风险比为 1.6。在发达国家和地区的华人，其糖尿病患病率和发病率高于白种人。

（2）肥胖和超重：肥胖是糖尿病最重要的危险因素之一。我国 11 省市的调查发现，糖尿病和糖耐量减低（IGT）患病率随着体重的增加而上升，超重者患糖尿病的相对危险度（RR）为 2.36，而肥胖者的 RR 达 3.43。

（3）体力活动不足：许多研究发现体力活动不足会增加糖尿病发病的危险，活动最少的人与最爱活动的人相比，糖尿病的患病率增加 2～6 倍。

（4）膳食因素：高能量饮食是明确肯定的糖尿病的重要膳食危险因素。目前认为，摄取高脂肪、高蛋白、高碳水化合物和缺乏纤维素的膳食也可能与发生糖尿病有关。

（5）早期营养：有人提出生命早期营养不良可以导致后来的代谢障碍，增加发生 IGT 和糖尿病的危险。低体重新生儿较高体重新生儿在成长期更容易发生糖尿病，母亲营养不良或胎盘功能不良可以阻碍胎儿胰岛 β 细胞的发育。

（6）糖耐量损害：IGT 是指患者血糖水平介于正常人和糖尿病之间的一种中间状态。在 IGT 患病率高的人群，糖尿病患病率一般也高。IGT 者在诊断后 5～10 年进行复查时，约有 1/3 发展为糖尿病，1/3 转化为血糖正常，1/3 仍维持 IGT 状态。改善膳食和增加体力活动有利于降低 IGT 向糖尿病的转化率。

（7）胰岛素抵抗（IR）：胰岛素抵抗是指机体对一定量胰岛素的生物学反应低于预期正常水平的一种现象，常伴有高胰岛素血症。胰岛素抵抗是糖尿病高危人群的重要特征之一。在糖耐量正常或减低的人发展为糖尿病的过程中，循环胰岛素水平起主要作用。空腹胰岛素水平高的人更易发展为 IGT 或糖尿病。肥胖者发展成糖尿病前，先有胰岛素抵抗出现。

（8）高血压及其他易患因素：高血压患者发展为糖尿病的危险比正常血压者高。其他如文化程度、社会心理因素、出生及 1 岁时低体重、服药史、心血管疾病史也可能是糖尿病的易患因素。

二、糖尿病发病风险评估和筛查

糖尿病筛查有助于早期发现糖尿病。在条件允许时，可针对高危人群进行糖尿病筛查。

成年人（≥18 岁）具有下列任何 1 个及以上糖尿病危险因素者，即为高危人群。

1. 年龄≥40 岁。
2. 有糖调节受损（impaired glucose regulation，IGR）史。
3. 超重（BMI≥24kg/m²）或肥胖（BMI≥28kg/m²），和 / 或中心性肥胖（男性腰围≥90cm，女性腰围≥85cm）。
4. 静坐的生活方式。
5. 一级亲属中有糖尿病家族史。
6. 有巨大儿（出生体重≥4kg）生产史或妊娠糖尿病病史的妇女。
7. 高血压或正接受降压治疗者。
8. 血脂异常或正接受调脂治疗者。

9. 动脉粥样硬化性心脑血管病患者。

10. 有一过性类固醇糖尿病病史者。

11. 多囊卵巢综合征患者。

12. 长期接受抗精神病药和/或抗抑郁药物治疗的患者。

《中国2型糖尿病防治指南(2020年版)》建议可采用“中国糖尿病风险评分表”(表11-3)对20～74岁普通人群进行糖尿病风险评估，总分≥25分者应进行口服葡萄糖耐量试验(OGTT)检查。

表11-3 中国糖尿病风险评分表

评分指标	分值	评分指标	分值
年龄/岁		体重指数/(kg/m²)	
20～24	0	<22.0	0
25～34	4	22.0～23.9	1
35～39	8	24.0～29.9	3
40～44	11	≥30.0	5
45～49	12	腰围/cm	
50～54	13	男性<75.0，女性<70.0	0
55～59	15	男性75～79.9，女性70～74.9	3
60～64	16	男性80～84.9，女性75～79.9	5
65～74	18	男性85～89.9，女性80～84.9	7
收缩压/mmHg		男性90～94.9，女性85～89.9	8
<110	0	男性≥95.0，女性≥90.0	10
110～119	1	糖尿病家族史(父母、同胞、子女)	
120～129	3	无	0
130～139	6	有	6
140～149	7	性别	
150～159	8	女	0
≥160	10	男	2

三、糖尿病的诊断

血糖的正常值和糖代谢异常的诊断切点主要依据血糖值与糖尿病并发症的关系来确定。我国目前采用WHO(1999年)糖尿病诊断标准(表11-4)，空腹血糖、随机血糖或OGTT 2小时血糖是诊断糖尿病的主要依据，有糖尿病典型临床症状(烦渴多饮、多尿、多食、体重减少)时，血糖升高达到下列3条标准中的任意一项时，即可诊断患有糖尿病；没有糖尿病典型临床症状时，必须非同日重复检测以确认诊断：

(1) 任意时间血浆葡萄糖水平≥11.1mmol/L(200mg/dl)。

(2) 空腹血浆葡萄糖水平≥7.0mmol/L(126mg/dl)。

(3) OGTT试验中，餐后2小时血浆葡萄糖水平≥11.1mmol/L(200mg/dl)。

糖尿病的诊断应尽可能依据静脉血浆血糖，而不是毛细血管血的血糖检测结果。

表 11-4 糖代谢分类（WHO，1999 年）

糖代谢分类	静脉血浆葡萄糖 /（mmol/L）	
	空腹血糖	糖负荷后 2 小时血糖
正常血糖（NGR）	<6.1	<7.8
空腹血糖受损（IFG）	≥6.1～<7.0	<7.8
糖耐量减低（IGT）	<7.0	≥7.8～<11.1
糖尿病（DM）	≥7.0	≥11.1

注：IFG 或 IGT 统称为糖调节受损（IGR，即糖尿病前期）。

我国资料显示仅查空腹血糖，糖尿病的漏诊率较高，理想的调查是同时检查空腹及 OGTT 后 2 小时血糖值。但人体的血糖浓度容易波动，且只代表某一个时间“点”上的血糖水平，而且不同的医院检测有时也会出现差别，因此近年来也倾向将糖化血红蛋白（HbA_{1c}）作为筛查糖尿病高危人群和诊断糖尿病的一种方法。HbA_{1c} 结果稳定，不受进食时间及短期生活方式改变的影响；变异性小；检查不受时间限制，患者依从性好。2010 年 ADA 糖尿病诊疗指南已将 HbA_{1c}≥6.5% 作为糖尿病诊断标准之一，但 HbA_{1c}<6.5% 也不能除外糖尿病，需进一步行糖耐量检查。在我国 HbA_{1c} 作为糖尿病诊断指标的证据相对不足，且 HbA_{1c} 测定的标准化程度不够，目前仍不推荐用 HbA_{1c}≥6.5% 来诊断糖尿病。在有严格质量控制的实验室，采用标准化检测方法测定的 HbA_{1c} 可以作为糖尿病的补充诊断标准。

四、糖尿病的三级预防

1. 一级预防的策略 预防糖尿病应采取分级管理和高危人群优先的干预策略。应按照高危人群和普通人群的不同进行分级管理：针对高危人群进行糖尿病筛查，有助于早期发现糖尿病；对于普通人群应根据糖尿病的风险程度进行有针对性的糖尿病筛查。强化药物、生活方式干预预防糖尿病。

2. 二级预防的策略 对于新诊断和早期糖尿病患者，采用严格控制血糖的策略以降低糖尿病并发症的发生风险。在没有明显糖尿病血管并发症但具有心血管疾病危险因素的糖尿病患者中，采取降糖、降压、调脂和应用阿司匹林治疗，以预防心血管疾病和糖尿病微血管病变的发生。

3. 三级预防的策略 在年龄较大、糖尿病病程较长和已经发生过心血管疾病的患者中，要充分平衡强化血糖控制的利弊，在血糖控制目标的选择上采用个体化的策略，并制订以患者为中心的糖尿病管理模式。同时应在个体化血糖控制的基础上，采取降压、调脂和应用阿司匹林的措施，以降低心血管疾病反复发生和死亡的风险，并且降低糖尿病微血管病变的发生风险。

五、糖尿病患者管理和治疗目标

对糖尿病基于循证医学证据的科学、合理的治疗策略应该是综合性的，包括降糖、降压、调脂、抗凝、控制体重和改善生活方式等治疗措施。降糖治疗包括饮食控制、合理运动、血糖监测、糖尿病自我管理教育和应用降糖药物等综合性治疗措施。

糖尿病综合控制目标，应视患者的年龄、合并症、并发症等不同而异（表 11-5）。

表 11-5　中国糖尿病的综合控制目标

测量指标	目标值
毛细血管血糖 /（mmol/L）	
空腹	4.4～7.0
非空腹	<10.0（180mg/dl）
糖化血红（HbA_{1c}）/%	<7.0
血压 /mmHg	<130/80
总胆固醇（TC）/（mmol/L）	<4.5
高密度脂蛋白胆固醇（HDL-C）/（mmol/L）	
男性	>1.0
女性	>1.3
甘油三酯（TG）/（mmol/L）	<1.7
低密度脂蛋白胆固醇（LDL-C）/（mmol/L）	
未合并动脉粥样硬化性心血管疾病	<2.6
合并动脉粥样硬化性心血管疾病	<1.8
体重指数（BMI）/（kg/m^2）	<24.0

六、糖尿病健康管理服务内容

1. 筛查　对工作中发现的糖尿病高危人群进行有针对性的健康教育，建议其每年至少测量1次空腹血糖，并接受医务人员的健康指导。

2. 随访评估　对确诊的糖尿病患者，每年提供4次免费空腹血糖检测，至少进行4次面对面随访。

（1）测量空腹血糖和血压，并评估是否存在危急情况，如出现血糖≥16.7mmol/L或血糖≤3.9mmol/L；收缩压≥180mmHg和/或舒张压≥110mmHg；有意识或行为改变、呼气有烂苹果样丙酮味、心悸、出汗、食欲减退、恶心、呕吐、多饮、多尿、腹痛、有深大呼吸、皮肤潮红；持续性心动过速（心率超过100次/分）；体温超过39℃或有其他的突发异常情况，如视力突然骤降、妊娠期及哺乳期血糖高于正常等危险情况之一，或存在不能处理的其他疾病时，须在处理后紧急转诊。对于紧急转诊者，乡镇卫生院、村卫生室、社区卫生服务中心（站）应在2周内主动随访转诊情况。

（2）若不需紧急转诊，询问上次随访到此次随访期间的症状。

（3）测量体重，计算体重指数（BMI），检查足背动脉搏动。

（4）询问患者疾病情况和生活方式，包括心脑血管疾病、吸烟、饮酒、运动、主食摄入情况等。

（5）了解患者服药情况。

3. 分层干预

（1）对血糖控制满意（空腹血糖值<7.0mmol/L），无药物不良反应、无新发并发症或原有并发症无加重的患者，预约进行下一次随访。

（2）对第一次出现空腹血糖控制不满意（空腹血糖值≥7.0mmol/L）或药物不良反应的患者，结合其服药依从情况进行指导，必要时增加现有药物剂量、更换或增加不同类的降糖药物，2周内随访。

（3）对连续两次出现空腹血糖控制不满意或药物不良反应难以控制以及出现新的并发症或原有并发症加重的患者，建议其转诊到上级医院，2周内主动随访转诊情况。

（4）对所有的患者进行针对性的健康教育，与患者一起制订生活方式改进目标并在下一次随访时评估进展。告诉患者出现哪些异常时应立即就诊。

4. 健康体检　对确诊的糖尿病患者，每年进行1次较全面的健康体检，体检可与随访相结合。内容包括体温、脉搏、呼吸、血压、身高、体重、腰围、皮肤、浅表淋巴结、心脏、肺部、腹部等常规体格检查，并对口腔、视力、听力和运动功能等进行粗测判断。具体内容参照《城乡居民健康档案管理服务规范》健康体检表。

第四节　血脂异常健康管理

血脂是血清中的胆固醇、甘油三酯（triglyceride，TG）和类脂（如磷脂）等的总称。与临床密切相关的血脂主要是胆固醇和TG，其他还有游离脂肪酸（FFA）和磷脂等。临床上检测血脂的项目较多，血脂的基本检测项目为总胆固醇（TC）、TG、高密度脂蛋白胆固醇（HDL-C）和低密度脂蛋白胆固醇（LDL-C）。

血脂异常通常指血清中胆固醇和/或TG升高，俗称高脂血症。实际上高脂血症也泛指包括低高密度脂蛋白血症在内的各种血脂异常。近30年来，中国人群的血脂水平逐步升高，血脂异常患病率明显增加。2012年全国调查结果显示，中国成人血脂异常总体患病率高达40.40%，较2002年呈大幅度上升。人群血清胆固醇的升高将导致2010—2030年期间我国心血管病事件增加约920万。我国儿童青少年高甘油三酯血症患病率也有明显升高，预示未来中国成人血脂异常患病率及相关疾病负担将继续加重。

一、血脂异常的临床分型

目前从实用角度出发，血脂异常可进行简易的临床分型（表11-6）。

表11-6　血脂异常的临床分型

分型	TC	TG	HDL-C	相当于WHO表型
高胆固醇血症	增高	—	—	Ⅱa
高甘油三酯血症	—	增高	—	Ⅳ、Ⅰ
混合型高脂血症	增高	增高	—	Ⅱb、Ⅲ、Ⅳ、Ⅴ
低高密度脂蛋白血症	—	—	降低	—

“—”表示无相关标准。

二、血脂异常的人群筛查和分层标准

1. 血脂异常的人群筛查　血脂异常及心血管病的其他危险因素主要是通过临床日常工作来检出，一般人群的常规健康体检也是血脂异常检出的重要途径。为了及时发现和检出血脂异常，建议20岁以上成年人至少每5年测量1次空腹血脂，包括TC、LDL-C、HDL-C和TG测定。对于缺血性心血管病及其高危人群，则应每3～6个月测定1次血脂。对于因缺血性心血管病住院治疗的患者，应在入院时或24小时内检测血脂。

血脂检查的重点对象：①已有冠心病、脑血管病或周围动脉粥样硬化病者。②有高血压、糖尿病及肥胖、吸烟者。③有冠心病或动脉粥样硬化病家族史者，尤其是直系亲属中有早发冠心病或其他动脉粥样硬化性疾病者。④有皮肤黄色瘤者。⑤有家族性高脂血症者。

建议40岁以上男性和绝经期后女性每年均进行血脂检查。

2. 我国人群的血脂水平分层标准 见表11-7。

表11-7 血脂水平分层标准

（单位：mmol/L）

分层	TC	LDL-C	HDL-C	TG	非HDL-C
理想水平	—	<2.6	—	—	<3.4
合适范围	<5.2	<3.4	—	<1.7	<4.1
边缘升高	5.2～6.2	3.4～4.1	—	1.7～2.3	4.1～4.9
升高	≥6.2	≥4.1	—	≥2.3	≥4.9
降低	—	—	<1.0	—	—

注：表中所列数值指干预前空腹12小时测定的血脂水平

"—"表示无相关标准。

3. 血脂异常危险分层 参见表11-8。

表11-8 血脂异常的危险分层

符合下列任意条件者，可直接列为高危或极高危人群。
极高危：ASCVD患者，需进入二级预防*
高危：①LDL-C≥4.9mmol/L或TC≥7.2mmol/L
②糖尿病患者（年龄≥40岁）
③慢性肾脏病（CKD）3～4期

↓ 不符合者，评估10年ASCVD发病风险

危险因素**/个	血清胆固醇水平分层/（mmol/L）		
	3.1≤TC<4.1或1.8≤LDL-C<2.6	4.1≤TC<5.2或2.6≤LDL-C<3.4	5.2≤TC<7.2或3.4≤LDL-C<4.9
无高血压 0～1	低危（<5%）	低危（<5%）	低危（<5%）
2	低危（<5%）	低危（<5%）	中危（5%～9%）
3	低危（<5%）	中危（5%～9%）	中危（5%～9%）
有高血压 0	低危（<5%）	低危（<5%）	低危（<5%）
1	低危（<5%）	中危（5%～9%）	中危（5%～9%）
2	中危（5%～9%）	高危（≥10%）	高危（≥10%）
3	高危（≥10%）	高危（≥10%）	高危（≥10%）

↓ 10年ASCVD发病风险为中危且年龄小于55岁者，评估ASCVD余生风险

具有以下任意2项及以上危险因素者，ASCVD余生风险定义为高危。
①收缩压≥160mmHg或舒张压≥100mmHg
②非HDL-C≥5.2mmol/L
③HDL-C<1.0mmol/L
④BMI≥28kg/m²
⑤吸烟

注：* 二级预防下的ASVD总体发病风险评估请参见《中国血脂管理指南》（2023年版）。

** 危险因素包括吸烟、低HDL-C、年龄≥45/55岁（男性/女性）；<40岁的糖尿病患者危险分层请参见特殊人群糖尿病部分。

三、血脂异常的治疗原则

血脂异常治疗的宗旨是防控动脉粥样硬化性心血管疾病（atherosclerotic cardiovascular disease，ASCVD），降低心肌梗死、缺血性卒中或冠心病（CHD）死亡等心血管病临床事件发生危险。所以应根据是否已有冠心病或冠心病等危症以及有无心血管危险因素，结合血脂水平进行全面评价，以决定治疗措施及血脂的目标水平。

饮食治疗和改善生活方式是血脂异常治疗的基础措施。无论是否进行药物调脂治疗，都必须坚持控制饮食和改善生活方式。

在决定采用药物进行调脂治疗时，需要全面了解患者患冠心病及伴随的危险因素情况。在进行调脂治疗时，应将降低 LDL-C 作为首要目标。临床上在决定开始药物调脂治疗以及拟订需达到的目标值时，要考虑患者是否同时并存其他冠心病的主要危险因素（即除 LDL-C 以外的危险因素）。分析这些冠心病的主要危险因素将有助于判断罹患冠心病的危险程度，由此决定降低 LDL-C 的目标值。不同的危险人群，开始药物治疗的 LDL-C 水平以及需达到的 LDL-C 目标值有很大不同（表 11-9），主要结合我国人群的循证医学证据制定这些数值。

表 11-9　血脂异常患者开始调脂治疗的 TC 和 LDL-C 值及其目标值

（单位：mmol/L）

危险等级	生活方式治疗开始	药物治疗开始	治疗目标值
低危：10 年危险性 < 5%	TC≥6.2 LDL-C≥4.1	TC≥7.0 LDL-C≥4.9	TC < 6.2 LDL-C < 4.1
中危：10 年危险性 5%～10%	TC≥5.2 LDL-C≥3.4	TC≥6.2 LDL-C≥4.1	TC < 5.2 LDL-C < 3.4
高危：CHD 或 CHD 等危症或 10 年危险性 11%～15%	TC≥4.1 LDL-C≥2.6	TC≥4.1 LDL-C≥2.6	TC < 4.1 LDL-C < 2.6
极高危：急性冠脉综合征或缺血性心血管病合并糖尿病	TC≥3.1 LDL-C≥2.1	TC≥4.1 LDL-C≥2.1	TC < 3.1 LDL-C < 2.1

血清 TG 的理想水平是 1.7mmol/L，HDL-C≥1.0mmol/L。对于特殊的血脂异常类型，如轻、中度 TG 升高 2.3～5.7mmol/L，LDL-C 达标仍为主要目标，非 HDL-C 达标为次要目标，即非 HDL-C = TC − HDL-C，其目标值为 LDL-C 目标值 + 0.8mmol/L；而重度高甘油三酯血症≥5.7mmol/L，为防止急性胰腺炎的发生，首先应积极降低 TG。

四、血脂异常的生活方式治疗

1. 基本原则　生活方式治疗是控制血脂异常的基本和首要措施。恰当的生活方式改变对多数血脂异常者能起到与降脂药相近似的治疗效果，在有效控制血脂的同时可以有效减少心血管事件的发生。生活方式治疗是针对已明确的可改变的危险因素如饮食、缺乏体力活动和肥胖，采取积极的生活方式改善措施，其对象和内容与一般保健不同。

2. 主要内容　见表 11-10。

（1）减少饱和脂肪酸和胆固醇的摄入。

（2）选择能够降低 LDL-C 的食物（如植物甾醇、可溶性纤维）。

（3）减轻体重。

（4）增加有规律的体力活动。

（5）采取针对其他心血管病危险因素的措施，如戒烟、限盐以降低血压等。

上述（1）～（4）项措施均能够起到降低 LDL-C 的作用。减少饱和脂肪酸和胆固醇的摄入对降低 LDL-C 作用最直接，效果最明显，也最容易做到。在有条件的人群，选用能够降低 LDL-C 的膳食成分（如植物甾醇、可溶性纤维）也有明显效果。达到降低 LDL-C 的效果后，生活方式治疗的目标应逐步转向控制与血脂异常相关的并发临床情况，如代谢综合征和糖尿病等。

应用减轻体重和增加体力活动的治疗措施可以加强降低 LDL-C 的效果，还可以获得进一步降低缺血性心血管病危险的效益。针对其他心血管病危险因素的生活方式治疗（包括戒烟、限盐、降低血压等）虽然不直接影响 LDL-C 水平，但临床上遇到吸烟患者和合并高血压患者时则必须积极进行治疗，以便进一步控制患者的心血管病综合危险。

表 11-10 生活方式治疗的基本要素

要素	建议
减少使 LDL-C 增加的营养素	
饱和脂肪酸*	< 总热量的 7%
膳食胆固醇	<200mg/d
增加能降低 LDL-C 的膳食成分	
植物甾醇	2g/d
可溶性纤维	10～25g/d
总热量	调节到能够保持理想的体重或能够预防体重增加
体力活动	包括足够的中等强度锻炼，每天至少消耗 200kcal 热量

* 反式脂肪酸也能够升高 LDL-C，不宜多摄入。

3. 健康生活方式的评价 饮食治疗的前 3 个月优先考虑降低 LDL-C。因此，在首诊时医生应通过询问和检查了解患者在以下几方面是否存在问题：①是否进食过多升高 LDL-C 的食物。②是否肥胖。③是否缺少体力活动。④如肥胖或缺少体力活动，是否有代谢综合征。

为了解和评价患者摄入升高 LDL-C 食物的状况，推荐使用高脂血症患者膳食评价表（表 11-11）。该表虽然不能取代营养师所作的系统性膳食评价，但可以帮助临床医生发现患者所进食能升高 LDL-C 的食物，以便有效指导下一步的干预。

表 11-11 高脂血症患者膳食评价表

项目	评分
1. 您近 1 周吃肉是否<75g/d：0=否，1=是	□
2. 您吃肉种类：0=瘦肉，1=肥瘦肉，2=肥肉，3=内脏	□
3. 您近 1 周吃蛋数量：1=0～3 个 / 周，2=4～7 个 / 周，3=7 个以上 / 周	□
4. 您近 1 周吃煎炸食品数量（油饼、油条、炸糕等）：0=未吃，1=1～4 次 / 周，2=5～7 次 / 周，3=7 次以上 / 周	□
5. 您近 1 周吃奶油糕点的次数：0=未吃，1=1～4 次 / 周，2=5～7 次 / 周	□
评分总和	□

注：按实际情况在□里填数“0 或 1、2、3”，总分<3 为合格；总分 3～5 为轻度膳食不良；总分>6 为严重膳食不良。

4. 生活方式治疗实施方案　首诊发现血脂异常时，除了进行上述健康生活方式评价外，应立即开始必要的生活方式治疗。主要是减少摄入饱和脂肪酸和胆固醇，也鼓励开始轻至中度的体力活动。

在生活方式治疗进行6～8周后，应检测患者的血脂水平，如果已达标或有明显改善，应继续进行生活方式治疗。否则，可通过如下手段来强化降脂。首先，对膳食治疗再强化；其次，建议每日服用1.5～2.5g可降低LDL-C、TC、TG水平的植物甾醇（胶囊、游离型）；也可以通过选择食物来增加膳食纤维的摄入（如全谷类食物、水果、蔬菜等）。

生活方式治疗进行6～8周后，应再次检测患者的血脂水平，如已达标，继续保持强化生活方式治疗。如血脂继续向目标方向改善，仍应继续生活方式治疗，不应启动药物治疗。如检测结果表明不可能仅靠生活方式治疗达标，应考虑加用药物治疗。

经过上述2个生活方式治疗疗程后，如果患者有代谢综合征，应开始针对代谢综合征的生活方式治疗。代谢综合征一线治疗主要是减肥和增加体力活动。

在达到满意疗效后，定期监测患者的依从性。在生活方式治疗的第1年，每4～6个月应随诊1次，以后每6～12个月随诊1次。对于加用药物治疗的患者，更应经常随访。

第五节　肥胖症健康管理

肥胖症（obesity）是指体内脂肪堆积过多和/或分布异常，使体重增加（通常标准为超过理想体重的20%）的一种慢性代谢性疾病。

肥胖症是一组异质性疾病，可由多种疾病引起，但单纯性肥胖症，即只有肥胖而无明显可引起肥胖的其他器质性疾病的肥胖症，占95%以上。本节重点介绍单纯性肥胖症的健康管理。

一、肥胖症的流行病学

近年来我国超重/肥胖的患病率呈现快速增长趋势。我国1992年全国营养调查显示，20～60岁成年人BMI≥25kg/m^{2}者占该人群的14.4%（城市24.6%，农村10.4%）；BMI≥30kg/m^{2}者占1.5%（城市2.9%，农村1.0%）。《中国居民营养与慢性病状况报告（2020年）》显示，我国超过一半成人超重/肥胖，6～17岁、6岁以下儿童和青少年超重/肥胖率分别达到19.0%和10.4%。

二、肥胖症发生的主要因素

超重和肥胖症是能量的摄入超过能量的消耗以致体内脂肪过多蓄积的结果。肥胖的发生发展也是环境因素及生活方式等多种因素间相互作用的结果。也就是说，肥胖症是一种多因子引起的复杂疾病，不能简单地用单一因素来解释肥胖的病因。

1. 遗传因素　单纯性肥胖具有遗传倾向，肥胖者的基因可能存在多种变化或缺陷。双亲均为肥胖者，子女中有70%～80%的人表现为肥胖，双亲之一（特别是母亲）为肥胖者，子女中有40%的人较胖。研究表明遗传因素对肥胖形成的作用占20%～40%。众所周知，遗传变异是非常缓慢的过程，但是在20世纪后期，肥胖却已成为全球最受关注的疾病之一，从另一个角度说明肥胖症发生率的快速增长主要不是遗传基因发生显著变化的结果，而主要是生活环境转变所致。

2. 生活方式因素

（1）进食过量：随着我国经济的发展和食物供应丰富，人们的膳食模式发生了很大变化：高蛋白质、高脂肪食物的消费量大增，能量的总摄入往往超过能量的消耗。人们摄入富含高能量的动物性脂肪和蛋白质增多，而谷类食物减少，富含膳食纤维和微量营养素的新鲜蔬菜和水果的摄入量也偏低。已有研究证明含脂肪多而其他营养素密度低的膳食，引起肥胖的可能性最大。

（2）进食行为：也是影响肥胖症发生的重要因素。如不吃早餐常常导致其午餐和晚餐时摄入的食物较多，使一日的食物总量增加。肥胖者进食速度一般较快；而慢慢进食时，传入大脑摄食中枢的信号可使大脑作出相应调节，较早出现饱食感而减少进食。此外，进食行为不良，如经常性的暴饮暴食、夜间加餐、喜欢零食，尤其是感到生活乏味或在看电视时进食过多零食，是许多人发生肥胖的重要原因。

3. 体力活动过少 随着现代交通工具的日渐完善，职业性体力劳动和家务劳动量减轻，人们处于静态生活的时间增加，成为发生肥胖的主要原因之一。

4. 社会因素 在我国，随着家庭成员减少、经济收入增加和购买力提高，食品生产、加工、运输及贮藏技术的改善，可选择的食物品种更为丰富。随着家庭收入增加，在外就餐和购买现成的加工食品及快餐食品的情况增多，其中不少食品的脂肪含量过多。特别是经常参加在外“聚餐”者，常常进食过量。目前有些广告对消费者，尤其是对儿童饮食行为的误导不容忽视。

三、肥胖症的诊断

肥胖症的诊断主要根据体内脂肪堆积过多和/或分布异常。

1. 体重指数（BMI） 是较常用的衡量指标。BMI = 体重（kg）/［身高（m）］^{2}。中国医疗保健国际交流促进会营养与代谢管理分会、中国营养学会临床营养分会、中华医学会糖尿病学分会、中华医学会肠外肠内营养学分会、中国医师协会营养医师专业委员会于2021年联合发布的《中国超重/肥胖医学营养治疗指南（2021）》提出的成人肥胖和超重的诊断标准为：BMI≥24kg/m^{2}为超重，BMI≥28kg/m^{2}为肥胖。但需强调说明，肥胖不是单纯的体重增加，关键是体内脂肪堆积过多。若体重增加是肌肉发达，则不应视为肥胖；反之，有些个体虽然体重在正常范围，但存在皮下或内脏脂肪堆积过多或异常，常合并高胰岛素血症或胰岛素抵抗，有易患糖尿病的倾向。因此，对肥胖症的诊断除体重指标外，更应考虑身体内脂肪的比例和分布。

2. 体脂的分布特征 可用腰围来衡量。腰围为通过腋中线肋缘与髂前上棘间中点的径线距离。腰围男性≥90cm（女性≥85cm）可视为中心性肥胖。

3. 皮下脂肪堆积程度 可由皮脂厚度来估计，25岁正常人肩胛皮脂厚度平均为12.4mm，大于14mm为脂肪堆积过多；肱三头肌部位皮脂厚度，25岁男性平均为10.4mm，女性平均为17.5mm。

4. 内脏脂肪 可用B超、双能X线骨密度仪、CT扫描或磁共振测定。用CT扫描或磁共振测定腹部第4～5腰椎间水平面计算内脏脂肪面积时，通常以腹内脂肪面积≥100cm^{2}作为判断腹内脂肪增多的标准。

5. 鉴别分类 在确定肥胖后，应鉴别属单纯性肥胖或继发性肥胖。单纯性肥胖的诊断是在排除继发性肥胖后而被诊断的。一般继发性肥胖都有原发性疾病的临床特征，易于排除。

四、肥胖症的干预和管理

肥胖症的干预和管理，必须坚持预防为主，从儿童、青少年开始，从预防超重入手，并须终身坚持。积极改变生活方式，包括改变膳食、增加体力活动、矫正引起过度进食或活动不足的行为和习惯。

鼓励摄入低能量、低脂肪、适量蛋白质和碳水化合物，富含微量元素和维生素的膳食。控制膳食应与增加运动相结合，以克服因单纯减少膳食能量所产生的不利作用。积极运动可防止体重反弹，还可改善心肺功能，产生更多、更全面的健康效益。

预防和控制肥胖的策略应该是做好宣传教育和健康促进，尤其是加强对学生的健康教育。社区综合预防控制措施应包括：鼓励人们改变生活方式，早期发现有肥胖趋势的个体，以及对个别高危个体具体指导。干预措施可分为3个层次（图11-2）。

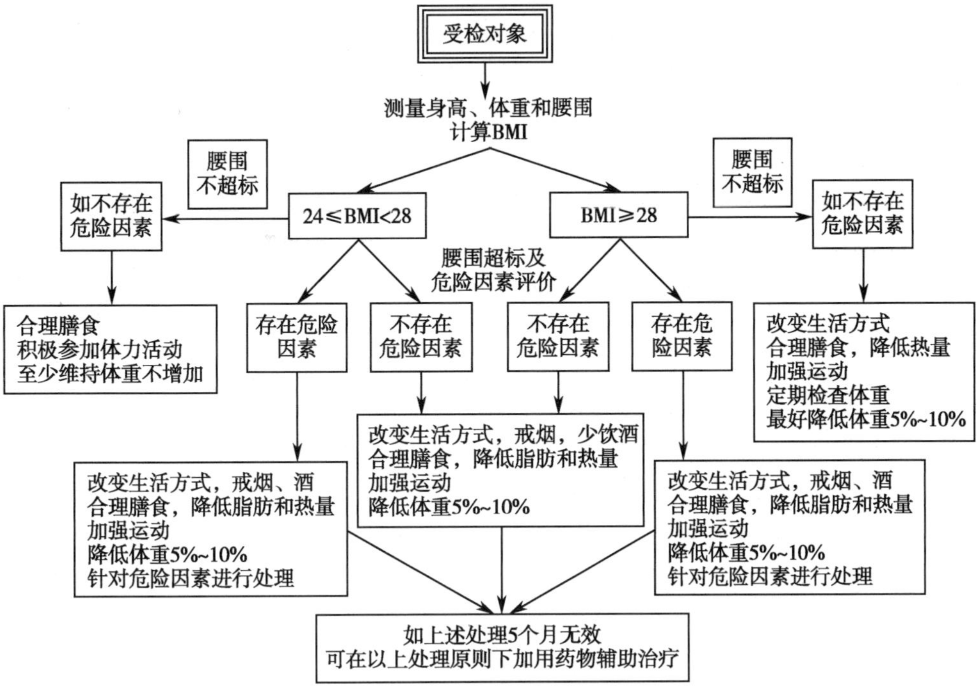

图11-2　肥胖干预控制流程

1．一般人群的普遍性干预　首先是群体预防，积极做好宣传教育，使人们更加注意膳食平衡，防止能量摄入超过能量消耗。膳食中蛋白质、脂肪和碳水化合物摄入的比例合理，特别要减少脂肪摄入量，增加蔬菜和水果在食物中的比例。在工作和休闲时间，有意识地多进行中、低强度的体力活动。广为传播健康的生活方式，戒烟、限酒和限盐。经常注意自己的体重，预防体重增长过多、过快。要提醒有肥胖倾向的个体（特别是腰围超标者），定期检查与肥胖有关疾病危险的指标，尽早发现高血压、血脂异常、冠心病和糖尿病等隐患，并及时治疗。

2．高危人群的选择性干预　肥胖的高危险因素指存在肥胖家族史、有肥胖相关性疾病、膳食不平衡、体力活动少等。对高危个体和人群的预防控制超重肥胖的目标，是增加该群体的知识和技能，以减少或消除发生并发症的危险因素。其措施包括：改变高危人群的知识、观念、态度和行为；应让他们了解，在大多数情况下，不良环境或生活方式因素对肥胖症的发生可起促进作用并激活这一趋势，而改变膳食、加强体力活动对预防肥胖是有效的。可以通过对学校、社团、工作场所人群的筛查发现高危个体。要强调对高危个体监测体重和对肥胖症患者进行管理的重要性和必要性。

3．对肥胖症和伴有并发症患者的针对性干预　对已有超重和肥胖并有肥胖相关疾病的高危个体，主要预防其体重进一步增长，最好使其体重有所降低，并对已出现并发症的患者进行疾病管理，如自我监测体重，制定减轻体重的目标，以及指导相应的药物治疗方法。通过健康教育提高患者对肥胖可能进一步加重疾病危险性的认识，并努力提高患者的信心。

要使已超重或肥胖者意识到，期望短期恢复到所谓的“理想体重”往往不太现实，但是即使在一年之内比原有体重减少5%～10%也会对健康有极大好处。减肥反复失败会使患者失去信心。可组织胖友座谈会交流减肥或控制体重的经验；举办讲座，讲解肥胖可能带来的危害及预防的方法；争取家属配合，创造减肥氛围；在医疗单位的配合下，监测有关的危险因素；引导重点对象做好膳食、体力活动及体重变化等自我监测记录和减重计划的综合干预方法，并定期随访。

五、肥胖症的药物和手术治疗

选择药物治疗的适应证必须十分慎重，根据患者的个体情况衡量可能得到的益处和潜在的危险（利弊得失），以作出决定。目前获准临床应用的减肥药物只有奥利司他和西布曲明，但仍需长期追踪及临床评估。这些减肥药长期应用有各自的副作用，目前尚无既能长期控制体重又无较大副作用的减肥药。而且停用药物治疗后，患者的体重均渐恢复到治疗前的水平。

1. 药物治疗

（1）奥利司他：为胃肠道脂肪酶抑制剂。使食物中脂肪吸收减少 30%，促进能量负平衡从而达到减肥效果。推荐剂量为 120mg，每天 3 次，进餐时服药。不被胃肠道吸收，可见轻度消化系统副作用，如肠胃胀气、大便次数增多和脂肪便等。

（2）西布曲明：是中枢神经作用药物。抑制下丘脑去甲肾上腺素和血清素的再摄取，减少摄食，降低体重。剂量为 10～30mg，每天 1 次，早餐时服药。本药副作用包括食欲降低、便秘、口干、失眠、轻至中度的血压增高和心率增快等，需给予监测，有心血管并发症者慎用或不用。

2. 手术治疗 手术治疗适用于严重的病态肥胖者。一般认为只有 BMI 超过 $35kg/m^2$ 的患者才考虑有手术指征。手术有效（指体重降低 > 20%）率可达 95%，死亡率 < 1%，不少患者可获得长期疗效，术前并发症可不同程度地得到改善或治愈。术式有两种：胃形成术和胃旁路术。近年来，随着手术经验、器械和管理的改善，外科治疗在重度肥胖治疗中占有越来越重要的地位，其适应证也有扩大的趋势。

另外还有皮下脂肪抽吸术，为有创性减少局部脂肪堆积的方法，不能使肥胖得到根本治疗，故作为临床治疗很少采用，而主要作为美容性治疗。

第六节　高尿酸血症与痛风健康管理

高尿酸血症（hyperuricemia，HUA）和痛风（gout）是一组嘌呤代谢紊乱所致的疾病。HUA 的国际通常定义为：正常嘌呤饮食状态下，非同日两次空腹血尿酸（SUA）水平：男性 > 420μmol/L，女性 > 360μmol/L。痛风则为一组异质性疾病，其临床特点为 HUA 及由此而引起的痛风性急性关节炎反复发作、痛风石沉积、痛风石性慢性关节炎和关节畸形，常累及肾脏，引起慢性间质性肾炎和尿酸肾结石形成。HUA 是痛风发生最重要的生化基础和最直接病因。但是大多数 HUA 并不发展为痛风，只有尿酸盐结晶在机体组织中沉积造成损害才出现痛风；少部分急性期患者，SUA 水平也可在正常范围。因此，HUA 不能等同于痛风。仅依据 SUA 水平既不能确定痛风的诊断，也不能排除诊断。

HUA 可分原发性和继发性两大类。原发性者少数由于酶缺陷引起，常伴高脂血症、肥胖、糖尿病、高血压、动脉硬化和冠心病等。继发性者可由肾脏病、血液病及药物等多种原因引起。

HUA 患者根据 SUA 水平和尿尿酸排泄情况，分为以下 3 型。①尿酸排泄不良型：尿酸排泄 < 0.48mg/（kg•h），尿酸清除率（尿尿酸•每分钟尿量 /SUA）< 6.2ml/min；②尿酸生成过多型：尿酸排泄 > 0.51mg/（kg•h），尿酸清除率≥6.2ml/min；③混合型：尿酸排泄 > 0.51mg/（kg•h），尿酸清除率 < 6.2ml/min。

一、高尿酸血症与痛风的患病率和危险因素

近 20 多年来，我国 HUA 呈现逐年升高的趋势，男性高于女性，且有一定的地区差异，南方和

沿海经济发达地区较同期国内其他地区患病率高。另外研究资料显示，我国 HUA 的患病人群呈现越来越年轻化的趋势。meta 分析显示中国高尿酸血症的总体患病率为 13.3%，痛风为 1.1%，已成为继糖尿病之后又一常见代谢性疾病。

HUA 与痛风的原因和发病机制尚不清楚。其危险因素主要有以下几点。

1. 年龄和性别　年龄增长和男性是 HUA 的重要危险因素。

2. 久坐不动的生活方式、肥胖

3. 饮食因素　高嘌呤食物如肉类、海鲜、动物内脏、浓的肉汤等，饮酒（尤其是啤酒）等均可使 SUA 水平升高。

4. 疾病因素　HUA 多与心血管和代谢性疾病伴发，相互作用，相互影响。因此注意对这些患者进行 SUA 检测，及早发现 HUA。

5. 长期使用可能造成尿酸升高的药物　如噻嗪类及袢利尿剂、烟酸、小剂量阿司匹林等。

二、高尿酸血症与痛风患者的干预和管理

近年大量研究证据显示，HUA 与代谢综合征、糖尿病、高血压、心血管疾病、慢性肾病、痛风等密切相关，是这些疾病发生发展的独立危险因素。因此，对 HUA 应积极干预。

1. HUA 患者 SUA 的控制目标及干预治疗切点

（1）控制目标：SUA<360μmol/L（对于有痛风发作的患者，SUA<300μmol/L）。

（2）干预治疗切点：SUA>420μmol/L（男性），SUA>360μmol/L（女性）。

（3）对于 HUA 合并心血管危险因素和心血管疾病者，应同时进行生活指导及药物降尿酸治疗，使 SUA 长期控制在<360μmol/L。对于有痛风发作的患者，则需将 SUA 长期控制在 300μmol/L 以下，以防止反复发作。对于无心血管危险因素或无心血管伴发疾病的 HUA 患者，我国发布的“专家共识”建议仍给予相应的干预方案。

2. HUA 生活方式干预　生活方式改变包括：健康饮食、限制烟酒、坚持运动和控制体重等。积极开展患者医学教育，提高患者防病治病的意识，提高治疗依从性。荟萃分析显示饮食治疗可使 SUA 降低 10%～18%（70～90μmol/L）。

（1）饮食：已有痛风、HUA、有代谢性和心血管危险因素及中老年人群，饮食应以低嘌呤食物为主，鼓励多食用低脂或无脂饮食，避免高嘌呤食物，如动物肝、肾等，避免高果糖食物和饮料（如汽水和其他含果糖饮料），限制或避免酒精摄入。应限制富含嘌呤的食物，如牛、羊、猪肉及海鲜类的摄入。

（2）多饮水，戒烟限酒：每日饮水量保证尿量每天>1 500ml，最好每天>2 000ml。同时提倡戒烟，禁啤酒和白酒，红酒应适量。

（3）坚持运动，控制体重：每日中等强度运动 30 分钟以上。肥胖者应减体重，使体重控制在正常范围。

3. HUA 的药物干预　常用药物有碳酸氢钠（每次 1g，每日 3 次）或枸橼酸氢钾钠（每次 10～30ml，每日 3 次）。尿 pH 6.2～6.9 有利于尿酸盐结晶溶解和从尿液排出，但尿 pH>7.0 易形成草酸钙及其他类结石。因此碱化尿液过程中要检测尿 pH。

可以根据患者的病情及 HUA 分型，药物的适应证、禁忌证及其注意事项等进行药物的选择和应用。目前临床常见药物包含抑制尿酸合成的药物和增加尿酸排泄的药物，其代表药物分别为别嘌醇和苯溴马隆。

第七节　冠状动脉粥样硬化性心脏病健康管理

冠状动脉粥样硬化性心脏病，简称冠心病（coronary heart disease，CHD），又称缺血性心脏病，是由于冠状动脉发生严重粥样硬化性狭窄或阻塞，或在此基础上合并痉挛，以及血栓形成，引起冠状动脉供血不足、心肌缺血或梗死的一种心脏病。冠心病是全球性的重大健康问题。2006 年 WHO 公布的全球前 5 位疾病负担中，冠心病在男性为第 2 位，在女性为第 3 位。

一、冠心病流行病学

近 20 年来，我国人口总死亡率下降了 20.05%（标化死亡率下降了 31.39%），而肿瘤和心脑血管疾病等慢性病的患病率却呈上升趋势。心血管病死亡率和死因构成比均居首位。我国冠心病、卒中发病率存在较大地区差异，总趋势为北方高于南方。近年来一些地区监测报告同时显示急性冠心病事件发病率也在持续增高，且中青年男性增幅较大。估算我国冠心病死亡例数为每年 110 万人。

我国人群心血管病模式与西方发达国家有所不同，主要表现为西方发达国家多以冠心病为主，而我国人群以脑卒中为主，脑卒中与冠心病的比例为（3～5）∶1。近 30 年来，我国冠心病发病率呈逐渐上升趋势。北京地区心血管病人群监测（MONICA 研究）发现急性冠心病事件发病率 1984 年为 62/10 万，1997 年为 112/10 万，增长 1.8 倍。广州地区 1992 年急性心肌梗死（acute myocardial infarction）住院病例较 1984 年增加 117.6%，显示大幅度逐年上升。

二、冠心病危险因素

1. 高血压　高血压是发生冠心病的重要因素。血压愈高，动脉粥样硬化程度愈严重，发生冠心病或心肌梗死的可能性也愈高。美国一项研究表明，血压超过 160/90mmHg 者，比血压在该水平以下者的冠心病患病率高 2.3 倍；舒张压超过 94mmHg 者患冠心病的危险性比正常血压者高 3.6 倍；高血压患病年龄越早，以后患冠心病的危险性越大。心力衰竭、缺血性脑血管病、冠心病和间歇性跛行 4 种主要心血管疾病的患病率，均随血压升高而增加。按人年发病率计算，男性高血压患者发生冠心病的相对危险度为 3.87，女性为 4.21。

2. 血脂异常和高胆固醇血症　人群血清总胆固醇水平与冠心病的发病率和病死率成正比。胆固醇在体内与蛋白质结合成脂蛋白，其中低密度脂蛋白胆固醇（LDL-C）为粥样斑块中胆固醇的主要来源，高密度脂蛋白胆固醇（HDL-C）与冠心病的发生呈负相关。血清胆固醇水平升高的年龄越早，今后发生冠心病的机会也越多。

3. 超重和肥胖　肥胖是冠心病的易患因素。肥胖能使血压和血清胆固醇升高。我国有研究显示超重和肥胖者与正常体重者相比，冠心病发病和死亡的相对危险度为 1.5～2.0，且 23% 的冠心病由超重和肥胖引起的。35～44 岁男性 BMI 增加 10%，其冠心病危险性增加 38%；BMI 增加 20%，冠心病危险性增加 86%。

4. 糖尿病　糖尿病患者发生心血管疾病的危险性增加 2～4 倍，且病变更严重、更广泛、预后更差、发病年龄更早。冠心病是糖尿病患者最常见的并发症之一，有糖尿病的高血压患者患冠心病的机会较无糖尿病的高血压患者高 1 倍。

5. 生活方式

（1）吸烟：烟草中含有许多有害物质，可引起冠状动脉痉挛，诱发心绞痛和心肌梗死。一氧化碳造成的缺氧，可损伤动脉内膜，促进动脉粥样硬化的形成。吸烟者冠心病死亡的危险性随着吸烟量的增加而增加，存在剂量 - 反应关系。

（2）饮食：冠心病高发地区人们的饮食中往往富于脂肪，尤其是肉和乳制品。我国传统膳食中碳水化合物的比例相对较高，但近年来，膳食中脂肪比重正在逐步上升，膳食纤维正随着食物加工的精细程度而减少。

（3）体力活动：随着生活方式的现代化，体力活动及体力劳动强度趋向减少及下降，而缺乏体力活动的人患冠心病的相对危险度是正常活动量者的 1.5～2.4 倍，且与冠心病的危险性呈等级相关。

6. 多种危险因素的联合作用　冠心病是由多种因素引起的，联合危险因素越多，动脉粥样硬化或发生并发症的可能性越大。曾有研究显示，具有 3 种主要危险因素的个体（血清胆固醇 ≥6.46mmol/L，舒张压 ≥90mmHg，有吸烟史），其冠心病患病率比完全没有这 3 种因素者高 8 倍，比具有两种危险因素者高 4 倍。

7. 其他　冠心病家族史在其发病中具有重要作用，是一独立的危险因素。精神紧张、忧虑、时间紧迫感等与冠心病发病的关系还不明确，但对已患有冠心病的患者，可诱发其急性发作。

三、冠心病的分型、临床表现和诊断方法

1979 年 WHO 将冠心病分为 5 型：①无症状性心肌缺血；②心绞痛；③心肌梗死；④缺血性心肌病；⑤猝死。近 10 年来，趋于将本病分为急性冠状动脉综合征和慢性冠状动脉病两大类。前者包括：不稳定型心绞痛、非 ST 段抬高型心肌梗死和 ST 段抬高型心肌梗死，也有将冠心病猝死包括在内；后者包括稳定型心绞痛、冠状动脉正常的心绞痛、无症状性心肌缺血和缺血性心肌病（缺血性心力衰竭）。

如出现典型的心绞痛或发生心肌梗死，临床上可基本明确冠心病的诊断。典型心绞痛的特点如下。

1. 诱因　常由于体力活动、情绪激动、饱餐、寒冷或心动过速而诱发。也可发于夜间。

2. 部位及放射部位　典型部位为胸骨体上中段的后方，也可在心前区，常放射至左肩、臂内侧至小指及无名指，或至颈部、咽部、下颌部，少数可放射至其他不典型部位或放射部位疼痛更显著。心前区疼痛范围如手掌大小、界限不清。

3. 性质　压迫、紧缩或发闷，有时有窒息和濒死感，疼痛可轻可重，重者伴焦虑、冷汗。一般针刺样或刀扎样疼痛多不是心绞痛。疼痛发作时患者往往不自觉停止原来的活动，直至症状缓解。而不像胆绞痛、肾绞痛和胃肠疼痛，患者多辗转不安。

4. 持续时间及缓解　疼痛出现后，常逐渐加重，1～5 分钟后自行缓解，偶尔可长达 15 分钟，休息或舌下含化硝酸甘油可缓解。

在有临床症状的冠心病患者中，1/3～1/2 以急性心肌梗死为首发表现。急性心肌梗死临床症状差异极大，有 1/3 的患者发病急骤，极为严重，未及医院就已死于院外；另有 1/4～1/3 患者无自觉症状或症状很轻未就诊。其突出的症状为胸痛，疼痛较心绞痛更剧烈，呈压榨性或绞窄性，难以忍受，患者有濒死感，烦躁不安；部位及放射部位与心绞痛相同，持续时间持久，多在 30 分钟至几小时或更长，休息和含化硝酸甘油不能缓解，常需使用麻醉性镇痛药。但 15%～40% 的患者多为老年人，可无明显胸痛。其急性心肌梗死的诊断根据典型的临床表现、特征性心电图改变和血清酶学的升高，一般并不困难。

对无急性心肌梗死病史也无典型心绞痛的患者，需要综合冠心病危险因素、年龄、性别、临床病史，其他心脏病的排除等方面综合考虑，但确诊需要有冠状动脉狭窄的病理解剖学依据。目前诊断冠状动脉狭窄的“金标准”仍为冠状动脉造影检查。近年来，多层螺旋 CT（MSCT）冠状动脉成像日益成为冠状动脉检查的一项重要检查手段。临床上，通常冠状动脉狭窄程度 ≥50% 的患者进行运动可诱发心肌缺血，故一般将 ≥50% 的冠状动脉狭窄称为有临床意义的病变。

四、冠心病健康管理主要内容

1. 冠心病发病风险评估 我国目前主要推荐采用2003年由我国研究人员发布的“国人缺血性心血管病发病危险的评估方法和简易评估工具”(图11-3)。该工具评估的缺血性心血管病，包括缺血性脑卒中和缺血性心脏病事件的总发病风险。其具体方法可参见本书第六章“健康风险评估”相关内容。

2. 冠心病筛查 社区医疗机构对辖区内40岁及以上常住居民，每年在其第一次到乡镇卫生院就诊时，应评估其冠心病发病风险，若有可疑心绞痛或严重心律失常，无其他原因可解释并有

第一步：评分

年龄/岁	得分
35~39	0
40~44	1
45~49	2
50~54	3
55~59	4

收缩压/mmHg	得分
<120	−2
120~	0
130~	1
140~	2
160~	5
≥180	8

体重指数/(kg/m²)	得分
<24	0
24~	1
≥28	2

总胆固醇/(mmol/L)	得分
<5.20	0
≥5.20	1

吸烟	得分
否	0
是	2

糖尿病	得分
否	0
是	1

第二步：求和

危险因素	得分
年龄	______
收缩压	______
体重指数	______
总胆固醇	______
吸烟	______
糖尿病	______
总计	______

10年ICVD绝对危险参考标准

年龄/岁	平均危险	最低危险
35~39	1.0	0.3
40~44	1.4	0.4
45~49	1.9	0.5
50~54	2.6	0.7
55~59	3.6	1.0

第三步：绝对危险

总分	10年ICVD危险/%
≤−1	0.3
0	0.5
1	0.6
2	0.8
3	1.1
4	1.5
5	2.1
6	2.9
7	3.9
8	5.4
9	7.3
10	9.7
11	12.8
12	16.8
13	21.7
14	27.7
15	35.3
16	44.3
≥17	≥52.6

（男）

第一步：评分

年龄/岁	得分
35~39	0
40~44	1
45~49	2
50~54	3
55~59	4

收缩压/mmHg	得分
<120	−2
120~	0
130~	1
140~	2
160~	3
≥180	4

体重指数/(kg/m²)	得分
<24	0
24~	1
≥28	2

总胆固醇/(mmol/L)	得分
<5.20	0
≥5.20	1

吸烟	得分
否	0
是	1

糖尿病	得分
否	0
是	2

第二步：求和

危险因素	得分
年龄	______
收缩压	______
体重指数	______
总胆固醇	______
吸烟	______
糖尿病	______
总计	______

10年ICVD绝对危险参考标准

年龄/岁	平均危险	最低危险
35~39	0.3	0.1
40~44	0.4	0.1
45~49	0.6	0.2
50~54	0.9	0.3
55~59	1.4	0.5

第三步：绝对危险

总分	10年ICVD危险/%
−2	0.1
−1	0.2
0	0.2
1	0.3
2	0.5
3	0.8
4	1.2
5	1.8
6	2.8
7	4.4
8	6.8
9	10.3
10	15.6
11	23.0
12	32.7
≥13	≥43.1

（女）

图11-3 缺血性心血管疾病(ICVD)10年发病危险度评估表

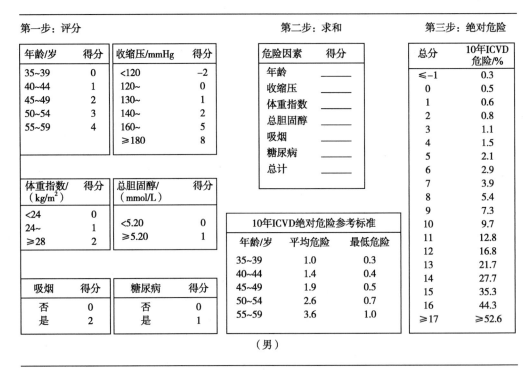

下列三项中两项者：40 岁以上、高胆固醇血症、休息时或运动后心电图可疑心肌缺血，建议转诊到上级医院确诊，2 周内随访转诊结果，对已确诊的冠心病患者纳入冠心病患者健康管理。

3. 冠心病患者随访 对冠心病患者，乡镇卫生院、村卫生室、社区卫生服务中心（站）每年要提供至少 4 次面对面的随访，内容包括：测量血压并评估是否存在危急症状；测量体重、心率，计算体重指数（BMI）；询问患者症状和生活方式，包括心脑血管疾病、糖尿病、吸烟、饮酒、运动、摄盐情况等；了解患者服药情况和胸痛控制情况等。

4. 冠心病患者经皮冠状动脉介入治疗后的管理 随着技术和器械的不断进步，经皮冠状动脉介入治疗（percutaneous coronary intervention，PCI）已成为冠心病治疗的重要手段。有统计显示，2008 年我国 PCI 总人次约 18 万，2011 年已增至 33.3 万例。我国已有数以百万计的患者接受了 PCI 治疗，对这些患者的管理，是冠心病健康管理的重要内容。

PCI 术后患者应接受规范的抗栓治疗。术后阿司匹林 100mg/d 长期维持。接受裸金属支架（BMS）的患者，术后应合用氯吡格雷的双联抗血小板药物治疗至少 1 个月，最好持续应用 12 个月。置入药物涂层支架（DES）的患者应用双联抗血小板治疗至少 12 个月。但对不稳定型心绞痛和心肌梗死患者，无论置入 BMS 或 DES，双联抗血小板药物治疗至少持续应用 12 个月。双联抗血小板药物应用过程中应监测并预防出血。无论其血脂水平如何，除非存在禁忌证，所有患者均应使用他汀类药物。β 受体阻滞剂和血管紧张素转化酶抑制剂（ACEI）应作为一线用药。

血供重建术后，应当定期进行全面的临床和预后评估，包括定期进行心电图检查、实验室检查、运动试验及超声心动图检测。

对高危患者（如近期血供重建，合并心力衰竭的患者等），应制订医学监督计划。应当对患者进行健康教育，嘱其坚持每周 5 次，每次至少 30～60 分钟适当强度的有氧运动。

饮食和体重的控制标准：鼓励控制体质量（$BMI<24kg/m^2$），男性腰围 <90cm，女性腰围 <85cm。建议每次健康检查都要评估 BMI 和 / 或腰围。应将降低基线体重标准的 10% 作为减肥治疗的初始目标。

推荐选择健康食品，改变生活方式、饮食疗法及药物治疗。将 LDL-C 控制于 < 2.6mmol/L（100mg/dl）。在极高危人群中，控制 LDL-C < 2.0mmol/L（80mg/dl）。推荐更多摄入富含不饱和脂肪酸的食物，如含有 ω-3 脂肪酸的鱼类等。通过药物治疗和生活方式的改变，使血压控制在 < 130/80mmHg。推荐在每次随访时向患者强调戒烟和控制吸二手烟的重要性。对糖尿病患者要着重强调：通过改变生活方式和坚持药物治疗达到 HbA_{1c} < 6.5%～7.0% 的标准。严格控制其他危险因素。由专业的内科医生指导糖尿病治疗。

第八节 恶性肿瘤的预防和筛检

恶性肿瘤（malignant tumor），也称癌症，是一大类疾病的统称，这些疾病的共同特征是体内某些细胞丧失了正常调控，出现无节制的生长和异常分化，并发生局部组织浸润和远处转移。恶性肿瘤从组织学上分为上皮性的癌和非上皮性的肉瘤及造血系统肿瘤。

恶性肿瘤可发生于任何年龄，任何器官的任何组织，其发病与有害环境因素、不良生活方式及遗传易感性密切相关。早期发现的癌症多数有可能治愈。

一、恶性肿瘤流行状况

自 20 世纪 70 年代以来，我国癌症发病率及死亡率一直呈上升趋势，至 90 年代的 20 年间，癌症死亡率上升 29.42%，年龄调整死亡率上升 11.56%。全国 2015 年新发恶性肿瘤病例约为

392.9 万例，全国恶性肿瘤发病率为 285.83/10 万（男性 305.47/10 万，女性 265.21/10 万），中国人口标准化率为 190.64/10 万，世界人口标准化率为 186.39/10 万，累计率（0～74 岁）为 21.44%。在我国城镇居民中，癌症已占死因的首位，前 5 位分别为支气管肺癌、肝癌、胃癌、食管癌和结直肠癌；在农村居民中，癌症占全死因的第 2 位，前 5 位分别为肝癌、胃癌、支气管肺癌、食管癌和大肠癌。

在我国，随着社会经济的发展，癌症的主要危险因素并未得到相应控制。当前我国肝癌、胃癌死亡率居高不下，肺癌、结直肠癌及乳腺癌呈显著上升趋势，宫颈癌及食管癌的发病率和死亡率则呈下降趋势。

二、恶性肿瘤的危险因素

癌症发生的原因非常复杂，但大体可分为遗传和先天性因素及后天环境因素。少数癌症的发生主要和遗传及先天性因素有关，但大多数癌症，主要和后天环境及个人生活方式因素有关。我国癌症的主要危险因素依次为吸烟、乙肝病毒及其他病毒感染、膳食不合理及职业危害等。

1. 吸烟 吸烟是多种癌症主要或重要的危险因素。在我国，80% 以上的肺癌由吸烟引起。吸烟也是口腔癌、喉癌、食管癌及胃癌等的重要危险因素。我国肺癌超过癌症总死因的 20%，而且发病率及死亡率增长最为迅速，是我国的第一大癌症。

2. 乙肝病毒及其他病毒感染 我国乙肝病毒的感染率达 60%，乙肝病毒的携带率大于 10%，是造成慢性肝炎、肝硬化及肝癌的主要原因。其他与人类恶性肿瘤有关的病毒感染包括：人乳头瘤病毒与宫颈癌，巨细胞病毒与卡波西肉瘤，以及 EB 病毒与 Burkitt 淋巴瘤、免疫母细胞淋巴瘤和鼻咽癌等。

3. 膳食营养因素 热量摄入过多和身体活动不足引起的肥胖和多种癌症，如大肠癌、子宫内膜癌、绝经后乳腺癌等肿瘤的发生有关。近 20 年来，城市和富裕农村中超重和肥胖已成为重要的公共卫生问题，同时也是结直肠癌与乳腺癌上升的重要原因；而在贫困地区，一些营养素的缺乏仍然也与某些癌症的高发密切相关，如硒的缺乏与食管癌有关。

另外，饮酒与口腔癌、咽癌、喉癌、直肠癌有关。由于食物污染、变质或人工添加的许多化学物质，如亚硝胺、黄曲霉毒素、苯并芘等，也和多种癌症的发生有关。

4. 职业危害 有些职业性接触的化学物具有致癌性。随着经济的发展，我国职业危害及由此所致癌症呈逐渐严重趋势。我国已将石棉所致肺癌、间皮瘤，苯所致白血病，砷所致肺癌、皮肤癌等明确为职业性恶性肿瘤。

5. 其他环境因素 电离辐射，包括医源性 X 线，可引起人类多种癌症，如急性和慢性细胞白血病、其他类型急性白血病、多发性骨髓瘤、恶性淋巴瘤、骨肉瘤、皮肤癌、肺癌、甲状腺癌、乳腺癌、胃癌、胰腺癌、肝癌、喉癌、颅内肿瘤、神经母细胞瘤、肾脏细胞瘤及鼻窦癌等。

三、恶性肿瘤的筛查和早期诊断

癌症的早期发现、早期诊断及早期治疗是降低病死率及提高生存率的主要策略之一。WHO 曾估计，现有的技术方法应用得当，可使癌症病死率降低约 1/3。目前我国就诊的癌症患者中，早期病例不足 10%，治疗中花费大而收效小。

但迄今为止，经临床试验证实有效的癌症筛查方法还不多。其中，子宫颈癌的筛查及早诊早治在世界范围内得到认同，因有多种方案适应不同水平卫生资源的需求，WHO 推荐各国均可开展，我国亦将其作为重点筛查项目。但 65 岁以后患子宫颈癌的危险性极低，因此一般不主张对 65 岁以上的妇女进行常规的子宫颈癌筛查。

乳腺癌的筛查及早诊早治在发达国家已有定论，WHO推荐在卫生资源充足的地区施行。近20年来，我国乳腺癌的发病率呈明显上升趋势，但流行特点与西方国家有所不同，其绝经期后的发病率逐渐下降，而不像西方国家妇女随年龄增长而上升。因此，我国有专家推荐妇女乳腺癌的筛查年龄以35～70岁为宜，但关于适合我国妇女的乳腺癌筛查的适宜手段、对象、效果等，均尚未获得大型研究的确定。

大肠癌的筛查及早诊早治在一些发达国家也得到积极施行。近年来我国大肠癌发病的上升趋势显著，危害日益严重，且通过筛查可有效降低其病死率，因此应是筛查的重点肿瘤。食管癌、肝癌及鼻咽癌尚无国际公认的筛查及早诊早治方案，我国的肿瘤防治工作者在这方面做了大量的工作，如有研究提示，对乙肝病毒感染者，恰当使用甲胎蛋白测定，尽早诊断并确定治疗方案，从而有可能降低肝癌病死率，因此可考虑在相应高发区的特定人群中测定甲胎蛋白筛查肝癌。

肺癌的筛查目前仍是一个充满争议的问题。迄今尚无重要的医学组织推荐对肺癌进行人群筛查。但自20世纪90年代起，有多项研究显示，低剂量螺旋CT有可能成为一项有前景的肺癌筛查方法。新近有几项大型随机对照研究提示，对高危人群采用低剂量螺旋CT筛查，做到早诊早治，从而降低肺癌病死率。

本章小结

慢性病已成为我国人群致死和致残的主要原因。高血压、糖尿病、冠心病、脑血管病和恶性肿瘤是导致我国人群死亡的主要慢性病。慢性病健康管理是在收集个体健康信息的基础上，预测将来一定时间内某种慢性病的发生风险，针对生活方式和危险因素制订和实施个体化干预，并定期追踪和评估效果，在评估的基础上进一步收集信息，进入下个循环。大多数慢性病有明确的危险因素，通过有效的健康管理，可显著降低其发病率和病死率。

循证医学已成为现代医学的主流理念。健康管理服务应以政府机构和专业学术团体发布的相关指南为依据。

（陈少凡）

思考题

1. 我国高血压治疗达标率不到10%，你认为其中的主要原因是什么？
2. 有资料显示，我国近30年来冠心病患病率和发病率均呈上升趋势，你认为其主要原因是什么？
3. 脑卒中是我国人群主要死亡原因。与西方国家不同，我国脑卒中患者中，出血性脑卒中占30%左右，你认为其中可能的原因有哪些？
4. 近年来，有地区推出了“防癌体检套餐”，请查阅相关资料，并对其合理性进行评价。

第十二章　家庭、学校和工作场所健康管理

人生活在生态系统中，人的健康和行为受个体自身、微观环境和社会宏观环境等多个水平因素影响。社会宏观环境包括社会政治、经济、文化等因素，对人的健康产生间接作用。微观环境指个体活动和人际交往中直接接触的环境，包括父母、老师、朋友、家庭、学校、工作单位等。微观环境因素对个体行为的形成和发展，以及健康和福祉产生直接而具体的影响。本章就人们生产生活的主要场域——家庭、学校和工作场所，探讨通过家庭健康管理、学校健康管理和工作场所健康管理，以实现全方位全周期保障人民健康的途径和策略。

第一节　家庭健康管理

家庭是人终生生活的场域，又是人生的第一所学校，其间的关系最为亲密牢固，与人的成长和健康福祉的联系最为密切，影响最为深刻。健康管理强调全生命周期的管理，家庭是最适宜开展健康管理的场域。

一、家庭的结构与功能

家庭（family）是基于婚姻关系、血缘关系或收养关系而形成的社会生活单位，其成员之间有直接而密切的互动与合作，产生包括生育、情感、经济、教育和健康照顾等多方面关系。20 世纪 70 年代出现的家庭系统理论，认为家庭是受社会文化、历史和环境相互作用的一个“开放系统”，家庭成员是系统的组成部分，每个成员之间存在交互作用。

受不同历史环境和民族文化的影响，不同时代、国家、民族对家庭的认识也不同，大致可以归纳为传统意义和现代意义两种。传统意义的家庭是指有法定血缘、领养、监护及婚姻关系的人组成的社会基本单位。随着社会的发展变化，人们对家庭的概念也有了新的认识。现代意义的家庭除强调婚姻关系和法定收养关系外，也承认多个朋友组成的具有家庭功能的家庭。在我国，多数家庭是以婚姻为基础，以法律为保障，传统观念较强，家庭关系比较完整而稳定。

（一）家庭结构

家庭结构（family structure）是指构成家庭单位的成员规模及家庭成员互动的特征，分为外部结构和内部结构。家庭外部结构主要指家庭人口结构，即家庭的类型。家庭内部结构指家庭成员间的互动行为，其表现是家庭关系。

1. 家庭外部结构　家庭大体可分为以下 3 种类型。

（1）婚姻家庭：是指被法律承认的、具有合法婚姻关系的家庭。具体有两种分类方法，一类包括核心家庭（由父母及未婚的子女组成）、主干家庭（由父母和一个已婚子女组成，可以有其他未婚子女和第三代）、联合家庭（父母和两个及以上已婚子女组成的家庭或兄弟姐妹结婚后不分家的家庭）。另一类包括夫妻分居家庭、丈夫或妻子离家家庭、继父母家庭、领养或抚养家庭、自愿不要孩子的家庭。

（2）一方抚养子女的家庭：包括离异后单独抚养孩子的家庭、自愿单身领养孩子的家庭、非

自愿单身有孩子的家庭。

（3）非婚姻家庭：包括同居家庭、享用同一居室的人组成的家庭、非亲属关系的人组成的家庭、单身家庭等。

随着改革开放和对外交流的不断深入，人民生活水平的提高，我国家庭发展趋向于小规模和多样化，以核心家庭为主，但老年夫妻二人生活的家庭、老年丧偶独居或与子女一同生活的家庭增多，因此带来诸如年轻夫妻家庭的育婴经验不足、老年夫妇孤独及缺少家人照顾等社会和健康问题。与此同时，在大城市，单身且不愿结婚家庭、一方抚养孩子家庭、同居家庭呈现增加趋势，此类家庭由于家庭关系不完整、不稳定带来的相关心理社会问题比较普遍，也成为影响家庭健康的因素之一。

2. 家庭内部结构　家庭内部结构涉及家庭角色、家庭权力、沟通方式和价值系统四方面。

（1）家庭角色：是指家庭成员在家庭中所占有的特定地位及履行的特定行为。一般家庭成员依照社会规范和个人能力与兴趣，自行对家庭角色进行分配，成员各自履行其角色行为。

（2）家庭权力：是指家庭成员在家庭中的影响力、决策权和支配权。家庭权力结构可分为以下 4 种类型。①传统权威型：由家庭所在的社会文化传统规定而形成的权威。如在男性主导社会，父亲通常是一家之主，家庭成员都认可他的权威。②工具权威型：负责供养家庭、掌握经济大权的人常常是这类家庭的决策者，不论其自然身份是父母还是子女。③感情权威型：由家庭感情生活中起决定作用的人担当决策者，其他的家庭成员因对他或她的感情而承认其权威。④分享权威型：家庭成员分享权力，共同协商作出决定，由个人的能力和兴趣来决定所承担的责任。这是现代社会所推崇的类型。

（3）沟通方式：是指家庭成员之间对感情、愿望、价值观、意见和信息进行交换的过程。家庭沟通方式最基本、最常用的是语言交流。芝加哥大学医学院的达娜•萨斯金德（Dana Suskind）博士团队在《父母的语言》中，展示了父母的语言与儿童大脑发育和自我管理、批判性思维、情商、创造力和毅力等多方面表现之间具有密切的关系。“身教”是另一种重要的沟通方式。孔子讲“其身正，不令而行；其身不正，虽令不从”，提示家长要求孩子做到的，自己要率先垂范，给孩子做好榜样。

（4）价值系统：是家庭在价值观方面所特有的一种信念和态度。它的形成受家庭所处的文化背景、宗教信仰和社会价值观的影响。在封建社会“父为子纲，夫为妻纲”的家庭伦理道德观念下，容易形成男权和父权为上的权威型家庭权力关系和“男主外，女主内”的家庭角色分工。当今社会倡导“男女平等”，如我国《民法典》明确规定，“夫妻双方平等享有对未成年子女抚养、教育和保护的权利，共同承担对未成年子女抚养、教育和保护的义务”。要坚定文化自信，积极传播中华民族传统美德，让尊老爱幼、男女平等、家庭和睦、勤俭节约、邻里团结等观念，成为新时代我国家庭和社会的文明风尚。

（二）家庭功能

家庭功能（family function）指通过有效的情感联系、家庭规则、家庭沟通，促进家庭成员生理、心理和社会等方面的健康发展，维护家庭的和谐稳定。家庭功能的好坏直接关系到每个家庭成员的身心健康及疾病的发生发展，因而是家庭健康管理中的重要内容。家庭具有以下 5 种功能。

1. 生育功能　指生产和抚育下一代的功能，体现了人类作为生物世代延续种群的本能与需要。

2. 情感功能　家庭成员以血缘和情感为纽带，通过彼此的关爱和支持满足爱与被爱的需要。情感功能是形成和维持家庭的重要基础，可以使家庭成员获得归属感和安全感。

3. 教育功能　家庭依据法规和文化礼俗，通过父母长辈的言传身教，可帮助子女完成社会化过程，使家庭成员形成正确的人生观、价值观和健康观等基本观念，引导家庭成员的行为。为了发扬中华民族重视家庭教育的优良传统，引导全社会注重家庭、家教、家风，增进家庭幸福与社会和谐，培养德智体美劳全面发展的社会主义建设者和接班人，我国于 2021 年 10 月 23 日颁布了《中华人民共和国家庭教育促进法》。该法规定家庭教育以立德树人为根本任务，父母或者其他监护人为促进未成年人全面健康成长，应对其实施道德品质、身体素质、生活技能、文化修养、行为习惯等方面的培育、引导和影响。家庭教育是教育的开端，关乎未成年人的健康成长和家庭的幸福安宁，也关乎国家发展、民族进步、社会稳定。

4. 经济功能 为家庭提供衣、食、住、行等生活和发展所需要的物质资源。家庭有一定水平的经济能力，能为其成员提供丰富的食物、安全的饮用水、清洁的居住环境，使家庭成员有能力接受良好的教育和卫生服务等。但经济能力的增强也可能导致一些不利于健康的行为和现象发生，如过度追求食物的精细和口感、体力劳动时间减少、“空调病”、“手机病”等，会导致身心健康的损害和社会交往能力的减弱。

5. 健康照顾功能 通过家庭成员间的相互照顾，可以抚养子女，赡养老人，保护家庭成员的健康，并且在家庭成员生病时提供多方面的照顾。家庭健康照顾的主要内容是提供适当的饮食、居住条件和衣物，有足够的健康资源用于家庭成员保健和患者的照顾，配合社区整体健康工作。

二、家庭生活周期与健康

（一）家庭生活周期定义和特点

家庭生活周期（family life cycle）是指家庭遵照社会与自然发展规律，经历产生、发展与消亡的整个过程。家庭生活周期具有以下特点：①随时间变化；②有起点和终点；③有阶段性，每一阶段都有特定的发展课题；④有正常的变迁和意外的危机；⑤有生物、行为和社会信息的交流。

家庭生活周期这个概念涵盖了婚姻、生育、教育、健康照顾和死亡等一系列生命课题，对家庭生活周期的研究可以对家庭、生命、婚姻的各种现象和机制进行更深入的探讨，避免将婚姻、生育、死亡等家庭过程孤立起来进行研究的弊端。通过对家庭生活周期的分析，可以更好地理解处于不同家庭生命周期的人们的健康状态，了解健康问题背后的家庭因素，更精准地为人们提供健康管理。

（二）家庭生活周期面临的主要问题

1. 青年单身期 指单身没有成立家庭的阶段。这一时期年轻气盛，精力充沛，但工作时间短、经验不足、收入较低、消费支出较大，需要做好身心调适，防范人际交往、婚前心理和社会适应方面的问题。

2. 家庭形成期 指从结婚到新生儿诞生的阶段，平均可持续 2 年。这一阶段可能出现的问题主要有：①新婚的生理和心理问题，以及对优生优育的了解；②夫妻双方互相适应与沟通；③与配偶原生家庭之间关系的适应；④准备迎接新生儿，承担父母角色。

3. 养育婴幼儿期 即从婴儿出生到满 3 周岁，这一阶段年轻父母会面临疲劳、经济压力、家庭休闲活动受限制等问题。这一时期可能出现的问题主要有：①婴幼儿喂养、保健和教育等问题；②母亲产后卫生保健、常见病预防、营养、心理指导等；③父母角色的适应；④家庭责任，特别是子女养育责任的分担；⑤经济压力增大；⑥婴幼儿、父母及祖父母之间关系的变化与调整。

4. 有学龄儿童期 即孩子 3～13 岁之间，这一阶段面临的主要问题有：①儿童身心发展问题；②儿童对幼儿园和学校的适应情况；③以家庭为单位参与的社会活动问题。

5. 有青少年期 即孩子 14～20 岁，主要是孩子青春期在性方面的问题。这一时期可能面对的主要问题有：①青春期子女在责任与自由、依赖与独立之间寻求平衡；②青少年性教育与异性的交往问题。

6. 子女离家期 子女成年逐渐离开，两代关系演变为成人与成人的关系。这一时期可能出现的主要问题有：①亲子关系的变化；②父母感到孤独；③家庭角色如何改变；④更年期健康问题。

7. 父母独处期　所有子女离家到父母退休阶段，恢复夫妻两人生活，双亲由关注子女转化为彼此重新关注，这一阶段的女性常有情绪危机。这一时期面临的主要问题有：①需重新规划生活目标，如何平衡家庭和事业；②上一代亲人患病或 / 和离世；③生理功能减退带来的心身健康问题和夫妻生活问题；④与子女的沟通，适应新的家庭代际关系。

8. 老年家庭期　退休后，夫妻进入老年期，身体功能衰退，同时因失去职业逐渐与社会脱离，可能产生失落、忧虑等心理问题。这一时期主要面对的问题有：①适应退休生活；②适应与子女及其新家庭的关系，照看孙辈；③应对衰老、疾病、临终关怀、配偶和朋友丧失等问题。

三、家庭健康和健康家庭

（一）基本概念

家庭健康（family health）和健康家庭（healthy family）目前还没有公认的定义，但学者们普遍认为这两个概念含义相同。不同学科的学者从不同角度认识和理解家庭健康和健康家庭。医学模式认为家庭健康是家庭成员没有生理、社会心理性疾病，家庭没有功能失调或衰竭的表现；角色执行模式认为家庭健康是家庭有效地执行家庭功能和完成家庭发展任务；适应模式认为家庭健康是家庭有效、灵活地与环境相互作用，完成家庭的发展，适应家庭的变化；幸福论模式认为家庭健康是家庭能持续地为家庭成员保持最佳的健康状况和发挥最大的健康潜能提供资源、指导和支持。这四个模式反映了不同层次的家庭健康。

总之，家庭健康是指家庭能有效完成家庭功能和发展任务，妥善适应变化，并能使其成员感受到家庭的凝聚力，持续获得满足个体成长和健康幸福的资源和应对生活中各种挑战的支持。要成为健康家庭，必然要调动个体在家庭中的自主性及个体参与家庭内外活动的能动性，家庭成员间要有开放、坦诚的沟通，要有支持和关心的温馨氛围和促进成长的环境。

（二）家庭健康应具备的条件

1. 健康的居住环境及生活方式　重要的或有影响力的家庭成员能认识到家庭内部卫生环境、膳食营养、身体活动、作息时间等对每位成员的重要性，从而引导家庭生活朝有利健康的方向转变。

2. 良好的交流氛围　家庭成员能彼此分享感受、理想，相互关心，使用语言或肢体语言的沟通方式促进相互了解，并能化解冲突。

3. 增进家庭成员的发展　成员有足够的自由空间和情感支持，使成员有成长机会，能够随着家庭的改变而调整角色和职务分配。

4. 能积极地面对矛盾及解决问题　家庭成员对家庭负有责任，并能积极解决问题。遇有解决不了的问题，不回避矛盾并寻求外援帮助。

5. 与社区保持密切联系　家庭不能脱离社区和社会而存在，应能充分运用社会网络，利用社区资源满足家庭成员的需要。

四、家庭健康管理的步骤

按照自愿原则，居民家庭与家庭医生团队签订服务协议，家庭医生团队根据协议为家庭及其成员提供融预防、医疗、保健、康复、健康教育、生育技术指导为一体的，方便有效、综合连续、安全适宜的医疗卫生服务和健康管理服务。

家庭医生为签约家庭建立健康档案，周期性随访，动态掌握签约家庭的健康状况，并根据签约家庭的主要健康问题和需求制订健康管理服务计划，实施个性化健康干预，开展有效互动的针对性健康指导。

（一）家庭健康档案

家庭健康档案，是社区卫生服务和家庭健康管理服务的依据，是对社区居民进行动态管理的最好工具，对家庭保健具有重要意义，同时也是医学研究的重要基础。家庭健康档案主要包括以下内容。

1. 家庭基本资料 包括家庭住址、人数及每个成员的基本资料，建档医生和护士姓名，建档日期等。

2. 家系图 按照一定的格式，以绘图的方式表示家庭结构、家庭成员疾病间的遗传联系、诊疗史、家庭重要事件等资料，是简明的家庭综合资料。

3. 家庭评估资料 包括家庭结构、家庭生活周期、家庭环境、家庭功能等的各项评估资料。

4. 家庭主要问题及其描述 主要记录家庭生活周期各阶段存在和发生的重要社会生活事件，如新婚、孩子出生、离异、疾病、亲属离世、空巢、退休等，并对事件的发生时间、家庭情境、家庭成员的应对、沟通及结果等进行描述。

5. 家庭成员健康资料 家庭成员健康档案资料包括：①个体的社会人口学资料，如性别、年龄、文化程度、职业、宗教信仰、经济状况等；②健康相关行为资料，如吸烟、饮酒、身体活动、饮食、睡眠、洗漱习惯、用眼行为、就医行为等；③临床诊疗资料，如现病史、既往史、家族史、过敏史、各种检查结果等各种病历原始单据；④预防保健记录，如孕产妇保健记录、儿童预防接种和生长发育资料、周期性体检记录等。

（二）家庭健康评估

需要进行家庭健康评估的状况有：①频频出现头痛、背痛、腹痛、疲劳、失眠等非特异性症状，特别是未见器质性病变的时候；②家庭成员经常就诊，频繁利用医疗保健服务；③慢性病管理遭遇难题，如控制平稳的疾病突然出现变化、严重气喘发作等；④“涟漪”效应（ripple effect），不同的成员出现同样的疾病症状或接连出现严重的疾病；⑤家庭周期转换时段出现的问题，如婴儿的出生、青春期、更年期、空巢期等；⑥家庭成员间关系出现异常，如家庭暴力、夫妻间难解的压力通过情绪转移至其他成员形成的“三角关系”；⑦与生活方式及环境因素有关的疾病，如酒精性肝病、情绪性消化道溃疡等；⑧促进健康与预防疾病的活动，包括预防接种、遗传咨询及营养指导等；⑨生活中出现如丧失亲人、失业、战争、分离、突发事件等重大事件。

1. 家庭健康评估资料 家庭健康评估的资料包括：①收集家庭成员的个人基本情况和健康相关资料；②收集家庭结构资料，分析家庭代际层次和亲属关系等；③与个人交谈或用问卷收集家庭功能资料；④收集和分析家庭成员互动所得资料，例如测量互动间的个体反应，比较和综合互动间个体反应等资料。

2. 家庭健康评估内容 家庭健康评估包括家庭整体层面的评估和家庭成员个体评估。

家庭整体层面评估包括了解家庭生活周期、家庭功能、社会环境。

（1）家庭生活周期：①家庭成员数；②家庭成员居住情况；③家庭处于家庭生活周期中的哪个阶段；④家庭中目前发生了哪些问题；⑤家庭曾经遭遇过哪些问题；⑥家庭成员对这些问题的处理是否满意。

（2）家庭功能：①谁是这个家庭的决策者；②在这个阶段，家庭成员在完成家庭任务时如何分工；③家庭成员各自的期望是什么，是否已经实现，现在还有哪些期望；④家庭成员间彼此引起注意的主要因素是什么；⑤家庭成员的个体差异与自我表达方式；⑥家庭成员间的容忍程度。

（3）社会环境：①该家庭和亲戚间有多少接触，亲友是否前来帮助解决问题或是前来制造问题；②家庭成员与邻居的关系如何，成员们参加的社团或团体有哪些；③家庭成员知晓哪些政策、法规、社会救助、社区等资源，是否使用过这些资源；④家庭中成年成员的受教育程度、职业或退休前职业等。

家庭成员个体评估，是全面收集个体的社会人口学信息、疾病史和家族史、行为生活方式、心理情况和体检资料等信息，识别主要健康问题和健康危险因素，综合分析健康干预需求。

（三）家庭健康教育

家庭健康教育是个人和家庭健康发展的主要环节。在开展家庭健康教育活动时，可着重从家庭环境卫生、生活方式、合理膳食、科学育儿、心理健康、常见病防治和意外伤害预防、安全教育、生殖与性教育等方面加以考虑。妇女、儿童和老年人是家庭健康教育中的重点关注对象。

妇女往往在家庭中肩负着生活管理和家庭教育的重要责任，是家庭健康的主导者和掌握家庭成员健康的关键人物。因此，重视和加强妇女的健康素养和健康管理能力的提升，对保障家庭健康、促进全民健康具有重要意义。

青少年的健康成长和老年人的健康养老，还需要学校、社区、社会、政府多方参与，共同促进家庭健康良性发展。

第二节　学校健康管理

加强学校健康教育工作，是全面推进健康中国建设的重要基础，是加快推进教育现代化、建设高质量教育体系和建成教育强国的重要任务，是大力发展素质教育、促进学生全面发展的重要举措。

2021 年 8 月，教育部等五部门联合出台了《关于全面加强和改进新时代学校卫生与健康教育工作的意见》，提出学校要落实立德树人根本任务，坚持健康第一的教育理念，构建高质量学校卫生与健康教育体系，促进学生身心健康、养成健康生活方式，培养德智体美劳全面发展的社会主义建设者和接班人。

一、学校健康管理的目标和任务

学校健康管理是指对学生的生长发育与健康状况指标进行检测，根据检测结果对健康状况进行评估，在对学生进行健康教育与健康咨询的基础上，采取系列健康干预措施和健康促进活动，最终达到提高学生健康水平的目的。

（一）学校健康管理的目标

为学生提供基于学生电子健康档案的健康管理，通过“医教结合”有效对接，建立政府为主导，部门合作、学校负责、家庭配合的学生健康管理联动机制，借助信息技术手段，逐步实现家庭、学校、社区医疗卫生机构及管理部门的信息资源互换、互通、互享，实现学生健康校内校外的全程管理，从而不断提高学生的健康素养和健康水平。

（二）学校健康管理的任务

1. 提升学生健康素养　每个人是自己健康的第一责任人，要让学生有能力承担自我健康的第一责任，学校需建立以课堂教学为主渠道、以主题教育为重要载体、以日常教育为基础的健康教育体系，向学生传授卫生健康知识和技能，引导学生树立“以健康为中心”、主动管理的健康观念，养成良好的生活习惯，提高自我保健意识和能力。

2. 养成健康行为习惯　不良的行为生活方式是影响人类健康和慢性病发生发展最大的风险因素，而且其作用具有累积性，行为发生越早，存在时间越久，改变越困难，危害越大。因此，必须抓住可塑性强的儿童期，让儿童、青少年养成勤洗手、常通风、分餐制、使用公勺公筷、科学就医用药、不滥食野生动物等日常健康行为和习惯。

3. 提高生长发育水平　学校教育阶段是儿童、青少年生长发育的重要时期。学校的膳食服务、体育活动以及学校的卫生环境均会影响儿童和青少年的生长发育。学校需配备有资质的专

(兼)职营养指导人员和食品安全管理人员，倡导宣传营养均衡、膳食平衡，开展学生膳食营养监测，实施学生营养干预措施；通过增加体育课时长、严格落实眼保健操、课间操制度、减轻课业负担等措施，保障学生每天校内、校外各1小时体育活动时间，正确进行体育锻炼。

4. 强化心理健康教育 根据儿童和青少年的身心发育特点，开展生命教育、亲情教育，增强学生尊重生命、珍爱生命的意识，帮助学生正确认识自我，培养乐观向上、自信自律、诚实友善、不畏艰难的健全人格和社会适应能力。加强重大疫情、重大灾害等特殊时期心理危机干预，强化人文关怀和心理疏导，预防各种心理障碍，促进儿童和青少年心理健康发展。

5. 完善健康教育体系 以健康生态学模式为指导，逐步形成学校、家庭、社区、政府合作，覆盖身体、心理、社会和环境多层次因素，灵活应用学科教学与实践活动相结合、课内教育与课外教育相结合、经常性宣传教育与集中式宣传教育相结合的健康教育模式。

二、学校健康管理的基本原则

1. 坚持健康第一 教育学生树牢“每个人是自己健康第一责任人”理念，学会和掌握健康知识与技能，为实现人人终身健康、建成健康中国奠定基础。

2. 坚持面向全体 将健康教育与德育、智育、体育、美育、劳动教育相结合，融入教育教学、管理服务全过程，发挥学校卫生专业技术人员、体育与健康课教师和教职员工等全员育人作用，构建面向人人、人人有责的健康教育体系。

3. 坚持预防为主 树立大卫生、大健康观念，普及健康知识，优化健康服务，完善健康保障，引导树立正确健康观，以防病为中心向以健康促进为中心转变。

4. 坚持问题导向 着力破解制约学校卫生与健康教育发展的突出问题、影响学生健康的重点问题，因地制宜，综合施策。

三、学校健康管理的步骤

学校健康管理是监测学生生长发育和健康状况，收集学生的健康影响因素信息，识别和干预可以改变的危险因素，预防学生常见病，促进学生健康成长。

（一）学校健康监测

1. 建立学生健康档案 建设全国学生健康管理信息系统，为入学的每一位学生建立健康档案（包括电子健康档案）。每年开展学生体质健康测试，定期开展学生常见病及健康影响因素监测，保持健康档案动态更新、持续有效。

2. 开展学生健康危险因素监测 定期对学生不良行为生活方式等危险因素进行监测，掌握危险因素的暴露和分布情况。

3. 建立疾病登记和报告制度 及时、真实记录学生发病的人数、时间、疾病类别、因病缺课和住院等情况，建立“学校—社区—疾控”三级报告或网络直报制度。

4. 建立校园环境监测网络 开展饮用水、膳食营养保障、运动保障、突发公共卫生事件应急、环境卫生等监测。

（二）学校健康风险评估

根据监测信息，对学生的生长发育和健康状况进行个体和群体评价，分析存在的主要健康问题和风险因素，以可干预的因素为重点，制订群体健康管理计划，为学生制订个性化健康指导方案。

（三）学校健康促进

1. 推进“医教结合”，建立一校一医工作制度 学校与其所在社区的卫生服务机构合作，每所学校配备一名专职或兼职医生，定期入校开展学生健康管理。

2. 制订健康干预方案　根据监测和健康风险评价的结果，对学生进行分类管理。针对发生肥胖、超重、营养不良、贫血、低视力、意外伤害、传染病等疾病的学生，制订个性化健康处方，实行一对一健康干预。对于处于某些疾病高危状态的学生，识别其主要风险疾病，针对性开展“三早”预防。对于健康状况较好的学生，通过健康教育、饮食干预、运动指导等方式对其进行危险因素管理，实现一级预防，促进学生健康水平的整体提升。

3. 随访管理

（1）制订随访计划：根据管理疾病的不同性质与特征，以及学生疾病发展的严重程度，在学生健康管理软件中自动生成学生疾病随访计划。

（2）定期入校随访：校园责任医生根据随访计划，入校对患病学生进行随访，随访内容包括病史询问、体格检查、内外科检查、健康宣教、行为指导、健康干预等。

（3）健康教育课：学校健康教育课程应结合各时期重点防控疾病类型进行授课，通过生动活泼的课程形式，以群体学生为对象，提升整体学生卫生知识水平。内容应包含传染病防控、营养与健康、近视预防、心理卫生、青春期保健等专题。

（4）针对性健康建议：体检后对发现疾病的学生以书面形式反馈，提出健康建议。对于管理范围内的患病学生，采用同伴教育或一对一的形式，对同类疾病的学生进行针对性的健康指导。

（5）就医指导：当管理时发现学生存在严重健康隐患或疾病时，推荐至医院进行进一步咨询和诊疗。

（6）社会心理指导：从心理学视角对学生种种不正确、不健康的理念进行疏导解惑，运用专业知识，通过解释、澄清、忠告、建议等方式，在面对面交流中启发学生处理问题的能力，提高适应性。

四、学校健康管理评价

健康管理评价是学校健康管理的重要组成部分，既可以衡量学校健康管理工作的质量，也可以给学校、学生、家长和管理部门提供反馈信息，为进一步改进学校健康管理工作提供重要参考。

学校健康管理评价贯穿于学校健康管理的全过程，即评价要覆盖目标、过程和结果；既要关心近期、中期结果，更要关心远期结果。

（一）学校健康管理的目标评价

应评价健康管理的内容是否围绕学校卫生健康的重要方面，目标是否科学可行。最常用的方法是访谈法、流行病学调查和专家咨询法。

（二）学校健康管理的过程评价

通过查阅日常工作记录、访谈法、专题调查等方法，收集学校健康管理的过程性资料。

1. 学生健康档案管理　学生健康档案是否“一人一档”，是否将健康体检、疾病随访和干预信息及时维护到学生健康档案中，确保档案内信息的延续性、完整性与准确性。

2. 学生健康体检　体检的学生覆盖率，能否及时将学生健康体检信息录入学生健康体检系统，确保档案的延续性和完整性。

3. 学生疾病管理　学生疾病管理档案建档率，学生疾病管理与随访工作情况。

4. 传染病防控　学生发生传染病是否按照有关规定及时进行发现、报告、隔离，是否有效采取了切断传染源、保护易感人群等措施。

5. 健康教育活动　体育和健康课程的内容和时间安排及实际上课情况，健康教育活动举办次数、参加人数和活动满意度等。

6. 学校卫生健康条件情况　学校的饮用水、教室采光和照明、通风换气、采暖、厕所和其他卫生设备是否符合国家标准，有哪些改善；校医院（卫生室、保健室）、健康教育场所、体育设施的配备情况；学校健康教育机构设置、人力投入等。

（三）学校健康管理的结果评价

通过查阅健康档案、问卷调查、健康体检和监测、实地观察等方法，收集学生健康知识、信念和行为习惯资料，以及生长发育和健康状况资料，通过前后比较、不同人群间比较、干预组-对照组比较、与标准比较等方式反映健康管理的效果。

1. 健康知信行 针对学生个体，常用健康知识得分、知晓率等指标评估健康知识水平，对某健康理念或行为的肯定或否定率、行为习惯养成率、行为改变率等指标评估健康信念和行为。用及格率、平均分对不同群体进行评价和比较。

2. 生长发育水平 将学生体格检查和身体素质测试的结果，与当地的生长发育参照标准进行比较，可以判断学生个体的生长发育水平，也可以计算构成比反映学生生长发育水平的分布情况。

3. 健康状况改善 健康状况改善是反映学校健康管理长期效果的客观指标。患病率（如近视患病率、龋齿患病率、肥胖率等）、发病率（如手足口病等急性传染病、食物中毒等群体性事件）、月病假率、因病缺课日数等为常用指标。

第三节 工作场所健康管理

劳动者是经济和社会发展的主要贡献者，其身心健康直接影响国民经济发展和人民健康福祉。劳动者平均约三分之一时间是在工作场所度过的。良好的工作环境能够提供安全保障，有效避免身心危害；还可以提供个人发展机会、改善员工自尊和社会关系，产生积极的健康作用。不良的工作环境，会造成大量与工作有关的疾病和损伤，给卫生系统带来巨大压力，抑制生产率，并可能对家庭造成灾难性影响。WHO 报道，2016 年共有 190 万人死于工作相关疾病和损伤，与工作有关的健康问题贡献了相当大比例的慢性病负担，其造成的经济损失在多数国家都高达国内生产总值的 4%～6%。

我国经济由高速增长转向高质量发展，伴随工业化、城镇化、人口老龄化，生态环境和生活方式的不断变化，职业性疾病谱也发生了变化，劳动者的健康面临多重疾病威胁并存、多种健康影响因素交织的复杂局面。职业健康是健康中国建设的重要基础和组成部分，事关广大劳动者健康福祉与经济发展和社会稳定大局。开展工作场所的健康管理可以从源头控制和减少与工作有关的疾病和损伤，保护劳动者职业健康。

一、工作场所概述

（一）工作场所相关概念

1. 健康工作场所 WHO 在《健康工作场所行动模式》中将健康工作场所定义为，由工人和管理者共同采取的为保护和促进所有工人的健康、安全和福祉的持续改进过程以及可持续的工作场所。基于已识别的需求，健康工作场所建设需考虑以下方面：①实体工作环境中的健康和安全；②社会心理工作环境，包括工作组织和工作场所文化中的健康、安全和福祉；③工作场所中的个体健康资源；④通过参与社区活动，促进工人、家庭及其他社区成员的健康。

我国推进健康企业建设，于 2019 年 10 月制定了《健康企业建设规范（试行）》。规范中明确了我国健康企业建设是从场所的角度出发，以建立健全管理制度、建设健康环境、提供健康管理与服务、营造健康文化等方面为主要内容，满足企业员工健康需求，实现企业建设与人的健康协调发展。

以上定义虽有不同，但都持有一个共同的理念，即健康工作场所建设已从仅注重实体工作环境延伸到关注社会心理和个人健康行为因素，不仅关注职业病防治，更关注职业人群的整体健康状况。

2. 工作场所健康管理　综合国内外对工作场所健康管理的认识和实践，工作场所健康管理是运用教育、组织、法律法规、卫生、科技等多种手段，通过对劳动者、用人单位、社区、城市、国家等范围内各种健康管理资源的充分调动、协调和整合行动，实现对影响劳动者健康的各种危险因素的监测、诊断、分析和评价，采取综合性干预措施，改善作业条件、增进健康生活方式、控制健康危险因素、降低病伤率和缺勤率，实现促进和改善劳动者健康、推动经济持续发展的目标。

（二）工作场所的健康影响因素

1. 环境条件　工作环境中存在的大量物理、化学和生物有害因素与职业健康和安全密切相关。物理性因素主要包括气温、气压、气流等气象条件，噪声，振动和电磁辐射。化学性因素主要来自生产过程中的原料、中间产品和废物，主要有接触性毒物、致癌物、粉尘、农药等，其中最常见的是煤炭、机械、建材等行业中的生产性粉尘，极易引起尘肺病。生物性因素主要是原料和环境中存在的致病微生物、寄生虫和动植物，以及由它们所产生的生物活性物质。

2. 作业方式　各岗位的工作都有其特殊性，要求特定的操作方式，如长期站立工作、手动机械作业、强迫体位作业、视屏作业、搬运作业。长期、反复的操作会使劳动者形成固定姿势和行为习惯，直接影响承担负荷的身体局部的健康。同时，单调重复、工作量不足、工作强度大、精神高度集中、轮班、与社会家庭隔离等还会带来职业倦怠、紧张、压力、孤独等心理问题。

3. 组织文化因素　工作组织制度（如管理方式、政策、行政程序、分工、命令执行链）、组织结构、沟通方法、工作场所文化、团队的凝聚力以及工资系统等因素，会通过自主性、工作负荷、决策的参与、人际关系、工作满意度来影响员工的情感、工作兴趣和工作状态，失衡可能导致工作失误、事故或工伤。

4. 卫生服务因素　工作单位及其所在社区和城市的医疗卫生服务能力、医护人员的服务意识、职业健康教育活动的开展情况是防治职业病危害的重要环节。所有工人，尤其是从事高风险职业的人，需要卫生服务评估和减少职业风险暴露，并需开展医疗检测，以尽早发现与工作有关的疾病和伤害。

5. 劳动者个体因素　劳动者的文化程度、健康素养、自我保护意识，是否采取个人防护行为等，也是造成与工作有关疾病和伤残的原因之一。此外，日常行为生活方式也会影响职业性病伤的发生发展，如吸烟会增加暴露于粉尘环境中工作者呼吸系统疾病的发病风险。

6. 社会经济因素　全球化时代，各领域竞争日益激烈，就业压力和工作压力随之增大。突发重大公共卫生事件会进一步加剧企业的生存压力，可能会助推工作时间呈增长趋势，而证据显示长时间工作已成为导致职业疾病负担的重要风险因素。

二、工作场所健康管理的基本原则与主要任务

（一）基本原则

1. 预防为主，防治结合　强化职业病危害源头防控，采取工程技术和管理等措施，不断改善工作场所劳动条件。建立健全职业病防治技术支撑体系，提升工程防护、监测评估、诊断救治能力。

2. 突出重点，精准防控　聚焦职业病危害严重的领域，强化职业病及危害因素监测评估，实现精准防控。

3. 综合施策，合力推进　综合运用法律、行政、经济、信用、科技等工具，健全工作机制，为职业健康工作提供有力保障。强调政府领导责任、部门监管责任、用人单位主体责任和劳动者个

人责任，合力推进职业健康工作。充分发挥专业技术机构和专家作用，为健康企业建设提供专业技术支撑。

（二）主要任务

1. 建立健全管理制度 制订健康工作场所工作计划，结合工作场所性质、作业内容、劳动者健康需求和健康影响因素等，建立并完善与劳动者健康相关的各项规章制度，规范劳动用工管理。

2. 建设健康环境 完善工作场所基础设施，为劳动者提供布局合理、设施完善、整洁卫生、绿色环保、舒适优美和人性化的工作生产环境。积极开展控烟工作，打造无烟环境。落实建设项目职业病防护设施与主体工程同步设计、同时施工、同时投产使用的“三同时”制度，做好职业病危害预评价、职业病防护设施设计及竣工验收、职业病危害控制效果评价。

3. 提供健康管理与服务 建立劳动者健康管理服务体系，实施人群分类健康管理和指导。加强职业病及危害因素监测，完善监测政策和监测体系，扩大监测范围，开展风险评估，提高预警能力。制订应急预案，防止传染病等传播流行。制订并实施员工心理援助计划，提供心理咨询等服务。组织开展适合不同工作场所或工作方式特点的健身活动。

4. 营造健康文化 广泛开展职业健康、慢性病防治、传染病防控和心理健康等健康知识宣传教育活动，提高员工健康素养。关爱员工身心健康，构建和谐、平等、信任、宽容的人文环境。切实履行社会责任。

三、建设健康工作场所的框架

2007 年 WHO 世界卫生大会通过了《工人健康：全球行动计划》(Workers’ health: global plan of action, GPA)，随后基于对全球有关健康工作场所项目相关文献的系统评估，于 2010 年提出了创建健康工作场所的框架和模式（图 12-1）。该框架涵盖了影响工人健康的四个领域，设计了持续改进的过程模式，总结了成功的关键原则。

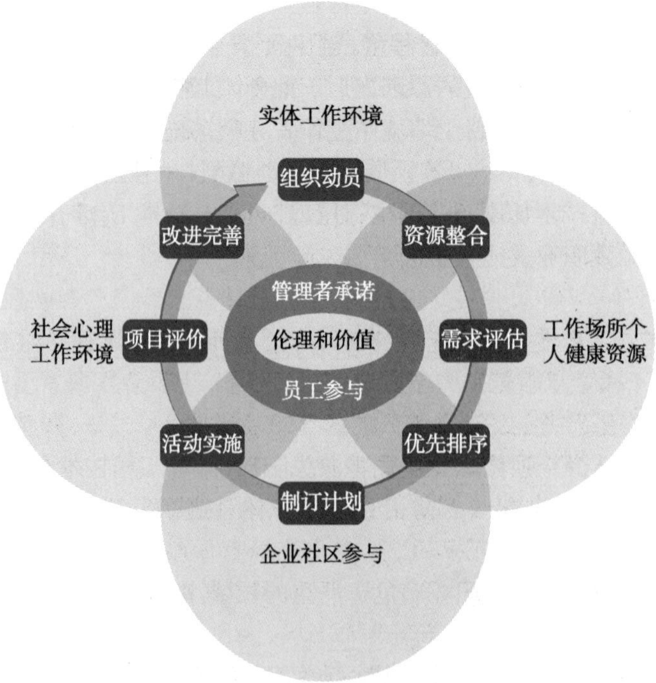

图 12-1 WHO 健康工作场所框架

（一）影响工人健康的四个领域

WHO 健康工作场所模式包含 4 个影响劳动者健康因素的领域。

1. 实体工作环境　指工作场所的建筑结构、空气、机器设备、家具、产品、化学品、原材料和生产流程。这些因素会影响企业工人的身体健康和安全，以及心理健康与福祉。实体环境中的有害因素最有可能导致工人致残甚至致死，因此最早的职业卫生安全法律法规都有所关注。即便如此，目前无论发达国家，还是发展中国家，这些有害因素仍然威胁着工人的身体健康和生命安全。

2. 社会心理工作环境　不仅包括企业内部因素，如工作组织性、管理方式、企业文化、上下级间和同事间的沟通与支持，还包括企业与所在社区的关系、社区乃至整个社会对健康的态度、价值观、信仰以及日常行为等。

3. 工作场所个人健康资源　指企业给工人提供的健康服务、信息咨询、资源、机会、灵活性以及相关有利的环境，支持和鼓励工人保持健康的个人生活方式，监护个人身心健康状况。

4. 企业社区参与　指企业参加所在社区的活动或为社区提供自己的专业指导和资源，为社区健康发展提供支持，尤其应关注影响工人及其家人身心健康、安全和福祉的因素。

以上 4 个领域的因素往往相互交叠。比如，健身设备或器材投入不足以及工间休息安排缺乏灵活性，使得身体锻炼不足；工作组织性差，分工不合理、自主性差、工作时间过长，可能导致工人情绪或精神压力，出现心身反应；缺乏良好的基本卫生保健和心理咨询指导，长期积累可能会发展为心身疾病或因精力不集中而发生工伤。因病伤请假，会进一步增加工作强度或工作时长，如此形成复杂循环。

（二）工作场所健康管理的过程

1. 组织动员　动员雇主及工人投入时间和精力进行变革，首先必须收集有关他们的需求、价值观和需要优先解决的问题等资料。不同的人会持有不同的价值观，在不同的道德框架下行事，促使他们行动的因素也不尽相同。要促使领导层就某个行动或倡议作出承诺，关键是要弄清企业里谁最具发言权和影响力，以及什么样的问题最有可能触动他们。

2. 资源整合　一旦核心部门领导被调动起来，他们便会践行承诺，组建“健康工作场所团队”，并配备所需资源，以便实施特定的工作场所改善计划。

3. 需求评估　评估是健康工作场所团队要完成的首要任务，需收集企业工作场所检测资料、危害识别和风险评估过程资料，工人的人口学资料和健康状况，以及企业和工人对于职业健康的需求和期望。

4. 优先排序　确定优先项目，需综合考虑多方面因素，如对健康的影响、暴露风险、可行性、成本效益、利益相关方的意见与偏好等。

5. 制订计划　在初始阶段，根据企业规模及自身特点制订健康计划。中小型企业制订的计划可能会相对简单，针对重要的和易实现的具体项目；大型企业需设立一些长期目标和分目标来解决优先问题。

6. 活动实施　将计划中的每一个活动都明确实施团队中的具体责任人，并确保落实到位。

7. 项目评价　评价对于了解整个项目中措施是否有效，及其可能的原因是非常必要的。评价需覆盖实施过程、短期效果和长期效果，不仅对每个活动进行评价，还需对项目做总体评价。

8. 改进完善　最后这一步骤也是下一个行动周期的开始。本步骤包含以评价结果为基础的改进，这些改进能改善已实施的项目，便于完善下一轮循环的各步骤。同时，确保让所有利益相关方都知道项目实施的效果。

（三）关键原则

成功开展健康工作场所建设，有一些关键原则。①基于核心价值观的领导层支持：要动员并获得主要利益相关者（如企业主、高层管理者、工会领导或者其他领导）的承诺和支持，并制订和采用由企业最高权力机构签署的综合性政策，清楚地表明创建健康工作场所是企业策略的一部分。②工人和工人代表参与：一个成功的项目，从计划到评估的每一步都必须让工人积极参与，真心征求他们的观点和想法，倾听并予以实施。③差距分析：与理想情况相比，对现状进行评估，然后分析两者之间的差距。④向别人学习：重视邀请专家指导和学习其他企业的经验。⑤综合、可持续性发展：用全面综合的视角审视与工作场所健康相关的所有方面，把创建健康工作场所融入企业整体计划之中持续改进，而不是把它作为一个孤立的工作项目。其中，基于伦理和价值的管理者承诺和员工参与是核心原则。

本章小结

家庭、学校和工作场所是人们生产生活的三个主要场域，对个体行为的形成和发展以及健康和福祉有着直接而深刻的影响。健康家庭、健康学校和健康工作场所的建设是落实健康中国战略，全方位、全周期保障人民健康的细胞工程。本章主要阐述了家庭功能、家庭生活周期、家庭健康管理的内容和过程，学校健康管理的任务、基本原则和健康管理策略，以及健康工作场所建设的任务、原则和框架。

（章　娟）

思考题

1. 家庭生活周期可以划分为哪些时期，各时期面临的主要问题有哪些？
2. 家庭健康档案包括哪些内容？
3. 学校健康管理的主要任务有哪些？
4. 如何评价学校健康管理的效果？
5. 工作场所的健康影响因素有哪些？
6. 论述工作场所健康管理的流程。

第十三章　健 康 体 检

健康中国建设是国家优先发展的战略，以预防为主，对重大慢性病开展健康管理是重要举措，健康体检是基础环节。健康管理是一个系统化工程，从信息采集、评估、分析、预测、干预、跟踪、总结每个环节连贯不能缺少，才能达到健康管理的目的。作为健康管理三部曲，健康体检是基础，健康评估是手段，健康干预是关键，最终达到健康促进的目的。这三个环节首尾相连、循环往复、螺旋式上升的连续动态管理并形成健康管理闭环。健康体检是健康管理闭合环的第一步，是获得健康基本信息和评价健康干预效果的重要途径。若没有健康体检，健康评估将缺乏科学依据，健康干预将无从下手。由于我国整个健康管理发展时间还不长，在整个健康管理服务的流程中，健康体检是我国当前健康管理（体检）机构的主要服务形式，而健康评估和健康干预由于缺乏明确的收费标准、人们的接受程度相对较差等原因，开展仍较欠缺。

第一节　健康体检的兴起与发展

一、健康体检的发展历史

“体检”二字来源于医学体格检查。在过去，人们有病才去医院进行检查，一般把以疾病诊治为目的的体检，称之为“诊疗性体检”。每年一次健康检查的理念是美国医药协会于 1900 年提出的，1908 年美国开始进行征兵体检及对美国士兵进行定期健康体检。1947 年美国医药协会正式提出了“健康体检”概念，指出人们应当在健康时去医院检查，而不是已经患病后再去。随着社会发展与人们健康意识的进一步提高，越来越多的人不再是患病后的被动诊治，而是主动找医生进行检查，这种针对未病、初病或将病的健康或亚健康人群的体检，称之为“健康体检”。1949 年美国出现健康检查，1953 年开展中老年健康检查服务，次年首创自动化健康体检。1970 年国际健诊学会在美国成立，标志着健康体检与健康服务在全球得到了广泛的认可并推动了产业的发展。20 世纪 60～70 年代，美国保险业又提出“健康管理”的概念，丰富了健康体检的内涵。随着健康管理在健康体检中的应用与发展，美国、英国、日本等国家健康体检行业日趋成熟，形成了欧美模式、日本模式等健康体检服务模式，为促进国家全民健康起着积极的作用。

二、中国健康体检的发展历史

我国在 2000 年前，体检仅局限于就业、参军及求学等目的而进行的强制性专项体检，小规模的年度体检也归属于医疗机构门诊部实施范畴，体检的实施单位也是政府指定的非营利性医疗机构。自 2000 年以来，受发达国家，特别是美国、日本等国家发展健康产业及开展健康管理的影响，以及政府的重视和广大民众的健康意识、健康素养不断提高，以健康服务需求为牵引，以健康体检为主要形式的健康管理服务行业在我国兴起并得到快速发展。但是当时健康体检从业人员队伍不稳定、流动性大，业务素质和服务水平也参差不齐，在一定程度上影响健康体检服务质量。针对我国快速兴起的健康体检行业及服务产业，为引导健康体检服务规范有序发展，2006 年初卫生部医政司开始组织全国相关领域专家研究起草《健康体检管理暂行规定》，并于2009年正式发布实施（卫医政发〔2009〕77号）；2007年7月28日，正式成立中华医学会健康管理学分会；同年10月《中华健康管理学杂志》创刊。从此，我国以健康体检为基础的健康管理作为一个学科，开始步入了规范有序的发展轨道。

2009—2010年，根据《健康体检管理暂行规定》，中华医学会健康管理学分会和《中国健康管理学杂志》共同发起起草《健康体检基本项目专家共识》期间结合2013年《国务院关于促进健康服务业发展的若干意见》文件精神，经过多轮专家研讨、试行验证、意见征询、修改完善，历时5年，在2014年发布了《健康体检基本项目专家共识》。该共识包括健康体检基本项目目录、健康体检自测问卷和体检报告首页三个部分，创新构建了符合我国实际并能够满足不同地域、不同健康管理（体检）机构与不同人群健康差异化需求及个体化要求的健康体检基本项目体系，极大地推动了我国健康体检行业规范有序地发展。近年来，随着学科及科技的发展，健康体检理念不断更新，新的健康体检适宜技术及方法也在不断涌现，这些新技术新理念的更新整合，为我国人群健康体检服务带来质的提升。5G+“三早”健康管理系统是近年来健康管理学科重要的理论创新，健康体检作为其中“早筛查”的重要内容，在新的理论体系中发挥重要作用。而针对体检报告提出检后管理建议，也越来越成为构建健康体检完整流程的重要一环。另外，以基因和人工智能为代表的新技术不断发展成熟，也为体检人群提供了更多样化的选择。为了及时论证将新的适宜技术及方案纳入健康体检，满足受检者日益增长的健康管理需求，推动学科不断发展，2022版《健康体检基本项目专家共识》在2023年9月正式修订发布。该共识强调在实施、推广中，在满足国家有关健康体检管理的基本要求外，要重视基本体检项目目录及健康体检自测问卷的使用要求、填写健康体检报告核心要素的注意事项。

围绕健康管理（体检）机构内涵建设与学科发展的紧迫需求，2010年开始中华医学会健康管理学分会和中国健康促进基金会联合组织开展了全国健康管理示范基地评选活动和全国健康管理（体检）机构与行业现状调查，联合举行了“全国健康管理（体检）机构建设与发展大会”“全国健康管理示范基地研讨会”，促进我国健康体检行业由最初被动的辨病体检转变为全面“健康检测、健康评估与健康干预”的主动健康体检及检后管理服务；从单纯体检服务转变为涵盖了健康风险干预、连续监测、健康促进、慢性病管理的健康管理综合服务。2022年6月发布了健康管理医学科共创共建标准，首批全国34家健康管理医学科共创共建单位出炉，有力地推动了我国健康管理（体检）机构真正向健康管理医学学科的快速规范发展。

三、中国健康体检市场现况

中国健康体检行业的市场需求旺盛，呈现井喷发展的趋势，根据《健康管理蓝皮书》研创团队开展的一项全国调研数据估算，2018年全国各级各类健康管理（体检）机构已近8 000家。根据《中国卫生健康统计年鉴》披露的数据来看，2018年我国体检市场健康检查人数约为4.35亿人次，2019年达4.44亿人次，2020年受疫情影响，体检人次略有下滑。“十三五”期间我国健康体检人次年复合增长率约4.58%。2018年我国健康体检市场的总收入规模约1 511亿元，2019年健康体检市场规模达到1 717亿元，同比增长13.63%。在国家战略支持、渗透率持续提升、消费升级的推动下，目前健康体检已经成为人们发现潜在疾病及自身保健的重要手段，每年常规健康体检已经逐渐被人们所接受。2017—2023年行业将实现约11%复合增速，2023年可能达到2 815亿元，预计到2025年中国健康体检行业市场规模将达到3 711亿元甚至更高，具有很大的发展潜力。

第二节 健康体检的概念及模式

一、健康体检的概念

2009年发布的《健康体检管理暂行规定》指出：健康体检是指通过医学手段和方法对受检者进行身体检查，了解受检者健康状况、早期发现疾病线索和健康隐患的诊疗行为。2014年发布的《健康体检基本项目专家共识》中更详尽阐明健康体检的定义：健康体检或称健康检查是指对无症状个体和群体的健康状况进行医学检查与评价的医学服务行为及过程，其重点是对慢性非传染性疾病及其风险因素进行筛查与风险甄别评估，并提供健康指导建议及健康干预方案。健康体检是实施疾病早期预防和开展健康管理的基本途径及有效手段之一。健康体检服务是健康服务业的新业态，以维护、改善和促进无症状个体或群体的健康为目的，为受检者提供直接的医学检查与相关的健康咨询、健康指导服务，重点在于查问题、找线索、评风险、促健康。健康体检有别于临床"诊疗性体检"，主要区别见表13-1。

表13-1 健康体检与诊疗性体检的区别

区别	健康体检	诊疗性体检
目的不同	了解和维护健康	临床疾病诊治
手段不同	医学＋健康管理学相关检测手段	临床医学手段
对象不同	无症状个体或群体	疾病"患者"
目标不同	以健康为中心	以疾病为中心
重点不同	查问题、找线索、评风险、促健康	确诊或排除疾病
体系不同	健康管理医学服务体系	临床医学体系

从严格意义上讲，健康体检与一些特殊人群针对性的专项体检如招生、招工、征兵体检不同。

专项体检是及时发现升学、就业、入伍医学禁忌的一项必不可缺的重要工作，是保障新生、新工、新兵体格素质，培养合格人才的重要手段；对出国、入境、食品和公共场所从业人员进行健康体检，能及时发现传染病，是控制传染源、切断传染途径的重要措施，从而使社会人群免受传染，也能保证受检者的健康。

健康体检也是一种重要的医学科研方法，健康体检获得的大量体检数据，可以发现许多疾病的发病及流行规律，有助于开展流行病学调查，也可为国家制订体检标准提供依据，为医学人口学、环境学、社会学等学科提供人群健康数据。

二、国际健康体检服务发展模式

由于医疗保险体系、医疗服务体系、疾病谱、经济发展水平、老百姓对健康的需求认知等的不同以及人口老龄化的趋势，欧美、日本等国家的健康体检服务与中国有较大的差异。

美国的健康医疗服务分为公立和私立，老年人、残疾人、儿童、退伍军人和贫困人群主要由政府提供的公共医疗保险、费用补助及医疗服务。国家仅负担医疗保险中的小部分，大部分转移给患者或企业。因此大部分美国人购买商业保险公司的私人医疗保险，费用由雇主和/或雇员共同承担。在这种模式之下，商业医疗保险的市场最大限度地发展。常见几种保险计划类型有健康维护组织（Health Maintenance Organization，HMO）、优选医疗机构保险（Preferred Provider Organization，PPO）、定点服务组织（Point-of-Service，POS），奥巴马执政期间推出了责任医疗组织（Accountable Care Organization，ACO）更强调医院、社区和保险计划整合服务。在大部分保险计划类型中家庭医生在健康服务中至关重要，家庭医生长期固定服务特定的居民，病史采集和健康状况的追踪具有连续性。由家庭医生实施的健康体检可以被保险覆盖，不需要另行支付费用（特殊体检除外）。例如，美国某些大型健康维护组织（HMO），通过收取固定会费，预付给医疗服务提供方，为会员提供全周期、一站式的综合卫生保健服务，注重所提供的医疗卫生服务对公众健康所产生的实际效用和价值，是一种自负盈亏的整合型医疗服务体系。

英国医疗健康管理服务主要由英国国家健康保障体系（NHS）主导，以国家税收和国家保障体系为来源的公共基金为所有国民提供全套医疗服务，所有纳税人和在英国有居住权的人都能免费享受医疗服务，提供诊疗性体检，不覆盖无症状健康人的健康检查。例如，英国最大、最主要的健康体检中心，提供全身健康检查的选择主要有四种，检查项目从简单到全面依次递增，检查时间也从 1 小时相应增加至 2 小时。除了这四种基本的全身健康检查项目外，还分别提供针对男性与女性的健康检查。

在日本，健康体检已形成一套相对独立完善的医疗健康服务体系，具有社会体系完善、覆盖率高、立法明确的特点。日本对不同年龄、不同阶层进行针对性的健康体检，几乎每个公民每年都有机会进行一次健康体检，包括学校健康体检、职业范围健康体检、居民健康体检、自发进行的健康体检等。在日本所有有保险的 40～74 岁国民都必须参与特定健康诊疗及特定保健指导。如果一个社区内居民体检率过低，当地政府可能会受到多负担医疗费用的惩罚。

三、国内健康体检机构发展现状

与欧美、日本不同，目前国内健康体检尚未纳入基本医疗保险，大部分由雇主单位及上级财政部门承担年度健康体检的费用，部分由有经济实力的个体自费或通过商业保险进行健康体检。市场上健康体检机构形式多样，根据健康体检机构的经营性质、隶属关系、商业模式等可分成专业健康体检机构、各级医院和社区卫生服务中心附属的体检中心和依附于其他产业的健康体检机构等三种不同类型。

经过 20 年的发展，健康体检机构在全国呈现多样化、规模化态势，及以公立医院为主、社会办为辅的格局，社会中独立的体检机构也逐步发展为集团化经营或形成独立的医疗机构。根据国家卫生健康委医管中心 2019 年对全国 4 769 家机构的调查数据，公立性质的机构占 69.19%，社会办医性质占 30.81%；非营利性机构占 78.78%，营利性机构占 21.22%。其中 73.59% 依托医院，包括综合性医院、中医院、中西医结合医院、专科医院、疗养院等；独立的门诊部、健康体检机构分别占 8.47% 和 6.81%，卫生院及社区卫生服务中心分别占 3.66%、3.38%。全国各类、各级健康体检机构竞争力发展与区域经济发展水平、医疗资源和医疗水平、公众健康意识和需求相适应，呈现地区发展不平衡的特点。统计结果显示广东的健康体检机构数量最多，占比 13.67%，其次为江苏、安徽、河北、辽宁、浙江、山东、河南等（占 5% 以上）。省级机构体检量总体分布呈现从东南部沿海、中部到西部梯次降低的格局，67.65% 的机构年体检量在 2 万人次以下，21.64% 的机构年体检量在 2 万～5 万人次，2.40% 的机构年体检量在 10 万人次以上。体检形式从人群上分有团体体检和个人体检，从物理空间上分有门诊体检、入住体检和外出体检，从内容上分有整体体检和专项体检。

四、我国健康体检产业的发展趋势

随着社会发展和人们生活水平的提高，健康体检的总需求潜力巨大，发展前景广阔，符合国家正积极推进的健康产业。

（一）创建健康体检的中国模式

目前健康体检有欧美模式、日本模式等，但缺少中国模式。未来的中国要做到健康管理全覆盖，必须有自己的模式。随着健康体检行业发展的不断规范化、标准化，融合健康管理新技术的应用，健康体检—健康评估—健康干预形成连续螺旋式上升的闭环健康管理，促进群体和个体的健康，必将形成具有中国特色的健康体检中国模式。

（二）健康体检与医疗服务结合

将体检机构与其他医疗机构相结合，强化健康体检后续服务，形成纵向一体化，以体检为突破口，开展健康体检—健康管理—医疗服务。

（三）健康体检与保险结合

当前尚未将健康体检纳入医保范畴，通过商业保险机构与专业健康体检机构合作是正在尝试的一种服务支付和管理模式，以预防和筛查疾病为目的，共同管理个体或群体的健康，达到保险、健康体检机构与投保者三方共赢的目的，将极大推进健康体检与健康保险双方的市场规模。

（四）健康管理全覆盖

健康体检由单纯体检向健康管理转变，健康体检后，积极主动进行健康跟踪、健康教育和干预，利用现代先进的科技手段如电话、邮件、短信、微信、网络等方式进行检后健康管理服务。

（五）健康体检智能化

健康体检检前通过网络手段填写健康自测问卷，人工智能作出初步的健康评估，并推荐体检项目；检中智能导诊减少人工分诊，有效利用时间、缩短体检等待时间。随着健康体检应用程序的开发，通过更多智能采集和智能分析手段，推进健康管理智能化发展。

第三节　健康体检机构设置

为加强健康体检的管理，保障健康体检规范有序进行，根据《中华人民共和国执业医师法》《医疗机构管理条例》《护士条例》等法律法规，2009 年卫生部制定和公布《健康体检管理暂行规定》，明确指出卫生部负责全国健康体检的监督管理，县级以上地方人民政府卫生行政部门负责本行政区域内健康体检的监督管理。2018 年国家卫生健康委员会印发《健康体检中心基本标准（试行）》，从政策方面表明独立健康体检中心的合规性，明确完善规章制度，使健康体检行业更加标准规范。

一、健康体检机构场所和设备设施要求

（一）健康体检场所的基本要求

1. 独立的体检空间和受检者通道，建筑总面积不小于 $600m^2$，独立的检查室使用面积不小于 $6m^2$，配有洗手池。特殊科室符合相关规定，专用通道宽度不小于 2～2.5m。

2. 场所设置体现“一站式”服务流程，并设候检区、体检区、就餐区和健康教育区，要求环境整洁、区域布局与流程合理、通风良好。

3. 严格按照相关规定配备污水、污物、医疗垃圾处理以及急救设施。

4. 保证采血室光线充足，应在采血前后做好通风和物体表面的清洁消毒，环境卫生达到相关规定环境的要求。

根据国家卫生健康委医管中心 2019 年对全国 4 769 家机构的调查数据显示：健康体检机构业务面积大部分在 1 000m^2 以下，占 58.65%；2 000m^2 以上的机构占 21.25%；有 35.31% 健康体检机构面积在 500m^2 以下。非独立设置的体检机构占大多数，占比 78.93%；业务区域相对独立的机构占 75.52%。机构设置的空间场所和独立性不断提高，但仍然有部分机构场所尚未达标，不符合医检分离的要求。

（二）健康体检基本设备设施要求

1. 常规设备 应当配备符合开展健康体检项目要求的仪器设备。例如：测量尺、身高体重计、血压计、裂隙灯、显微镜、血细胞分析计数仪、尿液分析检测仪、全自动或半自动生化仪、十二导联同步心电图机、X 线机（DR）、彩色多普勒超声诊断仪等。

2. 急救设备 至少配备全导联心电图机、心脏除颤仪、简易呼吸器、负压吸引器、气管插管设备、供氧设备、抢救车及急救药品。

3. 信息化设备 配置具备信息报送、传输和自动化办公功能的网络计算机等设备，配备与功能相适应的信息管理系统，信息化建设符合国家和所在区域相关要求。

所用仪器设备应依据全国卫生系统医疗器械仪器设备分类与代码实行信息化管理，不得使用无合格证明、过期、失效、淘汰的医学装备。设备的维护、维修、年检和消毒应符合《医疗卫生机构医学装备管理办法》要求。

（三）健康体检诊疗科目要求

1. 应当至少设置内科、外科、妇产科（妇科专业）、眼科、耳鼻咽喉科、口腔科、医学检验科、医学影像科。

2. 心电图诊断、超声诊断、医学检验科所含项目应当满足国家《健康体检基本项目目录》的要求。

3. 健康体检中心应根据国家《健康体检基本项目目录》，结合《健康体检基本项目专家共识》，制订本单位《健康体检项目目录》，并向有关部门备案。

4. 制订本单位《健康体检项目目录》时需根据本机构专业技术条件和医疗服务水平，确保医疗服务的安全。

二、健康体检机构人员要求

（一）医师

1. 从事健康体检的医师应具有《医师执业证书》，按照《医师执业证书》注册的执业地点、执业类别、执业范围执业，参加执业医师定期考核，并考核合格。

2. 每个体检专业科室至少配备 1 名相对固定的中级专业技术职务任职资格的执业医师从事健康体检工作，体检医生的工作内容应与执业范围一致。

3. 至少配备 2 名内科、全科或外科副主任医师及以上专业技术职务任职资格的执业医师，并经过卫生行政部门指定的机构培训考核合格担任主检医师。主检医师负责撰写、审核签署健康体检报告。主检医师应掌握体检相关主要疾病的临床诊治规范，能科学出具个体化的体检报告。健康体检机构应建立主检医师规范化培训与定期考核长效机制，主检医师至少每 2 年参加 1 次主检医师岗位能力提升继续教育培训，每年有 1 次岗位胜任能力考核。

4. 从事放射科检查的医师应持有《放射工作人员证》；从事彩色多普勒超声诊断的医师应持有《大型医疗设备上岗证》。

5. 体检医务人员每年至少参加 1 次继续教育培训并取得相应学分，每年有 1 次岗位胜任能力考核。

（二）护士

1. 从事健康体检的护士应当具有《护士执业证书》，按照《护士执业证书》注册的执业地点执业，并按规定定期参加护士执业注册和继续医学教育。

2. 至少具有10名注册护士。

（三）健康管理服务人员

1. 取得国家认可的健康管理师职业资格证书人员及健康管理相关职业资格证书人员。

2. 健康管理与服务专业毕业的大专及以上学历人员。

（四）其他工作人员

1. 具有能够满足健康体检需要的其他卫生技术人员。

2. 从事健康体检的医技人员应当具有专业技术职务任职资格及相关岗位的任职资格，按规定必须持有相关上岗合格证的岗位，必须持证上岗。

3. 从事艾滋病检测筛查的检验技师应持有《艾滋病检测培训合格证》。

第四节 健康体检项目

体检项目设置遵循科学性、适宜性及实用性的整体原则，国内采用的是“1＋X”的体检项目设计体系框架，“1”为基本体检项目，“X”为专项体检项目。基本体检项目是基础，是开展体检服务的基本检测项目，也是形成健康体检报告及个人健康管理档案的必需项目；X项目是个性化体检项目，主要针对不同的慢性病风险个体等进行筛查的项目。

一、基本体检项目

基本体检项目包含健康体检自测问卷、体格检查、实验室检查、辅助检查。

（一）健康体检自测问卷

健康体检自测问卷获取的健康信息及数据与体检检查中的数据信息同等重要，是形成健康体检报告核心要素的重要内容、选择专项体检项目的重要依据以及开展检后健康评估与开展个性化健康管理服务的重要信息。问卷可采用多样化采集方式，包括借助于远程移动终端的电子问卷与纸质问卷，填写方式可以根据受检者年龄、文化程度等采用自填或面对面询问。以前全国各体检机构以自行设计问卷为主，没有统一的版本。2014年发布的《健康体检基本项目专家共识》把健康体检自测问卷列为健康体检的基本项目，内容包括健康史、躯体症状、生活方式和环境健康、心理健康与精神压力、睡眠健康、健康素养6个维度和87个具体条目，是多维度较为完整的健康自测问卷。2022版设计制订了精简版本健康自测问卷，内容包括个人基本信息、健康状况及家族史、生活方式信息、运动情况调查、心理及精神压力5部分34个具体条目，更便于受检者填写。

（二）体格检查

包括一般检查和物理检查两个部分。

1. 一般检查 包括身高、体重、腰围、臀围、血压、脉搏。血压、体重、腰围及体重指数等指标对评估高发慢性病风险如心血管疾病等均有重要意义，是健康体检和健康管理的重要指标和数据。

2. 物理检查 包括内科、外科、眼科、耳鼻咽喉科、口腔科、妇科等。物理检查需由有相应资质的高年资医师完成。

内科：心、肝、脾、肺、肾。

外科：皮肤、头颈、脊柱、四肢、关节、浅表淋巴结、甲状腺、肛诊、外生殖器（男性）、乳腺（女性）。

眼科：视力、辨色力、外眼、眼前节、内眼。

耳鼻咽喉科：外耳道、鼓膜、听力、鼻腔、鼻窦、咽喉。

口腔科：口腔黏膜、牙齿、牙龈、颞颌关节、腮腺。

妇科：外阴、阴道、宫颈、子宫、盆腔、双附件触诊等。

（三）实验室检查

包括常规检查、生化检查两个部分。常规检查包括血常规、尿常规、粪便常规 + 潜血，其中血、尿、粪便常规检查是参照《诊断学》教材规定的检查内容，而粪便潜血试验是结直肠癌筛查指南推荐的筛查项目；生化检查包括肝功能、肾功能、血脂、血糖、尿酸，其中肝、肾功能是参照《诊断学》教材规定的检查内容，而血脂、血糖和尿酸等检查项目具有较高的循证医学证据并被国内外慢性病风险预防指南推荐。

（四）辅助检查

包括心电图检查、X 线检查、超声检查三个部分。X 线检查包括肺部、心脏、胸廓、纵隔、膈肌；超声检查包括肝、胆、胰、脾、肾。常规心电图检查和腹部 B 超检查是参照《诊断学》教材和《健康体检管理暂行规定》中要求设置的项目。

（五）健康体检报告核心要素

健康体检报告核心要素须遵循国家卫生信息标准化要求，参照电子病历首页和居民健康档案首页的设置格式，依据现行健康体检基本项目目录和健康体检自测问卷的主要内容而形成的体检信息摘要。内容除基本信息外，包括健康自测问卷发现的主要疾病及健康危险因素、部分检查结果和主要健康问题等。体检报告首页是健康体检基本项目与健康体检产出的统一要求，是未来将健康体检纳入国家健康信息统计的基本途径。通过规范体检报告首页和体检信息收集与统计标准，为开展检后管理和体检数据的挖掘利用提供基本依据。由国家卫生健康委医管中心设计制订的健康体检报告核心要素版本见表 13-2。

表 13-2　健康体检报告首页

体检中心名称：____________________ 个人体检编号：____________________

姓名		性别	1. 男　2. 女	出生日期	年　月　日
证件类型		证件号码			
民族		电话			
家庭常住地址	省　市　区 / 县　街道 / 乡镇				
婚姻	1. 未婚　2. 已婚　3. 离婚　4. 丧偶　5. 其他				
文化程度	1. 研究生及以上　2. 大学本科或专科　3. 初中、高中、中专、技校　4. 小学及以下				
职业	1. 国家公务员　2. 专业技术人员　3. 职员　4. 企业管理人员　5. 工人　6. 农民　7. 学生　8. 现役军人　9. 自由职业者　10. 个体经营者　11. 无业人员　12. 退（离）休人员　13. 其他				
体检日期	年　月　日		在本机构一共体检次数		
自测问卷发现的主要疾病及健康危险因素	手术史：□有　□无　心理压力大或紧张：□有　□无　睡眠问题：□有　□无 药物过敏史：□有　□无 既往病史：□无　□糖尿病　□高血压　□血脂异常　□心脏病　□脑血管病　□恶性肿瘤　□其他				

续表

检查结果	身高____cm 体重______kg 收缩压______mmHg 舒张压______mmHg 血红蛋白______g/L 白细胞______$\times 10^9$/L 血小板______$\times 10^9$/L 空腹血糖______mmol/L 或______mg/dl 腰围______cm 臀围______cm 总胆固醇______mmol/L 甘油三酯______mmol/L 低密度脂蛋白胆固醇______mmol/L		
序号	主要健康问题(健康体检结论)		
1			
2			
3			
付费方式	1. 团体 2. 个人 3. 保险 4. 其他	总费用/元	

二、专项体检项目

随着工业化、城镇化、人口老龄化进程加快，我国居民生产生活方式和疾病谱不断发生变化。心脑血管疾病、癌症、慢性呼吸系统疾病、糖尿病等慢性非传染性疾病导致的死亡人数占总死亡人数的88%，导致的疾病负担占疾病总负担的70%以上。其中心脑血管疾病是全球的首要致死原因，据《中国心血管健康与疾病报告2021》统计，我国心血管病死亡占我国城乡居民总死亡原因的首位，2019年农村、城市心血管病分别占死因的46.74%和44.26%。即每5例死亡人数中就有2例死于心血管病。肿瘤也是慢性病之一，严重危害人民健康。世界癌症研究基金会提示：近10年来全世界癌症的发病增加20%。我国肿瘤登记中心发布的《2016中国肿瘤登记年报》显示：①2016年我国癌症新发病例406.4万，世界人口年龄标化发病率186.46/10万。发病首位男性为肺癌，女性为乳腺癌。其中发病排名前10位的分别是肺癌、结直肠癌、胃癌、乳腺癌、肝癌、食管癌、甲状腺癌、胰腺癌、前列腺癌、宫颈癌，这十种癌症占新发癌症数的78%。②总死亡人数241.4万，世界人口年龄标准化死亡率105.19/10万。死亡首位男性和女性均为肺癌。中国癌症死亡人数排名前10位的癌症分别是：肺癌、肝癌、胃癌、食管癌、结直肠癌、胰腺癌、乳腺癌、神经系统癌症、白血病、宫颈癌，这十种癌症占癌症死亡总数的83%。而我国整体癌症发病率仍持续上升，反映我国癌症实际负担沉重。因此，慢性非传染性疾病是体检人群专项筛查的重点目标。

健康管理(体检)机构，必须在保证完成基本项目目录的前提下，方可根据所在地区的实际情况和健康管理机构具备的人员、技术设备等条件选择开展专项项目。进行专项项目检查时必须首先参考基本项目内容，以避免项目的重复检查。专项体检项目主要包括专项体检筛查类项目及专项体检评估类项目等。

从科学性角度，专项体检项目推荐目录筛选中国相关疾病领域筛查指南或共识推荐项目，如专项疾病指南根据循证医学证据的评估分级、临床检测灵敏度和阴性预测值都作为项目推荐等级的相关指标。从适宜性角度，优先推荐对于体检人群接受程度较高的无创检测项目。从实用性角度，充分考虑全国广大体检机构广泛推广的可行性。在专项疾病的筛查项目推荐部分，结合临床认可度、技术性能表现、人群依从性、开展的便捷性对项目进行分级，基本满足以上评估维度的项目作为"优先推荐"，其他作为"可选项目"。在专项体检项目推荐前，可结合对应风险评估工具进行人群风险分层，更有针对性地推荐适宜技术和适宜筛查频率。

常见专项体检筛查项目主要包括(不限于)：心脑血管疾病、2型糖尿病、常见恶性肿瘤、慢性阻塞性肺疾病、慢性肾病、骨质疏松、慢性肝病等慢性病风险筛查；专项体检评估项目包括心理、营养、睡眠评估及免疫功能和运动功能测评。

此外，特殊人群体检项目也属于专项体检项目，是为满足特殊受检者需求而设立的个性化检查项目。主要有：儿童专项（先天性疾病筛查、营养评估、生长发育评估等）、女性专项（除乳腺癌、宫颈癌筛查外，妇科感染性疾病、妇科内分泌疾病、乳腺良性疾病等筛查）、老年专项（认知功能障碍如阿尔茨海默病筛查、肌少症筛查、老年营养评估、心肺功能评估等）。

根据受检者健康状态、生活工作方式等具体情况及需要，结合体检机构的业务能力，可进行其他个体化定制项目。如婚前检查和孕前检查；过去患乙型肝炎（简称乙肝）者在常规肝功能、肝脏B超检查基础上增加乙肝标志物、乙肝病毒DNA、甲胎蛋白等；长期伏案工作者宜加做颈椎X片或MRI等。有条件机构建议开展体适能检测、中医体质辨识、免疫功能测评等，便于更加全方位了解受检者的健康信息，为后续制订和实施干预方案打下良好基础。

第五节 健康体检主要环节与流程

健康体检环节是为了完成预定的体检任务所设置的一系列与体检相关的活动，其中每一项独立的活动就是一个独立的环节。在健康体检中，诸如信息采集、物理检查、实验室检查以及影像学检查等，都是体检过程中的各个环节。

健康体检流程是健康体检各个环节的组合，健康体检环节的不同组合构成了健康体检不同的流程。根据环节和时序的不同，将健康体检流程划分为体检之前（简称检前）流程、体检之中（简称检中）流程和体检之后（简称检后）流程三个阶段，各阶段既相对独立，又互相关联，都是完成体检不可分割的重要组成部分。

一、检前主要环节与流程

（一）预约

预约是检前流程的第一个环节，其主要目的是确认体检的具体时间、告知体检注意事项和做好检前准备工作等相关事宜。对于团队体检，在预约环节中，可明确体检人数、体检项目、体检费用、付费方式以及是否需要安排车辆接送等相关事宜。根据体检对象和服务模式的不同，预约方式大致分为以下几种。

1. 电话预约 这是受检者通过健康体检机构所提供的服务电话进行预约的一种方式，也是一种比较简单、快捷的预约方式。

2. 现场预约 这是受检者直接到健康体检机构现场进行预约的一种方式。

3. 网络预约 这是受检者通过健康体检机构所提供的网络互动平台或电子邮箱进行预约的一种方式。

4. 其他预约 其他预约方式如利用短信、微信或APP进行预约，特别是随着手机智能化的不断升级，通过手机APP实现预约已变得越来越便捷。

（二）检前咨询

检前咨询是检前流程中最重要的环节，其主要目的是通过向受检者提供咨询和与受检者双向沟通，确定针对受检者健康状况并符合受检者健康需求的体检项目。检前咨询的方式与预约方式基本相同，其中，现场咨询是最有效的方式，但手机APP的广泛使用显著提升了检前咨询的效率，大有取代传统检前咨询方式的趋势。检前咨询的主要内容如下。

1. 了解健康信息 主要通过填写健康体检自测问卷收集受检者的基本信息和健康状况，包括受检者家族史、个人健康史和目前健康状况，基本了解受检者生活环境、生活方式、职业特征和经济状况等可能影响健康需求的因素，为确定体检项目提供初步参考。

2. 判断体检需求 在了解健康信息的基础上，综合分析和判断受检者心理上对本次健康体检的主观需求和受检者生理上对本次健康体检的客观需求，为进一步确定体检项目提供充分依据。

3. 确定体检项目 根据以上所掌握的情况，拟定适合受检者个体情况的基本体检项目和专项体检项目，并与受检者充分沟通，最终与受检者共同确定本次体检的具体项目。

4. 告知相关事项 确定体检项目后，应向受检者全面介绍体检机构的有关情况，详细告知体检前、体检中和体检后应注意的事项，以便受检者顺利进入体检流程。

（三）前台服务

1. 流行病学筛查 相关传染病尤其是呼吸道传染病疫情期间需做好流行病学筛查及防护，如戴好口罩，测体温，一对一如实填写筛查表并签字确认等。

2. 信息登记 主要是在健康体检信息系统中录入受检者个人基本信息，建立受检者个人健康档案，并根据所选定的体检项目核算体检费用。

3. 办理缴费 传统的缴费方式是受检者到门诊收费处付费，目前已有较多的健康体检机构将收费功能并入前台，既省时也便捷。付费的方式有现金、支票、刷卡（POS 机）、手机支付等电子支付方式，受检者可依个人情况进行选择。

4. 打印导检单 导检单作为体检流程中各个环节的纸质载体，既是受检者进行体检的个人行动指南，导检人员引导受检者合理分流的参考依据，也是避免发生漏检、重检和错检等质量问题的重要文书，因而应妥善保存。导检单上附有条形码，确保了检查环节的准确和效率，避免了人为操作可能带来的错误，应注意条码制作、打印和粘贴过程中精准无误。

5. 其他服务 其他服务包括为受检者提供大便和小便标本容器、解答受检者所提出的所有疑问和初步接待所有来访受检者等，不同的健康体检机构会依据自身条件和工作需要，赋予前台不同的职能。

二、检中主要环节与流程

（一）问卷调查

自测问卷一般可检前填写完成。检前未填写的，也可在检中环节填写。自测问卷的形式有纸质问卷和电子问卷两种，既往大部分体检机构采取纸质问卷形式填写，但现在越来越多的大型体检机构已经开始采取网络终端设备输入问卷内容的方式填写。

基于互联网移动端的问卷可以解决问卷填写时间、地点在灵活性上的需求。可以实现在任何环境、任何条件下的填写。通过对手机的完善兼容，也可以实现只要是上网设备，如电脑、手机、平板电脑等均可进行问卷填写的目的，大大地增加问卷填写的移动化和便利性。

（二）餐前常规检查

餐前常规检查主要是指为了避免进食对检查结果的干扰和影响，必须在空腹状态下开展的检查项目，个别项目虽然与就餐关系不大，但因与其同类的其他项目为餐前项目，所以可以视情况列入餐前检查，以确保体检流程的顺畅。

1. 一般检查 主要包括测量身高、体重、腰围、臀围、血压和脉搏。

2. 采血 主要是采集血液开展血常规和血生化等血检项目的检测。

3. 腹部超声 主要是指包括肝、胆、脾、胰和肾等 5 个腹部脏器的超声检查。

（三）就餐

餐前检查结束后，为了防止由于空腹时间过长所导致的过度饥饿，避免诱发潜在的医疗风险，同时，也是为了更顺利地完成餐后检查，因而在健康体检机构中均会设置就餐环节。

（四）餐后常规检查

1. 物理检查 主要包括内科、外科、妇科、眼科、耳鼻咽喉科和口腔科等临床科目的检查。

2. 实验室检查 大部分健康体检机构并未设置独立的实验室，其工作主要由医院检验科（中心）承担，但其服务的对象仍是健康体检中的受检者，主要包括血尿便常规检查、生化检查和体液细胞学检查等。

3. 心电图检查 这是通过心脏电活动的记录了解心脏情况最简单的检查手段，因而也是健康体检的常规检查之一。

4. X线检查 主要是通过胸部X线检查，了解肺部、心脏、胸廓、纵隔、膈肌和骨骼等部位有无病变情况。

5. 超声检查 除腹部脏器以外的其他部位的超声检查均不受就餐影响，因而可以设置在餐后检查流程中，但为了避免在同一个环节重复候检，只要时间和条件允许，也可在餐前腹部超声时一并检查其他部位。需要超声检查的其他部位包括心脏、甲状腺、颈部血管、输尿管、膀胱、前列腺、乳腺、子宫和卵巢等器官。

6. 功能检查 主要包括人体成分分析、动脉粥样硬化检查、肺功能检查、骨密度检测、经颅多普勒检查、幽门螺杆菌尿素呼气试验、糖尿病风险及糖尿病并发症检测、以及其他测评等。

（五）特殊检查

主要是指非常规、需要特殊准备或大型设备的一类检查项目。根据受检者检查需要和体检机构实际情况，这类检查既可以根据有关要求安排在当日的体检流程中，也可以另行安排专门时间检查。特殊检查主要包括胃镜、直肠结肠镜、动态心电图、动态血压、阴道镜、乳腺钼靶、CT、CT血管造影（CTA）和磁共振（MRI）等。

（六）健康体检流程

为了健康体检能顺利实施，首先要设置合理的健康体检流程。健康体检和医疗服务的最大区别在于健康体检在短时间内人员相对集中，需要因人而异处理，所以统一、规范的流程设置显得十分重要。其各环节的畅通、连贯，直接影响体检秩序和体检质量。检前的科学指导，检中的优质服务，检后的健康管理服务的顺利实施，不仅能保证体检的质量，减少漏检，而且能合理疏散人群，保证受检者在和谐有序的环境下进行，减少候检时间，克服环境因素带来的拥挤嘈杂等弊端。在检中流程设计时充分考虑各环节设置和时序安排的科学性、时效性和便捷性，如采取分时段进入体检区、餐前和餐后项目合理设置或特殊检查项目另行安排等方式，提高体检效率和效果。健康体检常规流程见图13-1。

三、检后主要环节与流程

（一）编制健康体检报告

1. 汇总体检数据 核查数据质量是检后流程中的第一个环节，主要任务是尽快汇总各项检查的最终体检数据，认真审核数据是否真实、全面、客观和可靠，并最终对数据的质量负责。

2. 分析异常数据，提出健康建议 通过综合分析和判断，确定异常数据的临床意义和健康风险，并提出相应的就医指导和健康建议，以便进一步明确诊断或实施健康干预。

3. 形成体检报告 体检报告通过多级审核，最终形成体检结论，并打印完整的体检报告。

（二）提供报告解读咨询

1. 深入解读体检报告 此环节主要是为受检者深入解读体检报告的异常数据，让受检者了解目前健康状况，已患何种疾病，存在哪些健康危险因素以及未来患某种疾病或死亡的风险程度等。

2. 全面提供健康咨询 在以上环节的基础上，就异常数据产生的原因、危害以及与生活方式的关系进一步地解释说明，以提高受检者接受健康干预的依从性。此外，针对受检者在健康方面的疑问，为受检者提供一切可能的健康咨询。

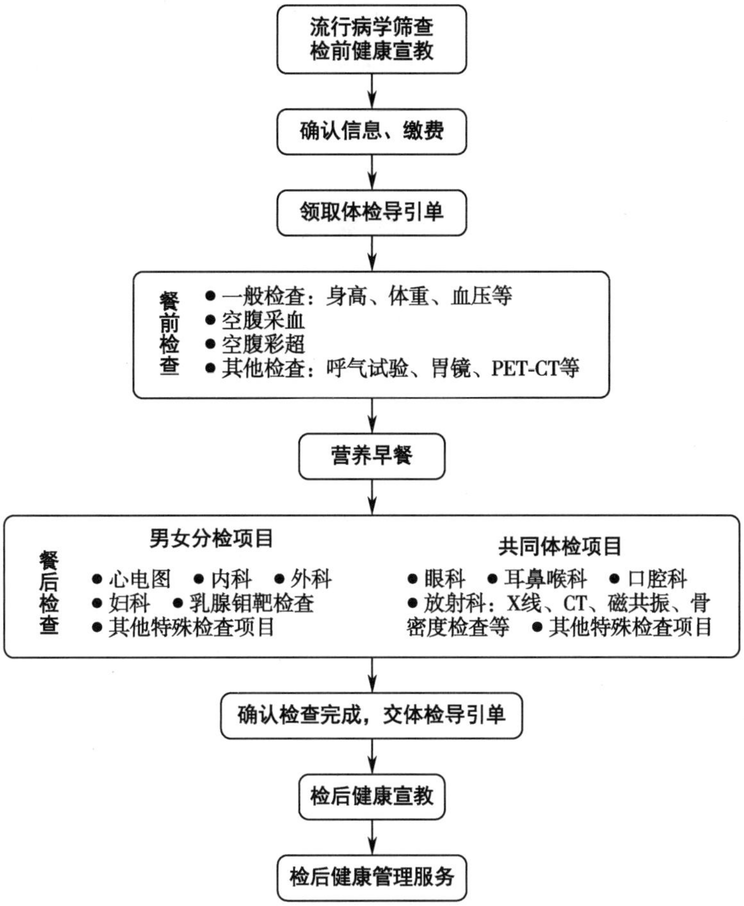

图13-1 健康体检常规流程

（三）开展检后医疗服务

1. 指导检后深度检查 对需要进一步明确其性质的异常结果，应指导受检者进行深度检查，包括告知受检者下一步需要会诊的科室和专家、可能需要的检查项目等，必要时应主动协助安排会诊和检查。

2. 重大体检异常结果处置 遇有危急值情况，应立即启动危急值处理流程；有重大结果异常，按《健康体检重要异常结果管理专家共识（试行版）》分级、及时通知受检者，有必要时帮助协调以进行进一步临床诊治。

3. 协助检后住院治疗 对已明确诊断且需要住院治疗或需住院检查的受检者，应协助安排其入住相应的科室。

（四）制订健康干预方案

1. 健康危险因素干预方案 针对受检者存在的健康危险因素，制订相应的健康干预方案，重点是针对不良生活方式制订相应的干预措施。

2. 疾病管理方案 针对已患疾病制订相应的疾病管理方案。

（五）实施检后跟踪随访

1. 开展针对性健康教育 结合受检者实际情况，制订有针对性的健康教育计划，选择适合受检者的健康教育方法，实施以生活方式干预为重点的健康指导。

2. 监测异常指标演变 这是检后跟踪随访的核心内容，通过定期监测异常指标，掌握异常指标的变化程度和演变趋势。

3. 评价健康干预效果 通过对受检者实施健康干预、健康状况改善和异常指标演变等情况的综合分析，评价健康干预方案实施的实际效果，为调整和完善健康干预方案提供依据。

4. 调整健康干预方案 针对健康干预方案实施中存在的问题和健康干预方案的实际效果，不断调整和完善健康干预方案，以期达到更好的干预效果。

第六节 健康体检报告

一、健康体检报告的定义和意义

健康体检报告是指受检者在接受健康体检后由体检机构给受检者提供的所有检查结果以及针对这些结果汇总分析的结论和建议，包含文字、符号、数值、图表、影像图片等资料的综合，属于医疗文书范畴。整份报告主要包括报告首页（健康体检报告核心要素）、主检报告、体检检查记录、实验室检查、医学影像检查报告和各项功能检查、评估或测评报告等。

健康体检报告是重要的医疗资料。一份完整的健康体检报告能够准确、全面地记录和评价受检者的健康状况，从而让受检者针对不同的危险因素或疾病进行干预或专科就诊；同时健康体检报告也是健康教育的重要依据，是宣传健康理念的媒介和健康管理的重要切入点；当然也是体检机构体检质量水平的体现，能够反映出体检机构的技术水平、人员资质、分析判断能力和管理规范。

健康体检报告与临床病历同属于医疗资料范畴，但与住院病案存在一定程度的差异。二者的具体区别详见表13-3。

表13-3 健康体检报告与临床病历的区别

	健康体检报告	临床病历
对象不同	健康受检者	有症状患者
记录侧重点不同	基于健康问卷、综合各类医学检查、功能测评和慢性病风险筛查的综合分析、评估并给出健康指导建议的报告	基于某疾病的主诉、现病史、阳性体征、辅助检查结果、诊断、治疗措施、病程经过等记录
收集健康资料不同	全面性、完整性	局限性
目的不同	以筛查疾病，评估患病的风险，并提出健康指导建议及干预方案为目的	以临床疾病诊治为目的
出具主体不同	出具主体是主检医师和各个科室的检查医师	出具主体是主诊医师
出具时间不同	一般检后数天或2周内	当时或者当天

二、主检报告的定义与书写规范

主检报告作为体检报告的核心组成部分，是主检医师遵循循证医学原则，按照病历书写的基本要求，综合各专科检查结果，对受检者的健康状况进行准确描述并提供有关具体建议的分析报告。主检报告包括阳性体征和异常情况记录，以及健康状况描述和有关建议内容。

主检报告的出具主体是主检医师。主检医师是负责综合分析受检者体检信息，书写主检结论，对健康体检报告负主要责任的医师。主检医师应具备良好的职业道德和敬业精神，了解国家医疗卫生相关法律、法规，熟悉主检报告书写流程，出具个体化的体检报告。同时应不断加强医学专业学习，熟悉体检相关主要疾病的临床诊治规范，了解医学新知识和新进展。在工作中，主检医师须对体检报告的准确性和可靠性负责，严格核对受检者的基本信息，综合分析相关资料，按照主检报告书写要求作出科学、客观的个体化主检结论和健康干预建议，切忌简单罗列。主检医师在工作中遇到体检内容复杂、结果多样、综合分析相关资料仍难以作出体检结论的案例，应组织讨论或请相关科室专家会诊，明确体检诊断，提出防治建议，确保体检质量；对暂不能明确的结论，要指明进一步检查方法或就诊科室。主检医师还须清楚受检者所享有的受法律保护的权利，严格执行保密制度，尊重和保护受检者的隐私权。

（一）主检报告书写原则

1. 权威性与规范性原则 以ICD-11和《中华健康管理学名词》为标准，参考临床最新指南、专家共识及教科书，应确保每一个结论用词规范，有据可依，表述清晰，具有权威性。

2. 结论排序原则 应按照受检者疾病或异常指标对生命健康的危害程度及系统进行排序，如主要健康问题、次要健康问题、异常阳性指标和健康风险。主检报告的合理排序很重要，可以使主检报告重点突出，并增加其条理性和逻辑性。

3. 临床思维的"一元论"原则 主检医师应本着临床诊断思维的基本原则，特别是"一元论"原则，按照疾病系统合理归类，尽量用一种疾病去概括或解释疾病的多种临床表现，合理归类可以使主检报告条理清晰。对暂不能归类的可加入"其他异常阳性指标"进行分析解读。

4. 时效性原则 由于健康知识的更新日新月异，各种指南和共识不断更新，因此，主检报告的书写必须紧跟最新指南和共识，不断完善。

5. 动态化原则 目前连续多次在同一体检中心进行体检的个人及团队日益增多，对连续体检的受检者既往检查结果进行动态比较十分重要。主检医师对主要指标进行纵向比较和分析，可为受检者提供全面准确的个体化报告和健康建议，健康指导意义更强，对有进步的受检者进行鼓励，对无改善的受检者再次提醒，能够起到很好的健康教育效果。

6. 个体化原则 目前大多数健康体检软件对疾病、阳性体征的原因分析是单一的、笼统的，无法对受检者起到针对性的指导作用。应根据疾病、阳性体征的不同程度，提出不同的干预措施；针对个体不同的生活方式、膳食情况和运动评估等给出不同的健康促进指导建议。

7. 一致性原则 针对受检者不同的体检项目得出的体检结果，有时会作出不同的健康建议。出现前后不一致的建议时，主检医师应该综合考虑，调整建议的内容，以保持科学性和避免矛盾。

8. 主检结论五要素原则 对于能够诊断的疾病，应该尽量按照定性原则（病因诊断）、定位原则（病理解剖诊断）、功能诊断（病理生理诊断）、分型与分期或分级、并发症诊断，给出相对完整的诊断。由于体检项目的限制，不能够提供完整诊断时，则无须强求。

（二）主检报告的内容

1. 体检结论 包括能够明确的诊断，即疾病诊断、可疑疾病及其他阳性结果。

（1）疾病诊断：疾病诊断是指确定受检者已经存在达到疾病诊断标准的疾病。疾病诊断的名称应与ICD-11相符。

（2）可疑疾病：检查结果明显异常，但是尚未达到疾病诊断标准或者由于条件有限检查不全，不能明确诊断疾病者，应给出可疑疾病的诊断。目的是给受检者明确的提示。

（3）其他阳性结果：除了ICD-11中的疾病诊断、相关健康问题外，无法用上述诊断解释的其他阳性检查结果也应当进行分析。必要时提示复查观察，同时应使受检者了解其意义，避免增加不必要的心理压力。

2. 健康评估 是主检报告的重要组成部分，是进行健康管理并达到预期结果的基础，需要主检医师付出大量的时间和精力。根据体检结果，应对受检者目前的健康情况作出评估，尤其是常见病及常见的健康问题。如血压处于何种状态（理想血压、正常高值血压、高血压等）？如果是高血压，又处于何种情况（正常、1级、2级、3级等）？再如血脂结果（尤其是胆固醇）处于何种状态

（正常、边缘升高、升高等）？如果血脂升高，属于低危、中危、高危？又如血糖处于正常、糖尿病前期或糖尿病？这些都必须明确。如果有条件，体检中心还可以进行常见慢性疾病的风险评估。

3. 健康建议 健康建议应是受检者最可读的部分，是直接受益的体现之一。主检医师应根据诊断及阳性体检结果，给出科学的、实用的、个性化的具体建议，而不能让受检者自己去"对号入座"，更不能只有笼统一句"建议专科进一步诊治"。建议应根据常见慢性病防治中坚持预防为主、防治结合的原则，以循证医学为依据，强化健康教育，重点是如何控制危险因素、早诊早治及慢性病的非药物干预措施。

4. 健康体检结论中要注意的几个问题

（1）健康体检结论的排列顺序：健康体检结论应按照疾病或异常结果的轻重缓急顺序排列。①重症疾病（急需马上治疗的疾病，如急性心肌梗死、糖尿病酮症酸中毒等）；②重点疑似诊断（如恶性肿瘤）；③已确诊疾病（如高血压、2 型糖尿病等）；④阳性检查结果（脂肪肝、胆囊结石等）。如左肺占位病变：建议行肺部 CT 检查，胸外科就诊，明确诊断；高血压病：血压控制理想，继续目前治疗，心内科随诊；脂肪肝：建议低脂、低热量饮食，限制饮酒，增加运动，每年复查肝脏超声；超重：低脂肪、低热量饮食，加强运动，减轻体重。

（2）尽量回避具体治疗方案：健康体检的主要目的是发现异常，同时用专业知识和经验指导受检者进一步检查和治疗。现代医学的发展越来越趋于专业化，分工越来越细，新的检查和治疗方法手段不断出现，所以本着对受检者负责的态度，应该指导性地建议临床专科的检查和治疗，在健康体检报告中应避免涉及药物和手术等具体治疗手段的建议。

（3）结合受检者个人情况作出指导建议：信息化管理应用的一个弊端就是逐渐削弱了医生的主观能动性，目前健康体检结论和建议往往都呈固定模式维护在信息库中，只需简单选择即可生成建议和意见雷同的体检报告，报告缺少个体化。因此在健康体检报告中要特别注意结合受检者年龄、生活习惯和健康状况，有针对性地进行指导和建议。如不同年龄的超重建议有所差别。45 岁男性超重：可建议低脂饮食，加强运动，减轻体重；75 岁男性超重：建议均衡饮食，适量运动，控制体重。

三、健康体检报告的管理

为了保证质量，健康体检机构应该按照下列流程出具健康体检报告：第一步，健康体检各个环节的信息采集和结果上传；第二步，整理、汇总、核实受检者的信息和结果，包括健康问卷、各种检查、检验项目的结果；第三步，由主检医师或主检医师助理完成初步的主检报告，即完成主检报告的初审工作；第四步，主检医师修改并终审主检报告，修改的重点是历次体检结果的对比和具体指标的趋势分析，以及诊断的顺序排列等；第五步，按照顺序整理体检报告，打印纸质报告，电子报告存档；第六步，装订健康体检报告；第七步，复核纸质版体检报告，在主检报告上签章；第八步，发放健康体检报告。其中，在全流程中随时需要完成的环节包括：①重要异常结果的及时处理；②各种可疑结果的复核和反馈；③全流程质量控制管理。健康体检报告的基本要求按照《病历书写基本规范》执行。

健康体检报告的排列顺序可按照如下顺序安排：①封面或体检报告首页。包含体检序列编码，受检者姓名、性别、年龄、单位，体检日期等，可附体检单位标志图案。②主检报告。要求对受检者的健康状况有个正确的评价，并给予具体处理建议。如患有疾病，要写明所患疾病的全称、病情程度及防治措施和建议等。③体格检查结果。一般检查项目（身高、体重、体重指数、血压、脉搏等），内科、外科、妇科、口腔科、眼科、耳鼻咽喉科等检查记录及诊断，对所见阳性体征应重点记录。④检验及特殊检查明细结果。血常规、尿常规、便常规及隐血、血生化、心电图、超声检查、X 线、CT、MRI 等报告单，按照顺序排列。⑤问卷调查的结果。⑥封底。可附体检单位相关资料、健康教育材料、健康咨询联系方式等。正式出具体检报告的时间最长不应超过2周。

体检报告的保存可以参照门诊病历对待。我国《医疗机构病历管理规定》中明确规定："门（急）诊病历原则上由患者负责保管。医疗机构建有门（急）诊病历档案室或者已建立门（急）诊电子病历的，经患者或者其法定代理人同意，其门（急）诊病历可以由医疗机构负责保管。""门（急）诊病历由医疗机构保管的，保存时间自患者最后一次就诊之日起不少于15年。"健康体检报告的内容涉及个人隐私应采取保密措施。

四、健康体检报告的分类和形式

健康体检报告主要分为个人体检报告和团体体检（简称团检）分析报告两类。体检报告的书写形式主要分为手工书写的健康体检报告和电子版的健康体检报告。

现在大多数健康体检中心已采用电子版的健康体检报告形式，是在实现了体检流程的信息化、网络化管理的基础上完成的。从体检项目方案的制订，体检流程的实施，到体检结果的自动录入、体检数据的传输及汇总，生成健康体检初审报告，再经主检医师审核，最后打印签署。其优点在于简化流程，提高工作效率；减少人为差错，提高服务质量；便于信息统计、对比与共享。

健康体检机构可对单位出具团检分析报告。团检分析报告中应主要对单位参检人员的总体健康状况和主要健康问题进行分析，并提出改善建议。团检分析报告的大部分内容可以用图表的格式呈现。主要内容包括以下几项。

1. 参检员工的自然情况：总体检人数、按年龄和性别分层情况和百分比。
2. 员工总体健康状况分析：未检出异常结果的人数/百分比；异常结果的人数/百分比。
3. 生活方式问题或健康危险因素流行情况。
4. 多发疾病和异常结果统计分析：总体前5位或前10位疾病统计分析（按年龄分层分析）；男性及女性多发疾病和异常结果统计分析（按年龄分层分析）；男性及女性专科疾病统计分析（按年龄分层分析）。
5. 疑诊恶性疾病统计。
6. 重点随访计划。
7. 健康体检状况对比分析（与历年或与前次体检对比、多发疾病趋势分析）。
8. 常见体检异常指标的临床意义。
9. 针对该单位参检人员的健康情况提出改善指导建议。如加强健康教育、改善职工餐厅、组织健身运动等。
10. 今后体检项目的推荐和改进建议：针对此次体检结果，异常疾病分布的人群、年龄、工作性质等特点，对此次体检项目进行适当调整，有针对性地提出下一次体检方案。

第七节 健康体检质量控制与管理

一、健康体检质量控制的概念与现况

1. 健康体检质量控制的概念 通过自查或督导检查等形式，对健康体检机构的业务管理水平和贯穿健康体检全过程的诊疗行为所采取的质量监督活动。即为了提高健康体检质量，确保体检工作能准确、有效检出疾病线索和健康隐患所采取的方法、措施和活动。

2. 健康体检质量控制的现况 近年来，随着经济、物质、文化的发展，人们的健康观念正由传统的疾病治疗向着"早预防""早介入""早诊断""早治疗""早康复"及"全程的健康管理"思想

转变。正是由于人们健康观念的转变，健康体检机构得到蓬勃发展，机构数量急剧增多，截至目前，全国健康体检机构已超过 1 万家。2018 年统计数据显示体检人数达 4.45 亿人次。预计到 2025 年，健康体检人数可达 10 亿人次。但是健康体检机构质量管理相对滞后，缺乏学科建设和统一规范的管理标准，近年来体检行业暴露管理短板，体检质量与安全难以保证。主要表现在如下几个方面。

（1）健康体检行业的管理规范和技术标准尚不完善，目前国内还没有统一的健康体检质量评价体系和质量安全标准。

（2）体检机构运行有待规范，存在超执业范围经营现象；从事健康管理的工作人员资质与岗位不相匹配；机构负责人专业背景差别大；医务人员专业水平存在参差不齐；缺乏相关专业培训；存在跨专业执业、审核主检报告缺乏相应资质等问题。

（3）体检场地设置、设备配置及使用不合理。场地设置与功能不相符合，没有做到医、检分离。信息化水平不高，体检数据源缺乏标准化，健康信息采集以及健康档案的建立不完整。信息安全管理人才缺乏，信息安全保障存在隐患。

（4）健康体检机构内部管理缺乏规范，规章制度还不够健全，制度落实不到位，存在医院感染、现场急救等多项医疗安全隐患。

（5）有的检查服务项目设计缺乏科学性和循证医学依据，存在过度检查。主检报告质量不高，缺乏个体化分析评估和干预指导。检后管理流于形式，只检不管的现象持续存在。

（6）医疗缺陷外部监管不力，健康体检质量管理体系建设落后于实际需要。医疗不良事件呈报机制流于形式，分析改进不到位，医疗纠纷和投诉时有发生。

（7）健康体检学科建设较为薄弱，学科体系尚不完善，内涵质量有待进一步提升。

因此，迫切需要制订具有科学性、可操作性和规范性的健康体检指南、规范和标准。2016 年中华医学会健康管理学分会和《中华健康管理学杂志》联合发布了《健康体检质量控制指南》，这是我国第一个关于健康体检质量控制的学术规范。2018 年国家卫生健康委员会公布了《健康体检中心管理规范（试行）》，为规范健康体检中心的管理工作，保障健康体检医疗质量和医疗安全提供准则。2020 年中国医院协会发布了《中国医院质量安全管理》患者服务部分的健康体检团体标准。这些指南、规范和标准对提高全国健康管理（体检）机构的服务质量和水平具有十分重要的现实意义。

二、健康体检质量控制管理体系建设

早在 2009 发布的《健康体检管理暂行规定》就明确指出，医疗机构开展健康体检应当严格遵守有关规定和规范，采取有效措施保证健康体检的质量，要求各级卫生行政部门和体检机构建立质量控制体系和组织，负责区域内健康体检机构的质控工作。伴随着健康体检行业的高速发展，健康体检的质量与安全越来越受到重视。全国一些省（市）相继成立了健康体检或健康管理质量控制中心，负责协调和指导区域内健康体检机构的质量控制与督查工作。2018 年国家又颁布了《健康体检中心基本标准（试行）》和《健康体检中心管理规范（试行）》，以进一步促进健康体检行业规范有序可持续发展，提高健康体检质量。近年来，在国家健康体检与管理质量控制中心的推动下，全国近 30 个省（自治区、直辖市）成立了健康体检与管理质量控制中心，同时在省（自治区、直辖市）质量控制中心的指导下，地市级健康体检与管理质量控制中心也相继成立。全国已经初步建立了国家—省（自治区、直辖市）—地市—区县健康体检与管理质量控制网络体系。国家健康体检与管理质量控制中心组建了健康体检与管理质量控制专家委员会，组成了健康体检与管理质量控制核心指标及标准工作组、信息化建设工作组、能力建设工作组、文化建设工作组，基本建立了横向到边、纵向到底的健康体检质量控制管理体系。

三、健康体检质量控制管理制度建设

健康体检机构应当按照有关法律法规要求，制订并落实健康体检相关管理规章制度，人员岗位职责。实行由国家制订或认可的技术规范和操作规程，规范服务行为。健康体检规章制度至少包括受检者隐私保护制度、健康体检操作查对制度、健康体检科室间会诊制度、健康体检报告管理制度、疑难健康体检报告讨论制度、健康体检高危异常检查结果登记追访制度、健康体检医院感染管理制度、健康体检传染病报告制度、设施与设备管理制度、医务人员职业安全防护管理制度、医疗废物处置管理制度、患者抢救与转诊制度、停电停水等突发事件的应急预案以及消防制度。工作人员必须参加各项规章制度、岗位职责、流程规范的学习和培训，并有记录。国家健康体检与管理质量控制中心专门制定了具体的管理制度、会议制度、专家委员会管理办法、廉洁自律制度、保密制度、信息安全管理制度等。根据健康体检与管理的专业特点，制定了《健康体检质量控制发展规划（2019—2023年）》，对健康体检质量控制的总体目标、实施路径做了明确规划。拟定了质控管理核心指标和相关技术规范，开展质控工作能力提升培训，为质控管理搭建交流平台及相关标准课题研究，为健康体检机构质量管理科学化、规范化、标准化提供制度保障。

四、健康体检机构质量控制管理

健康体检质量（the quality of health examination）控制涉及3方面的内容：一是来自医疗卫生管理部门对医疗服务相关的法律、法规及对健康体检服务制定的各项规定；二是来自卫生监督部门的执法监管及社会、行业的监督；三是医疗机构本身或体检机构自身对体检质量的控制和管理。内部质量控制的目标是规范诊疗行为，确保各项规范措施的建立、完善和贯彻落实，为受检者提供安全、优质、高效、全方位的健康服务。

（一）组织结构

健康体检机构应根据自身实际建立质量控制组织，保证质量管理体系运行有效。负责制订规章制度与日常管理，明确分工领导，配备专、兼职质控人员。落实规章制度，组织实施医疗安全管理，确保健康体检质量控制并持续改进。建立健康体检风险预警机制、医疗纠纷及不良事件可追溯制度，保证体检质量。

（二）依法执业

健康体检服务是医疗行为，按照医疗机构进行医政管理，因此所有适用于医疗机构的法律、法规、规范性文件和地方性法规，国家标准和行业标准都适用于健康体检服务，只有不涉及，没有不适用。

1. 关于医务人员 在健康体检医疗服务中，医师与护士等医务人员需具备相应的执业资质和专业能力。

2. 关于医学检验 体检机构应当按照《医疗机构临床实验室管理办法》的有关规定开展健康体检实验室检查并出具检验报告。加强医学检验科管理，建立待检样本管理和检验设备管理、定期校准制度。

3. 关于医疗设备 在健康体检机构使用的医疗设备和器械应符合国家有关规定，并依法索证、建立年检台账和档案管理制度。不得使用未经国家批准或已明确废止和淘汰的医疗技术用于健康体检。

4. 关于外出健康体检 体检机构外出开展健康体检活动，应于组织外出前至少20个工作日，向核发其《医疗机构执业许可证》的卫生行政部门办理备案手续。体检机构须在核发其《医疗机构执业许可证》的卫生行政部门管辖区域范围内开展外出健康体检。在开展外出健康体检前，应与委托单位签订《健康体检委托协议书》，确定双方的法律责任。外出健康体检的场所，应当符合《健康体检管理暂行规定》的具体要求。凡需采集血液、体液标本的房间应达到《医院消毒卫生标准》规定的Ⅲ类卫生环境。体检机构应当按照《健康体检项目目录》开展外出健康体检。外出健康体检进行医学影像学检查和实验室检查，须保证检查质量并满足放射防护和生物安全要求。

5. 关于行风建设 医德医风建设是医疗机构提高服务质量的有效手段，同样也是体检机构提高服务水平与保证服务质量的有力保证。因此，体检机构应当采取多种方式，广泛收集医疗机构内、外对健康体检工作的意见和建议，主动接受社会对健康体检工作的评价和监督。如不得以营利为目的对受检者进行重复检查，不得诱导过度需求。不得以健康体检为名出售药品、保健品、医疗保健器械等。严禁出具虚假健康体检报告。严禁违法发布健康体检的虚假广告，误导、欺骗受检者。

（三）过程管理

在过程质量上应建立涉及检前、检中及检后全过程的质控管理体系。确保检查项目科学适用、检查操作规范熟练、检查结果准确可靠。

1. 检前质控 体检机构应围绕机构内的基础资源配置、人力资源、设备设施及管理制度的落实情况等开展定期检查、反馈和改进，为健康体检的顺利进行提供基本的保障措施。

2. 检中质控 由于健康体检工作由多个医疗护理和辅助岗位医技人员共同协作完成，是多个检查环节的序贯组合。医务人员服务质量的好坏、操作规范与否、体检流程设计是否合理均体现其中，是最能体现受检者感受的关键环节。严格检查中质量控制是确保检查结果准确可靠和提高受检者满意度的关键步骤。

3. 检后质控 检查后质量控制是对体检过程和结果质量的最终把关，对体检机构而言，各项健康检查的结束并不是健康体检服务的终点，体检机构工作人员还要负责各类检查资料进行归集整理、审核检查结果、撰写检查结论、告知健康保健知识、对重要异常检查结果进行及时处理等，其中每个环节都关系到受检者的切身利益，检查后质量控制是健康体检不可缺少的重要环节。

（四）信息化建设

当前健康体检的信息化整体水平不高，随着信息技术的飞速发展，健康体检信息化将成为一种常态。信息化在健康信息采集、健康档案的建立、提高工作效率和检查数据管理等方面发挥了卓越优势。健康体检机构要充分发挥计算机网络管理的优势，将体检信息系统和医院的其他信息系统例如医院信息系统（HIS）、影像存储与传输系统（PACS）等进行对接，实现各个科室之间的信息共享，使健康体检信息系统更加完善。利用信息化技术不断优化体检流程，为受检者提供个性化的闭环健康管理服务。健康体检信息管理系统应指定专人负责信息安全管理，体检信息系统应当有加密设置，依据权限实施分层分级管理、数据库安全、内外网的数据交互管理和数据传输管理。信息化建设对提升健康体检的质量控制标准化、规范化意义重大。

（五）运行管理

包括：①制订工作计划与目标，及时回顾总结。②定期开展质量控制与持续改进讲评，并有书面记录。③建立重要异常结果（包含危急值）管理制度，书面记录重要异常结果传递和反馈情况。④建立投诉和建议征求制度，书面记录投诉与建议的听取、调查和持续改进情况。⑤建立应急处置预案（如晕针、针刺伤、低血糖、跌倒、心搏骤停，停水、停电、信息系统故障等）。配备必要的抢救设备及药品（包括供氧、急救车、除颤仪等）。抢救设备放置合理，抢救流程科学。应定期开展应急处理能力培训，每年至少组织 2 次演练，并对存在的问题进行整改。⑥应当按照国家有关法规做好消防安全管理。应当配备必要的安全设备和个人防护用品，保证工作人员能够正确使用。

（六）监督与考核

应建立体检岗位从业人员资质达标率、健康体检基本项目完成率、医务人员手卫生依从率、实名制体检率、室内质控项目开展率、室间质评项目参加率、重大项目重要异常阳性结果处理率、重大疾病超声与放射诊断误诊漏诊率等监控指标。医院质控管理部门和行业质量控制中心定期督查监控指标执行情况，对督查中发现的薄弱环节和隐患要及时整改，并有持续质量改进实施方案和记录，促进体检质量持续提高。

五、健康体检质量控制的实施

（一）严格按照医学诊疗技术规范开展健康体检工作

制定健康体检科室技术操作规范，根据健康体检工作量的需要，合理配置人力资源，提高服务能力，保证每个受检者在检查科室有合理的检查时间。加强医护人员的“三基三严”业务培训，提高专业技能水平。加强医务人员的医疗卫生管理法律法规培训，提高依法执业的意识。定期检查、考核医疗卫生管理法律、法规、规章制度和临床医疗护理常规以及岗位职责的执行情况。

从事健康体检的医师应运用规范的检查方法及操作技术进行本专业的检查，如实记录检查结果并签名。遇有重大阳性体征，应当及时通知受检者并进行登记、随访。对体检的检查结果要实事求是，不得弄虚作假。

医学检验科室应按照《医疗机构临床实验室管理办法》的有关规定开展健康体检实验室检查并出具检验报告。还应参加室间质量评价活动，做好室内质量控制工作，有室内质量评价记录。加强医学检验科生物安全管理，建立相关危险因素控制预案和管理制度。

体检机构的医学影像学检查，应严格执行有关诊疗技术规范并出具医学影像学检查报告。放射工作场所应符合国家规定的标准，须经过专业机构的现场审核并达到合格。做好设备的日常稳定性检测，按照有关规定进行年度检测并取得合格证书。建立设备档案及管理制度。还应做好受检者的放射防护，确保辐射安全。应当完整保存受检者相关放射影像学资料（包括数字化资料）。

（二）隐私保护

体检机构应依法尊重受检者的知情同意权和隐私权，自觉维护受检者的合法权益，按有关规定履行对受检者相应的告知义务。需要委托其他医疗机构进行的医学检验或其他检查项目，应在健康体检前告知受检者，征得受检者同意后方可开展委托工作。告知内容应包括：受托方的机构名称、需要受托方完成的检查项目等相关事项。做妇科检查或阴道超声检查前，应当告知受检者无性生活史者免做。放射线检查前应当明示放射线有害健康，对孕妇、备孕者及未成年人等特殊人群应尽量避免进行放射线照射。对其他特殊健康检查项目，必须告知注意事项并履行告知义务。

体检机构的保护性要求：健康体检检查室非单人间时，应当设有遮挡设施。放射线检查应当为受检者提供更衣服务设施。男性医务人员为女性受检者进行检查时，应当有女性医务人员或家属在场。未经受检者本人同意，机构不得擅自散布、泄露受检者个人的体检信息。体检信息系统应当有加密设置，呼叫系统屏幕不能显示全名。杜绝非工作人员进入资料室，废弃的资料统一经碎纸机处理后丢弃。体检报告发放应确保体检报告完整、密封，凭个人有效证件或私有账户领取纸质报告和/或电子报告。纸质报告领取应有签发记录，团队体检报告可经授权后由单位联系人统一领取。乙肝检查报告应单独密封发放等。

（三）院感防控

应遵循《医疗机构门急诊医院感染管理规范》（WS/T 591—2018），严格执行《中华人民共和国传染病防治法》。医护人员强化手卫生概念，严格执行手卫生制度，提高手卫生依从性。物品设备表面消毒应按照《医疗卫生机构消毒技术规范》执行，空气消毒、空气培养按照《医院空气净化管理规范》管理，并有书面记录。应按照《医疗卫生机构医疗废弃物管理办法》进行垃圾分类清理，并有执行者签名。定期组织感染控制培训，及时总结记录，反馈问题，持续整改。在重大疫情期间，严格按照国家疫情防控相关政策，做好流行病学调查和标准防控措施的落实。

（四）危急值管理与重要异常结果质量控制

严格执行医院危急值报告制度，应建立危急值报告具体管理流程和记录规范，确保危急值信息准确，传递及时，信息传递各环节无缝衔接且可追溯。科室任何接收到危急值信息的人员应当准确记录、复读、确认危急值结果，并立即通知相关医师，医师应在30分钟内处理并记录。应建立体检重要异常结果管理制度和筛查流程，筛查流程与重要异常结果项目和范围可参照《健康体检重要异常结果管理专家共识（试行版）》执行。发现A类重要异常结果应在24小时内告知受检者本人或联系人；发现B类重要异常结果应在3个工作日内告知受检者本人或联系人，并做好记录。

（五）体检报告质量管理

体检报告应包括健康体检报告首页、主检报告、体格检查记录、实验室检查和医学影像学检查报告等内容。各项结果应记录检查医师或操作者姓名和实施时间。主检报告应实行初审医师和终审医师二级审核制，体检结论处须有初审医师和终审医师的签章，终审的主检医师对主检报告承担主要责任。有条件的机构可以参照临床三级医师审核（初检、初审和终审）出具主检报告。各项检查内容记录完整、规范，体检结论应突出重点及个性化。主检的阳性结果应按重要性排序，高危异常应有醒目标记提醒。应结合现行的诊疗指南和专家共识，撰写科学、准确、专业的主检报告。对疑难主检报告宜开展多学科会诊讨论。应有专（兼）职人员负责管理体检报告质量，科室和质量控制管理部门应当定期对体检报告质量进行抽检，抽检量不低于3%。每季度至少有1次体检报告质量分析会议并有记录。应有不良事件上报处置流程和医疗缺陷讨论记录，针对制度落实有检查，有整改。

本章小结

健康体检是健康管理的重要基础环节，与健康管理相互作用。本章系统阐述了健康体检的兴起与发展；健康体检的概念及服务发展模式。重点说明健康体检机构基本设置；健康体检项目科学合理设置；健康体检的检前、检中及检后流程；健康体检报告的形成、解读及检后管理；健康体检质量控制与管理等相关内容。这些内容是健康管理（体检机构）科学化、规范化、标准化管理、实施个体、团体和特殊人群进行健康体检的重要依据。

（宋震亚）

思考题

1. 试述我国健康体检产业的发展趋势。
2. 开展健康体检的基本要求及条件的依据主要由哪些国家层面的规定、规范及标准？
3. 健康体检基本体检项目包含哪几个部分？
4. 简述主检医师及主检报告的定义。
5. 主检报告书写原则包括哪些内容？
6. 简述检后管理的主要环节与流程。

第十四章　健康管理与健康保险

健康管理与健康保险关系密切，互相促进，协调发展。两者的融合是我国商业健康保险突破发展瓶颈的重要途径之一。为居民提供健康保险和健康管理双重保障，不仅可以改善居民对健康风险的保障意识、降低健康风险、改善被保险人的健康状况和生活质量，也可以控制和降低健康保险的出险率和赔付率，并进而控制健康保险公司运营成本。此外，健康保险主要围绕亚健康群体、慢性病群体等人群的健康管理提供服务，既能充分体现健康保险在国家保障体系中的作用，又能满足居民对健康保险的多样化需求。

第一节　健康保险基本知识

一、健康保险的概念和分类

（一）健康保险的概念

风险与保险之间存在密切关系，没有风险就没有保险，风险的存在是保险产生的前提。保险种类大致可以分为人身保险和财产保险。

健康保险（health insurance）是以被保险人的身体为保险标的，对被保险人因遭受保险范围内的各种疾病或意外伤害事故所发生的医疗费用或导致工作能力丧失所引起的收入损失，以及因为年老、疾病或意外伤害事故导致需要长期护理的费用支出提供经济补偿的保险。因此，健康保险是人身保险的重要组成部分。

健康保险有广义和狭义之分。广义的健康保险不仅关注被保险人遭受保险事故损失后的经济补偿，还包括为被保险人生育、伤残、死亡等造成的损失所提供的一种保障，即更加关注被保险人在保险有效期内的预防保健和健康教育，及其生存期间的健康管理。狭义的健康保险一般特指对医疗费用损失的补偿保险，即医疗保险。因此健康保险在保险范围和程度上要大于医疗保险。随着社会经济的发展，人们在健康领域投入的增加，以及健康意识的提升，医疗保险制度也将逐步发展到以全体人群健康水平为主要保障内容的健康保险制度。

（二）健康保险的分类

1. 按组织机构性质分类　按照组织机构的性质，健康保险包括社会健康保险和商业健康保险。广义的健康保险包含商业健康保险和社会医疗保险，狭义的健康保险多指商业健康保险。有限的政府财政收入与庞大的居民基数决定了当前我国的社会健康保险与社会医疗保险的含义基本相同。

社会医疗保险（social medical insurance）是由国家通过立法形式强制一定范围内的居民参与，从国家、企业、组织和个人多方筹集医药保险基金，当人们因疾病、受伤或生育需要治疗时，根据有关法律或规定，由国家或社会向其提供必需的医疗服务或经济补偿的一种医疗保障制度形式。社会医疗保险由政府主导，具有强制性、广覆盖、公平性、低保障等特点，其运行机制是社会再分配，保险保障程度在不同收入水平群体之间无差异性。

商业健康保险（commercial health insurance）是投保人与保险人双方在自愿的基础上订立合

同，当出现合同中约定的保险事故（被保险人患病支出医疗费用或因病致残造成收入损失）时，由保险人给付保险金的一种保险。商业健康保险的经济主体主要是以营利为目的、自负盈亏的保险公司，由消费者自愿购买。商业健康保险自愿参加，产品丰富，拓宽了社会医疗保险的"广覆盖"，填补了社会医疗保险"低保障"的特点。

在我国，商业健康保险是社会医疗保险的有力补充，是多层次健康保障体系的组成部分。社会医疗保险与商业健康保险相互结合，既保证满足社会稳定的要求，又充分尊重社会成员的保险意愿，满足人民群众对不同层次健康服务的需求。

2. 按保险责任分类 健康保险按照保险责任的不同，可以分为医疗保险、疾病保险、失能收入损失保险和护理保险以及相关的医疗意外保险、医疗责任保险等。

医疗保险（medical insurance），也称医疗费用保险，是指以保险合同约定的医疗行为的发生为给付保险金条件，为被保险人接受治疗期间支出的医疗费用提供保障的保险。按照保障内容，医疗费用保险又包括住院医疗费用保险、手术医疗费用保险、门诊医疗费用保险、补充医疗费用保险、综合医疗费用保险等。其中综合医疗费用保险，在医疗费用补偿外还可提供健康管理服务，包括年度体检、健康咨询、健康知识讲座、预约专家等一系列服务。其目的是引导被保险人对自身健康更加关注，改善有害健康的不良生活习惯，及早发现病情并及时治疗，最终通过改善被保险人的健康状况，降低发病率，减少保险公司赔付。

疾病保险是指以保险合同约定的疾病的发生为给付保险金条件的保险。在商业健康保险发达国家，疾病保险通常包括特种疾病保险（如生育保险、牙科费用保险、眼科保健保险等）、重大疾病保险（如癌症保险、重大器官移植保险等）和普通疾病保险。在国内，疾病保险主要是指重大疾病保险。重大疾病保险（critical illness insurance）是指被保险人在保险期限内确诊患有保单规定的重大疾病时，保险人按照合同规定的保险金额给付保险金的保险。从本质上看，重大疾病保险是向被保险人提供的一种经济补偿，这种补偿的目的在于缓解被保险人高额医疗花费和因疾病导致的其他费用开支所造成的经济压力。

失能收入损失保险（disability income insurance）是指因保险合同约定的疾病导致工作能力丧失为给付保险金条件，为被保险人在一定时期内收入减少或者中断提供保障的保险。其本质上是对被保险人因疾病或意外伤害造成的收入损失提供经济补偿，因此又被称为失能收入保险、伤残收入保险。

护理保险通常指长期护理保险（long-term care insurance）是指以因保险合同约定的日常生活能力障碍引发护理需要为给付保险金条件，为被保险人的护理支出提供保障的保险。其保险期限一般可长达十几年、几十年甚至终身。引发护理需求的原因包括年老、严重或慢性疾病、意外伤残等因素导致身体上的某些功能全部或部分丧失，生活无法自理，需要入住安养院接受长期的康复和支持护理或在家中接受他人护理。该种保险在我国的发展刚刚起步，但随着老龄化加重，对该保险的需求将快速攀升。

3. 按投保对象分类 按照投保对象的不同，健康保险可分为个人健康保险和团体健康保险。个人健康保险是指投保人以自然人身份，向保险公司投保健康保险的一种方式；团体健康保险是指企事业单位以法人身份，为本单位成员投保健康保险并因此与保险公司签订健康保险合同的一种方式。

二、健康保险的功能与作用

健康保险作为保险的一种，具备保险的基本功能：一是积累基金、分散风险功能；二是经济赔偿、维护平安功能。但健康保险由于投保标的特殊性，其分散的风险是被保险人的健康风险。

1. 健康保险对个人和家庭的作用 首先，健康保险可以强化个人的健康风险意识。健康风险是客观存在的，主动地维护健康状态、降低健康风险可以有效改善健康状态和生活质量。其次，健康保险是分担健康风险的重要手段，可以缓解疾病对患者及其家庭造成的经济负担。疾病不但会打击患者健康状态，也会对其家庭造成经济负担。健康保险的风险分担功能可以在一定程度上降低个人及其家庭因疾病陷入经济灾难的风险。再次，健康保险合同中可以同时提供一定的健康咨询服务和诊疗建议。现行的健康保险服务包括在疾病诊疗、康复等方面提供健康咨询和健康指导服务。

2. 健康保险对企业和单位的作用 首先，健康保险有利于提高生产效率。人力资源是企业生产过程中不可或缺的生产要素，健康保险是以人的健康为标的的，企业投资健康保险可以有效避免劳动力要素遭受健康风险的冲击，并进而维护企业生产的稳定进行、提高生产效率。其次，有利于减轻企业负担。风险管理是企业经营管理的一环，健康保险可以抵御疾病造成的减员给生产带来的影响，减轻企业经济负担。将不可控制的疾病风险转变为固定的保费支出，也便于成本核算。最后，有利于提高员工福利，促进企业持续发展。企业为职工购买健康保险，客观上提高了职工的福利，体现了对职工的人文关怀，也有利于提高企业形象和声誉，增加企业凝聚力，对促进企业持续稳定发展具有重要意义。

3. 健康保险对国家和社会的作用 健康保险在不同医疗保险制度模式的国家中所起的作用是不同的。在以国家保障模式和社会医疗保险模式为主的国家中，商业健康保险发挥着重要的补充作用。在以商业性健康保险作为主要医疗保险模式的国家中，商业健康保险发挥的是主要作用。在我国，商业健康保险和社会医疗保险同为社会保障体系的重要组成部分，为全社会成员提供健康保障。健康保险对国家和政府的作用主要有：①化解疾病等风险危害，维护社会稳定。②生产和再生产社会劳动力，维护社会再生产的正常进行。③进行国民收入再分配，促进社会公平。④培养人们的健康意识和互助精神，促进社会文明与进步。

三、国际健康保险发展模式

健康保险是各国普遍采用的保障健康风险的主要方式。任何一个国家的健康保险制度都会受本国的社会、经济、政治与文化、历史沿革等各方面情况的影响，因此，不同国家健康保险的发展也不尽相同。当前国际上健康保险已经形成了相对成熟的运作模式，对我国健康保险的发展也具有重要的借鉴意义。

（一）国家保障型

国家（全民或政府）保障型模式又称国家卫生服务制度，是指医疗保健经费由国家财政支出，纳入国家预算，通过中央或地方政府实行国民收入再分配，有计划地拨给有关部门或直接拨给医疗服务提供方，医疗保险享受者看病时基本无需再支付医疗费用。该模式下，社会医疗保险覆盖全体国民，医疗资源实行计划配置，医疗保险基金来源稳定，能有效控制医疗费用的过快增长，医疗保险覆盖面广，能很好地体现公平性原则，但同时也存在着资金渠道单一，政府财政不堪重负，医疗服务效率低，难以满足居民不断增长的医疗需求，消费者缺乏费用意识容易导致对医疗服务的过度利用等问题。

为缓解公共体系的供给压力，增加医疗服务的自由性和便捷性，这些国家也允许国民在完成公共医疗保险缴费义务的基础上，购买商业健康保险以获得内容重复但水平更高的保障。因此，商业健康保险可以发挥提升医疗保障层次的补充作用。目前采用这种模式的代表国家有英国、澳大利亚、爱尔兰、西班牙、葡萄牙等国家。

英国和澳大利亚重复型商业健康保险与社会健康保险并行，以重复型商业健康保险为主，兼具补充型功能。英国的公共医疗服务和私立医疗服务大体是并行的，但商业健康保险并没有完全独立于公共医疗体系之外，两者都基于相同的医疗服务提供体系。英国的商业健康保险包括个人保险和团体保险两类，其中超三分之二的商业健康保险是由雇主为其雇员购买的团体保险。购买商业健康保险的居民，依然可以接受公共医疗服务。英国的商业健康保险主要是为了满足居民不同层次的保险需求，主要包含三个类型：①普通的商业健康保险，用于保障投保人在私人医疗机构就诊产生的费用；②重大疾病保险，主要覆盖癌症、心脏病、器官移植手术或永久性残疾等；③永久性或长期医疗保险，主要用于偿付失能患者的私人护理费用、保护其基本财产。

澳大利亚实行全民医疗保险制度，强制所有居民参加社会医疗保险，政府财政出资的全民医疗保险体系覆盖公立医院治疗费用。患者可在公立医院看病，但无权选择医生和病房，也不享受优先住院和治疗权利。澳大利亚政府也一直支持商业健康保险发展，鼓励商业健康保险在服务选择方面对全民健康保险体系进行补充。购买商业健康保险的患者可以选择接受私立医院及私人医生的服务，减少看病的等待时间，并获得更好的看护服务、病房环境等辅助性服务。此外，澳大利亚的商业健康保险还可以为全面健康保险不覆盖的服务提供保障，例如牙科、物理治疗和处方药等。2013 年，澳大利亚的商业健康保险覆盖率达到 50%。

加拿大覆盖全民的公共医疗保险是最基本的医疗保障，由政府通过国家税收出资举办。公共医疗保障覆盖范围包括“基本而必要”的医院及医生服务项目，允许商业健康保险公司开展除此之外的保险业务，对医保政策范围内的服务进行全额报销，以满足不同层次消费者的特殊或多样化需求。加拿大是唯一不允许商业机构参与公共医疗保障服务的经济合作与发展组织（OECD）国家，商业健康保险仅提供“非必要性”“辅助性”服务。除参加各省的社会医疗保险外，单位和个人可根据自身需求自愿购买商业健康保险对社保体系不予保障或保障不全的项目进行补偿，包括眼科手术、诊断造影、处方药、尖端癌症治疗等服务项目。加拿大的商业健康保险主要包括九种产品：扩展医疗保险、住院补充保险、处方药物保险、牙科保健保险、失能保险、意外死亡和伤残保险、重大疾病保险、长期护理保险和旅游保险。大约 68% 的居民购买商业健康保险来分担医疗费用和经济风险。

（二）社会医疗保险主导型

社会医疗保险主导型模式是依据国家法律强制建立社会法定医疗保险制度，由雇主、雇员共同筹集医疗保险基金，政府酌情补贴。该模式下，商业健康保险是对社会医疗保险的替代，部分人群可自愿选择社会医疗保险或商业健康保险。该模式的优点是筹资渠道法制化、多元化，基金有稳定的来源，体现了一定的社会公平性。但同时容易出现供需双方的道德风险，医疗费用难以有效控制，医疗保险费用负担的代际转移问题突出。这一类型具有代表性的国家有德国、日本、法国、西班牙、葡萄牙、韩国、荷兰等。

德国健康保险的基本框架是法定医疗保险与商业健康保险并行，即“双元制”健康保险体系，以强制法定保险为主、商业保险为辅。法定健康保险由法定疾病保险和法定护理保险构成，商业健康保险包括全面健康保险、长期护理保险、附加险以及特殊险种四类。德国法律强制要求大部分工薪收入者以及退休人员必须参加社会医疗保险，并对被保险人的范围、对象等作出了详细规定；自由职业者或者高收入人群可在社会保险和商业健康保险之间进行选择，通过购买商业健康保险至少可以获得等同于社会医疗保险的服务和保障，也可以获得额外的福利（例如更好的住院环境等）。因此，商业健康保险在德国同时发挥费用补充和项目补充作用。同时，商业健康保险的经营有明确规定，必须与其他保险业务分业经营。截至 2020 年，德国共有 105 家法定健康保险基金和 42 家商业健康保险公司，各家健康保险机构在自主经营、自我管理、自负盈亏的基础上充分竞争。

法国的医疗保障体系主要包括公共医疗保险体系和补充医疗保险两部分，其中社会医疗保险体系覆盖全民，居民根据自己的职业参加不同的医疗保险基金。在社会保险政策范围内，被保险人必须承担一定的自付费用：①大部分诊疗项目的自付费用；②个人执业的医生收费高于社会保险标准价格的部分。为降低自付费用支出，大部分法国人会购买费用补充性商业健康保险，对患者自费部分即公共医疗保障不足的医疗用品和服务提供补充保障，该部分大约占医疗费用的30%。目前大部分居民通过非营利性互助组织、非营利性民间共济会或者商业保险公司三类组织获得补充医疗保险。健康保险在保险业务中的份额很小，2015 年数据显示法国健康保险保费占比仅为 7%～13%。

（三）商业健康保险主导型

商业（市场）健康保险主导型是商业保险为主、公共保障为辅的模式。该模式按照市场自由法则自由经营，自愿入保缴纳保费，适合需方的多层次需求。社会医疗保险覆盖弱势人群或特殊医疗项目，大部分国民依靠商业健康保险获得一般诊疗服务及产品的保障。这种保险模式可以适应社会多层次需求，促进医疗科技的迅速发展，利于降低医疗成本。但最突出问题是不公平现象严重，不同收入人群享有的保障程度差别较大；出于营利的动机，大量资源投入到高水平的医疗服务，满足医疗高消费，导致医疗费用的快速增长而无法控制。目前采用这种模式的代表国家是美国、瑞士、荷兰等。

美国是以商业健康保险为主导模式的国家，仅老年人和重大疾病患者（Medicare）、低收入人群（Medicaid）等弱势群体可参加政府医疗保障计划。由雇主和个人购买的商业健康保险承担着基本型保障的作用，覆盖总人口的 64% 左右，而其中的 54% 是雇主为雇员购买的团体健康保险，由个人自己购买的仅占 10.3%。美国健康保险的经营主体呈现多样化，当前超过 600 多家保险公司开展健康保险业务，既有非营利性的管理式医疗组织，如健康维护组织（HMO）和优选医疗机构保险（PPO），非营利性的健康保险公司，也有营利性的保险公司和专业健康保险公司。

瑞士实施强制性的商业社会健康保险系统，通过商业化路径实现了全民医保。其最大特点为没有政府出资办的健康保险，完全依赖商业健康保险，由近 90 家相互竞争的私人医疗保险公司支撑起整个医疗体系。瑞士的健康保险包括基本险和附加险两部分。基本险作为强制险种，负责支付患者的检查、诊疗、护理和药品等费用。附加险因人而异，包含单人病房、中医治疗、自费药品、特殊照顾等项目，覆盖基本医疗保险之外的服务内容。瑞士的商业保险公司承担了“社会健康保险”的职责，不得从基本的社会保险福利套餐中盈利，而只可从补充项目中盈利。

荷兰的基本健康保险体系具有“半商业”或“半私人”性质。荷兰政府以立法形式强制全体国民参加法定健康险作为基本医疗保障来源，由商业保险公司提供标准化的基本健康险服务包。法定健康保险涵盖几乎全部的基础医疗服务、预防性长期性的服务。同时鼓励补充健康险的竞争，投保人可自由选择保险公司，保险公司可自由制订保险价格和服务政策网络。补充健康险提供法定健康险未覆盖的内容和更高质量的医疗服务，在广覆盖的基础上提高健康保险的保障深度和多样性。

（四）储蓄健康保险型

储蓄健康保险是根据法律规定，强制性地以家庭为单位储蓄医疗基金，把个人消费的一部分以个人公积金的方式储蓄转化为保险基金。以个人责任为基础，政府分担部分费用。储蓄健康保险强调个人责任，具有强制性，能有效控制需方道德防线造成的需求膨胀和医疗资源的浪费；能有效解决“横向积累”带来的代际矛盾。但同时也存在公平程度差，社会互助共济、共同分担风险的实现程度较低等缺陷。目前采用这种模式的代表国家是新加坡。

新加坡最显著的优势是建立了层次分明的资金筹集和运用机制。第一层保健储蓄计划（Madisave）是全国性、强制性的个人医疗储蓄计划，以强制性储蓄和家庭成员间的支持为基础，账户上的存款可用来支付储蓄者及家属的住院费用和部分昂贵的门诊检查、治疗项目的费用；第二层保健双全计划（Medishield）实质是社会统筹的大病保险计划，用于帮助支付重大及慢性病疾病的医疗费用，属于非强制性缴费，目前覆盖率超过 90%；第三层保健基金计划（Medifund），以财政支出的形式为使用前两层保障后仍无力支付医疗费用的弱势人群提供医疗救助。商业健康保险通过承办 Medishield 业务为基本医疗保障体系提供有力的补充，当被保险人的医疗费用超过了规定的数额(政府规定的可扣额),超过部分可由大病保险按一定比例支付。最终形成了个人储蓄、社会统筹、医疗救助和政府补贴相结合的多层次保障体制,很好地结合了纵向的自我积累和横向的社会共济功能。

根据商业健康保险与基本医疗保险之间的关系,商业健康险可以主要分为互补型(complementary)、增补型(supplementary)、替代型(substitutive)三类。①互补型:互补型是商业健康保险在法定健康险的基础上提供额外的资金补偿或更大的保障范围,也是最为常见的商保与社保的关系。英国、美国、荷兰是发达国家中三类最具代表性的互补型商保医保关系。其中英国以政府为主导,美国以市场为主力,荷兰实行"政府 + 市场"的中间模式。②增补型:增补型是指商业健康保险拥有与法定健康险相同的保障范围,但提供比基本法定健康险更高的费用偿付水平、更多的选择、更丰富的产品和服务。商业健康保险对社会医疗保险的补充作用包括费用补充型和项目补充型两类,费用补充型的典型国家如法国,项目补充型的典型国家如加拿大。③替代型:替代型是指商业健康险与法定健康险并行,为不属于法定健康险的参保群体或可自由选择是否参加法定健康险的群体提供保障。该类型的典型国家有德国,所有的德国公民必须购买法定健康险或替代性私营健康险,商业健康保险和基本医疗保险相互竞争。

四、我国健康保险体系

1. 我国健康保险体系构成 现阶段,我国覆盖全民的多层次医疗保障体系已经初步形成。基本框架以基本医疗保险为主体,医疗救助为托底,补充医疗保险、商业健康保险、慈善捐赠、医疗互助等共同发展。

基本医疗保险是一个国家或地区按照保险设定的原则为解决居民基本医疗卫生问题而筹集、分配和使用医保基金的制度,是我国健康保障体系的重要组成部分。我国的基本医疗保险由政府主导,目前主要由城镇职工基本医疗保险、城乡居民基本医疗保险构成,以实行大病统筹为主而起步。为了建立覆盖全民的基本医疗保障制度,我国分别于 1998 年、2003 年、2007 年推行了城镇职工基本医疗保险、新型农村合作医疗保险、城镇居民基本医疗保险制度(即"三大基本医保"),力图从制度设计上实现建立覆盖全体城乡居民的医疗基本保障体系的目标。城镇职工基本医疗保险针对城镇所有用人单位和职工,以强制参保为原则,由用人单位和职工共同缴纳参保费用。新型农村合作医疗保险是由政府组织、引导、支持,农村居民以家庭为单位自愿参加,以政府资助为主,个人、集体和政府多方筹资,以大病统筹为主的基本医疗保险制度。城镇居民基本医疗保险则面向城镇非从业居民,采取政府为主导、以居民个人(家庭)缴费为主、政府适度补助为辅的筹资方式。为解决因制度多样化和碎片化,制度间、地区间和人群间保障水平差异大,过度保障与保障不足现象并存的问题,2016 年国务院印发的《关于整合城乡居民基本医疗保险制度的意见》提出,将城镇居民基本医疗保险和新型农村合作医疗保险整合为统一的城乡居民基本医疗保险,以促进完善城乡居民公平享有基本医疗保险权益。

相对于基本医疗保险的是补充医疗保险。广义的补充医疗保险是指在社会建立的基本医疗保险之外,对某一部分社会成员起补充作用的各种医疗保险措施的综合,具有实施形式多样化、保障层次更高、一定程度上的福利性等特点。狭义的补充医疗保险是指特定人群根据自己的经济收入水平和疾病严重程度,自愿参加的一种辅助医疗保险,是对现有基本医疗保险制度支付水平的补充。补充医疗保险体系包括企业补充医疗保险、商业健康保险、社会互助和社区医疗保险等多种形式,是基本医疗保险的有力补充。

医疗救助。城乡医疗救助体系是我国多层次医疗保障体系的兜底体系,是国家和社会向低收入的贫困人口或因重病无力支付昂贵的医疗费用而陷入困境的居民提供费用资助的经济行为。城乡医疗救助是在城乡居民医疗保险和大病保险的基础上建立起来的,由政府财政提供资金,费用补偿范围包括资助参保、特殊门诊救助、住院救助、一次性定额救助、重特大疾病救助等。

2. 我国健康保险体系发展 国内外实践表明，即使在公共医疗保障制度保障水平较高的国家和地区，也仍存在商业健康保险的发展空间，而在我国社会保障制度转型、健康保障水平较低的情况下，商业健康保险参与到健康保障体系的建设中尤其显得意义重大。

我国健康保险是随着医疗卫生体制改革逐步发展起来的。1980 年恢复国内保险业务，1982 年恢复人身保险业务。伴随着三大基本医疗保险制度的建立，健康保险发展受到党和国家的高度重视。中共中央在 2003 年《关于完善社会主义市场经济体制若干问题的决定》中提出建立多层次医疗保障体系的任务，其后多次在纲领性文件中强调多层次医疗保障体系的重要性。新医改（2009 年）启动后，健康保险在国家医疗保障体系中的地位和作用不断加强。2016 年中共中央、国务院发布《“健康中国 2030”规划纲要》，提出积极发展商业健康保险，到 2030 年现代商业健康保险服务业进一步发展，商业健康保险赔付支出占卫生总费用比重显著提高。多部门联合印发的《关于促进社会服务领域商业保险发展的意见》提出力争到 2025 年，健康保险市场规模超过 2 万亿元的发展目标。2019 年 11 月新修订的《健康保险管理办法》更是拓宽了健康保险业务范围，将医疗意外险纳入健康保险范畴，将康复费用纳入医疗保险责任范围；引导健康保险从单纯的事后补偿向全过程的健康管理转变，鼓励健康保险和健康服务深度融合。2019 年 12 月通过的《中华人民共和国基本医疗卫生与健康促进法》从法律层面明确了国家要建立多层次的医疗保障体系，明确提出鼓励发展商业健康保险，满足人民群众多样化健康保障需求，鼓励发展长期护理保险。2020 年 2 月《关于深化医疗保障制度改革的意见》提出要“加快发展商业健康保险，丰富健康保险产品供给，提高健康保障服务能力”。2021 年 9 月《“十四五”全民医疗保障规划》进一步鼓励支持商业保险公司开发与基本医保相衔接的商业健康保险产品，更好覆盖基本医保不予支付的费用。一些地方政府和商业保险公司合作推出城市定制型普惠型商业医疗保险（又称“惠民保”或“普惠险”），截至 2021 年底参保总人数超 1 亿。作为商业保险参与多层次医保体系的制度创新，普惠型商业医疗保险未来可能会逐步地、有层次地、探索式在更多地区推广。2022 年党的二十大报告要求促进多层次医疗保障有序衔接，建立长期护理保险制度，积极发展商业医疗保险。

自 2018 年开始，我国健康保险呈快速发展态势，健康保险业务收入占比逐年上升。据中国银保监会数据，2019 年健康保险原保费收入达到 7 066 亿元，较上年增长了 29.70%，近 5 年的年复合增长率超过了 30%。2020 年重大疫情导致健康保险需求激增，助推健康保险成为疫情后增长最快的险种。2020 年健康险业务保费收入 0.82 万亿元，较去年同比增长 15.49%，相对于财产险、寿险业务保费收入的同比增长幅度分别为 2.59% 和 5.26%，成为 2020 年行业保费增长的重要来源。健康保险密度也增长到 2020 年的 578.89 元 / 人，相比 2011 年的 51.34 元 / 人，增长超过了 10 倍；健康保险深度为 0.8%，是 2011 年的 5.71 倍。截至 2021 年底，商业健康保险覆盖人数超过 7 亿，保费收入 0.88 万亿元。商业健康保险的理赔金额也从 2007 年的 116.86 亿元增加到 2021 年的 0.40 万亿元，14 年增加了 33 倍。健康保险的重要性日益凸显，购买者获益感也越来越强。

第二节 健康管理与健康保险的融合发展

健康管理在健康保险行业中的应用，是指将健康管理的基本步骤及常用干预方法与健康保险产品的提供结合起来，发挥健康管理在风险管控以及健康服务方面的优势，降低健康保险的出险率及赔付率，提高健康保险的运营绩效，从而促进健康保险行业的发展。在健康保险行业中，健康管理的概念与其在医疗行业中略有不同，它是指保险管理与经营机构在为被保险人提供医疗服务保障和医疗费用补偿的过程中，利用医疗服务资源或与医疗、保健服务提供者的合作，所进行的健康指导和诊疗干预管理活动。健康指导类服务主要包括健康咨询和健康维护，这类服务不与诊疗直接相关，而是与其他健康行为相关的健康指导活动，以预防医学为主要技术，通过降低疾病的发生率降低赔付风险。诊疗干预类服务包括就诊服务和就诊保障，主要是帮助被保险人在医疗机构享受诊疗服务时针对服务选择、服务方式、服务过程等提供建议和管理的活动。

一、健康管理融入健康保险的意义

健康管理是对个人或人群的健康危险因素进行全面管理的过程。其宗旨是调动个人、集体和社会的积极性，有效地利用有限的资源来达到最大的健康效果。对于被保险人而言，健康管理可有效降低疾病发生，改善生命质量。被保险人还可以在了解自身健康状况的前提下，通过健康生活方式的养成，主动管理自身健康，做好个人健康的第一责任人。同时，个体与群体的健康能够有效控制或降低保险公司的出险率，从而为保险公司带来可观的收益，大大促进健康保险事业的发展。

（一）健康保险促进了健康管理的发展

健康管理首先出现在健康保险市场较为成熟的美国，有着它深刻的背景与历史原因。美国是实行市场化健康保险模式的典型国家，绝大部分人口的健康保险是由市场提供的商业健康保险。20 世纪 50～60 年代，美国的医疗费用不断高涨，其医疗卫生费用、人均卫生费用均位居世界前列，这极大地困扰了美国的健康保险市场。出于对控制医疗费用成本的迫切需要，美国健康保险市场开始了健康管理的探索工作，直接促进了健康管理的产生和发展。健康保险为健康管理开辟了应用平台，借助于此各种新型的健康管理技术得以推广并日趋成熟与完善。

（二）健康保险有利于健康管理的普及与推广

健康权是公民的基本权利，大部分国家建立了健康保险制度，旨在为本国居民提供健康保障，并且都有了一定的历史。无论是商业健康保险为主还是社会医疗保险为主的国家，健康保险的发展目标都是覆盖尽可能多的人群，因此国家也从制度上保证了健康保险的普及性。而健康管理为大众熟悉及运用需要时间，仅靠独自发展占领市场进而被市场接受将是一个长期而艰难的过程。健康管理与健康保险结合，能借助健康保险成熟广泛的销售渠道，推广健康管理服务与产品。

（三）健康保险有利于提高健康管理的认可度

经过多年发展，无论是社会医疗保险还是商业健康保险都已经得到了保险对象的认可，由于健康保险对人群实实在在的健康保障作用以及日趋成熟与完善的服务体系，健康保险在人群中有着良好的社会声誉和市场影响，市场认可度较高。而健康管理对广大群众来说还很生疏，如果能与健康保险相结合，通过健康保险公司的正面引导和宣传，借助健康保险的社会声誉和市场影响，则能使广大群众逐渐加深对健康管理的服务理念、服务流程、管理技术、内在价值的理解，提升市场对健康管理的知晓度和认可度。

二、健康保险业实施健康管理的意义

健康管理与健康保险关系密切，互相促进，协调发展。健康管理应用于健康保险行业，有效控制了健康保险行业普遍面临的巨大的疾病风险，控制和降低健康保险公司的出险率和赔付率，控制其运营成本。同时健康保险中通过主要围绕亚健康群体、慢性病群体等人群的新险种开发，以及专业化的健康管理服务的提供，既能充分体现健康保险在国家保障体系中的作用，又能满足居民对健康保险的多样化需求。在健康保险业融入健康管理服务的意义具体表现在以下几个方面。

（一）健康管理有利于推动健康保险业务

一方面，健康保险服务内容已经逐步延伸到与被保险人关系密切、专业性很强的医疗、预防、保健等范畴，所以健康管理服务的开发和创新，有利于丰富健康保险产品、促进保险公司形成专业品牌优势、创造核心竞争力、树立企业服务形象；另一方面，由于国内医疗体系不健全、居民日益增长的健康服务需求，被保险人希望能够通过保险公司搭建的医疗服务网络和健康服务平台，获得更多、更优质的健康指导和诊疗干预等健康管理服务。

（二）健康管理有利于健康保险中的风险控制

健康保险行业是以经营风险为核心技术的，有效控制各个环节的潜在风险是其盈利的关键保证。现阶段，由于疾病风险的多发性、易变性、严重性和复杂性，防控措施仅限于事中控制和事后补救，无法深入控制发病风险、医疗风险和道德风险等，风险控制效果并不理想。将健康管理引入健康保险行业，能够将费用保障和服务保障有机结合，主要表现为：第一，通过参保前的健康体检、个人健康风险评估可以及早发现被保险人的健康风险，并帮助针对不同健康危险分级的个体制订不同的保险费率标准；第二，通过健康管理服务的开展，可有效降低个人健康风险、预防疾病发生、延缓疾病发展，改善其健康状态和生活质量，在一定程度上减少保险事故的发生，控制和降低健康保险公司的出险率和赔付率；第三，通过提供健康指导和诊疗干预服务，加强被保险人对健康常识与医疗机构的了解，缓解医患之间的信息不对称，同时提高诊疗服务提供的合理性，避免诊疗技术的滥用和大处方的出现，有效控制道德风险。

三、健康管理在健康保险中的应用

早在 1929 年，健康管理的概念尚未正式提出，美国已有保险公司就对教师和工人提供基本的医疗保健服务，可以看作是早期的健康管理服务。随后到 20 世纪 60 年代，由于慢性病患者的不断增加，医疗费用快速上涨，美国的健康保险更是积极探索健康管理在保险行业中的应用，将健康管理知识应用到健康保险行业中的管理型医疗保险（managed health insurance）在美国迅速得到发展，并于 1973 年获得立法支持。随着健康产业的发展，更多的国家和保险公司逐渐意识到健康管理的作用，并开始将健康管理应用于健康保险中，在降低社会医疗费用和改善人群健康状况方面获得了很好的成效，健康管理已成为保险公司控制医疗费用风险和发展商业健康保险的重要手段。

1. 美国　美国的健康管理是通过健康保险公司实施管理式医疗（managed care）或整合型医疗（integrated care）来实现的。健康保险公司与家庭医生合作共建健康维护组织，购买健康管理公司的产品与服务，对被保险人群实施一系列疾病预防和健康促进措施。美国的管理式医疗体系比较完善，健康保险组织通过自建或者入股医院的形式来实现医疗服务供给和付费功能的整合，大部分健康管理服务由医疗服务提供者直接提供，健康管理的成本相对较低。健康管理服务覆盖疾病因素监测、分析、评估到干预的完整过程，包含预防保健服务，如疾病筛查、全面体检、牙科护理等，通过推动不同形式的健康促进，鼓励参保者建立健康生活方式，从而有效降低客户的疾病风险。也有部分健康保险组织与专业的健康管理机构、健身俱乐部等合作，由后者直接向投保人提供服务。据美国健康保险计划组织统计，目前有超过 90% 的民众参加了多种形式的管理式医疗保险计划，市场上有 5 000 多种的管理型医疗保险计划可供选择。管理型医疗保险计划对控制美国快速增长的医疗费用发挥了积极作用。国际健康研究学会证明在提供相同保险范围和医疗服务的前提下，健康维护组织的成本比传统赔付型保险低 14.7%，这与健康管理的应用密不可分。

目前美国健康保险集团也在推动整合型医疗服务模式，医疗服务提供者与医疗机构借助健康保险产品，以投保人的医疗结果和健康状况为核心，共同向投保人提供整合和连续的医疗服务。例如，为患有多种慢性病、残疾和年老的被保险人提供整体家庭医疗保健协调服务改善健康结果，注重动员被保险人主动参与积极的健康干预，促使被保险人在家中进行慢性病治疗和康复，尽量减少在医疗机构中的治疗时间。

2. 英国 英国通过管理式医疗强化社会医疗保险的内部竞争，在国家卫生服务体系内部实现医疗服务购买者和提供者的分离，由医师委托工会代表患者购买服务，向医院和专业医生付费并进行监督。英国国家健康保障体系（National Health Service，NHS）通过引入内部竞争和管理式医疗，提高了医疗服务效率、降低了医疗成本。

英国市场上主要有四大商业健康保险公司，其保费占全部健康保险市场的90%。健康保险公司主要从客户年龄、性别等个人社会经济学特征进行客户定位和市场细分，通过健康管理服务引导并创造消费者需求。例如针对健康人群进行健康指导和教育、促进其养成健康和生活方式；对患病人群的服务主要为减少慢病的进展和恶化，包括提供个性化治疗方案建议以及复杂病症患者的护理服务。除了针对被保险人提供健康咨询、免费体检、牙医保健等有针对性的个性化健康管理服务，健康保险公司也注重职业健康教育、压力管理等群体性健康管理服务，通过这些个体和群体的疾病预防、慢性病管理等服务实现控制医疗费用、降低赔付率的目的。

针对健康人群进行健康指导和教育、促进其养成健康和生活方式；对患病人群的服务主要减少慢病的进展和恶化；同时还提供个性化治疗方案建议以及复杂病症患者的护理服务。

3. 德国 德国的健康饮食、全民健身运动等健康管理理念深入人心，目前通过立法形式规定了健康管理体系，全国性健康管理系统也逐渐产生并逐步完善。2002年德国就把慢性病预防和管理纳入社会保障体系，并划拨一定比例资金投入预防事业，开展疾病预防。2008年德国私人保险公司启动慢性病护理管理方案，全面考虑慢性病诱发危险因素及如何改进个人不良行为，预防慢性疾病的发生。同时保险公司在承担医保费用的同时，尤其重视健康教育：有针对性地向不同人群寄发健康资料，告知开设健康课程的信息，通知健康体检等，有的放矢地对投保人进行健康教育和行为干预；以“积分”的形式对按时完成健康教育课程者、按时接受健康体检者、按时接受免疫接种者给予奖励，提高了居民健康教育覆盖率。

4. 南非 在南非最大的健康保险公司成立之初，政府构建的社会保障体系还未投入建设，医疗保险市场只有商业保险公司在掌控，商业保险公司掌握了强烈的话语权。该公司最早经营的业务是健康保险，在发展健康管理初期也提供简单医疗服务来对客户进行健康管理。但由于医疗费用逐年上涨，尤其是慢性疾病带来的诊疗周期过长和高频率理赔，很快出现了经营压力过大的问题。1997年成立了下属健康管理公司，开创健康相关计划，这是南非健康保险行业首次提出的健康管理服务。2004年推出联名信用卡，将健康管理服务融入公众的生活方式，将健康保险与客户的健康生活建立联系，培养客户主动健康管理的意识，激励其主动改善健康状态，进而降低参与健康保险出险概率。同时较强的信息处理能力能及时发现潜在的健康问题，将复杂的客户数据处理成标准化、易于识别的信息，后续提供及时的健康干预以及健康管理服务。

第三节 健康管理在健康保险中的实践

一、我国健康保险中健康管理的发展

健康管理在我国健康保险行业中的应用，也是首先出现在商业健康保险的经营实践过程中。商业健康保险有着控制风险、降低成本的迫切需求，对控制风险的健康管理技术非常敏感。早期的健康保险行业中，即有为服务对象提供健康教育讲座、健康期刊发送等健康服务，但旨在提高服务对象满意度，并没有关注健康服务在风险控制方面的作用。随着慢性病人群对健康保险需求的增加，现有健康保险产品难以满足需求，一些保险公司已经积极布局健康管理市场。逐步形成了覆盖“互联网+健康保险+健康管理”全产业链的跨界新业态，服务方式由提供单一的健康保险产品向全方位、全周期健康服务转变，保险功能由单一的医疗费用补偿向参与社会治理体系

建设、提高国民健康水平等新的领域扩展。

健康管理与健康保险的融合发展是渐进的，当前我国健康管理与健康保险的融合模式尚未成熟，还面临着诸多挑战。

1. 健康管理相关产品结构单一　目前我国大多健康保险业与健康管理的结合度不高，与健康管理相关的产品总量不足，难以满足不同人群的健康保险需求。现有的健康管理服务定位为健康保险产品的“附加服务”，销售方式是与健康保险的“捆绑式”销售。所提供的健康管理服务依然以使用率低、缺乏创新的同质化的服务为首，如健康咨询、健康体检、生活方式指导，以及围绕优化就医体验的重疾绿色通道、预约挂号等，距离实现健康管理服务的核心价值尚有一定距离。2021 年一项调查结果显示，在健康管理核心类服务中以在线医生服务最为普遍，其次是体检、健康状态评估、健康生活方式管理等；在辅助类服务中以便捷就医、多维诊断、海外医疗、费用支付等提供最多。同时，现阶段最容易接受健康管理服务的人群是患病群体，但健康保险的销售群体主要是健康人群，这就导致服务的需求者与提供者之间的错位。开发面向亚健康及患病人群的保险是健康保险机构努力探寻的方向之一。

2. 健康管理服务提供能力有限　我国健康保险机构的健康管理尚处于起步阶段，与国际水平的健康管理服务还存在较大差距。事前的疾病预防以及后续的健康干预、干预效果评价等服务跟不上，健康管理服务专业水平低，也使得健康保险机构的健康管理业务在群众中的接受度和认可度不高。健康保险行业自主提供健康管理服务能力较低，专业的健康管理服务需要依赖于与其他机构合作开展。在与其他机构合作中，对健康保险机构丧失话语权和主导权，对健康管理服务质量的监管能力、控费能力也受限。政策上，保险监管部门对保险公司引入健康管理服务有限价规定，原有政策规定健康管理服务成本合计不得超过保费的 12%，这在一定程度上阻碍了健康管理服务在保险业的发展。

3. 健康保险机构专业化经营有待提高　我国健康保险提供主体被寿险企业、财险企业占据，专业健康保险机构数量较少、发挥作用有限。健康保险机构在我国仍处于起步阶段，在产品设计、经营理念、经营方式上仍沿用寿险模式，专业健康保险机构在产品设计、精算定价、保障功能、风险防范、核保理赔等方面专业技术水平不高，导致理赔率高；健康保险机构缺乏专业化经营理念，专业化经营模式并未成型，尚处于低价竞争的粗放经营阶段。

4. 健康信息共享机制尚不完善　健康保险信息系统是保险机构开展健康管理服务的技术基础，完善的信息系统有助于减少信息不对称现象，促进保险机构、医疗机构和居民之间的资源共享，从而可以使保险机构承保前提前了解被保险人的健康风险，决定是否承保或以什么条件承保，以及有效地针对被保险人的健康风险提出健康改善措施，以实现医疗费用的有效控制。但目前医疗信息资源尚未整合，健康保险机构缺乏投保人的个人和医疗信息，这对于健康保险开展业务协同带来巨大挑战。

二、健康保险中健康管理服务内容

保险机构在开展健康管理服务前，首先需要确定健康管理服务的目标，包括：①提高投保人的健康水平，减少其重病风险；②提升保险机构的服务水平，协助保险人提升自我健康管理能力，帮助保险人更好利用外部医疗服务资源；③其他。然后，保险机构需要以保险产品、业务类型、保费、保额或者保险人的年龄、性别等确定服务覆盖人群，并根据投保人动态的健康风险状况、有无重病前症，将投保人分为低风险人群、高风险人群和理赔人群，并为其提供针对性的健康管理服务。针对低风险人群，提供健康促进类的健康管理服务；对高风险人群，提供疾病管理类的健康管理服务；对理赔人群，则提供个案管理类的健康管理服务。

目前健康保险中开展的健康管理服务主要包括健康促进、疾病（慢性病）管理和医疗个案管理三大领域分类，服务内容包括健康管理基础类服务、自我管理提升类服务、医务支持类服务三大类，每类服务又包含不同的服务内容。

1. 健康管理基础类服务 基础类服务是在为健康保险客户提供实际的健康管理措施之前，为确定给客户提供服务的内容等而开展的收集客户健康信息、确认符合服务的条件、评估客户健康风险情况等服务。该类服务主要有健康和疾病筛查、健康和疾病风险评估两个服务内容。

2. 自我管理提升类服务 自我管理提升类服务主要是由健康保险客户自身开展的活动，为认知、保护和促进健康、监测、管理、控制健康风险和疾病发展，对生活习惯、情绪、身体功能、疾病治疗等产生良性影响的自我健康管理活动。具体服务内容有健康教育、重病早查、营养饮食管理、运动管理、医嘱管理、健康方式养成、健康教练等。

3. 医务支持类服务 医务支持类服务则是通过为健康保险客户提供医学、医疗知识、信息，协助客户判断是否需要进行医疗，需要何种医疗服务，如何获得医疗服务，或者为其获得医疗服务提供相应帮助，以促进客户能高效、及时地获得医疗服务资源。服务内容包括专家咨询、就医支持、健康指标监测等。

根据被保险人对健康管理的理解、接受和行动的不同阶段和要求，以及保费投入，保险机构选择不同的服务方式提供服务。服务方式主要包括五大类：①内容类服务。主要是书面、文字、视频短片、音频讲座等服务形式。例如，健康和疾病筛查手册、健康教育电子信息咨询、营养饮食管理手册、运动管理手册等。②工具类服务。包括各种类型健康信息管理技术工具，如 APP、微平台工具等电脑或移动端的系统程序。③咨询类服务。咨询类服务可以通过为被保险人提供重病前症相关信息、电话、视频、线上等的交互服务，解答被保险人相关的疑问和需求，帮助被保险人获得健康和医疗信息。④干预类服务。主要是和被保险人共同制订健康干预方案，帮助被保险人纠正健康风险行为，形成正确的生活方式和健康习惯。如生活方式管理干预、健康教练方案制订、导医、陪诊、诊断支持、手术安排、紧急就医援助等。⑤数据类服务。主要是为被保险人建立健康和疾病相关的数据和信息档案，及时收集、跟踪、更新信息，指导被保险人进行健康管理和适时就医，同时就危险健康信息提出风险警示。如健康档案、体检档案、医疗档案、数据平台记录及数据分析等。

保险机构在设计健康管理服务方案时，通常采用“矩阵模块分类法”来确定健康管理服务方案，结合服务内容和服务方式组合形成健康管理方案的具体服务项目，详见表 14-1。

表 14-1 健康保险中健康管理服务方案示例

服务内容	服务方式	具体服务	选择
健康和疾病筛查	内容类	健康和疾病筛查手册	
		健康和疾病的电子信息通知	
	工具类	网页端、移动端前症服务申请平台	
	咨询类	人工接受投保人的前症服务申请	
	数据类	投保人健康档案	
营养饮食管理	内容类	营养饮食管理手册	
		营养饮食管理电子信息（电子平台发送）	
		营养饮食管理专家讲座、视频、短片	
	工具类	网页端、移动端营养饮食管理工具	
	咨询类	专业人员解答关于营养饮食管理方面的问题	
	数据类	记录并分析客户营养饮食的数据	

续表

服务内容	服务方式	具体服务	选择
健康方式养成	内容类	不良习惯管理手册	
		不良习惯管理电子信息(电子平台发送)	
		不良习惯管理专家讲座、视频、短片	
	工具类	网页端、移动端生活方式管理工具	
	咨询类	专业人员解答关于生活方式管理方面的问题	
	数据类	记录并分析生活方式的数据	
	干预类	制订生活方式管理干预方案,并跟踪执行	
就医支持	内容类	就医手册	
		就医电子信息(电子平台发送)	
		如何就医专家讲座、视频、短片	
	工具类	网页端、移动端就医支持工具	
	咨询类	专业人员解答关于就医方面的问题,第二诊疗意见	
	干预类	导医、导诊、陪诊服务	
		就医、挂号、诊断支持、门诊、住院、手术安排	
		紧急就医援助	
	数据类	健康数据、医疗数据的记录和整理	

节选自:《保险机构健康管理服务指引》,2020。

三、健康保险中健康管理服务提供机构

在健康保险行业,保险经营与管理机构在向被保险人提供健康保险的过程中,通过自有组织或者与第三方机构的合作,为被保险人提供健康指导和诊疗干预的管理活动。我国健康保险与健康管理服务融合主要借助保险机构和专业健康管理机构、社区卫生服务机构、医疗服务机构、康养机构等相关机构的合作开展。

1. 专业健康管理机构　保险机构与专业健康管理机构合作是目前健康保险和健康管理结合最主要的形式。国内迅速增多的健康管理公司也为这种合作提供了契机。保险机构通常向健康管理机构直接购买服务,从保费中提出一部分作为健康管理的费用,由专业的健康管理公司运用健康教育、健康咨询、预防保健、医疗服务网络、康复指导等多种手段,切实改善和提高投保人的健康状况,达到健康促进的目的,进而减少保险机构的风险和赔付率。

2. 社区卫生服务机构　保险机构,尤其是社会保险机构,与社区卫生服务机构合作共同提供健康管理服务。社区居民向保险机构购买健康保险产品,保险机构向相应的社区卫生服务机构购买健康管理服务,委托其进行核保并提供长期有效的全流程的健康管理服务,必要时提供相应的医疗服务及转诊帮助。在发生理赔时社区卫生服务机构向保险机构提供必要的个人健康信息,以降低道德风险。

提高基层防病治病和健康管理能力是推动以治病为中心向以健康为中心转变的重要建设内容。自2019年全国启动紧密型县域医共体建设试点工作,2020年底已呈现全面推开的趋势。党的二十大报告中提出,坚持预防为主,加强重大慢性病健康管理,提高基层防病治病和健康管理能力。基层社区是落实医防融合功能定位、开展健康管理服务的主要战场。我国部分地区已开

展社会医疗保险与社区卫生服务机构合作为被保险人提供健康管理的实践。如青岛市将社区卫生服务机构为被保险人提供的健康管理服务纳入医保基金支付的范围；湖北省采取以基层卫生服务为依托，主动全面地为被保险人提供健康管理服务等。但由于社会保险基金有限，提供的健康管理服务也较局限。在资金上更为丰厚的商业健康保险，可主动寻求与社区卫生服务机构的合作，参与到基层社区人群的健康保险和健康管理服务提供中。

3. 医疗、康养服务机构 保险机构还可以以自建或以参股形式与医疗机构、康复机构、养老机构等建立合作关系，或者与合作机构共同投资建设专业健康管理公司。通过后者，为投保人提供个性化健康管理服务。一方面有助于减少过度医疗现象，有效控制道德风险的发生，降低赔付率，控制医疗费用支出和医疗资源浪费。另一方面，保险机构可以通过一系列健康医疗服务（就医建议、预防保健等），满足投保人多层次的健康保障需要，增强自身竞争力。而且有利于实现医疗数据信息的共享，提高信息资源的利用效率，有效降低医疗成本及保险保障经营成本。

例如，专业健康管理机构与医院合作，共同打造健康管理中心门诊部，通过双向转诊模式，整合服务资源，提供合适的医疗服务；联合构建医疗卫生服务共同体，实现各级医疗机构的功能之间相互补充，为专业化健康保险产品的开发提供医疗数据。

4. 其他 保险机构还利用互联网技术整合医疗资源，布局“互联网 +”模式，主要是通过移动支付等手机 APP，搭建在线医疗养护平台，为投保人提供健康管理、护理评估、就医协助、网上药店、网上会诊、健康保险、养老保险等一系列健康医疗养护服务。不仅能给投保人提供优质便利的服务，也能提高医疗资源的利用效率。例如，有的保险公司打造的医联体模式，通过设立健康业务，从事健康管理、医疗服务、护理服务，医疗投资等健康医疗产业。也有健康保险公司基于 APP 整合区域内零散的医疗资源，将商业健康保险公司、社会医疗保险机构、医疗服务机构、检验检测机构、新兴智能设备和健康服务提供机构与居民相对应的医疗咨询和医疗服务需求进行连接和配对，构建起“互联网 + 健康管理 + 医疗”生态圈，打通了疾病预防、疾病诊疗、费用支付、病后疗养等环节。特别是在线问诊、接诊、挂号、购买药品、送药到家等一站式医疗服务，对于有需要的居民来说，足不出户既可以享受一线城市的优质医疗健康资源，同时还能降低就医成本，有效地解决就医难的问题。

四、健康保险中健康管理服务提供形式

1. 服务外包 这是目前保险机构采用最多的服务提供形式。该模式下，保险机构与专业的健康管理服务提供机构签订服务购买协议，保险机构采用整体购买的方式，由健康管理机构提供相关服务。外包服务项目主要包括健康咨询、健康体检、健康评估、预约挂号、生活方式管理等。外包单位可以是健康管理机构、医疗机构、体检机构、康复服务机构、养老机构等，合作过程中注意保护被保险人的合作权益不被损害。如保险公司与在线医疗健康咨询平台合作，由后者在健康风险管理领域提供健康管理服务，在健康大数据领域服务健康保险产品的创新。在此过程中，保险机构可以将健康保险产品与健康管理服务相结合，分人群提供慢性病管理、养生保健等服务。

2. 自行提供 保险机构也可以通过自行设立独立的健康管理机构、医疗服务机构、社区卫生服务机构等的形式，直接面对投保人提供健康管理服务。如有的保险公司近年来致力于建设集健康服务、护理、照料等于一体的养老社区。自行提供健康管理服务的保险机构，有关健康管理服务内容可以在保险合同条款中列明，也可以与投保人另行签订健康管理服务合同。2020 年中国银保监会办公厅《关于规范保险公司健康管理服务的通知》中，要求健康保险产品提供健康管理服务，其分摊的成本不得超过净保险费的 20%；超出以上限额的服务，应当单独定价，不计入保险费，并在合同中明示健康管理服务价格。

3. 合作共建　与健康管理机构、健康体检机构、医疗机构、康复机构、养老机构等主体形成合作关系是保险机构提供健康管理服务的重要模式。保险机构通过投资参股、间接委托、战略合作等具体模式与相关机构开展合作。投保人和保险公司签订参保合同，保险公司的合作机构负责为投保人提供优质、方便的医疗保健服务，保险公司从参保费用中扣除部分费用支付给合作机构。

五、我国健康管理与健康保险的发展展望

为鼓励商业健康保险深化自身功能，政策层面也为其开展健康管理提供了有利的外部环境。2013 年《国务院关于促进健康服务业发展的若干意见》提出：要进一步完善健康保险服务，更加丰富商业健康保险产品；鼓励商业保险公司提供多样化、多层次、规范化的产品和服务；积极开发长期护理商业险以及与健康管理、养老等服务相关的商业健康保险产品。2014 年 11 月，国务院办公厅印发《关于加快发展商业健康保险的若干意见》，鼓励商业保险机构要积极开发与健康管理服务相关的健康保险产品。2016 年 10 月，《"健康中国 2030"规划纲要》鼓励商业保险公司与医疗、体检、护理等机构合作，发展健康管理新型组织。2019 年 11 月新修订的《健康保险管理办法》将价格上限从 12% 提升到净保费的 20%，明确提出保险公司可以对长期医疗险进行费率调整，各大保险公司也纷纷探索续保时间超过 6 年、费率可调整的长期医疗险。根据 2020 年颁布的《关于规范保险公司健康管理服务的通知》，明确了健康保险公司开展健康管理服务的类型与健康管理服务的运行规则，保险公司可提供的健康管理服务涵盖健康体检、健康咨询、健康促进、疾病预防、慢性病管理、就医服务、康复护理等主要类型。《关于健康保险产品提供健康管理服务有关事项的通知》《中国人身保险业重大疾病经验发生率表》等政策的相继出台，更是进一步对健康管理服务的定价、销售等作出了指导。这为保险业开拓健康管理服务提供范围、创新健康保险和健康管理产品结合，提供了新的发展空间。

1. 明确健康保险中健康管理的定位　保险机构提供健康管理服务的目的，是通过预防疾病发生、控制疾病发展、促进疾病康复，降低疾病发生率，提升健康水平；丰富健康保险业务内涵，强化风险管理专业能力；促进健康服务资源的合理使用，优化健康服务资源的配置与整合。应深化健康保险与健康管理相结合的综合服务模式，摆脱"辅助销售"的定位，逐步实现健康维护，诊疗活动的事前、事中和事后全程管理；积极推行健康教育、健康咨询、慢性病管理等健康指导与诊疗干预服务，预防疾病发生发展、改善患者生活质量、实现医疗费用的控制。

2. 丰富与健康管理相关的保险产品　商业健康保险应与社会健康保险结合，共同参与健康保障体系建设，提供更加丰富的健康保险产品，满足民众多层次、多样化的健康保障需求，提高被保险人的满意程度。同时引导健康保险机构创新产品，开发"精细化、专业化、差异化、全周期"的健康管理服务，侧重监测、评估、咨询、干预等健康管理核心服务；探索面向"高风险"已病人群的商业健康保险机制，允许在重疾险等商业健康保险产品价格里加入疾病预防管理费用，降低或延缓大病和危重疾病的发生率。健康保险与健康管理项目的结合随着市场的变化而不断改变，近年来基因检测、慢性病管理、长期护理保险的热度逐渐上升。

3. 加强多部门战略合作　未来多部门战略合作式健康管理服务的提供将成为主要趋势。国内外健康保险经营的实践证明：健康保险与健康管理之间具有天然的内在联系。健康保险在为投保人提供健康风险保障服务的同时，需要加强与医疗服务机构、专业健康管理服务机构、专业体检机构等的合作，或直接投资于与健康保险业务密切相关的机构，进一步延伸健康保险产业链，积极探索与合作机构风险分担、利益共享的经营模式，加强对医疗行为的监督和对医疗费用的控制，促进医疗服务行为规范化，为被保险人提供健康风险评估、健康风险干预等服务，并探索健康管理组织等新型组织形式。

4. 提高健康保险专业技术和经营水平 随着信息化技术的高速发展，健康管理将形成以健康医疗大数据为指导，健康保险推动和促进的预防式健康管理。保险机构要健全数据共享能力，促成内外部门、机构健康信息的共享，建立健全疾病发生率、医疗费用等基础数据库，以实现从就诊预约到商保赔付的线上化数字化服务，为健康保险产品创新、精算定价、精准营销、风险管控等提供技术支持。强大的数据分析不仅是划分不同需求的重要依据，也是开发新产品的重要参考。大力推进新型系统的数据处理和统计分析能力，可以提高健康保险业务数据分析能力，实现对健康保险业务信息的深度利用。

5. 科技赋能改变健康保险经营模式 移动互联网、云计算、医疗新技术、大数据、人工智能等新技术浪潮正在改变商业健康保险的业务模式，远程医疗、远程健康管理、快速理赔、移动理赔等服务形式得以实现。这些新技术不仅可以为用户提供优质的服务及便利的体验，也能提升健康保险机构经营效率，更好地实现规模效应和风险控制。近年来，居民对大健康的关注度和线上健康服务的需求都上升到新高度，这为健康保险的发展创造了机会，也使得健康保险服务方式的移动化、智能化水平有所提升。

健康保险业务的蓬勃发展，与健康管理服务密不可分，健康管理已经成为健康保险新的竞争力和业务增长点。在“健康中国”背景下，健康管理融入健康保险已是大势所趋，携手健康管理服务，健康保险也将迎来“蓝海时代”。

本章小结

本章借助保险引入了健康保险的概念和内涵。广义的健康保险包括医疗费用和收入损失的补偿。按照不同的分类方式广义的健康保险可以分为不同的类别。现阶段国际上主要的健康保险体系可分为国家保障型、社会保险型、商业保险型以及个人储蓄型四种模式。

同时本章论述了健康保险对健康管理的意义，包括：健康保险促进了健康管理的发展；健康保险有利于健康管理的普及与推广；健康保险有利于提高健康管理的认可度。最后，详细阐述了健康管理在我国健康保险行业中的应用，包括现阶段我国健康保险业中健康管理的服务提供形式、服务提供合作机构、提供现状，以及未来健康管理与健康保险融合的发展趋势。

（王丽丹）

思考题

1. 当前国际上主要的健康保险发展模式有哪些？
2. 如何理解健康管理融入健康保险的意义？
3. 请简要阐述健康保险业开展健康管理服务的意义。
4. 请简要论述我国当前健康保险行业是如何提供健康管理服务的？

第十五章 智能健康管理

人民健康是民族昌盛和国家富强的重要标志。党的二十大提出要推进健康中国建设，把保障人民健康放在优先发展的战略位置。我国现已进入发展新时期，过去"以疾病为中心"的工作重点逐渐转向"以健康为中心"，人民健康政策逐渐融入渗透到影响健康的各个领域，为人民群众提供全方位全周期的健康管理服务刻不容缓。伴随现代互联网、云计算、大数据等先进技术的发展，健康管理向智能化、网络化、便捷化方向发展，智能健康管理应运而生。智能健康管理涉及卫生领域内多方主体，供给侧加速卫生健康信息化建设，借助智能健康管理手段提升医疗卫生服务质量与效率，需求方通过智能健康管理技术与服务监测自身健康状况，便捷获取健康教育与科普信息，提升个人健康素养，改善健康行为习惯。我国高度重视智能健康管理事业发展，多措并举营造了良好政策环境，伴随着疾病谱转变、老龄化加剧和居民健康观念的提升，未来我国智能健康管理事业将迎来重要的发展机遇。

第一节 智能健康管理概述

新医改加速了卫生信息化发展速度，各地迎来了数字医院和区域医疗网络的建设高潮，许多与医疗相关的互联网新技术、新应用涌入医疗健康领域，智能健康管理的概念进入人们的视野。

一、智能健康管理的概念

智能健康管理是数字化、规范化、科学化、精准化的健康管理，高级阶段是个性化的健康管理。具体内涵是整合医疗与信息技术相关部门、企事业单位的资源，通过健康管理信息的获取、传输、处理和反馈等技术，一体化协同供给医疗健康服务，建立高品质与高效率的健康监测与疾病防治服务体系、健康生活方式与健康风险评价体系，进而开展健康评价、制订健康计划、实施健康干预等过程，以达到改善健康状况、提高生命质量、防止常见多发病的发生发展、降低医疗费用的目的，最终实现全人群、全周期、全过程、全方位的健康管理。

二、智能健康管理的必要性

1. 智能健康管理是合理配置医疗卫生资源，提高医疗健康服务的必然选择。移动数字医疗和智能健康管理坚持预防为主、促进健康和防治疾病相结合，推进信息科技和医疗技术相结合，开发提供用于个人和社区居民的微型、智能、数字化人体可穿戴式多参量医学传感终端等医疗与健康管理设备。以移动医疗数字信息化技术管理为手段，为居民提供实时的健康管理服务，为医护人员提供在线的医疗服务平台，为卫生管理者提供健康档案实时的动态数据，形成自我健康管理及健康监测、健康风险评估、远程医疗有机结合的循环系统。其目的是实现对个体健康的全程监控，显著提升重大疾病诊断和防治能力，提高医疗服务效率、质量、可及性，降低医疗成本与风险，为提升全民健康水平提供强有力的科技支撑。

2. 智能健康管理是加快卫生信息化建设的迫切需要。“十一五”以来，我国卫生信息化建设取得较快发展，但由于健康管理和卫生服务本身固有的特殊性和复杂性，卫生信息化尚缺乏顶层设计和信息标准，顶尖的信息技术没有很好地与现代医学技术嫁接、交互、整合，信息孤岛和信息烟囱问题突出，组织机构建设滞后，专业技术人员匮乏、分散。智能健康管理充分发挥移动信息化优势，助力打通医疗行业内外部信息孤岛，构筑医患沟通平台和健康信息共享机制，开发效率更高、成本更低的数字医疗服务产品及平台，制订信息标准和规范，培养智能健康管理人才，从而助推卫生信息化建设的加快发展。

3. 智能健康管理是进一步推广全民健康事业的需要。我国社会经济高质量发展、居民健康需求的充分释放、健康产业的兴起，为智能健康管理的发展奠定了良好的基础；国家数字卫生技术及示范区、国家新一代人工智能示范应用场景等系列项目部署，构建了先进的信息技术与现代医学技术交互、整合、开发的平台，推动了区域卫生健康资源互通共享，满足政府、企业和居民的需求。

三、智能健康管理的研究内容

1. 数字健康（electronic health，eHealth） eHealth 最早出现在 2000 年，由于 eHealth 产业链涉及范围较广，有信息运营商、软件与硬件、IT 服务、医疗器械、医疗与健康管理行业，内容也覆盖了全民健康信息网络、电子健康记录、远程医疗服务、移动医疗设备和通信，以及越来越多基于 IT 和通信技术的疾病预防、健康监测和生活方式管理的系统和设备，至今没有人给 eHealth 下一个统一、清晰的定义。

目前，关于 eHealth 的常用涵义有如下几种：① eHealth 为记录健康信息，个人主动参与疾病诊疗和健康管理；② eHealth 其实是一系列医疗信息化系统，例如电子病历、数据挖掘等；③ eHealth 其实是一种管理理念，通过互联网和其他相关技术在医疗健康行业的应用，提高医疗机构向患者传递医疗服务的效率、效果和质量；④ eHealth 是一种全新的健康生活方式，借助 IT 技术在预防、诊断、治疗、随诊、康复及健康促进全方位的应用，最大限度地整合和利用医疗健康资源，提高公众的健康状况；⑤ eHealth 过程中信息集成、IT 和通信技术起到重要作用，是患者主动参与诊疗的过程。

健康管理对于控制慢性病发展、控制看病成本、预测疾病的发展，避免严重并发症，提高生命质量和医疗服务质量都有重大意义。随着老龄化社会的到来，21 世纪应优先发展健康产业，包括共享与综合保健，个人的健康保健应有一个专业团队负责，团队的成员来自医疗保健系统的各个级别层次。这除了要求获得有效、安全的电子健康档案（I-EHR），建立区域医疗信息网络（RHINs），还需要同步和异步协作服务工作，这时出现了一种更广泛的新型 eHealth 服务工作，eHealth 的内涵不断扩展。

在智能健康领域，主要瞄准 eHealth 的数字化、微小化、智能、微创 / 无创、准确、安全、可靠等关键需求，集成创新开发用于个人和社区居民的微型、智能、数字化人体可穿戴式多参量医学传感终端等医疗与健康管理设备，包括新型传感终端的研制开发、微功率智能终端技术、传感监测技术、数据的自适应容错技术、质量控制方案、防冲突和定位技术等。

2. 移动健康（mobile health，mHealth） 随着移动通信技术和医疗技术设备的发展，促进了移动通信系统在医疗保健行业的应用，出现了 mHealth 一词，并成为 eHealth 的一部分。mHealth 是把计算机技术、移动通信以及信息技术应用于整个医疗过程的一种新型的现代化医疗方式，它是面向社会的、全面的医疗信息、医疗服务和健康管理服务的复杂系统。

mHealth 最早用于紧急医疗支持（eEmergency）。自 2000 年以来有关于无线、应急远程医疗系统的报道，大多数的应用是集中在传输疾病的主要特征参数，如远程心电（ECG）对心脏病的诊断。最新的研究一部分集中在支持紧急医疗服务，即提供了创伤平面图像或视频传输（例如超声），或者集中于集成系统以用于针对特定的紧急情况，如脑卒中。

移动电话的普及，为运用移动技术支持医疗服务提供了关键的基础。据一项移动通信医疗服务应用的社会大众调查显示，60% 被调查者有通过手机挂号和查询医疗健康信息服务的需求，65% 的人希望医疗检查结果能发送到本人手机上；57.8% 的人对手机健康热线咨询有需求；35.6% 的人认为对术后、诊后、产后手机跟踪服务有需求。随着 5G 手机逐渐普遍化，手机的功能越来越强大，运营商已逐渐从它自身的领域向其他产业扩张，移动医疗就是其中之一。mHealth 的一个概念就是利用手机终端采集用户的多种生理信息，如体温、血压、血氧、脉搏、心电等。手机终端利用采集器来实现采集的功能，采集器与手机可以是一体或分体，两者之间采用有线（如 USB）或无线（如蓝牙）的方式传递信息。

过去，阻止移动医疗成为现实的障碍是网络连接、安全性、可靠性以及低成本和低功耗等要求，但随着 5G 技术在全球逐渐普及，以及技术不断演进、速率不断提高，无线通信技术对移动医疗支撑已经不是问题。目前，在该领域的主要应用有：远程数据采集、远程监控、疾病与流行病传播跟踪、诊断与治疗支持、无缝隙监护与健康管理、教育与通知、针对医疗工作者的交流与培训，以及开发与运用便携式医学传感终端。移动医疗信息系统的核心思想就是通过使用掌上电脑（终端设备），通过无线网络连接后台使用的服务器和数据库，实现相关信息的浏览、查询、采集和传输，彻底解决有线医疗信息系统存在的各种问题。移动医疗的范围非常宽，并且各种应用都还在持续不断地发展。

在发展中国家的偏远农村，由于医疗卫生工作者的严重短缺以及地理障碍和沟通障碍，限制了医疗保健工作的开展。大型医院由于人员短缺或者床位不足，患者无法住院或者无法进行出院后的随访和健康干预。mHealth 干预可以提供高效的解决办法。

无线和移动设备及技术会对医疗健康产业产生重大的影响，可使远程医疗监测、咨询和医疗更加灵活、方便。mHealth 通过及时的医疗信息服务为解决医疗资源短缺问题提供了空前的机会。越来越多的数据表明，mHealth 通过它的低成本、高效、广泛应用，在许多医疗资源匮乏的地区，改变了医疗的传递方式。但是也存在一些挑战。

健康信息系统的一个最主要挑战是可扩展性和可持续性，特别是在急需初级卫生保健信息的经济落后地区。健康信息系统如何能够辐射到偏远的农村，如何利用移动通信技术收集、处理、分发健康数据，也是挑战之一。

移动设备正在高速地进入医疗健康领域，对于临床医生和消费者日益成为一种日常必需的健康管理工具。但人们对移动便携式设备对于保证人体健康的认识，设备开发与供应商对设备开发供应机会的把握、与服务提供者的知识和能力相关的服务质量，信息系统的整合和信息服务的互通、互认，传递的医疗健康信息的管理、减低使用设备的风险等，都是应解决的问题。

mHealth 的发展趋势为：针对远程用户应能进行随时随地的，不受时间和空间限制的，没有信息限量的传递，交换多种类的和可靠的用户资料视频、生理参数、伤检分类、数据和交流，开展诊断、治疗、干预，实现无缝隙的健康管理。

智能健康管理领域主要瞄准 mHealth 的移动、实时、可靠等关键需求。集成创新基于无线局域网络和移动网络的医疗健康数据安全高效传输技术，包括可靠无线信道编码技术、医疗数据时间戳技术、移动数字医疗数据传输协议、可靠的无线路由和多网接入技术、智能移动多媒体健康终端开发技术等。

3. 智能健康（intelligent health，iHealth）　受消费者对远程医疗服务的需求、对健康生活和健身的增长意识和需求推动，很多国家已经在开发移动医疗的业务，大部分来自远程监控服务和技术，在商业模式、通信技术、生理信息采集器等方面都有相关的研究。我国智能健康管理应用主要包括向人群推送健康知识、健康信息采集、健康行为计划及干预、就诊预约挂号、疾病状况及风险评估分析、医护患远程沟通等内容。随着智能健康管理系统应用场景的拓展，不同系统涵盖内容侧重点不一，涉及的主要内容也越来越丰富，其中也包括我国特色的中医健康指导及干预。

iHealth 的研究方向主要为：瞄准其海量、异构、智能、个性化服务等关键需求，创新性地研究并建立以组织化医疗中心为龙头的、区域一体化协同的、交互式诊断与干预的智能健康管理服务体系，实现对全人群、全过程、全方位的健康管理。主要包括心脏病、糖尿病等常见重大疾病的特征参数与诊断模式技术、具有自主知识产权的居民健康档案规范和统一数据交换技术、健康数据中心的云存储技术、区域化协同健康服务体系的云计算技术、多源异构数据融合和智能数据挖掘技术、移动健康管理的多媒体交互技术、数字健康的信息安全体系等。

第二节 智能健康管理系统

一、智能健康管理系统运行

党的二十大报告指出要倡导文明健康生活方式，实质在于倡导人民群众将健康意识根植于心，外化于衣、食、住、行等日常生活之中，时刻谨记人民是自身健康的第一责任人。智能健康管理是人们健康管理意识提升与现代技术共同进步的产物，其目标为提高健康管理水平，为民众提供个性化、动态化健康管理服务，满足人民日益增长的健康管理服务需求，为人民群众践行文明健康生活方式提供技术助力。智能健康系统以公共卫生、疾病管理、养老便民服务等信息消费需求为核心，依托云计算、物联网、医疗大数据等技术条件，采用云服务的方式聚合卫生资源和便民服务资源，基于各方实名制的信息聚合以实现卫生与健康管理的创新和升级，具体的平台体系架构如图 15-1 所示。智能健康管理系统体系架构由三部分组成：服务提供者、服务运营者以及服务需求者。其中服务提供者即卫生保健服务和信息服务提供方，前者主要包括医疗救助服务、

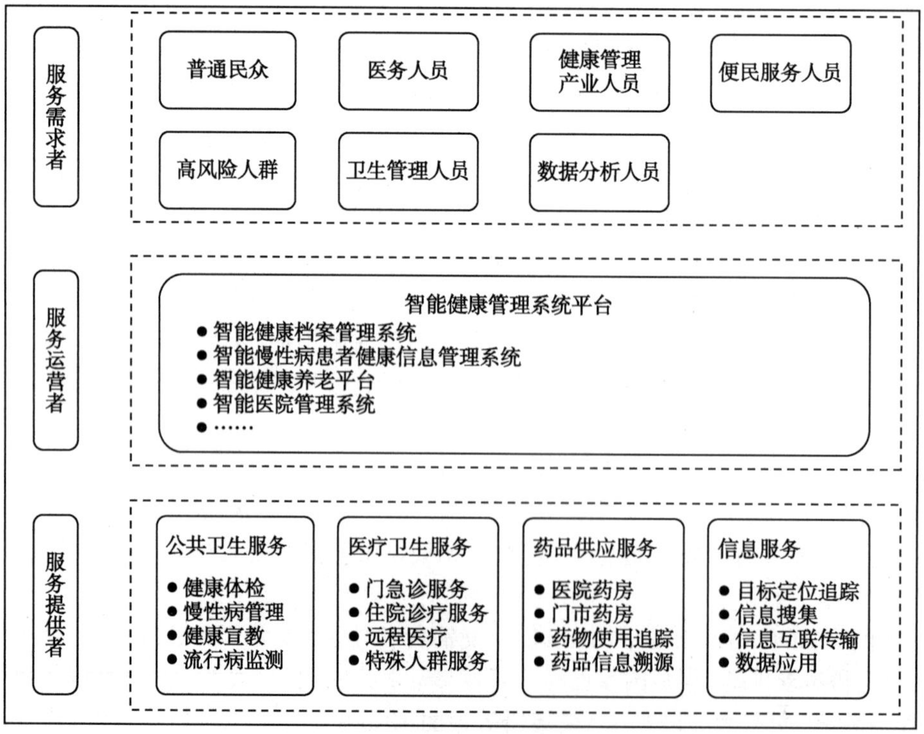

图 15-1 智能健康管理系统架构图

公共卫生服务、药品供应服务、养老便民服务、慢性病管理服务等，后者主要包括健康信息采集、健康信息存贮与传输、健康信息共享与利用等；服务运营者即系统平台，经过平台整合提供给消费者便捷高效的智能健康管理服务；服务需求者类型多样，当服务为公共卫生服务和医疗救助服务时，服务需求者即普通民众、患者或卫生管理人员，而医院管理服务的需求者为医务人员或卫生管理人员等。智能健康管理系统为创新开展健康管理提供了环境与支持，智能健康管理系统形成了不同类型和层次的产出，主要包括改善健康状况、提升健康素养等个人层面产出，制订健康公共政策、创造支持环境等政府层面产出，以及健康参与等层面的社区产出。

随着社会分工的逐步改进和医疗条件的完善，个体健康管理的需求从早期的集中筛查、集体体检逐渐转变为个体化精准管理的防治管融合理念。个体健康管理需要满足不同层次的人群需求，尤其是将精准化个性化健康管理运用到对亚健康、慢性疾病和老龄化人群健康危险因素的全面监测、分析评估和预测。为顺应健康管理新要求，物联网、射频识别（RFID）、无线传感网络、网络通信、云计算等技术逐渐应用于智能健康管理系统的构建与完善，促进系统功能发挥与系统产出的实现。智能健康管理系统的体系架构包括服务提供者、服务运营者以及服务需求者。基于此，智能健康管理以智能健康管理系统与平台为支撑，依托高新技术与智能化手段开展健康信息获取、处理与应用这一系列的业务流程，以实现健康档案管理、健康监测、健康风险评估、健康干预等健康管理功能革新，从而有效监测用户行为、满足用户个性化健康需求，并促进用户行为改变与健康状况改善。

（一）健康信息获取

健康信息获取是智能健康管理系统的输入过程，也是系统运行的基础。智能健康管理系统主要通过智慧体检和健康档案获取健康信息，并通过健康监测设备进行持续的健康指标追踪更新与全周期健康管理。

1. 智慧体检 智慧体检的核心是信息平台，应用移动互联网、人工智能、大数据、智能硬件等技术，将传统体检流程变得数字化、智能化。目前垂直体检预约平台主要聚焦检前导流，在线健康平台着重检前导流、检后医疗咨询，民营体检线上平台及第三方平台则以检中系统为基础覆盖检前、检中、检后全流程。①体检前，用户通过微信公众号、手机 APP 进行体检预约，填写健康问卷形成基本信息。②体检中，用户通过手机验证、人脸识别登记信息，体检系统智能推荐体检套餐项目，用户也可以自行增减选择体检项目，登记缴费后自动生成并打印相关表单，引导用户完成体检。比如在智慧导检系统内嵌楼层优先、空腹优先等规则引擎模块，预先安排完整受检路径以及实时就诊路径，引导体检者到等候时间短、路径合理的科室接受体检服务。③体检后，智慧体检系统根据各项体检结果自动形成规范、准确无误、可供打印的体检报告书，并进一步分析用户生理指标等数据信息，提供体检报告解读、慢性病管理、在线购药、保险合作等深层服务，或者为用户对接适合的健康服务资源。

2. 智慧健康监测 ①健康监测技术朝着便携式、多维度和智能化方向发展。个人健康数据越来越多、越来越复杂，这些数据汇聚在一起，利用人工智能技术进行分析，可以对潜在健康风险作出提示，实现前瞻性健康管理。比如利用可穿戴设备收集的个人数据检测重要生理指标异常、运用无线电波监测睡眠治疗、在智能手表搭载心电记录仪等。②健康小屋投入使用促进居民自我健康监测。健康小屋、健康驿站通常设置在社区或基层医疗卫生机构，配备有健康一体机等体检设备可供居民进行常见健康指标的检测，并配有健康指导员辅助健康体检，提供健康教育、健康干预等健康管理服务。健康小屋产生的个人健康数据纳入动态健康档案管理，与医院健康体检、诊疗数据等构成了智能健康管理系统的信息来源。

（二）健康信息存储与共享

通过健康体检收集用户健康信息形成个人健康档案，下一步就是妥善管理健康信息，主要涉及信息存储与共享。信息共享是系统内部各要素之间以及系统与环境的动态互动，不仅是系统开放性的体现，也是系统良性发展的重要条件。健康信息共享即健康管理对象的健康档案、病历等健康信息可供本人查阅，并实现各级医疗机构、疾控部门、医保部门、养老机构等相关部门信息联动。传统的健康信息存储与共享往往是割裂的，纸质的健康档案存储载体和割裂的信息系统形成信息孤岛，制约信息联动。建立电子健康档案是智能健康管理的基础与前提，而新兴的云平台、区块链等技术有力保障智能健康管理系统信息资源的存储与交互。

1. 电子健康档案开放使用 智能健康信息管理平台的功能实现以电子健康档案为基础，其数据来源主要包括患者端的移动健康监测设备（如智能可穿戴设备）和合作医疗机构的体检、诊疗系统，整合个性化、连续化的健康档案数据库作为健康评估等数据分析的依据，并通过数据共享形成智能健康管理闭环。比起单一的病历记录，个人通过移动健康设备端实时形成的个人健康指标数据提供了更为丰富的海量信息，有利于医疗机构针对个人健康状况提供更精准的诊疗、康复等健康服务；同样，个人在医疗机构的诊疗信息及时更新到健康信息管理平台，有利于充分利用平台的大数据分析优势，与个体基本信息和日常生理指标结合，动态更新健康风险评估和健康干预策略推荐。我国通过智能客户端、电视、APP、网站等形式，推进电子健康档案向个人开放，方便群众查询自身健康信息；发挥“互联网 +”的优势，通过区域全民健康信息管理平台居民端、家庭医生签约服务 APP 等应用，整合基本公共卫生、预约挂号、门诊和住院信息查询、检查检验结果查询、健康状况评估、用药信息查询和指导等服务，完善信息归集和共享。近年来鼓励将电子健康卡作为居民获取家庭医生签约服务、基本公共卫生服务以及调阅个人健康档案的统一授权凭证，支撑电子健康档案向居民个人开放利用。

2. 健康云平台助力信息存储共享 云平台能够在虚拟空间存储海量数据，并且具有强大的数据共享功能。健康云平台将基于云计算的计算资源使用方式和基于互联网标准的连接方式与大数据、物联网及移动互联技术集成应用，将健康管理系统内部分散的医疗健康资源集中到云平台上，在医院、患者、医生及相关组织之间实现了医疗生态系统的多方协同和资源高效聚合与共享，使得健康云平台的业务资源能够以一种更便捷、灵活的方式聚合并按需分享与优化组合。比如在上海市智慧健康驿站中，智慧健康驿站内产生的健康数据可通过“上海健康云”汇集居民健康账户。居民可随时、持续查看自己在驿站中的检测评估结果，并在线获得针对性健康指导。有需求的居民可获得家庭医生在线签约、建立健康档案、查询诊疗记录、优先预约挂号等服务。家庭医生可及时获悉居民健康检测评估结果，提高服务的主动性、精准度与有效性。

3. 区块链保障信息存储共享 区块链技术目前已经用于医疗健康数据的安全存储和共享，建立医疗健康数据全生命期溯源管理。比起基于互联网标准的信息存储方式，区块链数据存储安全性更高，具有去中心化、防篡改、可追溯、匿名性等特点。通过区块数据加密技术互相串成“链条”防止篡改，并以分布式存储保证账本一致性。区块链实时存储和管理健康信息，用户可以创建终身健康记录，一些公司推出加密货币供用户购买更多存储空间。医疗保健机构保留患者电子病历的更新副本，区块链特色的分布式存储能够保护副本免受恶意攻击。历史数据区块的调整受到严格的限制，区块替换将会保留所有参与者都能查看的历史修改痕迹。基于区块链，患者、医疗服务提供者和第三方对于电子健康记录实现高效安全的访问和医疗记录的共享。

（三）健康知识转化

知识是数据、信息处理后的产物。数据信息在知识生产中的基础性作用通过数据采集、数据存储、数据检索、数据获取、数据管理、数据共享、数据分析、数据挖掘等方法体现。健康知识的转化是健康数据信息的增值过程，即在健康管理系统利用健康数据信息进行处理、分析进而生成策略的知识生产过程，为健康评估和健康干预的系统产出提供智力支持。

智能健康信息管理平台基于健康体检数据、健康档案数据、健康监测数据以及就诊病历数据，依托大数据分析技术和相关算法识别危险因素与形成策略。比如，某智能健康信息管理平台建立了庞大的健康知识库，涵盖医学标准、医学规范、医学大纲、医学指南、专家共识和报告释义，通过自然语言关键词处理技术和相关领域医学专家系统论证形成知识图谱，以决策树算法优化平台的数据和业务特点，实现自动识别高危项、异常项，并智能化推荐体检项目和干预措施的功能。

智能健康管理的知识转化体现在减少了健康信息碎片化，将卫生健康系统中产生的看似无关联的数据结合起来，通过分析彼此间的关系辅助决策。比如，瑞典哈姆斯塔德大学的一个研究项目将医疗数据与智能手表和传感器等数据相结合，预测哪些年轻人可能受到精神疾病的影响，为心力衰竭的患者提供决策辅助，进而采取更积极主动的预防或治疗措施。在新型医疗业务生态中，医疗系统组织者将医疗生态链各个环节的信息上传到云平台，实现设备之间实时数据的匹配与连接，并通过对云端聚合的健康特征信息的实时分析，有望产生信息增值，形成商业智能及大数据分析，帮助健康医疗机构更快、更精确地捕捉各类商业机会，作出业务决策，实现商业模式颠覆性再造。

（四）健康管理智能应用

“智能”指的是调度知识、形成问题、解决策略的过程，是知识生产的实践应用。在健康管理领域，智能应用有利于改善健康干预的方式、过程和结果；在智能健康管理系统中，健康干预的智能化应用是本系统实现健康产出的重要手段之一。

我国“十四五”国家科技战略规划提出研发“主动健康干预技术和新型治疗等前沿技术”，“主动健康干预技术”涵盖数字健康、数字医疗、可穿戴传感技术、互联网远程医疗技术、远程监测技术、数字生物标志物、数据云平台以及智能健康管理技术。比如，慢性病辅助治疗、成瘾行为及精神障碍等领域兴起“数字疗法”，通过向患者提供由软件驱动的、基于证据的治疗干预措施，以预防、管理和治疗机体不适或疾病。数字疗法可以独立使用，或与药物、设备等其他疗法配合使用，以优化患者治疗和预后，其特点是以临床证据的软件为驱动，以丰富的信息和表现形式对患者提供行为方式改进等“虚拟指导”。又如，智慧健康社区致力于“推动个人积极主动地管理健康与幸福、培养社区与健康意识、运用数字技术与行为科学、利用数据有效改善人体健康、建立新型创新生态系统”。移动应用程序、健身追踪器和支持 GPS 的设备是智慧健康社区的关键功能，通过移动平台扩大慢性病循证管理规模使其易于访问。奥地利糖尿病管理平台通过互联网与电话进行糖尿病患者健康咨询和健康教育；墨西哥私人糖尿病和高血压诊所网络利用大量的糖尿病患者使用数据与行为科学家合作，根据动机特征细分患者并开展告知行为干预，建立更好帮助患者理解糖尿病管理的框架以提高患者依从性；我国部分地区开发了基于移动设备的智慧健康社区系统，实现了智能手机、移动应用服务平台与医院信息系统（HIS）、家庭随访医生平板客户端的数据共享和交互。除了基于疾病的社区干预，智慧健康社区建设还通过营造智慧家居、智慧住宅、健康园林等人居健康空间，从健康支持环境的角度有效干预个人健康。

（五）系统综合功能实现

1. 技术赋能健康管理 智能化技术在健康管理过程中的独特功能主要体现在实时健康监测、动态档案管理、数据分析辅助决策、健康干预指导等服务提供。云平台、区块链能够实现健康体检、远程监测、可穿戴设备和智能家居设备健康数据的收集、存储与管理。基于 5G 技术建立的移动基础网络有利于实现医院、社区、家庭甚至更多的健康服务机构共同参与健康管理以及健康数据的传输与共享。5G 的云计算、动态海量数据存储库以及人工智能技术能够有助于风险预警模式的构建和个性化精准健康干预的实施。

2. 智能健康管理系统的功能及其内在联系 我国卫生信息系统基本覆盖了公共卫生、医疗服务、药品供应保障、医疗保障、人口生育、综合管理等方面的业务应用。健康档案是连结卫生信息体系的重要纽带，建立全民健康档案是建设区域卫生信息化平台的重要任务。在智能健康管理系统，新兴的智慧健康体检、智能健康监测等手段拓宽了健康信息的渠道、数量、质量，而智慧健康档案和云平台、区块链成为健康信息存储管理的重要载体。个体健康风险评估以智能健康管理系统储存的健康信息为依据，针对服务对象的整体健康状况以及营养、心理、体能、脊柱、心肺等专项健康状况、健康危险因素及未来可能患病危险性等，利用大数据分析、人工智能辅助手段进行分析和评判，为制订健康干预和促进方案提供依据。循证、精准的健康干预措施是智能健康管理系统的重要输出，也是健康管理过程的关键步骤，承接健康评估与健康促进，为实现健康目标创设有利环境。智能健康管理背景下的健康干预通过积极推动健康教育、生活方式干预等医疗与非医疗措施的技术创新与适宜性改进，最终实现促进和改善健康水平的系统产出。

3. 智能健康管理系统功能延伸 从个体健康到群体疾病监测体现了智能健康管理系统功能向精细化发展的同时，向人群健康、公共卫生领域的功能拓展。人工智能算法和技术驱动的基因检测、可穿戴设备、物联网移动端口在个体的精准化健康管理中发展迅速。在此基础上，通过收集个体健康数据，并将其与时间、社会行为等大数据进行联合计算，可以构建新型流行病风险预警系统。在许多突发性传染病的疫情防控中，人工智能结合大数据分析和互联网科技等手段对疫情溯源和监测具有重要意义。此外，最新的群体性管理模式也聚焦于将个体数据进行收集，基于计算机算法挖掘和处理信息，组成大数据平台。在卫生安全事件中，智能设备记录个体的体温、睡眠等模式等，分析潜在的个体病况。同时，大数据平台储存这些个体信息，并通过与整体趋势相结合的模式，进行群体风险预测和监控。目前，个性化数据整合到群体预警体系的方式方法可以表现在多个层面，包括智能算法结合动力学模型、动态感染模型等大数据分析模型和实践技术来进行风险态势研判。

二、信息技术与智能健康管理

（一）互联网与健康管理

“互联网 +”的概念是在2015年政府工作报告中被提出的。通俗地说，“互联网 +”就是“互联网 + 传统行业”，但这绝非简单的两者相加，而是利用信息通信技术以及互联网平台，让互联网与传统行业进行深度融合，创造新的发展生态。它代表一种新的社会形态，即充分发挥互联网在社会资源配置中的优化和集成作用，将互联网的创新成果深度融合于经济、社会各领域之中，提升全社会的创新力和生产力，形成更广泛的以互联网为基础设施和实现工具的经济发展新形态。

互联网必然将成为健康服务与管理行业的重要阵地，也得到我国政策支持。《“健康中国2030”规划纲要》指出，发展基于互联网的健康服务，鼓励发展健康体检、咨询等健康服务，促进个性化健康管理服务发展，培育一批有特色的健康管理服务产业，探索推进可穿戴设备、智能健康电子产品和健康医疗移动应用服务等发展。2018年4月28日，国务院办公厅发布的《关于促进“互联网 + 医疗健康”发展的意见》明确指出：“鼓励医疗机构应用互联网等信息技术拓展医疗服务空间和内容，构建覆盖诊前、诊中、诊后的线上线下一体化医疗服务模式。”

以互联网信息技术为载体，“互联网 + 健康管理”的精准化和个性化水平逐渐提高，平台也呈现出综合发展的趋势。慢性病管理模式在慢性病管理平台上得以应用。通过慢性病管理信息系统，综合患者自我管理平台及专家团队管理平台，实现持续性健康数据监测；通过慢性病管理服务决策支持系统，综合慢性病管理服务推理引擎和健康知识库，实现反馈提醒机制以及患者教育指导等；通过慢性病管理院外服务系统，实现持续监测患者健康状况、异常评估及干预指导、分级管理患者，修订管理计划以及随访干预实现跟踪随访以及患者教育指导等。互联网和医院连接，医生和患者之间的服务和数据更加密切。患者在线就能进行健康检查预约，根据自身的实际健康体检需求，选择需要进行检查的项目，使健康检查具有针对性。医院为患者提供在线健康咨询服务，根据不同患者的不同病情，为患者提供对应的健康知识以及相关的治疗方案。通过利用“互联网 +”模式与对应科室的专家进行在线对接，康复科、慢性病科、妇幼保健科等众多科室实现强强联合，为患者提供专业化的在线指导和就诊治疗。

互联网在时间与空间上给予健康服务与管理极大便利，将成为健康管理事业发展的强大引擎。不仅能够提高患者健康意识，促进健康行为，实现个人全生命周期的健康管理，提供高质量个人医疗服务体验；还可以协助医护人员进行健康信息的监测及分析，通过大数据的融合，为医疗、用药、护理、康复等多方面提供有力证据，对疾病起到预测、监测及管理的成效。推动构建更加智慧的医疗健康体系，推进优质资源的合理分布、有效利用，为政府与各医疗、健康服务机构提供医疗健康管理的智能工具、平台和服务，共同解决医疗健康服务效率、服务质量、服务范围等问题。但是不可忽视，我国“互联网 + 健康管理”事业也面临着网络系统安全问题和网络信息安全建设的压力。为了推行信息化、智能化、统一化的云技术，提高医疗活动效率，净化网络环境、构建网络安全技术壁垒、建设监测与评估和防御一体的网络安全体系势在必行。

（二）物联网与智能健康管理

2010 年我国政府工作报告中所附的注释中提到物联网“是指通过信息传感设备，按照约定的协议，把任何物品与互联网连起来，进行信息交换和通讯，以实现智能化识别、定位、跟踪、监控和管理的一种网络”。

随着物联网行业的发展，物联网场景逐渐拓宽，并与医疗健康行业紧密结合，形成医疗健康物联网。在国家政策的推动下，医疗物联网行业发展迅速，国家方面出台了一系列医疗物联网政策。2018 年 7 月，国家卫生健康委员会印发《远程医疗服务管理规范（试行）》，提出医疗物联网参与下的设备基础条件，包括：远程医疗信息系统应当满足图像、声音、文字以及诊疗所需其他医疗信息的安全、实时传输，图像清晰，数据准确，符合《远程医疗信息系统建设技术指南》，满足临床诊疗要求；重要设备和网络应当有不间断电源；远程医疗服务网络应当至少有 2 家网络供应商提供的网络，保障远程医疗服务信息传输通畅，有条件的可以建设远程医疗专网。2019 年 4 月，国家卫生健康委员会颁布《全国基层医疗卫生机构信息化建设标准与规范（试行）》，从顶层规划角度进一步明确了基层医疗卫生机构医疗物联网信息化建设的基本内容和要求。

物联网在健康管理中的应用从过程角度可分为：配套的管理机构、家用日常设备和终端医疗设备三个方面。配套的管理机构包含健康管理系统、呼叫中心、专科医院和研究机构等；家用日常设备有手机、电脑、机顶盒、电话、电视和服务器等；终端医疗设备包括血压计、心电仪、血糖仪、血氧仪、体温计和体重计等。近年来随着我国经济的快速发展，人们对健康保健的关注度越来越高，正逐步从传统医疗行为的诊断和治疗，向以预防为主、防患于未然、消病于未起的“治未病”的预防医学方向发展，形成以日常保健为主、诊疗就医为辅的健康生活理念。因此，对日常健康监护等医疗保健的服务需求越来越迫切。但是在原有的医疗体制下，医疗信息无法共享，导致大医院人越来越多，而社区医院门可罗雀。随着医疗电子技术的发展，应用物联网技术可以很好地解决这个问题。通过技术手段实现社区医院和大医院的医疗信息共享，在社区医院甚至在家中就可以进行远程医疗和自助医疗，也可以进行健康的监测。当出现严重问题时，患者可以通过联通的系统进行预约。全新的诊疗模式可以把目前大多数医院以治疗为主的诊疗方式转为预防和康复，降低医疗资源使用，减轻医护人员工作量，提高医院运作效率，有利于缓解医疗资源紧缺的压力。安装入户的智能健康系统，可动态反映居民健康参数，数据由无线网络自动上传至社区中心，通知居民最近一段时间的身体状况，指导如何饮食、用药。通过这样智能式的社区服务，可及时预防和控制疾病，提高居民健康意识。

物联网助力健康管理的同时，也存在部分问题和挑战。在标准方面，国内目前尚未形成统一的物联网技术标准规范，这成为了物联网发展的最大障碍。产品研发方面存在一定瓶颈，在物联网技术发展产品化的过程中，一些关键技术亟待突破硬件产品价格较高。使用成本方面，因成本较高，如果没有政府支持，医院很难实现大规模应用。因此，如何将价格控制在大规模应用能够承受的范围之内，是目前普及物联网应用面临的重要问题。观念改变方面，由之前传统的面对面，到现在的信息咨询转化，普及率和参与度还需要一段时间过渡。

（三）大数据与智能健康管理

信息技术与经济社会的交汇融合引发了数据的迅猛增长，大数据成为重要的时代特征。全球范围内，运用大数据推动经济发展、完善社会治理、提升政府服务和监管能力正成为趋势。我国互联网、移动互联网用户规模居全球第一，充分利用我国数据规模优势，发掘和释放数据资源价值，高度重视大数据发展与应用成为必然。当前大数据尚无公认的定义，有人认为大数据是指无法在一定时间内用传统数据库软件工具对其内容进行抓取、管理和处理的数据集合；也有将大数据描述为涉及数据量规模巨大以至于无法通过人工在合理时间内截取、管理、处理并整理成为人类可解读的信息。大数据具有公认的 4V 特征，即规模性（volume）、高速性（velocity）、多样性（variety）和价值性（value），大数据真正的价值并不在于大规模的数据本身，而是对大数据的处理和分析所带来的巨大增值。

我国出台多项政策，从政策层面为健康医疗大数据应用与探索提供指引。2015 年，国务院印发《促进大数据发展行动纲要》，提出建设覆盖公共卫生、医疗服务、医疗保障、药品供应、人口生育和综合管理业务的医疗健康管理和服务大数据应用体系。推动传统公共服务数据与互联网、移动互联网、可穿戴设备等数据汇聚整合，优化公共资源配置，提升公共服务水平。2016 年，出台《国务院办公厅关于促进和规范健康医疗大数据应用发展的指导意见》指出，健康医疗大数据是国家重要的战略基础性资源，推动健康医疗大数据资源共享开放，探索推进可穿戴设备、智能健康电子产品、健康医疗移动应用等产生的数据资源规范接入人口健康信息管理平台。经济的发展与健康意识的增强促使人们愈发关注自身及家人的健康状况，加之移动设备性能的快速提升、无线网络的广泛覆盖与可穿戴设备与技术的发展，为健康管理与大数据的结合提供广阔的市场需求和技术支持环境。

大数据技术贯穿于健康管理全过程，即健康信息的收集和监测—健康和疾病风险评估—健康危险因素干预—健康教育与指导，与数据来源、数据收集、数据存储、数据分析、结果呈现和价值创造的数据分析架构相对应。

首先，数据采集是健康管理的基础，只有对个体和人群的健康状况深入了解，才能提供个性化的健康管理服务，有效维护人群健康。一般而言，健康信息包括一般情况（性别、年龄等）、健康状况和疾病史、生活方式（膳食、运动情况、吸烟、饮酒、睡眠质量等）、体格检查（身高、体重、血压等）、血脂、血糖情况、健康危险因素等。大数据技术辅助下的智能健康管理不局限于传统健康管理采取的常规体检、面对面问询等健康信息收集方式。轻便的可穿戴设备或感应设备等生物传感器组成的健康物联设备是健康管理数据的来源，由其采集身体重要的生命特征信号，一般可划分为健康采集终端、健康应用终端、复合健康终端和智能健康终端等。例如，以居家方式实现心电测试信号采集，借助电容传感器监测呼吸频率，使用可穿戴设备监测血压、血糖状况和热量消耗等。智能化设备实时监测、收集个体的海量健康数据借助大数据技术传送并储存于云端，形成连续不断的个体与人群健康数据库，为预防性干预提供方向和依据。

其次，经由数据存储与分析，进行健康和风险评估。利用不同层次的人群健康数据库，建立适合各地区和民族的数理统计模型，根据模型进行个体和群体的健康危险因素评价。针对个体的健康评价目标为基于健康危险因素评估制订个性化干预计划，进行分类干预；针对群体的健康评价主要是对群体的健康危险因素、阳性指标（过去有病史的和新发病例）、疾病危险度等进行分析评估，分析不同地区、人群（如按年龄段或按慢性病病种分群）的健康差异，并以此构建个性化、地区化的健康评估模型，制订科学的防病、治病方法以及预后标准。比如，卫生部门可通过遍布全国的数据库，监测并预测疫情在人群中的传播，快速进行响应，以利于早发现、早隔离并且早治疗。

最后，价值创造阶段是发挥数据价值的关键，健康因素干预和健康宣教与指导建立在前期健康信息采集和数据分析的基础之上。对一般人群开展健康教育，对各类疾病人群开展针对性的健康促进诊疗措施和宣教，对于高危人群进行个体化指导，在这一过程中，依托大数据技术的健康管理可以实现对健康危险因素的全程、全方位干预。实际应用中，基于物联网技术的云健康监护及预警系统，通过智能传感器实时监测人体周围环境参数、生命体征参数、运动状态、视频等信息。监控中心对采集到的信息进行相应的存储、分析和处理，并利用网络技术将数据上传至云服务器，进行云存储、管理和共享。这极大地便利了健康管理机构对个体进行远程管理及提供咨询和指导。

大数据技术应用于健康管理意义重大。第一，打破时空约束，满足健康管理个性化要求。第二，大数据技术是实现疾病防治、增强疗效的重要手段。通过健康信息采集与分析，判定危险因素，结合疾病早期症状及指标的对比情况，及早规避疾病危险因素，实现疾病的主动预防。通过对已患病人群的全程跟踪，监测异常指标，联动医院等卫生机构，实现治疗效果最大化。第三，大数据技术为病因探索提供了新的手段。大数据技术是信息技术高度发展的必然结果，必然引发病因学科研思维与方法的革新。大数据技术将人体接触到的各种健康影响因素和健康状况定量化和结构化，从海量的结构化数据中挖掘变量间的共性与相关性，从而为进一步探索病因的因果关系提供线索和发现，实现病因溯源和干预。我国大数据技术蓬勃发展的同时，亦面临健康数据标准难以统一、共享机制尚未建立、隐私保护未完全落实、数据安全制度未完全建立等难题。

（四）5G 技术与智能健康管理

第五代移动通信技术（5th generation mobile communication technology，简称 5G），相较于第四代移动通信技术（4G），具有低延时、高带宽、广互联、多边缘计算（MEC）、网络切片、高精定位的特点，是实现人机物互联的网络基础设施。5G 并非 4G 的简单延伸，而是一个真正意义上的融合网络，其以融合和统一的标准，提供人与人、人与物、物与物之间高速、安全和自由的联通。2019 年 6 月，我国工业和信息化部正式向中国电信、中国移动、中国联通、中国广电发放 5G 商用牌照，标志着我国正式进入 5G 商用元年。我国高度重视 5G 在各行各业的落地应用。2020 年 3 月，工业和信息化部发布《关于推动 5G 加快发展的通知》，明确提出丰富 5G 技术应用场景，推动“5G + 医疗健康”创新发展。开展 5G 智慧医疗系统建设，搭建 5G 智慧医疗示范网和医疗平台，加快 5G 在疫情预警、院前急救、远程诊疗、智能影像辅助诊断等方面的应用推广。同样，5G 健康管理领域具有丰富的应用场景。

5G + 智能健康管理应用主要是借助 5G 技术、物联网和人工智能等新兴信息技术进行健康信息收集和健康检测、健康风险评价和健康评估、健康风险干预和健康促进等工作，实现持续、动态、个性化的闭环健康管理。传统健康管理需前往专业体检机构和医疗机构进行健康检测，借助可穿戴设备打破时空限制进行健康管理。智能可穿戴设备是在传感器、芯片、各类通讯以及网络技术基础之上，将芯片内置于随身腕表、眼镜、手环和衣物等物品之中，监测、记录个体健康数据（如热量消耗、呼吸频率、睡眠时长、血压等），并将其记录到的健康数据通过互联网传输至云端后台。目前广泛应用的可穿戴设备主要通过蓝牙连接、平板电脑（PAD）等终端 APP 采集健康信息，再上传至云端平台，无法脱离手机、PAD 等独立使用。少数独立使用的可穿戴设备内置网络模块可通过无线网（Wi-Fi）和 4G 技术直接联网上传数据，但上传数据时受制于 Wi-Fi 覆盖面积小、传输速度慢以及 4G 传输延迟、联通滞后的影响，难以实现全面实时健康数据分析与监测。5G 技术的不断应用实践将克服这一难题，利用 5G 毫米波、体积小、可设置多根天线的特点，借助 5G 独有的多输入多输出（multiple-input multiple-output，MIMO）技术，增加网络覆盖范围，显著提高数据传输的速度和质量，实现数据实时传输、分析和反馈，是未来独立联网可穿戴设备稳定通讯的最优解。5G 环境下，多样化设备可以多源收集用户特定数据，快速处理、分析和反馈信息，获取基于个人特征的治疗方案，提升用户健康自主管理能力，助力其全面掌握个人健康数据，实时监控个人生理、行为、环境、安全和社交信息，实现风险干预。未来在 5G 技术的加持下，融合人工智能、区块链、云计算、大数据、边缘计算技术等多种技术，智能可穿戴医疗设备将拥有自组织能力，架构泛中心化，传感器之间可互联互通，实现并行计算甚至是云计算。从而使智能可穿戴设备向大规模互联智能可穿戴发展，进一步增强可穿戴医疗设备与用户间联系，促使健康管理普及化、自主化、个性化和智能化。

5G 技术与医疗健康领域的深度融合和创新应用，将对传统医疗场景下的检验和诊断模式造成冲击，但其目前存在着信息孤岛、行业规范与标准体系尚缺、个人隐私保护、网络安全、医疗风险及法律责任、医疗质量及监管、医疗服务公平性等挑战。未来 5G 技术在医疗健康领域必将发挥更大作用，为维护我国乃至世界人民群众生命健康事业贡献力量。

（五）人工智能与智能健康管理

2012 年以来，人工智能在深度学习算法的突破下迎来了新一轮的创业和投资热潮，计算机视觉、智能语音、自然语言处理等核心人工智能技术在安防、汽车、医疗、教育等多个行业加速渗透纷纷落地，应用场景不断拓展，极大提升了行业效率，解决了行业痛点。2017 年以来，人工智能被写入政府工作报告，并出台了《新一代人工智能发展规划》等多项政策文件，制定了人工智能发展规划远景目标，人工智能成为国家战略。

医疗健康产业是我国大力支持首先推广人工智能应用的四大产业之一。国家在医疗领域政策部署上发布了一系列人工智能相关政策。2016 年 6 月，国务院办公厅印发《关于促进和规范健康医疗大数据应用发展的指导意见》，提出支持研发健康医疗相关的人工智能技术、生物三维（3D）打印技术、医用机器人、大型医疗设备、健康和康复辅助器械、可穿戴设备以及相关微型传感器件。2017 年 1 月，国家卫生和计划生育委员会印发《“十三五”全国人口健康信息化发展规划》，明确提出充分发挥人工智能、虚拟现实、增强现实、生物三维打印、医用机器人等先进技术和装备产品在人口健康信息化和健康医疗大数据应用发展中的引领作用。国家卫生健康委员会医院管理研究所、《中国数字医学》杂志社等共同发布的《人工智能蓝皮书：中国医疗人工智能发展报告（2020）》显示，2019 年人工智能前沿技术正在快速融入医疗。大数据与人工智能将被用于精准识别医学影像中的早期病灶，定位致病基因并开展相应的靶向治疗，以及提前预警重大健康风险等。报告还指出，回顾人工智能的发展史，与医学领域的结合是其发展的重点。

智能健康管理是将人工智能技术应用到健康管理的具体场景中。目前主要集中在风险识别、虚拟护士、精神健康、在线问诊、健康干预以及基于精准医学的健康管理。具体内容如下：①风险识别：通过获取信息并运用人工智能技术进行分析，识别疾病发生的风险及提供降低风险的措施。②虚拟护士：收集患者的饮食习惯、锻炼周期、服药习惯等个人生活习惯信息，运用人工智能技术进行数据分析并评估患者的整体状态，协助规划日常生活。③精神健康：运用人工智能技术从语言、表情、声音等数据进行情感识别。④在线问诊：结合人工智能技术提供远程医疗服务。⑤健康干预：运用 AI 对用户体征数据进行分析，定制健康管理计划。⑥基于精准医学的健康管理：以生物信息与大数据为基础、先进健康管理手段为支撑的精准体检、精准评估和精准干预的新型健康管理方式，具有精确、准时、共享、个体化等特点。“精准”是指健康体检、健康评估对身体健康状态检测与预测的精确；“准时”是指及时探知疾病状态，预防疾病，确保健康，而不仅仅是依赖发病后的治疗；“共享”是指健康数据与技术共享，需要政府、企业、社会、个体共同努力；“个体化”是指体检项目、健康干预的个体化。

虽然我国人工智能医疗发展较快，但是仍处于起步阶段。各应用场景产品及服务多处于试用阶段，尚未实现营收或盈利。目前，我国人工智能医疗仍面临医疗数据孤岛及结构化数据不足、医疗人工智能技术相对不成熟，仍处于弱 AI 医疗阶段、医疗器械许可证监管政策相对严格等三大突出问题。此外，在人工智能人才短缺的背景下，既懂医学又懂 AI 的复合型人才巨大缺口也限制 AI 医疗的发展速度。

第三节　主要的智能健康管理系统

智能健康管理系统是新时期健康信息技术发展、使用主体多元化、居民健康意识提升等多重因素共同催生的产物，是进行信息共享、数据分析、信息服务的中心平台，多数健康信息数据均需通过服务平台完成采集、传输与使用。我国智慧健康系统与服务平台发展迅速，极大促进了医疗服务水平和质量的提升，下文将详细介绍我国智能健康信息系统与服务平台在健康档案管理、慢性病管理、健康养老和医院管理方面的实际应用。

一、智能健康档案管理系统

我国医疗卫生服务体系承担保障人民群众健康的主要责任，预防是最经济最有效的健康策略，那么医疗卫生服务体系应当如何贯彻落实我国"预防为主"的卫生工作方针，基层医疗卫生服务体系疾病预防网织紧织密是关键点之一。党的二十大报告指出要加强基层防病治病和健康管理能力，为基层医疗卫生体系前进指明方向。完善个体与群体健康信息数据的采集、使用、管理与共享机制是预防工作顺利推进的前提与基础。一方面，使个人疾病发展有迹可循，严密后续诊断、治疗和预后证据链条；另一方面，为人群健康干预和宣教提供坚实证据基础。目前，我国传统的居民健康档案管理难以满足现代健康管理需求。

智能健康档案管理系统指依托云计算、物联网、人工智能等技术，立足完整的电子居民健康档案和电子病例的数据基础，为居民和卫生机构提供采集、查询、传输、整合、共享等服务的集成平台，从而提供更高水平的公共卫生和医疗服务。智能健康档案管理系统的目标为实现健康档案与电子病历互联互通，为民众提供连续、可及和个性化的健康管理服务，提高居民健康素养。

美国、欧盟、加拿大及澳大利亚等发达国家较早开展了以电子健康档案为核心的卫生信息化建设项目。美国在2004年成立国家卫生信息技术协调办公室（ONC），要求在10年内广泛采用能够互通的电子档案，开始大规模建设电子健康档案。在2009年，大力发展健康信息交换技术，在2018年启动"我的电子健康数据"（My Health EData）计划加快推进了个人健康信息的共享与利用。英国从2008年开始实施为5 000万居民建立电子健康档案的大规模卫生计划。加拿大成立第三方非营利机构，制定《加拿大电子健康档案蓝图》，至2016年已实现电子健康档案全面覆盖。澳大利亚国家电子健康档案工作小组经过多年探索，至2016年建成集中制管理的"我的健康档案"（My Health Record，My HR）管理平台。

我国于2009年由卫生部组织开展全国范围电子健康档案建设计划，至今取得较大成效。国内外健康档案管理一般包括的服务模块如图15-2所示。

健康档案功能是智能健康档案管理系统的核心服务模块，是后续各项功能实现的基础。其数据主要来自两方面：其一，为基本医疗数据，即居民就医时产生的医疗服务数据，包含预约上门就诊、诊室就诊、转诊等医疗服务过程中产生的检验、诊断、药物使用等数据；其二，来源于政府所提供的基本公共卫生服务，包含健康体检、健康咨询、慢性病管理与疾病预防等，无论是何种途径产生的健康信息，最终都将进入智能健康档案管理系统整合，统筹管理。负责居民日常健康维护的全科医生登录系统后即可实现对居民的管理，主要包括实现对居民及其家庭成员的建档、签约管理、流动管理、制订健康计划和个人健康档案等管理。服务居民的医务工作者登录系统后，主要是完成网格化的登记管理、居民及其家庭信息登记等，将就诊对应信息并入档案之中，实现档案连续性，为健康教育与指导奠定信息基础。

居民中心用以满足居民健康信息使用的需求，人们接受的所有健康服务均可通过居民中心

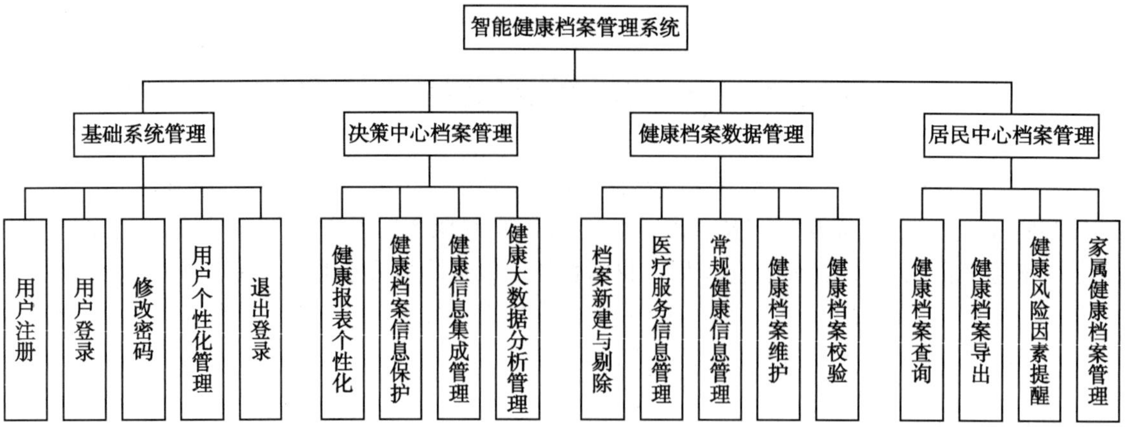

图15-2　智能健康档案管理系统功能示意图

实现记录和追溯，随时随地管理自身健康状况，实现“防病于未然”。居民用户可通过互联网或智能移动终端设备进行个人健康档案查询与导出，其查询结果包括居民个人及其家庭档案号、健康档案、健康体检、疾病随访等健康数据。决策辅助模块的主要使用者为卫生部门、医疗机构、企业等。对于各级卫生部门，通过对居民健康档案数据的采集与汇总，实现区域健康档案大数据分析，并可根据地区差异和轻重缓急辅助卫生资源规划与分配，还可利用数据分析结果开展疾病防控、流行病筛选等工作，辅助卫生决策，维护居民健康。

我国智能健康档案建设顺利推进的同时面临挑战。首先，电子健康档案与病历格式尚未形成全国统一标准，不同区域和层级间数据共享与传输存在阻碍。统一的信息化标准是医疗卫生相关信息系统互联互通、相关单位信息共享、医疗卫生机构业务协同与合作、居民健康信息安全保密的前提。系统建设过程中应以国家相关规范为依据，如《健康档案基本架构与数据标准（试行）》《电子病历基本架构与数据标准（试行）》等，推动智能健康档案管理平台互联互通，将卫生领域内现有信息网络充分整合。其次，各地卫生信息技术发展水平参差不齐，智能健康档案建设的功能实现需要多种先进的新技术，如“5G + 物联网”实现档案采集传输，区块链技术助力档案存储整合，“大数据 + 云计算”优化档案数据分析。然而，各地区经济发展、政治环境、技术水平等存在较大差异，故在全国范围内建设统一集成的智能健康档案管理系统仍然任重道远。最后，居民个人健康档案中包含居民疾病信息、药品信息、健康状况等大量隐私，对于电子健康信息隐私保护的相关制度和技术仍有待建立和开发。除以上三点之外，我国智能健康档案管理系统仍然存在共享开放观念滞后、行业壁垒过高、资源需求量大、安全保障不足等多重挑战。

二、慢性病患者健康信息智能管理系统

近年来，我国慢性病防控形势严峻，成年人慢性病患病率较十年前增加了两倍有余，现患病率已超过 34%，且呈现出快速发展和患者年轻化趋势。党的二十大报告强调加强重大慢性病管理，加快推进基层慢性病健康管理工作是健康中国建设的题中之义。基层医疗体系服务能力、硬件设备更新、医防服务整合等是基层慢性病管理工作发展和落实的主要方面。对此，夯实基层慢性病管理基础，加快基层健康管理信息化建设工作刻不容缓。事实上在传统医疗时代，慢性病患者通常需要依靠自己测量、记录以判断病情发展。在我国将慢性病管理纳入国家基本公共卫生服务后，慢性病健康管理日益科学化、专业化，由基层医疗卫生机构统一管理慢性病患者并开展健康随访，但疾病管理效果仍有待进一步提高。随着现代科技的快速发展，智能慢性病患者健康管理系统可以有效突破空间与时间限制，满足慢性病患者长期、持续、实时、个性化的健康服务需求，从而提高慢性病患者的控制效率和疾病管理效果。

慢性病患者健康信息智能管理系统的总目标为完成慢性病人群的电子建档和动态跟踪，实现慢性病管理网络化、智能化和集成化，提高卫生部门层级间信息共享程度，协助基层医疗卫生机构管理慢性病患者健康信息，为慢性病防治、诊断、随访提供数据支持。其总目标的实现主要依赖于慢性病数据采集、干预和管理慢性病、慢性病大数据分析与应用等工作的完成。

该系统功能模块基于慢性病信息管理系统，以国家公共卫生服务中慢性病干预项目实施为基础，提高各级医疗卫生机构慢性病患者管理的效率与效果，实现信息共享、透明，使得基层医疗卫生人员能够随时查询自身任务进度及所管理慢性病患者的健康信息。通过系统信息处理，实现相关慢性病干预自动化、智能化，具体功能模块如下（图 15-3）。

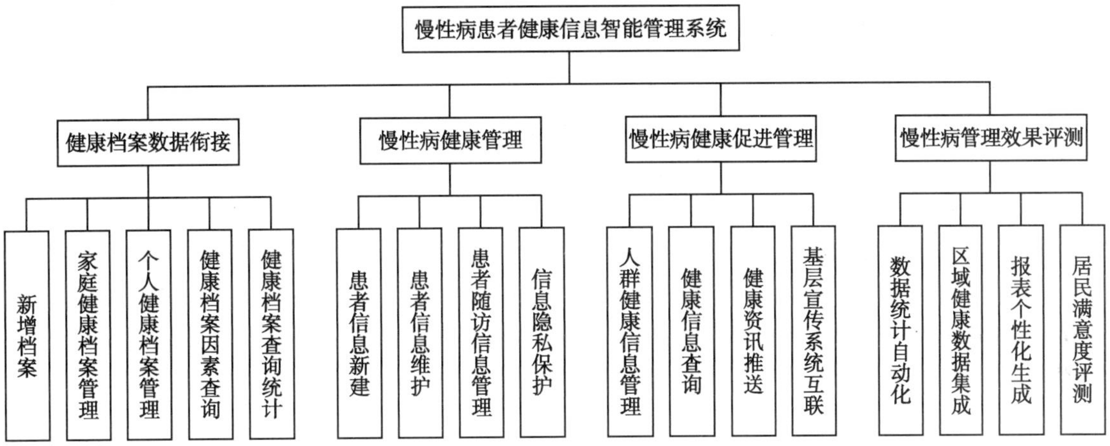

图 15-3 慢性病患者健康信息智能管理系统功能示意图

1. 衔接居民电子健康档案数据 此功能用于居民慢性病信息收集，一般居民健康档案数据包括家庭健康档案与个人健康档案，家庭健康档案管理界面用于维护家庭相关信息，设“新增家庭”与“管理家庭”两项分功能。个人健康档案用于维护个人健康档案信息，设“新建档案”“档案管理”“健康档案查询统计”“健康档案因素查询”四个功能。其中，“新建档案”用以添加居民个人健康信息，“档案管理”用于当用户输入检索条件时，查询所需个人健康档案信息，“健康档案查询统计”方便用户对本辖区居民个人健康档案统筹查询及统计相关结果，而“健康档案因素查询”方便用户通过筛选影响因素对本社区的个人健康档案信息进行统筹查询及统计相关结果。

2. 开展慢性病健康管理 此功能主要对患有高血压、糖尿病及其他慢性病的居民信息进行维护和管理。不同级别的管理人员可查看其管辖范围内的慢性病患者信息、管理卡信息、随访列表记录、随访记录信息。基层医疗卫生机构除可查看相关信息外，具备建立和修改管理卡，添加、删除、修改随访记录等权限。以高血压管理为例，对于已建立“高血压管理卡”的人员，页面显示“添加随访记录”和“随访记录列表”选项，反之，则需填写管理卡表中的信息，保存后重复上述操作。管理卡中所需填写信息包括“身高”“体重”“血压值”等属性，“随访记录列表”包括吸烟数、饮酒数、运动频率、每次持续时间、身高、体重、血压值、胆固醇、腰围、高密度脂蛋白、空腹血糖、甘油三酯等信息。

3. 慢性病健康促进服务管理 此功能实现管理人员根据一般人群、高危人群、患病人群和所有人群的分类，查询辖区内所有个人健康档案信息，亦可通过连接乡镇卫生院电子显示屏推送慢性病健康促进知识。

4. 慢性病管理效果评测 该功能实现自动统计相应指标，如慢性病患病人数、慢性病健康管理人数、慢性病管理率等，以报表形式辅助指导项目管理人员综合评测慢性病干预效果。

慢性病患者健康信息智能管理系统的建设及实施需要配备相关基础设施和满足一定条件。例如，智能监测设备协助慢性病患者自我管理健康，智能监测设备可利用先进传感器获取患者血压、血糖、心率、睡眠等健康数据用于疾病监测，集成互联网技术的可穿戴智能医疗设备可将相关数据无线传输至中央处理器或系统中心以便专业医务人员能够进行全面、及时和专业的治疗和分析，或将数据传回至该设备或亲属的移动设备，以便在身体异常时发出警告信号。例如，为慢性病人群推出的用于居家监测的系列衍生产品，包括血糖仪、血压计、体重计等，其中内置蓝牙无线发射仪等关联患者的智能手机。手机可安装配套的应用程序，将患者的疾病数据信息上传到研发机构的医疗中心，及时发出预警或救助。国内慢性病管理的巨大服务需求为各级医疗卫生机构提供广阔发展空间，充分依托互联网、云计算等发展移动医疗及管理技术，提高慢性病患者自我管理意识和健康素养。

三、智能健康养老平台

我国老龄化问题日益加剧，传统的家庭式养老和机构式养老无法满足老年群体实际养老需求，传统养老服务模式面临的供需不匹配、服务效率低、资源缺少整合等问题尤为突出，借鉴国外养老经验和我国养老模式的实际探索，智能居家或社区养老逐渐走进人们的视野。智能社区居家养老云平台指充分利用通信技术、互联网技术、大数据及云计算等技术手段，以建立老年人健康信息数据库为核心，以提供紧急救援、生活照料、家政服务、精神关怀、增值服务为基本服务内容，以社区为基础，依托智能居家养老管理软件、智能可穿戴设备和社交媒体，为老年人提供人性化、智能化养老服务。其主要子系统如下（图 15-4）。

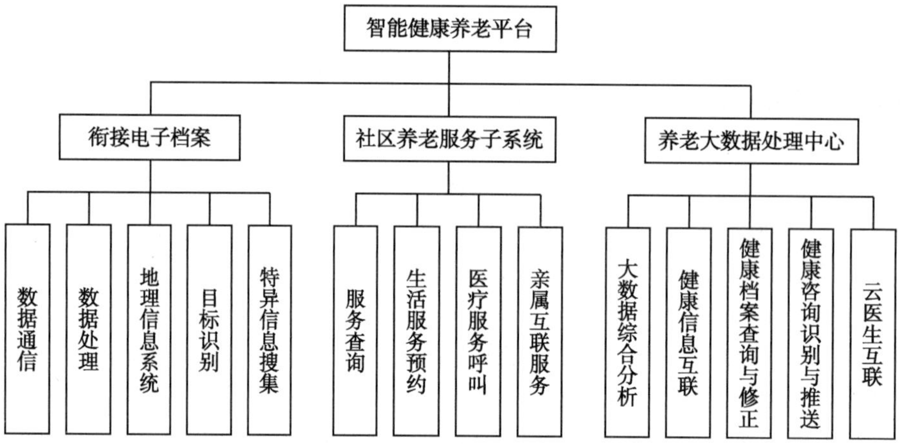

图15-4 智能健康养老平台功能示意图

1. 养老健康管理大数据分析中心 以数据库形式存在，主要分为大数据综合分析、健康信息互联、健康档案、资讯推送和云医生互联等几个功能模块。其中大数据综合分析模块负责收集健康信息，自动传输并进行数据分析和处理，将结果传送至医疗服务人员并返送其健康指导建议；健康信息互联模块主要指智能健康设备实时监测并自动传输健康监测指标至管理端；健康档案模块指与居民电子健康档案库关联，开发建立持续终生的健康养老档案数据库；信息推送模块实时抓取网络健康热点内容，结合老年人访问及搜索内容进行大数据分析，精准推送相关健康信息；云医生互联功能模块指各级医护人员通过该平台为服务对象提供所需医疗服务，同时对相关健康信息进行动态记录和健康档案更新，为老人提供更加有效和便捷的医疗保健服务。其主要功能包括健康档案浏览、门诊诊断治疗、门诊病历书写、处方医嘱、预约门诊（检查）、预约住院等，并且能够与区域医疗机构实现信息互联共享与业务集成。

2. 智能社区生活养老服务子系统 该子系统主要提供服务社区老年人日常生活和照料平

台，主要包括家政、购物、订餐、中介代理、文化旅游等生活服务线上线下结合（O2O）的电子商务。此平台将居家老人、社区服务网点和基层社会管理组织连接起来，居家老人可以通过电视、网站、智能手机应用或拨打服务中心电话发送家政、购物、订餐、中介代理、诊疗预约等服务请求。服务平台将组织社区商店、家政服务中心、社区卫生服务中心等社会资源，为居家养老的老人提供便捷的上门服务，给失能或半失能以及行动不便的空巢老人带来极大的生活便利。同时，平台可提供呼叫功能，社区居家养老的老年人可在家中设置一键呼叫器呼叫子女、医疗机构或报警，获得紧急医疗救助服务；居家老年人可通过智能电视、智能终端和智能手机上的移动 APP 查看和预约服务平台所提供的相关服务。社区周边医疗、保健、家政服务、康复护理、心理照护等便民服务机构可通过云服务平台加盟合作，为老年人提供周到、便利、质优价廉的服务。

3. 物联网 RFID 定位子系统 “RFID”即射频识别，RFID 技术实质上是电子标签技术，即通过无线射频信号自动识别目标对象，在非接触状态下获取目标对象数据信息的技术手段。RFID 定位系统包括数据通信、数据处理、地理信息系统等多个模块。利用该系统能够完成预设范围内监测对象即老人位置的实时定位，同时使用上层模型能够对检测范围内的老人数量和位置分布情况进行统计和分析，在任意时间段实现对老人行动轨迹的查看跟踪和位置查询。RFID 系统的人员定位模块具备较好的交互性，能够实现与视频监控系统的联动任务，以完成被监测人员的跟踪定位活动。当老人发生危险时，社区管理人员可以调动该系统发挥定位作用，为维护老人健康和安全提供技术保障与支持。

通过将物联网技术、RFID 技术、人工智能技术等现代技术相结合，打造智能健康养老服务平台，为在社区养老的老年人提供全过程、全方位和全范围的养老服务与医疗服务，满足老年人医疗、生活照料和养老需求，提升老年人的生活质量与幸福感。通过给老人佩戴非接触式生理特征采集腕带等其他智能可穿戴设备，完成老人健康数据的采集和实时收集，再将收集到的数据上传至养老健康管理大数据分析中心进行储存和分析。当老人身体出现异常情况时系统将发出预警，同时向老人的亲属发送身体异常提醒，维护老年人生命安全。

我国人口老龄化进程与信息技术的快速发展同步，然而智能养老平台及相关产品的发展仍处于初级探索阶段，其培育和发展仍面临诸多挑战。首先，智能养老平台服务定位仍未明晰，技术的发展与进步是取代人力还是为人力提供辅助仍存在争议，甚至存在一定程度的“技术恐惧论”。其次，老年群体的信息素养和电子接纳度问题。老年群体的电子接纳度是智能健康养老服务可持续供给的关键点，以人工智能、大数据、云计算、区块链等为基础的智能健康养老服务供给是互联网应用扩张到医疗和生命领域的体现，极有可能逐渐颠覆传统的服务供给方式，给老年群体造成一定的信息与技术冲击。当代老年人的技术接纳需要时间和过程推进，若在智能健康养老服务提供过程中未能充分考虑老年群体信息素养和观念的特殊性，反而容易对老年群体造成“技术鸿沟”和“电子隔离”，使其无法充分享受到社会进步带来的数字福祉。最后，智慧养老发展相伴随的隐私伦理问题。技术发展不可避免地对原有的社会道德和法律等造成一定冲击，同时也会带来隐私、伦理等问题。技术发展的背后呈现的是开发、使用技术的人赋予的伦理价值，如何促使科技助老产品发展与伦理意识、规范确立相同步，增强老年群体对现代科技和数字技术的信任，对于智能健康养老服务平台建设及推广至关重要。

四、智能医院管理系统

2021 年 10 月，国家卫生健康委员会、中医药管理局联合印发《公立医院高质量发展促进行动（2021—2025 年）》，提出重点建设“三位一体”智慧医院。各个大型医院正逐步实现医院管理的现代化、科学化、数字化、智能化和国际化，目前我国大部分医院已建立一套完整的医院信息系统（HIS）、影像存储与传输系统（PACS）等应用系统，信息化建设颇有成效。智能医院管理系统利用最新的互联网和物联网技术，满足患者、医护人员、卫生行政部门等多方需求，是一个现代化的综合信息服务平台。从不同主体出发，其功能模块一般包括以下几部分（图 15-5）。

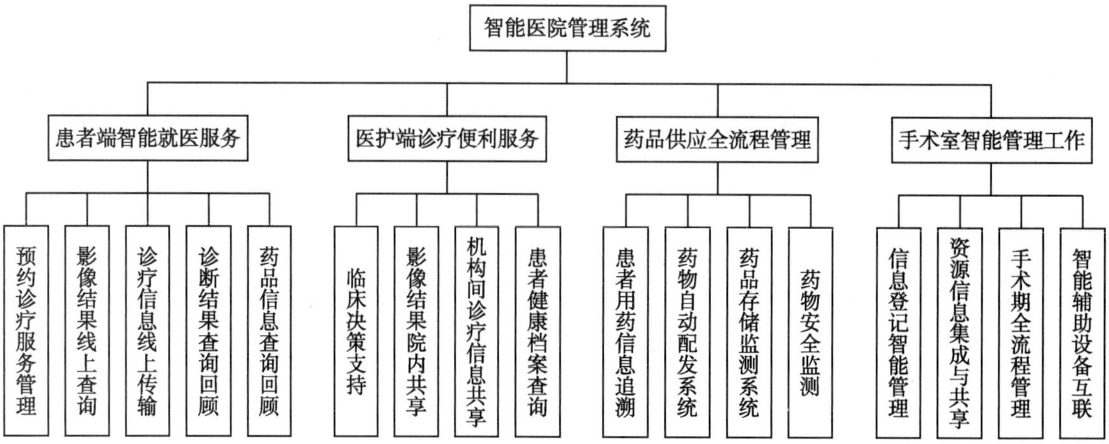

图15-5　智能医院管理系统功能示意图

1. 患者端智能就医服务　主要包括预约诊疗服务管理、医学影像结果线上查询与传输和诊断与药物结果查询与回顾等功能。区域统一预约挂号系统整合区域内大型医疗机构的预约挂号资源，居民可通过电话咨询、公众号平台、移动医疗 APP 等多种形式预约挂号，支持集成各种在线支付方式，方便群众就医，提高群众就医体验。

2. 医护端诊疗便利服务　智能医院管理系统具备临床决策支持、医学影像结果医疗机构内传输与共享、患者健康档案查询等功能。临床决策支持提供临床辅助诊断、检查检验辅助、合理用药辅助、重大疾病风险分析辅助、相似病例推荐等功能，提高医院诊断和管理决策科学化程度。

3. 药品供应全流程管理　引进一体化药房自主设计立体调度密集存取配发系统对药品进行集中管理。自动化设备通过药品信息平台对药品入院后各环节统一管理，确保患者用药全程可追溯，提高发药效率。

4. 手术室智能管理工作　医院手术室智能管理系统主要采用电子计算机通信技术、信息化技术、RFID 技术、生物识别技术及数据库等实现手术室人员的信息登记。数字化手术室通过对患者信息、临床信息、设备信息、手术室资源信息、费用信息、物流信息的全面无缝集成和共享，实现基于电子病历的围手术期全流程管理，保障手术安全。实现智能更衣鞋柜—智能发衣鞋柜—智能回收柜—后台服务器—手术室—医务人员之间的流程简化与高效运转。

本章小结

随着经济水平的不断提高，维护自身与家人健康的意识不断提升，健康管理需求进一步释放。云计算、大数据、物联网等现代技术为智能健康管理的产生与发展提供技术支撑和现实基础，智能健康管理在世界范围内进入蓬勃发展的新时期。智能健康管理有着较为清晰的发展路径。从最早出现于 2000 年的电子健康（eHealth），到利用无线网络通信系统和手机等智能终端的移动健康（mHealth），发展到如今的智能健康（iHealth），智能健康管理伴随物联网、云计算、大数据和人工智能技术的发展持续进步。智能健康管理系统中各个组成部分间并非相互独立，而是相互关联、彼此促进的紧密关系。智能健康管理系统的运行主要分为健康信息获取、健康信息存储与共享、健康知识转化、健康管理智能应用和系统综合功能实现五个环节。将健康数据信息转化为智能健康管理知识，并应用于居民健康管理，从而促进居民健康素养提升和我国智能健康管理信息化建设。我国智能健康信息系统与服务平台建设向多样化、整合化和现代化方向发展，如智能健康档案管理系统为各级医疗卫生机构和民众持续追踪健康状况提供可能，慢性病患者健康信息智能管理系统立足各地区慢性病干预项目，为提升慢性病患者疾病管理效果和减轻疾病负担作出重要贡献。智能健康管理成为我国合理配置医疗资源、提高医疗服务质量和水平以及助力健康中国建设的必然选择。

本章主要介绍了智能健康管理的由来与发展，智能健康管理的范畴与分类，智能健康管理系统的运行与应用，重点介绍了智能健康管理系统运行以及各信息技术支撑与应用场景。

（唐尚锋）

思考题

1. 智能健康管理是怎样诞生的？
2. 智能健康管理的发展路径是什么？
3. 怎样理解智能健康管理的具体含义？
4. 智能健康管理的意义有哪些？
5. 简述智能健康管理系统如何运行。
6. 智能健康养老平台建设面临的挑战有哪些？
7. 慢性病患者健康信息智能管理系统的主要功能有哪些？

第十六章　健康管理人才培养与职业发展

人才资源是第一资源，随着我国人口老龄化进程的加快，慢性疾病患病率迅速上升，医疗费用急剧上涨以及健康保障模式的改变等因素的影响，人们的健康意识已经从医疗向疾病预防、保健和健康促进转变，传统的医疗服务模式已不能满足发展的需要，新兴的健康管理行业有非常广阔的发展前景。党的二十大报告提出：提高基层防病治病和健康管理能力。健康管理能力的提高、健康管理学科的发展需要专业人才的培养，因此，健康管理专业队伍的建设，对于改善和提高我国国民身体素质，全方位、全周期维护和保障人民健康有着重要意义。

第一节　健康管理人才概述

一、健康管理人才的定义

健康管理是以现代健康概念为指导，用医学、管理学等相关学科的理论、技术和方法，对个体或群体健康状况及影响因素的危险因素进行全面连续的监测、分析、评估以及健康咨询、指导和健康危险干预，实现以促进人人健康为目的的新型医学服务过程。健康管理人才的从业范围较广，从业人员大多分布在医院、社区卫生服务机构、养老机构、保险机构和健康管理机构等。目前，尚没有健康管理人才的明确定义，从健康管理师的职能角度理解，健康管理人才是对群体或个人健康和疾病的监测、分析、评估以及健康维护和健康促进的专业人员。

根据《健康管理师国家职业标准》，健康管理师从事的工作内容主要有以下 5 个方面：①健康监测；②健康风险评估和分析；③健康指导；④健康危险因素干预；⑤指导、培训与研究。从事以上所有健康管理相关的人才均属于健康管理人才的范畴。

二、健康管理人才的需求

健康管理服务有着巨大的市场。目前我国的健康产业中，健康管理服务产业占比仅有 2.71%，医药产业占比为 50.05%。中国的健康管理产业尚处于成长初期，我国健康管理服务市场规模在未来 10 年将持续增长。中共中央、国务院印发的《"健康中国 2030"规划纲要》提出调整优化适应健康服务产业发展的医学教育专业结构，加大养老护理员、康复治疗师、心理咨询师等健康人才培养培训力度，对于健康管理人才提出了更高的需求。

（一）人口老龄化带来的需求

《关于实施健康中国行动的意见》明确指出，老年人健康快乐是社会文明进步的重要标志。早在 1999 年，我国 60 周岁以上老年人口占总人口的 10%，按照国际通行标准，我国人口年龄结构已进入老龄化阶段。进入 21 世纪后，我国人口老龄化速度持续加快。截止到 2020 年 11 月 1 日，中国的总人口为 14.11 亿，60 岁及以上人口 2.64 亿人，占 18.70%，其中 65 岁及以上人口 1.91 亿人，占 13.50%。与 2010 年第六次全国人口普查相比，60 岁及以上人口的比重上升 5.44 个百分点，65 岁及以上人口的比重上升 4.63 个百分点。除西藏外，其他 30 个省份 65 岁及以上老年人口比重均超过 7%，其中，12 个省份 65 岁及以上老年人口比重超过 14%。老年人口中大约 65% 以上患有一种或一种以上的慢性病，并且呈现空巢化趋势，对健康管理的需求剧增。健康管理的合理利用可以减少老年人患病的发生率，改善老年人生命质量，促进我国老龄化的健康发展。

（二）疾病谱改变带来的需求

《中国居民营养与慢性病状况报告（2020 年）》指出：2019 年我国因慢性病导致的死亡占总死亡的 88.5%，其中心脑血管病、癌症、慢性呼吸系统疾病死亡比例为 80.7%。高血压、糖尿病、高胆固醇血症、慢性阻塞性肺疾病患病率和癌症发病率与 2015 年相比有所上升，中国 18 岁及以上居民高血压患病率为 27.5%，糖尿病患病率为 11.9%，高胆固醇血症患病率为 8.2%，40 岁及以上居民慢性阻塞性肺疾病患病率为 13.6%，与 2015 年发布的结果相比均有所上升。我国慢性病防控工作仍面临巨大挑战。

根据《2021 中国卫生健康统计年鉴》，2020 年我国城市居民主要疾病死亡原因的前三位分别是恶性肿瘤（25.43%）、心脏病（24.56%）、心脑血管病（21.30%），前三位死亡率占比高达 71.29%；2020 年我国农村居民主要疾病死亡原因的前三位分别是心脏病（24.47%）、脑血管病（23.53%）和恶性肿瘤（23.00%），前三位死亡率占比高达 71.00%。《柳叶刀》曾发表了由中国疾病预防控制中心与美国华盛顿大学健康测量与评价研究所合作完成的 2017 年中国疾病负担研究结果。研究显示，1990—2017 年，中国居民疾病谱发生重大变化——脑卒中和缺血性心脏病取代下呼吸道感染和新生儿疾病，成为疾病负担的主要原因。目前，脑卒中、缺血性心脏病和慢性阻塞性肺疾病是我国居民过早死亡的前三位杀手，其次是肺癌、道路交通意外伤害、新生儿死亡等。

（三）健康意识提高带来的需求

现代生活节奏越来越快，在家庭、工作等多重压力下，人们面临着多种多样的健康问题，健康意识也不断提升。在此背景下，大众对于健康管理、医疗健康服务的需求日益增长，同时也对于服务的专业性、便捷度提出了更高的要求。《中共中央关于制定国民经济和社会发展第十四个五年规划和二〇三五年远景目标的建议》要求，全面推进健康中国建设，要提升健康教育、慢性病管理和残疾康复服务质量，重视精神卫生和心理健康。通过健康管理，提升居民健康意识，对居民健康有着至关重要的作用。根据《中国居民营养与慢性病状况报告（2020 年）》研究表明，居民健康意识逐步增强。近年来，居民吸烟率、二手烟暴露率、经常饮酒率均有所下降。家庭减盐取得成效，人均每日烹调用盐 9.3g，与 2015 年相比下降了 1.2g。居民对自己健康的关注程度也在不断提高，定期测量体重、血压、血糖、血脂等健康指标的人群比例显著增加。

（四）医学信息技术发展带来的需求

健康管理学是一门新兴的医学学科，是依赖于基础医学、临床医学、预防医学的理论与技术。不同于传统医学，它研究的主要内容、服务对象、服务内容与服务模式，从理论到实践都具有很大的创新性。随着医学与信息科学技术的突破与应用，使得健康管理技术日臻完善，健康管理在保险险种的设立与应用、健康风险评估、健康大产业的领域广泛发展起来。

（五）学科体系发展带来的需求

健康管理最早在欧美风行，并逐渐形成一个独立的行业。这个行业的兴起是由于市场的需要，特别是人的寿命延长和各类慢性疾病增加以及由此而造成的医疗费用大幅度持续上升，而寻求控制医疗费用并保证个人健康利益的需求有力地推动了健康管理的发展。2009 年发布的《健康管理概念与学科体系的中国专家初步共识》、2016 年出版的《中华健康管理学》专著，以及其他健康管理相关专家共识、指南、规章制度的陆续发布，标志着中国特色健康管理创新理论体系的初步形成。

第二节 健康管理人才的培养现状

目前，国内高校对于健康服务与管理专业的培养目标基本都定位于培养适应我国健康服务业发展的应用型管理人才或复合型专业人才，即既掌握相关学科理论知识又具有健康管理与服务相关职业岗位技能的人才。培养要求基本体现在思想道德与职业素质目标、知识目标和能力目标三个方面。

一、健康管理人才的学历教育

2013 年《国务院关于促进健康服务业发展的若干意见》印发，文件指出健全人力资源保障机制，支持高等院校和中等职业学校开设健康服务业相关学科专业，引导有关高校合理确定相关专业人才培养规模，规范并加快培养护士、养老护理员、健康管理师等从业人员。不断推进我国健康服务业和养老服务业发展。2021 年 8 月，教育部等五部门联合发布了《关于全面加强和改进新时代学校卫生与健康教育工作的意见》，鼓励具备条件的高校开设健康教育等相关专业，支持高校设立健康教育学院，培养健康教育师资。健康管理专业从进入职业教育专业目录，再到教育部鼓励高校开设健康教育专业、健康教育学院，意味着健康管理在专业学科领域获得了教育部门及高校机构的认可。

我国的健康管理人才培养起步较晚，但发展迅速。经过十几年的发展，已经形成了高职、本科、研究生等不同层次的专业培养模式。为新时期的创新发展打下了坚实基础。

（一）高职教育

2019 年，教育部办公厅等七部门发布的《关于教育支持社会服务产业发展 提高紧缺人才培养培训质量的意见》（教职成厅〔2019〕3 号）提出：鼓励引导有条件的职业院校积极增设护理（老年护理方向、中医护理方向）、家政服务与管理、老年服务与管理、智能养老服务、健康管理、中医养生保健、中医营养与食疗、助产、幼儿发展与健康管理、幼儿保育、学前教育、康复治疗技术、中医康复技术、康复辅助器具技术、康养休闲旅游服务、健身指导与管理等社会服务产业相关专业点。

在大专院校中，广东食品药品职业学院最早设置健康管理专业的高职院校，并在 2012 年招收第一批学生。2016 年，健康管理专业代码统一调整为“520801”，到 2022 年全国共有 196 所高职高专院校招收健康管理专业学生。虽然都为高职高专院校，但由于学校所拥有的教学资源与教学理念不同，在开办健康管理专业时，其具体的人才培养方向也有区别。有的侧重于健康风险评估，课程注重实操技能训练；有的侧重于从事个体、群体健康咨询与指导方向；有的是学校基于自身食品药品专业优势而形成的基于食品药品行业开展的健康干预。不同的学科建设基础和人才输出方向，使得各院校健康管理专业课程结构差异较大。

（二）本科教育

2008 年开始，我国有关院校如杭州师范大学、浙江中医药大学、海南医学院、浙江农林大学等率先进行了健康管理专业人才培养的积极探索工作，培养早期多是在公共事业管理专业中设置健康管理方向。2016 年，教育部首次批准浙江中医药大学、滨州医学院、山东体育学院、广东药科大学、成都医学院 5 所高校设置“健康服务与管理”本科专业，专业代码为“120410T”，学位授予门类为“管理学”，修业年限为“四年”。截至 2022 年，国内共有 136 所院校获批设立了健康服务与管理本科专业。从 2016 年的 5 所到 2022 年的 136 所，设立健康管理专业的高校数量倍增，专业蓬勃发展。

2018 年，教育部颁发了《普通高等学校本科专业类教学质量国家标准》，对各专业的人才培养目标、主干学科、核心课程、实践要求均进行了界定。由于健康服务与管理专业设置时间较短，还没有形成统一的教育质量标准。各院校在制订人才培养方案时，根据本身的办学层次和教研专长等实际情况，各有侧重。总的来说，相比高职高专院校，本科院校更强调培养复合型高级人才。

（三）研究生教育

为了应对健康管理的学科发展和市场需求，2010 年开始健康管理方向硕士研究生开始培养，2011 年我国首个健康管理学院成立，2013 年我国首个“治未病与健康管理”博士学位点获批，2014 年正式开始招生。

杭州师范大学自 2007 年开始招收公共事业管理专业（健康管理方向）硕士研究生，2014 年开始招收“治未病与健康管理”服务国家特殊需求博士人才培养项目（公共管理学）博士研究生，浙江中医药大学、天津中医药大学、大连医科大学、北京中医药大学、新疆医科大学等学校也陆续开展健康管理专业的硕士研究教育。

二、学历教育面临的挑战

（一）学科体系不健全

健康管理专业 2016 年正式纳入《普通高等学校本科专业目录》，学科建设尚处于起步阶段，健康管理学理论基础和学术研究尚未成熟，大部分高校健康管理专业的开设都依赖于公共事业管理专业，尚未形成相对成熟的专业特色和完善的学科体系。

（二）医学学科基础薄弱

管理学是一门综合性的交叉学科，它的理念、方法建立在各自的基础学科之上，是在充分了解、掌握其依托的专业领域的基础上才能发挥其作用，否则就成为空洞的理论。健康管理学作为管理学的一个分支，应当建立在对医学、健康科学有深刻理解的基础上。这就要求，健康管理专业学生必须接受完整、系统的临床医学、预防医学以及健康科学的教育，才能真正具备健康管理的能力。根据目前开设健康服务与管理专业高校的课程设置，符合上述要求的不到半数，普遍存在医学、健康科学教育薄弱，实习课程缺乏、占比不高且内容单一的普遍问题。有部分医学学科欠缺的院校，通过聘请校外的健康管理学会或健康管理中心的专家来授课，并且签约健康管理中心作为实习基地，帮助完成实践教学，这是一种很好的弥补专业教育薄弱的方法。

（三）人才培养的标准尚未统一

健康管理学是一门涉及多学科的旨在培养复合型人才的新兴专业，在多门学科的课程设置上衔接和融合不够恰当，尚没有形成较为完善的教学体系。

（四）健康管理体系不完善

健康管理专业没有列入医学职称系列和医学教育系列，阻碍了人才的上升和发展，尚未形成健康管理专业的技术职称评审体系和聘用制度，健康管理人力资源保障机制有待建立健全。

（五）实践缺乏标准

健康管理专业是需要理论和实践紧密结合的专业，特别强调学生应用实践能力的培养，要求学生能够掌握健康危险因素的识别、健康风险评估和健康干预等技能，需要完备的实训室和实训基地作为支撑。目前实训室和实训基地没有统一的建设标准，部分高校实训课程开展不足，实训设备缺乏或者使用率不高，实训基地规范化管理水平有待提高，理论与实践没有融合起来。

三、健康管理人才的非学历教育

健康管理的继续教育是完成院校教育、毕业后教育之后，相关人员接受终身教育的主要形式。继续教育重视新技术、新知识、新项目的推广，以及科研方法的普及和科研成果的转化。

面对巨大的健康管理人才缺口，健康管理人才学历教育培养仍需一定周期的情况下，实施非学历的继续教育和机构培训应运而生，这种周期短、效率高、针对性强的非学历教育，可以有效缓解人才紧缺，促进健康管理服务能力提高和行业进步。2013年《国务院关于促进健康服务业发展的若干意见》提出建立健全健康服务业从业人员继续教育制度。健康管理者要通过不断的继续教育来实现学科合作，完善自身知识技能体系以应对当代不断增长的健康管理需求。

（一）职业人才培训

职业技能培训是国民教育体系和人力资源开发的重要组成部分，承载着培养多样化人才、传承技术技能、促进就业创业的重要职责。2018年印发《国务院关于推行终身职业技能培训制度的意见》，进一步明确了职业技能培训是全面提升劳动者就业创业能力、缓解技能人才短缺的结构性矛盾、提高就业质量的根本举措，是适应经济高质量发展、培育经济发展新动能、推进供给侧结构性改革的内在要求，对推动大众创业万众创新、推进制造强国建设、提高全要素生产率、推动经济迈上中高端具有重要意义。目前，健康管理职业培训以“健康管理师”为主，主要以多渠道联合办学、自主招生、团队签约培训等方式办学，以满足健康服务业和大健康产业蓬勃发展带来的旺盛需求。

健康管理师是2005年10月劳动和社会保障部第四批正式发布的11个新职业之一。2005年12月，劳动和社会保障部425号文件《关于同意将医疗救护员等2个新职业纳入卫生行业特有职业范围的函》，将健康管理师列为卫生行业特有职业（工种）归入卫生部进行管理。2007年劳动和社会保障部与卫生部就开始在部分省市开展试点性培训。2017年2月，人力资源和社会保障部发布《关于职业资格目录清单公示内容调整情况的说明》，将健康管理师列入水平评价类职业资格目录，健康管理师的培训、考评有了飞跃性的进展，几乎全国所有的省、市、自治区（西藏自治区除外）都开展了大规模的培训，国家卫生健康委人才交流服务中心负责该职业的职业技能鉴定相关工作。2018年、2019年，每年开展4次考试，全国培训出近百万的健康管理师，极大地壮大了健康管理的职业队伍。2020年，根据《人力资源和社会保障部办公厅关于做好水平评价类技能人员职业资格退出目录有关工作的通知》，健康管理师作为其他部门（单位）组织实施的66项职业资格（涉及156个职业）之一，于2020年12月31日前退出国家职业资格目录。退出后，健康管理师的培训与考评由人力资源和社会保障部备案公布的第三方机构（学会、协会、培训机构等）按照国家职业技能标准对健康管理师等职业进行考核，颁发职业技能等级证书，按规定发放的职业技能等级证书纳入人才统计和认定范围，作为落实有关人才政策的依据。

健康管理师退出国家职业资格目录，不是取消职业，也不是取消职业标准，是由职业资格评价改为职业技能等级认定，将技能人员水平评价由政府认定改为实行社会化等级认定，接受市场和社会认可与检验，这是推动政府职能转变、形成以市场为导向的技能人才培养使用机制的一场革命，有利于破除对技能人才成长和弘扬工匠精神的制约，促进产业升级和高质量发展。

同样需要重视的是，目前，从国家政策层面来看，尚无针对健康管理师工作岗位的硬性要求，健康管理师属于技能类的非准入类证书，该证书仅证明达到了从事该职业相应的知识和技能水平。人力资源和社会保障部2017年发布国家职业资格目录清单时明确强调，“目录之内除准入类职业资格外一律不得与就业、创业挂钩”，换言之，健康管理师职业资格不是准入类职业资格，并没有国家法律法规要求其必须持证才能上岗。

（二）继续教育

1. 健康管理中心、基层医疗卫生机构医护人员的继续教育 健康管理（体检）中心和社区卫生服务中心、乡镇卫生院是我国开展健康管理服务的主要场所。健康管理（体检）中心和社区卫生服务中心、乡镇卫生院的医护人员，一般是临床或者护理专业出身，开展健康管理服务有着独特的优势。对这类人员的继续教育主要集中在：①日常的业务学习与健康管理学术会议的继续教育。在临床医学的基础上，教授健康管理相关学科知识与技术，如以流行病学为基础的健康风险评估技能，以营养学、健身运动知识、心理学为基础的健康干预技能，以及非临床干预的方法学（如健康教育的理论与方法等）。②运用信息化手段开展智能健康管理的技能。通过信息化技术，开展健康监测、健康风险评估、制订健康计划、实施健康干预等健康管理活动，达到改善健康状况，防治常见和慢性疾病的发生和发展，提高生命质量，降低医疗费用的目的，最终实现全人、全程、全方位的健康管理。③社区卫生服务中心和乡镇卫生院需加强老年人群的健康管理。随着老龄化的加剧，老年人群是未来社区卫生服务中心健康管理的主要目标人群，老年人群健康管理能力的培训是社区卫生服务中心健康管理人才培养的重点。

2. 疾病预防控制机构中健康管理人才的培养 疾病预防控制体系是保护人民健康、保障公共卫生安全、维护经济社会稳定的重要保障，通过强化医、防融合，整合信息和技术资源，开展健康危险因素干预，强化了以健康为中心的理念。疾控中心多是预防医学专业出身，对这类人员的继续教育主要集中在以下方面：健康信息收集、健康评估、健康干预综合地区人群健康管理、医疗服务、疾病与危险因素监测等各项服务能力；提升健康信息分析利用能力，为行政决策提供依据。

3. 健康保险行业及健康管理公司中健康管理人才的培养 健康保险行业的健康管理是健康保险管理与经营机构在为被保险人提供医疗服务保障和医疗费用补偿的过程中，利用与医疗、保健服务提供者的合作，以控制医疗风险，对客户实施核保、健康指导和诊疗干预等服务活动。主要包括：核保时进行健康风险评估，以此确定客户的健康风险和收费；健康保险公司的健康管理师为参保人员开展健康咨询，提供不同需求的健康体检、评估、指导等服务；健康保险公司的健康管理师对参保人员选择诊疗服务时，进行建议、管理、监督，通过引导参保人员的诊疗行为，降低不合理的医疗费用支出。因此，健康保险行业中对健康管理专业人员的风险评估能力、临床知识、诊疗管理、监督、干预能力要求比较高，是继续教育、培训的重点。虽然商业健康保险在医疗保险总份额中比例较小，但随着市场需求的逐渐释放，未来有很大的发展空间。由于其在业务上对健康管理的需求，商业健康保险有可能成为健康管理行业的推手。

四、非学历教育面临的挑战

（一）健康管理人才的继续教育开展较少，发展缓慢

在健康管理发展的过程中，培养出的健康管理人才未能满足现实需求，所以从其他医疗相关工作转到健康管理工作的转岗健康管理人员应运而生。数量较为庞大的转岗人员在从事健康管理工作前往往缺乏系统性的健康管理培训，直接上岗会受以往观念影响，将“接受临床治疗”作为主要工作理念，会造成健康管理发展困境等诸多问题，很大程度上制约了人才的可持续发展。

（二）社会上培训机构良莠不齐

为了抢占生源，社会上有些培训机构虚假宣传，通过网络盲目招生和培训。有些培训机构和培训学校以“低价格、低水平、低要求”抢占培训市场，但是部分考评机构的专业人员本身水平不足，健康管理的实践经验、经历欠缺，考核用的题库水平不足，考题不够严谨甚至出现一定数量的错题、无意义考题，缺乏实践操作技能的经验，导致培训效果不尽如人意；更有甚者，一些培训机构为吸引生源，不惜降低门槛，存在违规行为，为培训学员成长和职业发展带来严重的负面影响。

五、国外健康管理专业的建设经验

1. 美国 美国的健康管理以健康保险为发端，在 20 世纪 70 年代为缓解国民医疗费用的持续增长，美国政府逐步将健康管理思想纳入国家医疗保健计划。1978 年首个健康管理研究中心在密执安大学成立，健康管理才正式在美国兴起。美国高校的健康管理科学专业，其所属专业方向是医学照护。大部分的卫生健康管理课程是将人文科学专业背景与提供健康服务中所涉及的

管理理论、实际技能相结合。

2. 英国 1966年，欧洲成立了欧洲地区公共卫生高校同盟，设立公共卫生硕士（MPH）学位，旨在培养健康管理专业人才。在半个多世纪的发展中，西方国家的健康管理学科体系日益系统化和规范化。英国注重培养具备综合能力、全面发展的健康管理专业高素质人才，不局限于纯医学背景，所以英国健康管理专业的学生有很多是市场营销、人力资源管理、战略管理等其他的专业背景。

3. 日本 日本由于老龄化和慢性病年轻化的发展趋势，健康管理的专业教育发展较为迅速。日本设置健康管理主要的学科有看护学科、营养学科、康复学科和社会福祉学科等。培养目标是培养除临床医师、牙医和药剂师以外的，在医疗和社会福祉领域工作的专业人才。近年来，运动科学等相关专业也被纳入到日本的健康科学体系框架中。自1992年开始，日本出现从事健康管理的专业人士，即健康管理士。健康管理士的职业资质的培训和认定，是在取得执业护士执照的基础上再进行一年公共卫生、人群健康和健康管理的培训，并在考试通过后取得的。健康管理士资格考试主要是由健康基础知识、健康管理学、生活习惯病基础知识、心理健康、营养学、生活环境与健康等内容构成。

六、健康管理人才培养展望

《“健康中国2030”规划纲要》指出，健康是促进人的全面发展的必然要求，是经济社会发展的基础条件。实现国民健康长寿，是国家富强、民族振兴的重要标志，也是全国各族人民的共同愿望。未来十年，是推进健康中国建设的重要战略机遇期。经济保持中高速增长将为维护人民健康奠定坚实基础，消费结构升级将为发展健康服务创造广阔空间，科技创新将为提高健康水平提供有力支持，各方面制度更加成熟、更加定型，将为健康领域可持续发展构建强大保障。

《“健康中国2030”规划纲要》提出，到2030年，实现全人群、全生命周期的慢性病健康管理，总体癌症5年生存率提高15%；实施中医治未病健康工程，将中医药优势与健康管理结合，探索融健康文化、健康管理、健康保险为一体的中医保健模式；加强老年常见病、慢性病的健康指导和综合干预，强化老年人健康管理；丰富健康保险产品，鼓励开放与健康管理服务相关的健康保健产品；逐步建立健全环境与健康管理制度。实施环境与健康风险管理；积极促进健康与养老、旅游、互联网、健身休闲、食品融合，催生健康新产业、新业态、新模式。发展基于互联网的健康服务，鼓励发展健康体检、咨询等健康服务，促进个性化健康管理服务发展，培育一批有特色的健康管理服务产业等，为健康管理的人才培养指明了方向；健康管理人才的培养也要贴合新时期健康管理的要求，做好健康管理人才培养的顶层设计。

健康管理人才培养是对国家“健康中国”战略决策的积极响应，围绕我国加快健康中国建设，加快健康管理人才培养力度，是实现全民健康与提升全民幸福感的首要载体，对大力发展健康服务业及相关支撑产业和大健康产业、对创新驱动健康服务业与大健康产业发展，助力健康中国建设有着深远意义。

第三节 健康管理师

一、健康管理师的定义

健康管理师是指从事个体或群体健康的监测、分析、评估以及健康咨询、指导和健康危险因素干预等工作的专业人员。

二、健康管理师国家职业标准

受“放管服”政策影响，国家卫生健康委员会不再组织健康管理师的考试，正式退出目录；而职业技能等级认定仍依据国家人社部发布的相关职业《国家职业标准》组织实施；改革后统一由人力资源和社会保障部备案的职业技能鉴定所统一进行组织考试。

健康管理师的基本要求和工作要求如下。

（一）基本要求

1. 职业道德

（1）职业道德基本知识

（2）职业守则

1）健康管理师不得在性别、年龄、身体状况、职业、民族、国籍、宗教信仰、价值观等方面歧视被服务的个体或群体。

2）健康管理师首先应该让被服务的个体或群体了解健康管理工作的性质、特点以及个体或群体自身的权利和义务。

3）健康管理师在对个体或群体进行健康管理工作时，应与个体或群体对工作的重点进行讨论并达成一致意见，必要时（如采用某些干预措施时）应与个体或群体签订书面协议。

4）健康管理师应严格遵守保密原则，具体措施如下：①健康管理师有责任向个体或群体说明健康管理工作的相关保密原则和规定。②在健康管理工作中，一旦发现个体或群体有危害自身或他人的情况，必须采取必要的措施，防止意外事件发生（必要时应通知亲属或有关部门）。③健康管理工作中的有关信息，包括个案记录、检查资料、信件、录音、录像和其他资料，均属专业信息，应在严格保密的情况下妥善保存，不得泄露。④健康管理师只有在个体同意的情况下才能对工作或危险因素干预过程进行录音、录像。在因专业需要进行案例讨论，或采用案例进行教学、科研、写作等工作时，应隐去可能会据此辨认出个体的有关信息。

（3）礼仪和礼貌语言知识

2. 基础知识

（1）健康管理基本知识

1）健康管理的基本概念与组成。

2）健康风险评估理论与应用。

（2）健康保险相关知识

1）中国医疗保险与商业健康保险的现状。

2）中国医疗保险与商业健康保险的原理和方法。

（3）医学基础知识

1）临床医学基础知识。

2）预防医学基础知识。

3）常见慢性非传染性疾病基本知识。

4）基础卫生保健知识。

5）流行病学和医学统计学基础知识。

6）健康教育学基础知识。

7）中医养生学基础知识。

（4）其他相关知识

1）医学信息学基本概念。

2）营养与食品安全基础知识。

3）心理健康概念。

4）健康相关产品知识。

5）医学伦理学的基本概念。

6）健康营销学相关知识。

（5）相关的法律、法规知识

1）《中华人民共和国劳动法》相关知识。

2）《中华人民共和国消费者权益保护法》相关知识。

3）《中华人民共和国执业医师法》《中华人民共和国食品安全法》等卫生法律、法规相关知识。

（二）工作要求

本标准对三级健康管理师、二级健康管理师、一级健康管理师的能力要求依次递进，高级别涵盖低级别的要求。

1. 三级健康管理师

职业功能	工作内容	能力要求	相关知识
一、健康监测	（一）信息收集	1. 能够选用健康调查表 2. 能够填写健康信息记录表 3. 能够进行身高、体重等体格测量 4. 能够识别不合逻辑的健康信息记录 5. 能够使用生活方式、健康体检信息记录表等常用健康信息记录表收集信息	1. 信息采集的原则、途径和方法 2. 基本体格测量知识
	（二）信息管理	1. 能够录入信息 2. 能够进行数据清理 3. 能够传递和接收健康信息 4. 能够保存健康信息	1. 健康信息鉴别与核实的原则和方法 2. 计算机应用基础知识 3. 信息安全知识 4. 个人隐私保护知识
二、健康风险评估和分析	（一）风险识别	1. 能够识别相关健康危险因素 2. 能够选择健康风险评价指标 3. 能够使用选定的健康风险评估工具进行健康风险识别	1. 健康危险因素知识 2. 健康风险评估工具使用方法
	（二）风险分析	能够根据识别的健康风险结果作出初步判断	健康风险报告的书写原则和要求
三、健康指导	（一）跟踪随访	1. 能够采用电话、邮件或交谈等方法进行随访 2. 能够记录个体和群体健康指标的动态变化	1. 沟通技巧 2. 科学观察和记录的技巧
	（二）健康教育	1. 能够按照既定方案，选用健康教育材料 2. 能够在个体或群体中传播健康信息	1. 健康教育计划制订方法和原则 2. 健康信息传播的方法
四、健康危险因素干预	（一）实施干预方案	1. 能够按照干预方案制订实施计划 2. 能够根据实施计划进行干预	高血压、高血脂、肥胖、吸烟等健康风险因素干预方法
	（二）监测干预效果	1. 能够利用体重计、血糖仪、血压计、记步器等特定工具记录健康指标的变化并作出反馈 2. 能够根据干预计划核查干预措施执行情况	1. 干预的原则 2. 干预过程的记录与报告方法

2. 二级健康管理师

职业功能	工作内容	能力要求	相关知识
一、健康监测	（一）信息收集	1. 能够收集个体或群体的健康需求信息 2. 能够根据健康需求设计健康调查表	1. 群体健康及其影响因素知识 2. 问卷制定与考评知识 3. 常用流行病学调查方法
	（二）信息管理与使用	1. 能够分类、汇总信息 2. 能够检索、查询、更新信息 3. 能够建立健康档案 4. 能够分析动态信息资料 5. 能够撰写信息分析报告	1. 信息分类和检索相关知识 2. 健康档案设计的基本原则、内容和方法 3. 常用数据处理方法和步骤 4. 健康信息分析报告的书写知识
	（三）监测方案制订与实施	1. 能够制订健康和疾病史采集方案 2. 能够制订体检方案 3. 能够制订动态健康指标监测方案 4. 能够组织和实施健康和疾病史采集方案、体检方案和动态健康指标检测方案 5. 能够选择监测方案	1. 健康风险信息的收集、分类和分析知识 2. 预防性诊疗服务知识 3. 健康筛查知识 4. 诊断学相关知识 5. 健康监测知识 6. 健康管理项目管理知识 7. 方案实施的质量控制方法
二、健康风险评估和分析	（一）风险识别	1. 能够鉴别重要的或可优先改善的健康危险因素 2. 能够选择、确定健康风险评估工具	1. 生活方式对健康的影响及评估方法 2. 行为及心理因素对健康的影响及评估方法
	（二）风险分析	1. 能够分析影响健康的危险因素及其可能产生的原因 2. 能够评估个体健康风险程度 3. 能够解释健康风险评估结果	1. 流行病学因果关系知识 2. 健康风险评估知识
三、健康指导	（一）健康咨询	能够针对不同需求，用电话、面谈及其他媒介方式进行个性化的健康咨询和指导	慢性非传染性疾病预防控制知识
	（二）健康教育	1. 能够制订健康教育计划 2. 能够组织实施健康教育计划	1. 个体或群体健康信息需求的评价方法 2. 制订健康教育计划的原则
四、健康危险因素干预	（一）制订干预计划	1. 能够根据群体需求评估结果确定优先干预的健康危险因素 2. 能够确定干预的短期目标和长期目标并制订相应干预计划	1. 膳食、体力活动干预方法 2. 行为、心理干预方法 3. 制订健康危险因素干预计划的知识
	（二）实施与评估	1. 能够依据制订的干预短期目标和长期目标，分阶段实施健康危险因素干预计划 2. 能够对方案实施过程进行监控及调整 3. 能够评估干预的过程和结果	1. 健康危险因素干预实施方法和流程 2. 质量控制方法 3. 干预评估的目的和意义 4. 干预评估的种类和方法
五、指导与培训	（一）操作指导	能够指导三级健康管理师进行实际操作	现场教学方法
	（二）理论培训	能够对三级健康管理师进行理论技术培训	现代教育理论与技术基础知识

3. 一级健康管理师

职业功能	工作内容	能力要求	相关知识
一、健康监测	（一）信息收集	1. 能够分析和确定个体的健康需求 2. 能够分析和量化群体的健康需求 3. 能够确认和解释健康检查结果 4. 能够分析个体和群体健康或疾病发展趋势，提出解决方案	1. 健康需求分析和评估方法 2. 健康信息数据库的设计、建立与管理方法 3. 健康信息的比较与分析方法
	（二）群体监测方案制订与实施	1. 能够指导群体监测方案的制订 2. 能够审核群体监测实施方案 3. 能够组织和指导方案实施的质量控制 4. 能够评估监测方案，提出修订意见	1. 循证医学基本原则 2. 医学筛查知识
二、健康风险评估和分析	（一）群体风险评估	1. 能够根据健康危险因素确定不同群体的风险程度 2. 能够分析群体健康风险趋势、提出评估报告	1. 群体健康管理分类原则 2. 群体健康风险评估方法
	（二）群体风险管理	1. 能够确定健康风险管理重点 2. 能够制订健康风险管理方法 3. 能够制订健康风险管理质量控制原则	1. 健康风险预测技术 2. 健康风险控制策略
三、健康指导	（一）健康教育	1. 能够审核健康教育计划 2. 能够编写健康教育材料 3. 能够评估个体或群体健康教育效果	1. 健康教育计划的评价 2. 健康教育的策略和方法 3. 健康教育材料制作知识
	（二）健康维护	1. 能够制订健康维护计划 2. 能够组织和实施健康维护计划 3. 能够评估个体或群体健康改善的效果	健康维护的原则和方法
四、健康危险因素干预	（一）制订干预计划	1. 能够评价和修正个体健康危险因素干预计划 2. 能够根据群体健康需求评估结果制订群体健康危险因素干预计划	群体健康危险因素干预计划制订的原则和方法
	（二）实施与评估	1. 能够制订计划实施原则 2. 能够制订评估方案 3. 能够根据评估结果提出改进建议 4. 能够分析干预的成本 - 效果和成本 - 效益	健康危险因素干预的实施原则
五、指导、培训与研究	（一）指导、培训	1. 能够指导二级健康管理师和三级健康管理师进行实际操作 2. 能够对二级健康管理师和三级健康管理师进行技术理论培训 3. 能够编写健康管理培训讲义	1. 培训方法 2. 培训讲义的编写方法
	（二）专业研究	1. 能够进行文献检索和综述 2. 能够开展健康管理研究并撰写论文 3. 能够评估健康管理的技术和方法	1. 科学文献检索和综述方法 2. 科研设计与论文撰写方法 3. 健康管理技术的评价方法

4. 比重表

（1）理论知识

项目		健康管理师三级/%	健康管理师二级/%	健康管理师一级/%
基本要求	职业道德	5	5	5
	基础知识	50	30	20
相关知识	健康监测	15	10	10
	健康风险评估和分析	10	15	20
	健康指导	10	15	15
	健康危险因素干预	10	15	20
	指导、培训与研究	—	10	10
合计		100	100	100

（2）专业能力

项目		健康管理师三级/%	健康管理师二级/%	健康管理师一级/%
能力要求	健康监测	60	40	10
	健康风险评估和分析	10	15	30
	健康指导	15	20	25
	健康危险因素干预	15	15	20
	指导、培训与研究	—	10	15
合计		100	100	100

第四节　健康管理人才的职业发展

一、职业发展现状

目前我国健康管理服务机构服务模式多种多样，主要包括：健康管理医学服务机构，主体是设置在各级医疗机构中的健康管理中心、体检中心，独立的健康管理（体检）机构；健康管理非医学服务机构，以休闲、美容、养生、保健、运动与康复为主要内容的健康服务；整合式健康管理服务机构，以疗养院、高端健康会所、老年颐养中心（基地）为依托，开展健康管理服务，以及第三方健康管理机构。随着“健康中国2030”的深入实施，健康管理人才的职业发展在大健康产业中具有巨大的前景。

（一）职业发展的机遇

1. 市场需求量大　随着中国老龄化的加深和疾病谱的改变，人们的健康意识逐渐发生改变，对健康管理的需求日益增大，我国健康管理师的职业发展尚处于起步阶段，从事健康管理的人员相对匮乏。2017年公布的《国家基本公共卫生服务规范（第三版）》包括的12项内容中，有8项内容涉及健康管理。根据2020年的统计结果，以社区卫生为例，我国目前基层医疗卫生机构卫生技术人员中，社区卫生服务中心的卫生技术人员总人数约55.8万人，平均每人的服务对象为793人。因此，需要大量的健康管理人员。预计未来5至10年时间，我国大约需要200万名健康管理专业人才。

2. 政策支持力度大 国家高度重视健康管理服务人才培养。2013 年 9 月 6 日《国务院关于加快发展养老服务业的若干意见》发布，文件强调教育、人力资源社会保障、民政部门要支持相关院校增设养老服务专业和课程，加快培养老年医学、康复、护理、营养、心理和社会工作等方面的专门人才，鼓励大专院校对口专业毕业生从事养老服务工作，加强老年护理人员专业培训。2021 年 3 月，教育部印发《职业教育专业目录（2021 年）》，按照《中华人民共和国国民经济和社会发展第十四个五年规划和 2035 年远景目标纲要》对职业教育的要求，提到要加强布局养老服务、健康管理等大健康相关专业。在政策的大力支持下，健康管理成为有着巨大市场前景和应用价值的朝阳产业。

（二）职业发展的挑战

1. 在医院中已建立的健康管理科，绝大多数的单位仍停留在单一体检服务，能够开展健康管理医学服务的单位较少；已建立的很多健康管理（体检）机构，缺乏称职的健康管理学科带头人，健康管理的学术团队不健全。

2. 当前健康管理机构的建设仍以孤立建设为主，缺乏与社区卫生服务中心、医院相关科室的协作、联动，无法形成一个全程覆盖的健康管理服务体系。

二、职业发展展望

习近平总书记在全国卫生与健康大会上强调：“要坚定不移贯彻预防为主方针，坚持防治结合、联防联控、群防群控，努力为人民群众提供全生命周期的卫生与健康服务”，“全面社会健康管理”“全生命周期健康管理”已成为健康管理的重点工作方向。随着我国人民生活水平的不断提高，群众对健康服务与管理人才提出了更高的要求和挑战。作为健康管理人员，只有具有较扎实的医学基础理论知识，熟悉健康维护相关操作技能，并拥有健康服务业工作岗位较长期的实践经验，才能真正适应国家对健康管理岗位的真正要求。

本章小结

人力资源是第一资源，在关系到健康中国建设的众多保障体系建设中，人才建设是最基本、最关键的部分。本章围绕我国健康管理人才培养和职业发展两个方面，分别阐述了健康管理人才的需求、人才培养现状、人才培养展望、健康管理师以及职业发展的机遇与挑战等内容。

（李　贞）

思考题

1. 什么是健康管理师？
2. 健康管理人才的需求体现在哪些方面？
3. 健康管理人才的培养体现在哪些方面？
4. 健康管理人才职业发展的制约是什么？
5. 你对促进健康管理人才职业发展有哪些建议？
6. 如何成为一名优秀的健康管理者？

第十七章　健康服务业概述

健康是人类的基本权利，健康服务业是以维护和促进人民群众身心健康为目标。随着人们生活水平的不断提高，对健康服务的需求日益强烈，国家政策也极力扶持健康服务业。《国务院关于促进健康服务业发展的若干意见》(国发〔2013〕40号)(以下简称《意见》)的出台，明确了健康服务业涵盖的具体内容，指导我国健康服务业良性发展，满足广大人民群众对健康服务的需求。本章主要从健康服务业的概念、发展历史、市场需求状况与供需动态、国家政策动态及发展前景等几个方面对健康服务业进行概述。

第一节　健康服务业基本知识

一、健康服务业的概念

以控制医疗支出、促进生命质量为主要目标的健康服务，逐渐成为公众和各国政府的共识和选择，健康服务业成为继IT产业后新兴、快速发展和成长的产业。因此，在“大健康观”的引导下，健康服务业不仅是一个单一的产业，更可以看作包括所有与健康有直接或间接关系的产业链和产业体系。《意见》中对健康服务业的概念有准确的界定，即健康服务业以维护和促进人民群众身心健康为目标，主要包括医疗服务、健康管理与促进(health management and promotion)、健康保险以及相关服务，涉及药品、医疗器械、保健用品、保健食品、健身产品等支撑产业，覆盖面广，产业链长。这一定义明确了健康服务业涵盖的具体内容，是指导我国健康服务业发展的核心。

《意见》作为我国首个健康服务业的指导性文件，从我国国情出发，借鉴国外经验，明确了健康服务业的范围，包括医疗服务、健康管理与促进、健康保险以及相关服务和支撑性产业四方面。现分述如下。

首先，医疗服务是健康服务业的关键环节和核心内容。尽管健康服务业的内涵丰富、外延宽泛，医疗服务以及提供医疗服务的医疗机构始终是发展的核心所在。没有优质的医疗服务作为支撑，其他衍生、外延服务难以持续发展。要切实落实政府办医责任，坚持公立医疗机构面向城乡居民提供基本医疗服务的主导地位。同时，广泛动员社会力量发展医疗服务，努力扩大医疗服务供给，提高服务效率。

其次，健康保险是健康服务业发展的重要保障机制。人民群众的健康需求能不能转化为消费，很大程度上取决于购买力。国内外的经验表明，健康服务业的长足发展需要成熟的健康保险体系来保障。近年来，随着医改的深入推进，我国基本形成了覆盖城乡居民的全民医保体系，但商业健康保险的发展仍然相对滞后。2020年，我国商业健康保险赔付支出仅占卫生总费用支出的5.8%。发展健康服务业，需要在完善全民基本医保的基础上，加快发展商业健康保险，建立多层次的医疗保障体系。

再次，健康管理与促进主要面向健康和亚健康人群，内涵丰富，发展潜力巨大。随着人民群众生活水平的不断提高，对健康服务的需求正在从传统的疾病治疗转为更加重视疾病预防和保健，以及追求健康的生活方式。对健康体检、健康咨询、健康养老、体育健身、养生美容以及健康旅游等新兴健康服务的需求都在快速增加。发展健康服务业，需要在不断加强基本医疗卫生保障的基础上，不断发现并针对市场需要，创新服务模式，发展新型业态，不断满足多层次、多样的健康服务需求。

最后，支撑性产业涵盖对医疗服务、健康管理与促进、健康保险服务形成基础性支撑及所衍生出来的各类产业，主要包括药品、医疗器械、保健用品、健康食品等的研发制造和流通等相关产业，以及信息化、第三方服务等衍生服务。这些产业普遍存在多、小、散、乱的问题，需要进一步提高科技水平，通过支持健康相关产品的研制和应用，加快发展并形成健康服务业产业集群，增强市场竞争力。

二、健康服务业的特征

健康服务业是一个以大健康观念为前提，与健康直接或间接相关的产业体系，具有以下 5 个共同特征。

（一）产业链长，投资大且风险高

健康服务业包括医疗服务、健康管理与促进、健康保险以及相关服务等多个与人类健康密切相关的生产和服务领域，横跨第一、第二与第三多个传统产业，该产业的发展对与之相关的多个产业具有较强的关联影响。健康服务业的高技术含量决定了其技术研发与产品开发所需软硬件设备费用高，周期长且失败风险亦很高，同时其相关人力资源的成本亦很高，因此，健康服务业具有产业链条长、资金投入大且高风险的特征。

（二）技术含量高

健康服务业中运用的诊疗技术、健康危险因素监测等手段和方法的更新与信息技术、生命科学、生物工程等高新技术的发展紧密相连，是众多领域最新研究成果的展示与运用。它体现了相关学科研究成果的价值，其手段和方法是多学科交叉、融合的范例。因此，健康服务业中的产品及服务具有很高的科技附加值。

（三）与公众利益密切相关

健康服务业中所有行业所提供给市场的产品及服务均受到人群疾病谱及死亡谱、公众健康需求、国家医疗卫生制度及体制等因素的影响，健康服务业的市场竞争规律也与其他产业有明显区别。具体来看，医疗相关产业具有被动消费的特点，即消费者往往因身患疾病不得不去医疗机构消费，购买药品和医疗服务，产生消费行为。而健康相关服务业则往往由消费者主动选择是否要为享受产品及服务而买单。但是，无论是主动消费还是被动消费，健康服务业所提供的产品及服务都需要健全的监管机制和严格的准入制度来保证购买者的安全，因为健康服务业提供给消费者的是与人身安全直接相关的产品及服务，公众对其产品或服务的质量或效果十分关注且特别敏感。

（四）具有公共物品与私人物品双重属性

健康服务作为一种特殊产品，具有公共物品与私人物品的双重属性。一方面，公民具有享有基本医疗服务的权利，为保障公民生命安全和危重病者得到及时的抢救和治疗，政府和医院有提供医疗服务的责任与义务，这些都是其公共产品的属性，也决定了政府在提供医疗服务中的主导角色。然而另一方面，公共产品的供给不足、缺乏竞争、效率降低等特点不符合现代发展社会对于健康服务的巨大及多样化的需求，这些都决定了健康服务作为产业发展的必要性及其产业属性、私人物品属性。

（五）具有明显的社会效益和可持续性

健康服务业为消费者所提供的是与预防、医疗、保健、康复、健康管理等相关的产品、技术及服务，这些技术手段是提高劳动力人口素质、提升全民健康水平的基本保障。因此，健康产品和服务的提供不仅关系到人群的健康状况，更与社会稳定和经济可持续发展息息相关。健康服务业的发展不仅具有显著的经济效益和社会效益，更有极强的可持续性。著名经济学家保罗•皮尔兹曾指出，继计算机和网络产业之后，引领全球的将是未来的健康服务业。

三、发展健康服务业的意义

健康是人全面发展的基础，关系国家和民族发展的根本。近年来，随着我国经济社会较快发展，人民生活水平显著提升，人人追求健康生活的愿望愈加强烈，健康服务需求快速释放，呈现多层次、多样化的特点。我国经济社会发展现阶段，已经对发展健康服务业提出了客观需要。同时，新一轮医改取得阶段性成效，人民群众基本医疗卫生需求得到一定保障，也为健康服务业全面发展创造了良好条件。

在世界一些发达国家和地区，健康服务业已经成为现代服务业中的重要组成部分，产生了巨大的社会效益和经济效益。例如，美国健康服务业规模相对于其国内生产总值比例超过17%，其他经济合作与发展组织（OECD）国家一般达到10%左右；比较而言，我国还有很大的发展潜力和空间。但由于处于起步阶段，除产业规模较小、服务供给不足外，我国健康服务业还存在服务体系不够完善、监管机制不够健全、开放程度偏低和观念相对滞后等问题。供给不足与资源浪费现象并存，需要把握机遇，采取有力措施，促进健康服务业快速协调发展。这不仅是保障人民群众基本健康服务，满足多样化、多层次健康需求，提升全民健康素质的迫切要求，也有利于扩大内需、增加就业，转变发展方式，对改善民生、稳定增长，全面建设社会主义现代化国家具有重要意义。

（一）有助于更好地满足人民群众日益增长的健康需求

据WHO一项全球性调查结果表明，全世界真正健康的人仅占人口总数的5%，经医生检查、诊断有病的人占20%，而有75%的人则处于亚健康状态。20世纪60年代前，危害人类健康的疾病主要是病毒、细菌和传染病，如天花、霍乱、鼠疫和肺结核等。随着抗生素的出现和运用，这些疾病逐渐消失。现在危害人们健康的疾病是重大与新发传染性疾病，心脏病、癌症、糖尿病、高血压、高血脂等慢性非传染性疾病。《中国居民营养与慢性病状况报告（2020年）》结果显示，2019年我国因慢性病导致的死亡占总死亡88.5%，其中心脑血管病、癌症、慢性呼吸系统疾病死亡比例为80.7%。此外，有超过一半的成年居民超重或肥胖，6～17岁、6岁以下儿童青少年超重肥胖率分别达到19%和10.4%。导致慢性病的危险因素（烟草使用、酗酒、高盐高脂饮食、静坐生活方式）处于流行高水平或者呈进行性上升的趋势。

自20世纪70年代以来，人类疾病谱由以感染性疾病为主，转向以生活方式疾病、老年病为主，引发了医疗模式由单纯病后治疗转向“预防、保健、治疗、康复”相结合，人们更加重视亚健康状态的调整和恢复。2020年，中国人均期望寿命达到77.93岁，人类发展指数为0.781，总体处于高人类发展水平（指人类发展指数介于0.7～0.8之间）国家前列。2021年，我国人均国内生产总值（GDP）达到12 551美元。这意味着健康会成为中国人的优先选择。因此，当前大力发展健康服务业可满足人们日益增长的健康需要，服务于人们健康水平的提高。

（二）有助于合理控制医疗费用过快增长，支持医疗卫生体制改革顺利进行

大量实践表明，针对疾病的医学思想和行为，在降低死亡率的同时导致患病率增加；在医学与药物学进步的另一方面又导致医源性、药源性疾病的上升，医疗费用日益上涨，造成了社会、家庭和个人的经济负担。20世纪90年代中后期，我国卫生总费用年增长率达到12%～18%，而同期GDP增长的速度则为8%左右。研究表明，在决定国民健康因素中：生活方式占60%，环境占17%，遗传因素占15%，医疗服务占8%。由此可见，维护健康不只是医疗机构的责任。健康

服务业可为人们提供预防、诊断、治疗、康复、保健等产品与技术手段。保健品、健康体检、健康教育、健康管理等健康服务业的前端产业有助于加强疾病预防和人们健康状态的维持，健康食品的生产和销售等健康服务业最前端的产业可在很大程度上减少诸如慢性食物中毒等源自不良食品的疾病，体育健身、养生、美容等健康服务业的后端产业有助于促进人们实现更高层次的健康与健美。

此外，发展健康服务业还有利于支持医疗卫生体制改革的顺利进行。医疗服务业是健康服务业的重要组成部分，其发展将促进经济、简便的预防、诊断、治疗设备与药物的开发与应用，为减轻群众个人支付的医药费用负担、降低医疗服务和药品价格、改变公共医疗卫生服务长期薄弱状况，解决群众就医等问题作出贡献。

（三）有助于更好地迎接我国人口老龄化的挑战

根据《2021 年世界人口数据表》，2020 年全世界总人口为 77.9 亿人，60 岁及以上老年人口为 10.5 亿人，占比高达 13.5%，全世界人口老龄化趋势明显。据研究预测，全世界 60 岁及以上老年人口规模到 2035 年将增至 15.9 亿人，到 2050 年将达到 20.8 亿人。根据第七次全国人口普查数据，中国 60 岁及以上人口为 2.64 亿人，占 18.70%（其中 65 岁及以上人口占比 13.50%），人口老龄化程度进一步加深。根据预测，中国将在 2035 年左右进入重度老龄化社会（65 岁及以上人口占比超过 20%），到 21 世纪中叶，我国 60 岁及以上老年人口将达到 4.87 亿。同时，据了解，我国 60 岁及以上老年慢性病病例数为 1.9 亿，还有 4 000 万失能老人。随着老龄化持续加剧，高龄化、空巢化问题严重。目前，我国 80 岁以上老人在高速增长，到 21 世纪中叶，我国 80 岁及以上高龄老年人口将达到 1 亿，相当于届时发达国家高龄老年人口的总和。而全国老龄工作委员会办公室披露，2020 年空巢老人达到 1.18 亿，预计至 2030 年空巢老人将超过 2 亿。老年人持续、快速增长，已成为整个健康服务业的特殊群体和主体人群。同时，随着老龄化持续加剧，我国阿尔茨海默病、帕金森病等老年性疾病日益增多。因此，老年人的健康已不仅是家庭问题，而是重要的社会问题。老年健康服务业是健康服务业的重要组成部分。

（四）有助于促进国民经济增长

发展健康服务业有助于提高社会人力资本的质量水平，推动经济发展。改善健康对经济发展的促进作用已经影响传统的经济核算方式，"全面收入"（full income）理论被提出，将健康改善带来的福利价值也纳入经济核算之中，以全面反映健康的实际影响。"失能调整生命年"（DALY）的理论研究和实证测算则表明，预防 800 万人死亡可获得 3.3 亿个 DALY，每一个 DALY 在 2015 年前可平均获得年收入 563 美元，其直接经济总效益将达到 1 860 亿美元。国内的相关研究显示，1950—1982 年，中国人口的平均期望寿命从 35 岁增加到 69 岁，由此而创造的经济价值共 24 730 亿元，平均每年约 773 亿元，相当于国民生产总值（GNP）的 22%。婴儿死亡率从 200‰降到了 35‰，每年可为社会带来的经济效益约为 2.6 亿美元。据世界银行测算，在过去 40 年的世界经济增长中，8%～10% 来自人们健康水平的提高。哈佛大学研究指出：亚洲经济发展的奇迹 30%～40% 来源于本地区人群健康的改善。

美国著名经济学家费雪（Irving Fisher）早在 1909 年就在一份提交给国会的《国家健康报告》中提出：从广义角度看，健康也是一种财富的形式。在报告中，费雪界定了疾病所带来的经济损失，其中主要包括：第一，因为早亡而丧失的未来收益的净现值；第二，因为疾病而丧失的工作时间；第三，花费在治疗上的成本。费雪估计，美国在 1900 年的健康资本存量为 2 500 亿美元，超过当时其他形式的财富数量，甚至比土地更重要。

正因为健康服务业的发展具有推动国民经济发展的效应，世界各国政府都正在把加快健康服务业发展作为刺激经济发展的重要手段之一。21 世纪，大健康产业将是继 IT 互联网行业后的朝阳产业，备受世界各国的关注。在世界一些发达国家和地区，健康服务产业已经成为带动整个国民经济增长的强大动力，产生了巨大的社会效益和经济效益。从行业对 GDP 的贡献来看，美国健康行业增加值占 GDP 比重超过 15%，加拿大、日本等国家健康产业增加值占 GDP 比重也超过 10%。2019 年，我国健康服务业总规模为 70 148 亿元，比 2018 年增长 12.4%，占 GDP 比重为 7.08%。《“健康中国 2030”规划纲要》提出，到 2020 年，我国健康服务业总规模达到 8 万亿元以上，2030 年达到 16 万亿元，发展空间巨大，也给国内大健康产业品牌带来更大的发展机遇。

（五）有助于充分利用我国丰富的中医药资源优势

哈佛大学教授迈克尔•波特于 20 世纪 90 年代提出的“国家竞争优势理论”认为，产业是研究国家竞争优势时的基本单位，“国家竞争优势”就是国家整合相关资源，协助和促进特定产业提高生产效率、增强国际竞争力以占领国际市场的能力。当今世界全球经济一体化加快，国际经济分工和竞争日益激烈，随着一些中低收入国家加入分工，中国在一些低成本、低附加值为特征的传统产业上的比较优势将受到严峻挑战。以生物制药、营养保健为代表的健康服务业将是下一个黄金产业，如果中国能够充分发挥自身在健康服务业领域的竞争优势，积极创造良好的政策环境支持健康服务业的发展，抢占先机形成世界性的企业，那么就将在世界经济竞争中获得新的优势地位，不断增强国家的竞争力。

新型疫情期间，中医药在抗疫过程中的治疗效果获得了全球的广泛关注和积极评价。据中国海关统计数据，2021 年，我国中药贸易总额 77.41 亿美元，同比增长 19.1%。其中，出口额为 50.01 亿美元，同比增长 16.5%。据国家中医药管理局统计，中医药已经传播到全球 196 个国家和地区。中国与 40 多个外国政府、地区主管机构和国际组织签订了专门的中医药合作协议。另外，随着频繁的国际交流，中医药理论越来越为广大的世界各国人民所接受，显示出广阔的对外服务前景，中医药医疗、教育、保健在全球将形成一种新兴产业，为健康产业的发展注入新的活力。除中国外，世界上的中医医疗（针灸）机构已达 8 万多家，针灸师超过 20 万人，注册中医医师超过 10 万名。全球接受过中医药、针灸、推拿或气功治疗的人数已达世界总人口的三分之一以上。据估算，遍及全球的中医药服务市场每年的服务产值有 500 亿美元。

大力发展健康服务业有利于引导国内资源聚集和发展。从目前来看，我国的健康服务业发展面临西方国家更加重视中国市场和开发中国市场的巨大压力。他们正在以东西方文化差异和与中国习俗的差异为基础，制订不同的市场拓展策略进入中国市场。外商对中国投资，已从来料加工、合资办厂发展到兼并中国企业投资办厂的阶段。他们不仅利用中国的市场，而且也在整合中国的资源，整合我国不多的技术积累和国家培养的专业工程技术人员及掌握操作技能的技术工人，以及生产可靠性好、性能高、价位低的适合中国市场的产品。在策略上，他们不再是仅仅追求推销原公司的高性能、高价格的高档治疗类精密医疗器械，而是转向发展中国市场需求量大、面广的常规治疗类精密医疗器械，由此更增加了我国发展健康服务业的紧迫性。因此，我国及时启动健康服务业规划，积极引导社会资本等进入健康服务业领域，大力发展我国的健康服务业，增强其国际竞争优势。

（六）有助于社会和谐和居民社会价值的实现

随着人们生活水平的提高，健康已经成为了社会生活的热点问题。对于个人来说，健康是 1，其他的都是 0；对于社会来说，如果绝大多数人都处在亚健康或不健康状态，社会就会成为一个病态社会。“以人为本”，其前提是以人的健康为本。而大力发展健康服务业可直接满足人民群众日益增长的健康产品与服务的需求，提高人民的健康水平。因此，健康服务业不仅关乎经济的发展，而且关乎民生，关乎民心，关乎民族的前途未来。因此，发展健康服务业不仅具有推动经济发展的意义，同时也具有极大的社会功能，是老百姓的安身工程、安心工程。

第二节 健康服务业的发展

一、欧美国家健康服务业发展简况

《意见》明确了健康服务业的范围，包括医疗服务、健康管理与促进、健康保险及相关服务和相关支撑性产业四方面。因此，在追溯欧美国家健康服务业发展历史时，将从以下四部分内容分别进行阐述。

（一）医疗服务业发展

据2012年美国人口调查局统计数据显示：过去10年，美国医疗服务业总就业人口增加了76.6%，其中增长最快的是“家庭及社会保健服务”人员，增长率为275%。目前，美国1/7的成年人从事健康产业，医疗服务业占到了美国经济的17%以上。美国经济学家预测，到2020年，美国的医疗服务业将占到美国经济的25%。加拿大、日本等国的医疗服务业增加值占GDP比重也超过了10%。医疗服务业的增长速度几乎超过了世界上每个国家的GDP增速。在20世纪30年代的美国经济大萧条中，唯有医疗服务业是直线上升的产业。2007年美国次贷危机引发全球的金融危机后，医疗服务业依然保持稳定的发展态势，持续创造着巨大的经济效益。

德国联邦经济研究所数据显示：医疗服务业占国内生产总值的10%，劳动人口总数占就业市场的13%。2010年，德国医疗服务业产值达到了728亿欧元，在国内行业产值总额排名中居第5位；据预测到2030年，健康医药产品及服务业产值将增长3倍。德国政府于2009年1月批准了500亿欧元的经济刺激计划，而医疗健康产业和教育领域成为重点投资方向。

（二）健康管理与促进服务业发展

健康管理作为一个行业及学科，最早出现于20世纪50年代的美国。1929年，由于健康管理能有效降低医疗赔付费用，美国最大的保险公司在对教师和工人提供基本医疗诊费的同时，也提供进行健康管理的费用，由此产生了健康管理的商业行为。

1969年，美国联邦政府出台了将健康管理纳入国家医疗保健计划的政策。尼克松政府更是将健康管理服务推向市场，迫使保险公司向健康保障体系转变。1973年，美国政府正式通过了《健康维护法案》，特许健康管理机构设立关卡，限制医疗服务，以控制不断上升的医疗支出。如今，健康管理机构也统称为“管理医疗模式（manage healthcare model）保险制度”，终于取代了美国部分的医疗保险。1978年，美国密歇根大学成立了健康管理研究中心，旨在研究生活方式行为及其对人一生健康、生活质量、生命活力和医疗卫生使用情况的影响。

美国健康管理经过几十年的蓬勃发展，已成为美国医疗服务体系中重要的组成部分，且实践证明健康管理能够有效地改善人们的健康状况并明显降低医疗保险的开支。目前，有7 700万的美国人在约650个健康管理机构中享受医疗服务，超过9 000万的美国人成为预计支付组织（prospective payment organization，PPO）计划的享用者，这意味着每10个美国人就有7个享有健康管理服务。

英国医疗健康管理服务主要由英国国家健康保障体系（NHS）主导。以国家税收和国家保障体系为来源的公共基金为所有国民提供全套件的医疗服务。服务按需提供，与支付能力没有关系。商业健康保险的主要客户为收入较高的人群，包括收入损失险、重大疾病险、长期护理保险、私人医疗保险、健康基金计划和牙医保险等。英国有远见者联合会是国际性的医疗及保健、保险组织。旗下健康体检中心通过对客户进行全面体检、咨询医生数据分析、预测疾病，客户可在当天收到包括疾病预防行动方案的体检结果。目前该分支机构遍布100多个国家，在英国拥有健康体检中心50余家，最大的中心年服务量3万人。其医疗、医保结合的健康保险模式备受世人瞩目。

（三）健康保险服务业发展

美国由于1929年经济危机，住院患者减少，达拉斯市的贝勒大学（Baylor University）医院首创对医院费用实行预付方式，亦即蓝十字医疗保险。而与其齐名的蓝盾医疗保险则是对医师的诊查费和手术费预付的保险。其后，其他营利性的保险公司也相继参与了医疗保险，加入者最多时达1.9亿人以上。实行医疗保险制度的初期，只要支付一定额的医疗保险费即可享受医疗服务。随着医疗费用的高涨和患者的增加，支付费用不断增加。

此后，美国一些地区开始出现预计支付组织（PPO）和健康维护组织（HMO）等制度，健康维护组织（HMO）以及其他健康管理组织机构（MCOs）与居民签约，代表居民与医院进行谈判，医疗费用比自行就医减少30%。美国在自由诊疗的基础上建立了各种形式的医疗保险制度。1965年，约翰逊（L.B.Johnson）总统在全国范围内实施以老年人为对象的医疗照顾制度（Medicare）和以贫困者为对象的医疗补偿制度（Medicaid），从而开始进入美国医疗制度的大变革时期。

在美国现行医保体制下，大约有1.6亿65岁以下的美国人通过雇佣关系获得医疗保险，还有接近1 800万美国人自行在市场上购买医疗保险。大约有4 400万美国人享受政府为老年人和残疾人提供的优惠医疗保险——医疗照顾制度，还有近6 100万贫困人口享受医疗补偿制度的优惠保险。不过目前仍有4 600万美国人没有任何医疗保险，这一数额约占美国总人口的15%。

2010年2月22日奥巴马政府公布了新的医疗改革方案。根据这一新的改革措施，未来10年内美国将花费1.1万亿美元，把医疗保险的对象扩大3 600万人，并且到2013创建一个新的公共保险计划。

（四）健康服务相关支撑产业发展

美国从实施“健康美国2010项目活动”开始，就积极推动健身运动，并于2008年颁布了《健康运动指南》。2009年美国营养健康产业市场份额达到1 083亿美元，其中膳食剂（相当于我国保健品）占25%，销售额高达269亿美元，并一直以5%左右的速度持续稳定增长。日本于2000年通过“21世纪全民健康促进运动”，发布“2006年健康促进之健身活动指导”，实施“专门健康体检制度”及“特定健康指导制度”。英国于2000年后制定了健身活动策略。加拿大目前正在实施一项名为“现在行动”的“全政府”活动，它是探索通过全政府操作的健康促进活动来控制健康关键风险因素。芬兰实施了25年的成人健康促进项目，其中特色健身活动就是温泉和芬兰浴。

二、中国健康服务业发展简况

经过40多年的改革开放，经济飞速发展，人们的健康意识越来越强，我国14亿人口形成了健康服务业巨大的市场需求。目前，我国健康服务业体系涵盖医疗服务、健康管理与促进、健康保险以及相关行业，涉及药品、医疗器械、保健用品、保健食品、健身产品等支撑产业，覆盖面广，产业链已初步形成，健康产业也已初具规模。

（一）医疗服务业发展

新中国成立以来，党和政府高度重视医疗卫生事业发展。1950年8月在北京召开了全国卫生会议，确定了我国卫生工作“面向工农兵，预防为主，团结中西医”的三大方针。1997年，中共中央、国务院作出了《关于卫生改革与发展的决定》（以下简称《决定》）。《决定》中明确指出新时期卫生工作的方针是：以农村为主，预防为主，中西医并重，依靠科技和教育，动员全社会参与，为人民健康服务，为社会主义现代化服务。这一时期WHO先后确定了全球战略目标及采用初级卫生保健的策略，我国积极与WHO合作，引进和完善初级卫生保健的理论和技术。

2009年，《中共中央国务院关于深化医药卫生体制改革的意见》向社会公布，文件提出了“有效减轻居民就医费用负担、切实缓解‘看病难，看病贵’”的近期目标，以及“建立健全覆盖城乡居民的基本医疗卫生制度，为群众提供安全、有效、方便、价廉的医疗卫生服务”的长远目标。

我国卫生健康事业发展统计公报数据显示，2020 年末，全国医疗卫生机构数为 102.3 万个，具体包括：医院 3.5 万个，其中公立医院 1.2 万个，民营医院 2.4 万个；基层医疗卫生机构 97.0 万个，其中社区卫生服务中心（站）3.5 万个，乡镇卫生院 3.6 万个，诊所（医务室）26.0 万个，村卫生室 60.9 万个；专业公共卫生机构 1.4 万个，其中疾病预防控制中心 3 384 个，卫生监督机构 2 934 个，妇幼保健机构 3 052 个。各类医疗机构拥有卫生人员总数达 1 347.5 万人，医疗机构在不断发展成熟。

（二）健康管理与健康服务业发展

2000 年，第一批健康管理公司开始成立；2004 年 9 月，第一家网上健康管理公司成立；同年 10 月，国务院批准我国第一家健康保险股份有限公司；2005 年 9 月，深圳成立了第一家健康管理中心；2005 年 10 月，健康管理师正式成为新职业；2007 年 7 月，在北京成立了中华医学会健康管理学分会。从此，健康管理成为我国居民健康服务体系中的一个独立产业。纵观我国健康体检及健康管理机构的发展，可大体分为 3 个阶段：开始的 10 年处于初级阶段，服务概念为松散型；在发展中期，提出健康体检中心概念，开展体检后健康咨询服务；后期为健康产业快速发展时期，健康机构扩大，涉及民营医疗机构和社会团体等。健康管理工作内涵提升，涉及健康体检、健康管理、医疗保健等，健康管理产业链逐步形成。

2000 年至今，健康管理在我国发展迅速，机构数量和服务内容不断发生变化。健康管理机构由最初的以体格检查为主要服务形式的体检中心，逐渐发展到服务内容加入就医挂号服务、营养膳食指导及生活方式指导。随着健康管理机构的不断发展壮大，服务内容不断完善，目前健康管理机构的服务内容还包括提供健康风险评估、提供私人医疗服务以及健康管理平台建设、保健品开发和中医养生服务等，逐步形成真正意义上的健康管理服务。

（三）医疗保险服务业发展

在医疗保险方面，20 世纪 50 年代，我国农村兴起的合作医疗保障制度是农民群众的伟大创举。随之发展起来的是公费医疗保险和劳保医疗保险。经过 1994 年镇江、九江医疗保险试点，1998 年国务院下发《国务院关于建立城镇职工基本医疗保险制度的决定》，实行医疗保险制度的改革，主要是解决原公费劳保制度的弊端，在市场经济条件下满足人民群众的基本医疗需要。从改革开放到现在，中国医疗保险制度已走过 10 多年的发展历程，完成了从公费医疗、劳保医疗等福利性医疗保障制度到基本医疗制度的历史性转变。同时新型农村合作医疗制度的实施，保障了广大农民的医疗服务需求，加强了社会公平性。2016 年，国务院印发《关于整合城乡居民基本医疗保险制度的意见》，从而进一步整合了城镇居民基本医疗保险和新型农村合作医疗两项制度，逐步建立统一的城乡居民基本医疗保险制度。

（四）健康服务相关支撑产业发展

《意见》指出健康服务业主要包括医疗服务、健康管理与促进、健康保险以及相关服务，涉及药品、医疗器械、保健用品、保健食品、健身产品等支撑产业。改革开放以来，随着人民群众生活水平的不断提高，对保健品的需要日益增多。20 世纪 80 年代至 1995 年初，是保健品行业的第一个高速发展时期。在这一阶段，由于保健品的高额利润和相对较低的政策壁垒和技术壁垒，涌现出了 3 000 多家保健品生产企业，产品品种更是多达 2.8 万种，年产值达 300 多亿元。但消费者对保健品的“信誉危机”导致保健品市场繁荣不久即开始了大幅滑坡。1995—1998 年，保健品行业经历了一个漫长的低谷期，企业数量和销售额大面积缩水，仅剩下 1 000 家左右的生产厂家和总共 100 多亿元的年产值。其中 60% 左右的是中小型企业。2003 年一场突如其来的非典，在给百姓带来惶恐的同时，也使健康市场异常发展，并在我国保健品市场多年连续下跌的情况下，创造了保健品市场份额大幅度提升的奇迹。并且，随着保健品市场进一步扩大，保健食品销售额有较大幅度的增长。2010 年，保健品人均消费 100 元，保健品产业市场总容量突破 1 000 亿元。根据数据显示，2009—2019 年中国保健食品行业的市场规模年均复合增速为 9.5%。2019 年中国保健食品行业的市场规模达到3 965亿元。当前由于环境污染严重，健康成了焦点话题，人类对营养保健品、绿色食品的需求量大大增加。在未来，营养健康品将成为我国健康服务业的巨大增长点。随着我国人口老龄化社会的到来，营养保健市场有很大增长空间。

健身娱乐是健康服务业的新亮点，随着人民生活水平的提高，以及“黄金周”“双休日”的出现，旅游、健身、娱乐等逐渐发展，由体育健身带动的健康相关产业发展潜力巨大。

第三节 健康服务业的市场需求状况及供需动态

一、需求助推健康服务业发展

（一）人口老龄化急速发展

2020年10月，党的十九届五中全会将积极应对人口老龄化上升为国家战略。2021年是“十四五”规划的开局年，预计我国在“十四五”时期将迎来第二次老年人口强劲增长的高峰，进入老龄化急速发展阶段，老年人口年均净增长超过1 200万人，是“十三五”时期的2倍，年均增长率4.48%，是“十三五”时期的1.7倍，是同期总人口年均增长率的15倍。60岁以上老年人口将突破3亿人，占总人口的比重将超过20%，进入典型的老龄社会。老龄问题将整体上呈现出由个体、家庭问题向群体、社会问题转变，由隐性、缓慢发展向显性、加速发展转变，由相对单一的社会领域问题向经济、政治、社会、文化等多领域问题转变的态势，健康服务业需要担负更为沉重的责任。

伴随着人口老龄化程度加深，老年人口内部群体更替，老年人口需求格局也将发生明显变化，亟需我国健康服务业必须作出积极应对。“60后”新老年群体不仅仅满足于生存保障型的老年生活，对于健康老龄化、积极老龄化的接受程度更高。一方面，他们继续参与经济活动的情况更为普遍，更为看重自主自立和自我价值的实现，对健康养老、宜居环境、信息技术使用的需求强烈。另一方面，这部分老年人群中空巢、独居、纯老年人家庭的比例将明显增加，对上门健康服务、居家照料等社会化服务的庞大需求将随着年龄的增长而不断释放。老龄化城乡倒置现象也不可忽视，预计农村人口老龄化程度将由“十三五”时期高出城市7.7个百分点增长到9.4个百分点，农村老龄人口健康管理需求增加。

老年健康服务体系是一个复杂系统，由于城乡老年群体、残健老年群体、不同性别老年群体之间的需求具有很强的异质性，多层次的老年健康服务体系必须建立在不同老年人群体需求多样性、复杂性的基础上，老年人口的快速增长以及内部世代更替、人口加速老化叠加疫情防控常态化等都将对老年健康服务体系建设的内涵、质量、标准、政策支撑产生深刻影响。

（二）慢性病健康管理刻不容缓

慢性病不仅严重威胁人类健康，而且影响社会经济发展。当前，我国慢性病防控形势不容乐观。据有关数据显示，我国慢性病发病人数已高达3亿左右，医疗费用支出占GDP比重逐年递增，并且呈现“患病人数多、患病时间长、医疗成本高、服务需求大”的特点。而慢性病患者往往是多病共存，尤其是我国老年人患有一种以上慢性疾病的比例高达75%，患病人数接近1.9亿。医疗机构内部的健康服务综合连续性不足，大部分医疗机构仍然采取“以单个器官系统疾病”为目标的单病诊治模式，导致患者奔波于各个不同的科室。基层医疗服务机构受技术水平和设施条件的限制，难以充分发挥其就近、方便、快捷的服务优势。家庭病床总量不足，社区卫生服务机构的巡诊服务供给不足，机构、社区、居家之间的健康服务衔接不到位。以上问题的出现，催促着健康服务业快速发展。

伴随我国全面小康社会的建成，国民健康意识极大提高，健康需求呈现出多层次、多样化的趋势。坚持预防为主的方针，实现由治病为中心向以健康为中心转变，扩大健康服务供给能力和水平，提高慢性病防控效果，是大力推动健康服务业发展的必然趋势。

二、健康服务业供需动态

（一）健康服务业呈现蓬勃发展态势

据统计，2019 年我国健康服务业总规模为 70 148 亿元，比 2018 年增长 12.4%，占 GDP 比重为 7.08%。在健康中国战略的引领下，健康服务业进入快速发展和迭代升级阶段，受消费观念、政策引导、技术进步、模式创新等多方面影响，不同类型客群、不同健康目的的健康服务需求不断细化，形成了多个具有暴发潜力的热点领域，包括定制健康管理、老年介护、母婴护理、运动康复、社区健康管理、国际医疗旅游、健康教育、健康 O2O 服务、互联网医疗等。

（二）消费升级催生民众多元化健康服务需求

经济发展和人均收入水平的提高推动了消费结构升级，而消费升级又催生出民众对健康服务多元化的需求。国际经验表明，随着收入水平提升，居民消费结构中以享受型、发展型消费为代表的服务消费趋于上升，其中健康消费是最具增长潜力的一项服务消费。据统计，中国城乡居民医疗支出占总消费的比重从 1995 年的 3.1% 提高到 2020 年的 8.7%。随着我国全面建成小康社会，人们不再仅满足于基本医疗服务，迫切需要适合个体自身的防病健身、延年益寿、心理保健、压力调适的健康知识传播和相关健康管理服务，传统的医疗机构提供的医疗服务已远远不能满足现代人们多样化、个性化的健康需求。

（三）疫情加速健康生活方式转型升级

2020 年以来，健康消费异军突起。国家统计局数据显示，居民购买医疗卫生器具支出明显增长。除了防疫必需品之外，保健品、营养品、运动手环、健康监测等产品以及空气净化器、除菌洗碗机、除菌干衣机等健康类家电的消费均明显增长。包括视力、口腔、女性健康、体检，乃至足道、养发等各种专门的或者综合性的健康服务连锁机构也逐渐出现在人们的日常生活中，我国健康服务业涵盖的业务不断拓展。

（四）互联网推动产业跨界融合发展

随着大数据、云计算、人工智能等新技术的崛起，新技术与新商业模式快速渗透到健康服务业细分领域，预防、诊断、治疗、康复、养老都将全面开启智能化时代。2020 年以来，国家卫生健康委员会颁布了多项政策来规范互联网诊疗咨询服务，利用“互联网 + 医疗”的优势作用，为人民群众提供优质便捷的诊疗咨询服务。2019 年中国互联网医疗市场规模为 1 336.9 亿元，同比增长 35.6%。2020 年受疫情影响部分医疗服务由线下转至线上，市场规模增至 1 960.9 亿元。互联网健康成为时代命题，互联网必将促进健康与养老、旅游、文化等领域的融合，催生健康产业的新业态和新模式。从投融资角度看，近年来，健康领域成为全球投资市场的热点，2020 年 1 月至 10 月，医疗健康领域融资金额超过 500 亿元，互联网医疗行业竞争进入白热化阶段。

三、多元化投入机制促进健康服务业开放式发展

（一）民营医疗机构涌现，填补个性化医疗需求空白

在政策的支持下，社会资本涌入，民营医疗机构飞速发展，数量已经超过公立医院。一些集门诊、住院、体检、治疗、康复为一体的高端民营医疗服务机构如雨后春笋般涌现，并迅速推进资源整合和市场扩张，在医疗技术、服务质量、管理水平以及规模化运营等方面实现升级。民营医疗机构的介入，不仅满足了更多的个性化健康需求，还逐渐进入高端、特需服务市场。截至 2018 年 11 月，我国公立医院和民营医院总计 32 476 家，其中公立医院 12 072 家，民营医院 20 404 家。

与2017年11月数据比较，公立医院减少109个，民营医院增加2 291个，民营医院数量增长率达12.65%。从诊疗次数来看，2017年12月至2018年11月，全国公立医院诊疗人次为27.6亿人次，同比提高4.0%；民营医院4.7亿人次，同比提高13.6%。面向社会资本开放健康服务市场，鼓励民营诊所连锁经营，在合法合规经营的范围内加快推进技术应用创新型商业模式，为居民提供多层次的健康服务，满足其个性化的需求。

（二）外资医疗机构进入，满足高端健康服务需要

在改革开放的大环境、加入世贸组织的承诺、医疗机构自身改革的需要等推动下，外资进入了医疗服务市场。长期以来外资主要以中外合资的形式参与我国健康服务业，但目前来看外资医疗机构所占比重不高。适度推进面向外资开放健康服务市场的进程，有序放开健康服务业的外资股权比例等限制，吸引外资健康服务机构进入，带来具有国际化水准的医疗服务，引入先进的医疗设备和国际领先的优质医疗资源管理服务体系等，满足中高端人群的健康服务消费升级需求，同时引导高端健康服务消费回流。

第四节　关于健康服务业的国家政策动态

1.“十四五”规划和2035年远景目标纲要发布　2021年3月11日，十三届全国人大四次会议表决通过了关于《中华人民共和国国民经济和社会发展第十四个五年规划和2035年远景目标纲要》的决议。“十四五”规划第十三篇、第四十四章和第四十五章分别就健康中国建设和人口老龄化战略提出了明确要求。强调全面推进健康中国建设，实施积极应对人口老龄化国家战略。

2.党的二十大报告进一步明确健康服务业发展方向　人民健康是中国式现代化的应有之义，发展健康服务业是健康中国建设的重要组成部分。维护健康和促进健康离不开健康服务业的支撑。党的二十大报告指出，必须坚持在发展中保障和改善民生，推进健康中国建设，把保障人民健康放在优先发展的战略位置。

3.持续推进养老服务体系建设，积极应对人口老龄化　2020年12月3日，国家卫生健康委员会和国家中医药管理局联合发布《关于开展医养结合机构服务质量提升行动的通知》（以下简称《通知》），提出实施为期三年的医养结合机构服务质量提升行动，要求将医养结合机构医疗卫生服务质量管理纳入医疗质量管理体系范畴，鼓励医护人员到医养结合机构执业。中共中央政治局2021年5月31日召开会议，听取“十四五”时期积极应对人口老龄化重大政策举措汇报。会议强调，要贯彻落实积极应对人口老龄化国家战略，加快建立健全相关政策体系和制度框架；要完善多层次养老保障体系，探索建立长期护理保险制度框架，加快建设居家社区机构相协调、医养康养相结合的养老服务体系和健康支撑体系，发展老龄产业，推动各领域各行业适老化转型升级，大力弘扬中华民族孝亲敬老传统美德，切实维护老年人合法权益。

4.重磅文件加快中医药特色发展　2021年2月9日，国务院办公厅印发《关于加快中医药特色发展的若干政策措施》（以下简称《政策措施》）。《政策措施》指出，要坚持以习近平新时代中国特色社会主义思想为指导，遵循中医药发展规律，认真总结中医药防治新冠肺炎经验做法，破解存在的问题，更好发挥中医药特色和优势，推动中医药和西医药相互补充、协调发展。《政策措施》强调，要夯实中医药人才基础，提高中医药教育整体水平，坚持发展中医药师承教育，加强中医药人才评价和激励。要提高中药产业发展活力，优化中药审评审批管理，完善中药分类注册管理。要增强中医药发展动力，保障落实政府投入，多方增加社会投入，加强融资渠道支持。要完善中西医结合制度，创新中西医结合医疗模式，健全中西医协同疫病防治机制，完善西医学习中医制度，提高中西医结合临床研究水平。要实施中医药发展重大工程，实施中医药特色人才培养工程，加强中医医疗服务体系建设，加强中医药科研平台建设，实施名医堂、中医药产学研医政

联合攻关、道地中药材提升工程，建设国家中医药综合改革示范区，实施中医药开放发展工程。要提高中医药发展效益，完善中医药服务价格政策，健全中医药医保管理措施，合理开展中医非基本服务。要营造中医药发展良好环境，加强中医药知识产权保护，优化中医药科技管理，加强中医药文化传播，提高中医药法治化水平，加强对中医药工作的组织领导。

第五节 中国健康服务业发展前景

如今，疾病谱变化、社会老龄化等成为健康服务亟需应对的新课题；医疗资源“量质齐增”愈加有赖于推动产业升级、激发市场活力。《意见》强调，要在切实保障人民群众基本医疗卫生服务需求的基础上，充分调动社会力量的积极性和创造性，着力扩大供给、创新发展模式、提高消费能力，促进基本和非基本健康服务协调发展。我国在培育健康产业新业态方面积极努力，努力促进健康与养老、旅游、互联网、健身休闲、食品等融合发展，推动医疗健康产业发展既有“为”又有“序”。据统计，2019 年我国健康服务业总规模为 70 148 亿元，占 GDP 比重为 7.08%。为助力“健康中国”建设，我国将进一步优化健康服务、完善健康保障、建设健康环境、发展健康产业。《“健康中国 2030”规划纲要》指出，发展健康产业，优化多元办医格局，催生健康新产业、新业态、新模式。到 2030 年，实现健康服务业总规模达到 16 万亿元的目标。

一、大力发展医疗服务

随着经济快速发展、人口城镇化、老龄化、生活方式的转变，国人疾病谱的变化，慢性疾病患病率增加，人民群众购买力增强，国民医疗服务需求呈“井喷式”增长。《意见》强调：医疗服务能力大幅提升，医疗卫生服务体系更加完善，形成多元办医格局，优化医疗服务资源配置，康复、护理等服务业快速增长，各类医疗卫生机构服务质量进一步提升。

（一）公立医疗机构

公立医疗机构处于面向城乡居民提供基本医疗服务的主导地位，面临继续深化改革、改制试点，加强医疗服务体系建设，内涵建设，提升服务效能等问题。

（二）非公立医疗机构

非公立医疗机构将获得进一步扶持和发展，鼓励社会资本举办非营利性医疗机构、提供基本医疗卫生服务，对这类主体的上下游产业链项目，优先按相关产业政策给予扶持。获得与公立医疗机构市场准入、社会保险定点、重点专科建设、职称评定、学术地位、等级评审、技术准入等方面同等对待的政策。支持向高水平、规模化方向发展，鼓励发展专业性医院管理集团。无论公立还是非公立医疗机构，都要根据区域卫生规划，合理布局和设置。康复医院、老年病医院、护理院、临终关怀医院等成为重点发展的医疗机构。从服务项目设置来看，大力发展康复护理、老年护理、家庭护理，形成规模适宜、功能互补、安全便捷的健康养老服务网络。提高规范化服务水平，以适应不同人群需要的护理服务，应对人口老龄化带来的康复、护理服务的迫切需求。

二、健康管理与促进服务水平明显提高

健康管理与促进的内涵非常丰富，与医疗服务、公共卫生紧密相关，建立健康导向型医疗保健服务体系，使预防、保健、疾病控制、康复、慢性病管理融为一体，有机整合。大力发展健康服务业，中医医疗保健、健康养老，以及健康体检、咨询管理、体质测定、体育健身、医疗保健旅游等多样化健康服务将得到大力发展。

（一）健康养老服务

推进医疗机构与养老机构等加强合作。在养老服务中充分融入健康理念，加强医疗卫生服务支撑。建立健全医疗机构与养老机构之间的业务协作机制，鼓励开通养老机构与医疗机构的预约就诊绿色通道，协同做好老年人慢性病管理和康复护理。增强医疗机构为老年人提供便捷、优先优惠医疗服务的能力。推动二级以上医院与老年病医院、老年护理院、康复疗养机构等之间的转诊与合作。发展社区健康养老服务，提高社区为老年人提供日常护理、慢性病管理、康复、健康教育和咨询、中医保健等服务的能力，鼓励医疗机构将护理服务延伸至居民家庭。鼓励发展日间照料、全托、半托等多种形式的老年人的照料护理，逐步丰富和完善服务内容，做好上门巡诊等健康延伸服务。

（二）全面发展中医药医疗保健服务

截至 2020 年底，99% 的社区卫生服务中心、98% 的乡镇卫生院、90.6% 的社区卫生服务站、74.5% 的村卫生室能够提供中医药服务，85.38% 的社区卫生服务中心和 80.14% 的乡镇卫生院设立中医综合服务区，中医药为缓解群众看病就医问题发挥了重要作用。推动医疗机构开展中医医疗预防保健服务，鼓励零售药店提供中医坐堂诊疗服务。开发中医诊疗、中医药养生保健仪器设备。推广科学、规范的中医保健知识及产品。加强药食同用中药材的种植及产品研发与应用，开发适合当地环境和生活习惯的保健养生产品。宣传普及中医药养生保健知识，推广科学有效的中医药养生、保健服务，鼓励有资质的中医师在养生保健机构提供保健咨询和调理等服务。鼓励和扶持优秀的中医药机构到境外开办中医医院、连锁诊所等，培育国际知名的中医药品牌和服务机构。

（三）发展健康体检与健康咨询等健康服务

引导体检机构提高服务水平，开展连锁经营。加快发展心理健康服务，培育专业化、规范化的心理咨询、辅导机构。规范发展母婴照料服务。推进全科医生服务模式和激励机制改革试点，探索面向居民家庭的签约服务。大力开展健康咨询和疾病预防，促进以治疗为主转向预防为主。

（四）发展全面体育健身

运动与健康密切相关，体育事业历来受到中国政府的高度重视。国家“十四五”规划纲要提出：“广泛开展全民健身运动，增强人民体质”“扩大体育消费，发展健身休闲、户外运动等体育产业”。近些年，随着中国经济社会快速发展和人们生活水平的提高，公众对体育的需求日益强烈。“参加健身活动，为健康投资”的新型消费观正在兴起，为体育产业的发展开辟了广阔市场。经过多年发展，中国体育产业已在市场挖掘、技术创新、产品研发等领域具备了一定基础，为其在更高层次上发展创造了条件。以健身器材市场为例，据中国产业调研网发布的中国健身器材市场调查研究与发展趋势预测报（2021—2027 年）显示：中国制造的健身器材在国际市场上占据了约 60% 的份额，出口交易额达 20 亿美元，出口已逐渐成为我国健身器材产业发展的方向。有研究数据显示：2012 年至 2017 年我国健身行业产值年均复合增长率为 6.7%，健身产业总产值由 2012 年的 1 068.25 亿元上升到 2017 年的 1 545.25 亿元。在国家政策大力支持和引导下，预计到 2022 年健身产业规模将进一步超过 2 000 亿元，达到 2 115.27 亿元。作为健康管理和健康促进的重要组成部分，全民健身服务业的地位日益重要，它适应和满足广大群众日益增长的体育健身、健美、娱乐和休闲等方面的消费需求；与此同时，健身用品、健身器械、体质检测也将同步提高消费需求。

（五）发展健康文化和旅游

支持健康知识传播机构发展，培育健康文化产业。鼓励有条件的地区面向国际国内市场，整合当地优势医疗资源、中医药等特色养生保健资源、绿色生态旅游资源，发展养生、体育和医疗健康旅游。2017 年，国家卫生和计划生育委员会等 5 部门联合印发的《关于促进健康旅游发展的指导意见》提出：到 2020 年，建设一批各具特色的健康旅游基地，形成一批健康旅游特色品牌，推广一批适应不同区域特点的健康旅游发展模式和典型经验，打造一批国际健康旅游目的地；到2030年，基本建立比较完善的健康旅游服务体系，吸引更多的境内外游客将我国作为健康旅游目的地。

三、健康保险服务进一步完善

商业健康保险产品更加丰富，参保人数大幅度增加，商业健康保险支出占卫生总费用的比重大幅提高，形成较为完善的健康保险机制。积极发展健康保险，在2013年的《意见》中列为主要任务。2019年，健康险业务原保险保费收入7 066亿元；2020年，健康险业务原保险保费收入8 172.7亿元，同比增长15.7%，并保持继续增长。同时，2018年健康保险赔付支出占卫生总费用比重为3%，2019年为3.6%。不断增长的给付支出与赔付及占比，显示了健康保险的保障作用不断增强，也印证了健康保险业的良好发展势头。

（一）丰富商业健康保险产品

在完善基本医疗保障制度、稳步提高基本医疗保障水平的基础上，鼓励商业保险公司提供多样化、多层次、规范化的产品和服务。鼓励发展与基本医疗保险相衔接的商业健康保险，推进商业保险公司承办城乡居民大病保险，扩大人群覆盖面。积极开发长期护理商业险以及与健康管理、养老等服务相关的商业健康保险产品。推行医疗责任保险、医疗意外保险等多种形式的医疗执业保险。

（二）发展多样化的健康保险服务

健康保险与健康管理经营具有天然的内在联系。建立商业保险公司与医疗、体检、护理等机构合作的机制，加强对医疗行为的监督和对医疗费用的控制，促进医疗服务行为规范化，为参保人员提供健康风险评估、健康风险干预等服务，或直接投资于与健康保险业务紧密相关的健康管理、医疗、养老、护理等机构，进一步延伸健康保险产业链，为客户提供健康教育、疾病预防、就医服务、康复指导和护理等全流程的健康管理服务，建立和完善“健康保险＋健康管理”的专业化经营模式。

四、健康服务相关支撑产业规模显著扩大

健康服务相关支撑产业包括药品、医疗器械、康复辅助器具、保健用品、健身产品等，产业链长、涉及面广、规模显著。大力发展健康服务业，必须有这些产业的支撑；反之，健康服务业的兴旺发达，必然促进健康服务相关支撑产业的发展。比如，血压计是便携医疗设备应用最广的一个市场，2014—2017年中国电子血压计产量保持高速增长，年均增速25%以上。2017年我国电子血压计的消费量为1 650万台，仅血压计一项就能产生巨大的产值。因此，要大力培育健康服务业相关支撑产业。

（一）支持自主知识产权的医药产品

支持自主知识产权的药品、医疗器械和其他相关健康产品的研发制造和应用。继续通过相关科技、建设专项资金和产业基金，支持创新药物、医疗器械、新型生物医药材料研发和产业化，支持到期专利药品仿制，支持老年人、残疾人专用保健用品、康复辅助器具研发生产。支持数字化医疗产品和适用于个人及家庭的健康监测、监测与健康物联网等产品的研发。加大政策支持力度，提高具有自主知识产权的医学设备、材料、保健用品的国内市场占有率和国际竞争力。

（二）大力发展第三方服务

大力发展第三方服务，引导发展专业的医学检验中心和影像中心。支持发展第三方的医疗服务评价、健康管理服务评价，以及健康市场调查和咨询服务。公平对待社会力量提供食品药品

检测服务。鼓励药学研究、临床试验等生物医药研发服务外包。完善科技中介体系，大力发展专业化、市场化的医药科技成果转化服务。这些举措有利于健康服务业的发展，降低资本运作风险和成本。

（三）支持发展健康服务产业集群

支持发展健康服务产业集群，鼓励各地结合本地实际和特色优势，合理定位、科学规划，在土地规划、市政配套、机构准入、人才引进、执业环境等方面给予政策扶持和倾斜，打造健康服务产业集群，探索体制创新。要通过加大科技支撑、深化行政审批制度改革、产业政策引导等综合措施，培育一批医疗、药品、医疗器械、中医药等重点产业，打造一批具有国际影响力的知名品牌。

本章小结

健康服务业覆盖面广、产业链长。健康服务业的内涵外延，即以维护和促进人民群众身心健康为目标，主要包括医疗服务、健康管理与促进、健康保险以及相关服务，涉及药品、医疗器械、保健用品、保健食品、健身产品等支撑产业。健康服务业是一个以大健康观念为前提，与健康直接或间接相关的产业体系，具有五大共同特征，包括：产业链长，投资大且风险高；技术含量高；与公众利益密切相关；具有公共物品与私人物品双重属性；具有明显的社会效益和可持续性。在世界一些发达国家和地区，健康服务业已经成为现代服务业中的重要组成部分，产生了巨大的社会效益和经济效益，而我国健康服务业仍处于起步阶段，在保证基本医疗卫生需求的基础上，人民群众正迫切期待多元化的健康服务供给，我国健康服务产业发展具备巨大潜力。在我国大力发展健康服务业具有重大意义包括：有助于更好地满足人民群众日益增长的健康需求；有助于合理控制医疗费用过快增长，支持医疗卫生体制改革顺利进行；有助于更好地迎接我国人口老龄化的挑战；有助于促进国民经济增长；有助于充分利用我国丰富的中医药资源优势，发挥巨大的社会功能。在综合分析人民群众健康服务需求，以及我国健康服务业发展现状和前景的基础上，《“健康中国 2030”规划纲要》提出，到 2030 年，健康服务业总规模达到 16 万亿元，建立起体系完整、结构优化的健康产业体系，形成一批具有较强创新能力和国际竞争力的大型企业，成为国民经济支柱性产业。

（荣　超）

思考题

1. 健康服务业的具体范围包括哪些？
2. 发展健康服务业具有哪些意义？
3. 论述我国健康服务业的发展现状与发展前景。

推荐阅读

[1] 丁文龙，刘学政．系统解剖学．9版．北京：人民卫生出版社，2018.
[2] 黄晓琳，燕铁斌．康复医学．6版．北京：人民卫生出版社，2018.
[3] 沈洪兵，齐秀英．流行病学．9版．北京：人民卫生出版社，2018.
[4] 詹思延．流行病学．8版．北京：人民卫生出版社，2017.
[5] 李鲁．社会医学．5版．北京：人民卫生出版社，2017.
[6] 梁万年．卫生事业管理学．4版．北京：人民卫生出版社，2017.
[7] 陈大方．精准健康管理．北京：北京大学医学出版社，2020.
[8] 郭清．健康管理学概论．北京：人民卫生出版社，2011.
[9] 鲍勇，马骏．健康管理学教程．上海：上海交通大学出版社，2015.
[10] 中国营养学会．中国居民膳食指南(2022)．北京：人民卫生出版社，2022.
[11] 张晓天．健康管理．2版．北京：人民卫生出版社，2019.
[12] 庄田畋，王玉花．中医心理学．3版．北京：人民卫生出版社，2019.
[13] 孙宏伟，黄雪薇．健康心理学．北京：人民卫生出版社，2020.
[14] 陈君石，黄建始．健康管理师．北京：中国协和医科大学出版社，2007.
[15] 王培玉．健康管理学．北京：北京大学医学出版社，2012.
[16] 中国儿童青少年身体活动指南制作工作组．中国儿童青少年身体活动指南．中国循证儿科杂志，2017，12(6)：401-409.
[17] 中国医师协会全科医师分会，北京妇产学会社区与基层分会．更年期妇女健康管理专家共识(基层版)．中国全科医学，2021，24(11)：1317-1324.
[18] 中华医学会妇产科学分会绝经学组，郁琦．中国绝经管理与绝经激素治疗指南(2018)．协和医学杂志，2018，9(6)：512-525.
[19] 高血压联盟(中国)，中国医疗保健国际交流促进会高血压分会，中国高血压防治指南修订委员会，等．中国高血压防治指南(2018年修订版)．中国心血管杂志，2019，24(1)：24-56.
[20] 中华医学会糖尿病学分会．中国2型糖尿病防治指南(2020年版)．中华糖尿病杂志，2021，13(4)：315-409.
[21] 中华医学会内分泌学分会．中国高尿酸血症与痛风诊疗指南(2019)．中华内分泌代谢杂志，2020，36(1)：1-13.
[22] 郭娇．健康管理学．北京：人民卫生出版社，2020.
[23] 傅华．健康教育学．3版．北京：人民卫生出版社，2017.
[24] 郭清．中国健康服务业发展报告2021．北京：人民卫生出版社，2021.
[25] 沈剑峰．个性化健康医疗管理服务．北京：人民卫生出版社，2017.
[26] 金新政，金捷，葛航．智慧健康．北京：科学出版社，2021.

中英文名词对照索引

H

J

K

L

M

N

P

Q

R

S

T

W